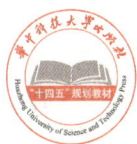

卫生职业教育"十四五"规划护理专业新形态一体化教材

供护理、助产及相关专业使用

U0641608

护理技能综合实训

主　编　翟　颖　王　科
副主编　张笑琳　杨晓梅　张翠玉
编　者　（按姓氏笔画排序）

刁杏玲　广东黄埔卫生职业技术学校
王　科　广东黄埔卫生职业技术学校
邓金玲　广东黄埔卫生职业技术学校
龙英华　中山大学附属第一医院
吕林华　中山大学附属第一医院
庄佩燕　揭阳市卫生学校
刘雪婷　广东黄埔卫生职业技术学校
许沛琦　广东黄埔卫生职业技术学校
杨晓梅　广州开发区医院
张冬玲　广东黄埔卫生职业技术学校
张笑琳　广东黄埔卫生职业技术学校
张翠玉　广东省湛江卫生学校
林　琳　广东省潮州卫生学校
林丹萍　广东黄埔卫生职业技术学校
赵长虹　广州开发区医院
骆美玲　广东黄埔卫生职业技术学校
唐顺胜　广东黄埔卫生职业技术学校
曾丽智　广东省食品药品职业技术学校
翟　颖　广东黄埔卫生职业技术学校

华中科技大学出版社

中国·武汉

内 容 简 介

本教材是卫生职业教育"十四五"规划护理专业新形态一体化教材。

本教材共分为六大项目,包含了44项临床护理工作中常用的技能,分别是24项常用基础护理技术、6项常用急救护理技术、5项常用内科护理技术、3项常用外科护理技术、3项常用妇产科护理技术和3项常用儿科护理技术。

本教材包含了丰富的电子资源,既有配套课件,又有大量插图和视频,图文并茂,通俗易懂,可读性较强,可供护理、助产及相关专业使用。

图书在版编目(CIP)数据

护理技能综合实训 / 翟颖,王科主编. -- 武汉 : 华中科技大学出版社,2024. 9(2025. 2 重印). -- ISBN 978-7-5772-1260-9

Ⅰ. R47

中国国家版本馆 CIP 数据核字第 2024RC3697 号

护理技能综合实训
Huli Jineng Zonghe Shixun

翟 颖 王 科 主编

策划编辑:罗 伟
责任编辑:李艳艳 罗 伟
封面设计:廖亚萍
责任校对:李 弋
责任监印:周治超
出版发行:华中科技大学出版社(中国·武汉)　　电话:(027)81321913
　　　　　武汉市东湖新技术开发区华工科技园　　邮编:430223
录　排:华中科技大学惠友文印中心
印　刷:武汉市洪林印务有限公司
开　本:889mm×1194mm　1/16
印　张:20.5
字　数:660千字
版　次:2025 年 2 月第 1 版第 2 次印刷
定　价:69.80 元

卫生职业教育"十四五"规划
护理专业新形态一体化教材

丛书编委会

网络增值服务

使用说明

欢迎使用华中科技大学出版社医学分社资源网

① 教师使用流程

（1）登录网址：**https://bookcenter.hustp.com/index.html** （注册时请选择教师用户）

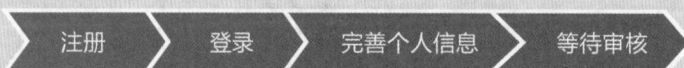

注册 〉 登录 〉 完善个人信息 〉 等待审核

（2）审核通过后，您可以在网站使用以下功能：

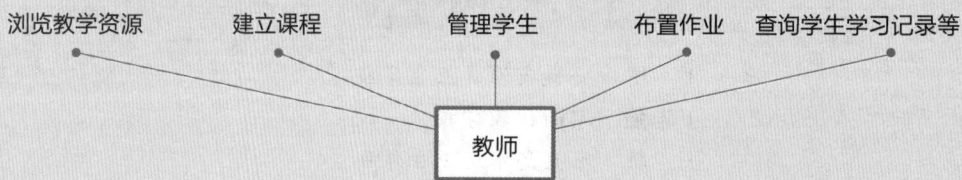

浏览教学资源　　建立课程　　管理学生　　布置作业　　查询学生学习记录等

教师

② 学生使用流程

（建议学生在PC端完成注册、登录、完善个人信息的操作）

（1）PC 端学生操作步骤

① 登录网址：**https://bookcenter.hustp.com/index.html** （注册时请选择普通用户）

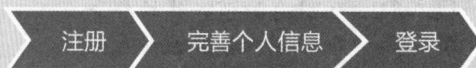

注册 〉 完善个人信息 〉 登录

② 查看课程资源：（如有学习码，请在个人中心－学习码验证中先验证，再进行操作）

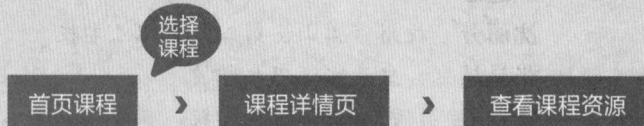

选择课程

首页课程 〉 课程详情页 〉 查看课程资源

（2）手机端扫码操作步骤

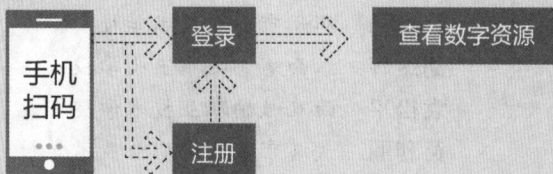

手机扫码 ⇢ 登录 ⇢ 查看数字资源

注册

总序

　　职业教育是国民教育体系和人力资源开发的重要组成部分。中共中央办公厅、国务院办公厅印发的《关于深化现代职业教育体系建设改革的意见》指出，要以习近平新时代中国特色社会主义思想为指导，深入贯彻党的二十大精神，坚持和加强党对职业教育工作的全面领导，把推动现代职业教育高质量发展摆在更加突出的位置。

　　随着健康中国战略的不断推进，党和国家加大了对卫生人才培养的支持力度。新形势下卫生职业教育秉持着"以服务为宗旨，以就业为导向"的指导思想，取得了长足的进步与发展，为国家输送了大批高素质应用型医药卫生人才。

　　根据《"十四五"职业教育规划教材建设实施方案》，为进一步贯彻落实文件精神，适应护理专业职业教育改革发展的需要，充分发挥教材建设在提高职业教育人才培养质量中的基础性作用，在广泛调研卫生职业教育的实际需求后，在全国卫生健康职业教育教学指导委员会和部分中高等职业院校领导的指导下，华中科技大学出版社组织全国40余所医药类中高等职业院校的近200位老师编写了本套卫生职业教育"十四五"规划护理专业新形态一体化教材。

　　本套教材充分体现了新一轮教学计划的特色，坚持以就业为导向、以能力为本位、以岗位需求为标准的理念，遵循"三基"（基本理论、基本知识、基本技能）、"五性"（思想性、科学性、先进性、启发性、适用性）、"三特定"（特定目标、特定对象、特定限制）的编写原则，充分反映各院校的教学改革成果。教材编写体系和内容均有所创新，着重突出以下编写特点。

　　(1) 紧跟"十四五"教材建设工作要求，引领职业教育教材发展趋势，密切结合最新专业目录、专业教学标准，以岗位胜任力为导向，参照高素质应用型医药卫生人才的培养目标，提升学生的就业竞争力，体现鲜明的卫生职业教育特色。

　　(2) 有机融入思政教育，结合专业知识教育背景，深度融入思政元素，注重加强医者仁心教育，对学生进行正确价值引导与人文精神滋养。

　　(3) 强调"岗课赛证融通"的编写理念，选择临床典型案例，强化技能培养，紧密衔接最新护士执业资格考试大纲，提高岗位胜任力，注重吸收行业新技术、新工艺、新规范，突出体现"医教协同、理实一体"的教材编写模式。

　　(4) 采用"互联网＋"思维的教材编写模式，增加大量数字资源，构建信息量丰富、学习手段灵活、学习方式多元的新形态一体化教材体系，推进教材的数字化建设。

　　本套教材得到了各相关院校和领导的高度关注与大力支持，我们衷心希望本套教材能为新时期卫生职业教育的发展做出贡献，并在相关课程的教学中发挥积极作用，得到广大读者的青睐。相信本套教材在使用过程中，通过教学实践的检验和实际问题的解决，能不断得到改进、完善和提高。

卫生职业教育"十四五"规划护理专业新形态一体化教材
丛书编委会

前言

2020年9月,国务院办公厅印发《国务院办公厅关于加快医学教育创新发展的指导意见》(国办发〔2020〕34号),强调医学教育是卫生健康事业发展的重要基石,并明确指出加强护理专业人才培养,构建理论、实践教学与临床护理实际有效衔接的课程体系,加快建设高水平"双师型"护理教师队伍。

为更好地适应新时期医学教育改革发展要求,培养能够满足人民健康需求的高素质护理人才,本教材紧跟《"健康中国2030"规划纲要》《健康中国行动(2019—2030年)》中对护理专业人才培养的时代要求,结合中高职护理专业人才培养目标进行编写,教材内容与不断发展的临床护理实践密切结合,能适应不断发展的医疗卫生水平和社会医疗服务需求,具有较强的时代性、先进性和实用性。

本教材在内容设计上,综合考虑了护理人才培养目标和当前中高职护理专业学生的学情特点,呈现了七大亮点:一是"临床案例"部分,培养学生运用护理程序和学科知识分析、解决临床问题的能力;二是通过"护患同心"部分,引导学生"想患者所想,急患者所急",培养学生良好的人文关怀能力,渗透课程思政理念;三是通过"护患沟通"部分,引导学生思考"何时讲""讲什么"等问题,切实提高学生的沟通能力;四是精准分析每项技能的重难点,并辅以讲解微视频,让学生喜欢学、随时学,打造新时代融合教材;五是通过"应知应会"部分,帮助学生摆脱机械式模仿的学习方式,助力学生通过护士执业资格考试;六是通过"学以致用"部分,引导学生结合临床实际深入思考,将学与用巧妙结合起来,利于提升学生临床思维和批判性思维能力;七是通过"知识链接"部分,将临床前沿知识和技术融入教材,拓宽学生视野。

本教材的编者既有护理教育专家,也有护理临床专家,他们来自多所卫生职业院校以及综合性医院。为保证教材内容的"新、精、准",使教材具有代表性和科学性,编者尽最大努力,对教材进行了反复斟酌和修改。

本书在编写及出版过程中,得到了华中科技大学出版社、中山大学附属第一医院、广州开发区医院和多所兄弟院校护理专家的大力支持,在此一并表示诚挚的谢意!

由于编写时间有限,错漏之处在所难免,恳请广大读者批评指正。

编者

目录

常用基础护理技术

技能1 备用床/暂空床准备

扫码看课件

学习目标

1. 操作中要遵循节力原则,动作规范、熟练。具有观察、分析、解决问题的能力。
2. 熟练掌握备用床/暂空床准备的操作技能。
3. 掌握护理程序和备用床/暂空床准备相关理论知识。

临床案例

李某,男,52岁,5年前开始出现胸闷、气促,近半年加重,伴咳嗽、咳痰、下肢水肿,为进一步治疗入院,诊断为心力衰竭。查体:T 36.7 ℃,P 112次/分,R 25次/分,BP 128/76 mmHg。患者神志清醒,表情忧虑,烦躁不安。医嘱:内科护理常规,二级护理,低钠饮食,予强心、利尿、扩张血管治疗,完善各项辅助检查。住院治疗7天后,患者症状得到缓解,水肿逐渐消退,气促缓解。遵医嘱出院,出院带药:地高辛、呋塞米、螺内酯、缬沙坦。

【临床思考】

请分析该患者主要护理诊断及护理要点。

护理诊断

1. **心输出量减少** 与心力衰竭有关。
2. **知识缺乏** 与缺乏疾病及用药相关知识有关。
3. **焦虑** 与疾病发作、加重有关。
4. **潜在并发症** 洋地黄中毒、电解质紊乱等。

护理要点

1. **休息与运动** 根据患者心功能状况安排休息,限制体力活动,避免精神紧张,减轻心脏负荷。病情好转后,逐渐增加活动量,以活动时不出现心力衰竭症状为宜。建议多做有氧运动,如快步走、慢跑、打太极拳等。

2. **药物治疗** 遵医嘱给予利尿剂、肾素-血管紧张素-醛固酮系统抑制剂、正性肌力药物治疗。护士应向患者及家属讲解药物作用及不良反应,遵医嘱正确使用药物,注意药物不良反应的观察和预防。

3. 病情观察　观察呼吸频率、节律和深浅度的变化,有无呼吸困难和发绀;观察水肿出现的时间、部位、性质、程度及变化情况,每天测量体重和腹围,准确记录 24 小时液体出入量;同时观察水肿局部皮肤有无感染与压疮发生。观察有无洋地黄中毒表现等。

4. 对症护理　根据患者胸闷、气促程度采取适当体位,轻者取头高位,严重者取半卧位、坐位或两腿下垂,以减少回心血量,减轻肺瘀血,缓解呼吸困难,必要时给予氧气吸入。控制和消除诱发因素,避免输血或输液过多、过快等情况出现。注意休息,限制钠盐摄入,严重水肿且利尿效果差时,应严格限制液体入量。注意保护皮肤,避免皮肤受刺激,防止压疮发生。

5. 心理护理　患者因病情反复并加重,难免会出现焦虑不安情绪。护士应鼓励患者表达内心的担忧,帮助患者采取恰当的应对技巧,以减轻焦虑。指导患者及其家属了解疾病相关知识,积极配合治疗和护理。

6. 健康指导　指导患者积极治疗原发疾病,控制高血压、冠心病等。避免各种诱因,预防上呼吸道感染。保持心情愉悦,避免劳累和紧张。向患者及其家属强调低钠饮食的重要性。避免刺激性食物,戒烟酒,防便秘,排便时不可太用力。合理安排休息与活动,避免重体力劳动和剧烈运动。指导患者严格遵医嘱用药,服用洋地黄时,教会患者测量脉率、心率,识别洋地黄中毒反应,服药前后注意观察,如出现异常及时就诊。服用血管扩张剂时,嘱患者起床动作缓慢,防止发生体位性低血压。使用排钾利尿剂时,宜选择白天,以防起夜频繁导致睡眠紊乱;嘱患者多摄入富含钾的食物,每天测体重,监测水肿情况。指导患者及其家属观察病情变化,一旦出现异常及时就诊。

7. 出院护理

(1)执行出院医嘱,撤销患者床尾卡及有关治疗和护理,填写出院护理记录单,登记电话回访本。

(2)发放出院宣教手册,告知出院后相关注意事项和复查时间,进行出院患者满意度调查。

(3)协助患者整理用物,办理出院手续,护送患者出院。

(4)铺好备用床迎接新患者。整理出院病历,交病案室保存。

(5)一周后电话回访,评估患者出院后服药情况,再次告知其复查时间。

→ **护患同心**

(1)患者离开病室后方可进行病床单位处理,避免给患者造成心理上的不适。在对病床单位进行全面消毒处理后,护士便可将病床单位铺好,使用一次性防尘罩盖好床单位,以全新的面貌等待下一位入住的患者。

(2)新收患者入院后,护士应热情接待患者,主动介绍自己,介绍管床医生、护士,并表示愿意为其提供尽可能的帮助,带领患者到自己的床位,将其介绍给同病室的病友,使其尽快适应新的群体,耐心向患者介绍病区环境、住院规则、对患者的要求以及医院所提供的具体服务措施,必要时重复讲解,希望能够得到患者的理解和配合。

(3)病床单位的整洁、舒适与安全会影响患者住院期间的就诊体验,因此在准备病室和病床单位时尽量做到整洁、美观。

知识链接

心功能分级

目前通用的是美国纽约心脏病协会(NYHA)于 1928 年提出的心功能分级方案,根据患者自觉的活动能力划分为 4 级。

Ⅰ级:患者体力活动不受限制,平时一般活动不引起乏力、心悸、呼吸困难等心力衰竭症状。

Ⅱ级:患者体力活动轻度受限,休息时无自觉症状,但平时一般活动可出现上述心力衰竭症状。

Ⅲ级:患者体力活动明显受限,低于平时一般活动即出现上述心力衰竭症状。

Ⅳ级:患者不能从事任何体力活动,休息状态下也可出现心力衰竭症状,活动后加重。

备用床/暂空床准备操作流程

一、备用床准备操作流程

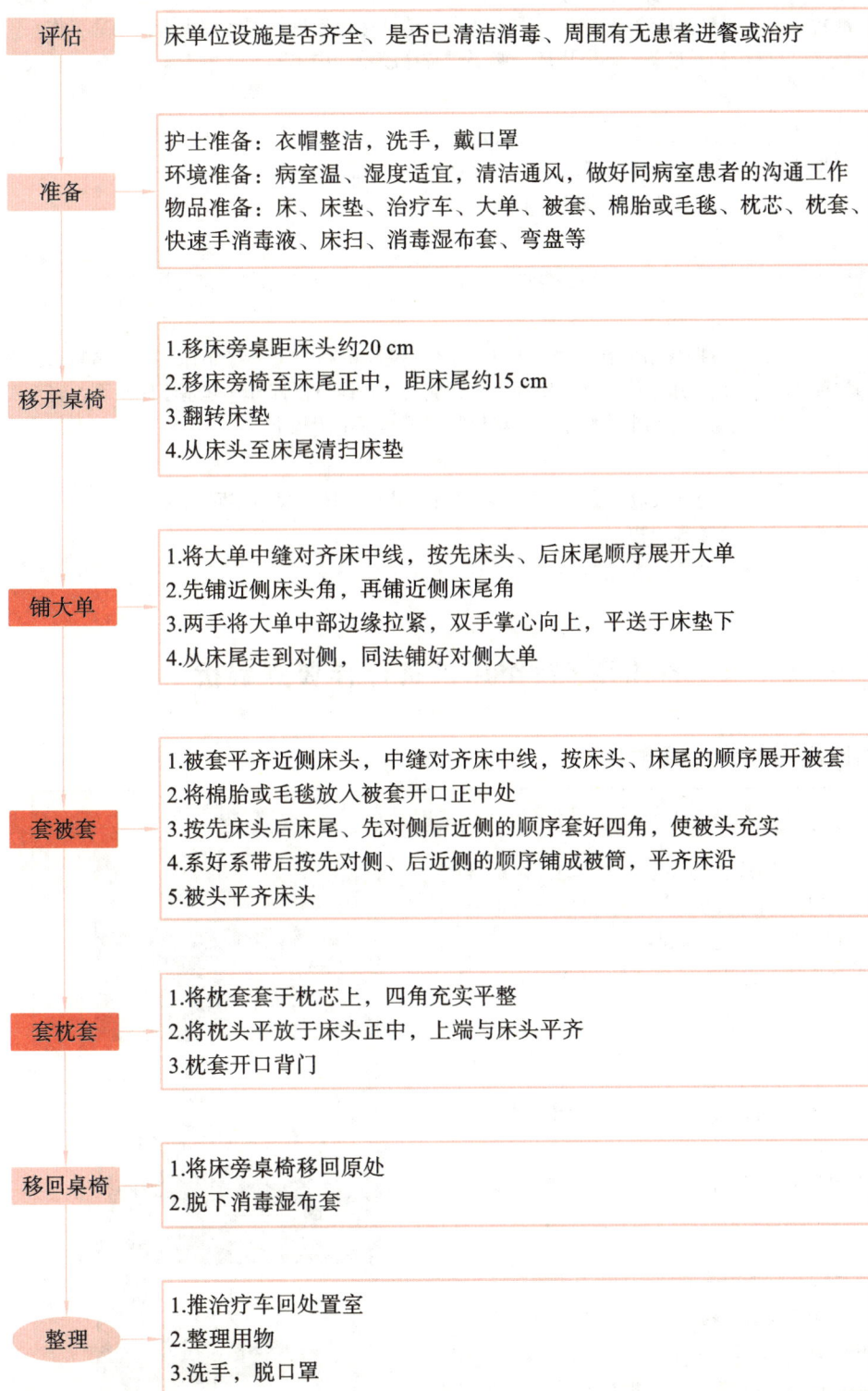

| 评估 | → | 床单位设施是否齐全、是否已清洁消毒、周围有无患者进餐或治疗 |

准备 →
护士准备：衣帽整洁，洗手，戴口罩
环境准备：病室温、湿度适宜，清洁通风，做好同病室患者的沟通工作
物品准备：床、床垫、治疗车、大单、被套、棉胎或毛毯、枕芯、枕套、快速手消毒液、床扫、消毒湿布套、弯盘等

移开桌椅 →
1.移床旁桌距床头约20 cm
2.移床旁椅至床尾正中，距床尾约15 cm
3.翻转床垫
4.从床头至床尾清扫床垫

铺大单 →
1.将大单中缝对齐床中线，按先床头、后床尾顺序展开大单
2.先铺近侧床头角，再铺近侧床尾角
3.两手将大单中部边缘拉紧，双手掌心向上，平送于床垫下
4.从床尾走到对侧，同法铺好对侧大单

套被套 →
1.被套平齐近侧床头，中缝对齐床中线，按床头、床尾的顺序展开被套
2.将棉胎或毛毯放入被套开口正中处
3.按先床头后床尾、先对侧后近侧的顺序套好四角，使被头充实
4.系好系带后按先对侧、后近侧的顺序铺成被筒，平齐床沿
5.被头平齐床头

套枕套 →
1.将枕套套于枕芯上，四角充实平整
2.将枕头平放于床头正中，上端与床头平齐
3.枕套开口背门

移回桌椅 →
1.将床旁桌椅移回原处
2.脱下消毒湿布套

整理 →
1.推治疗车回处置室
2.整理用物
3.洗手，脱口罩

二、暂空床准备操作流程

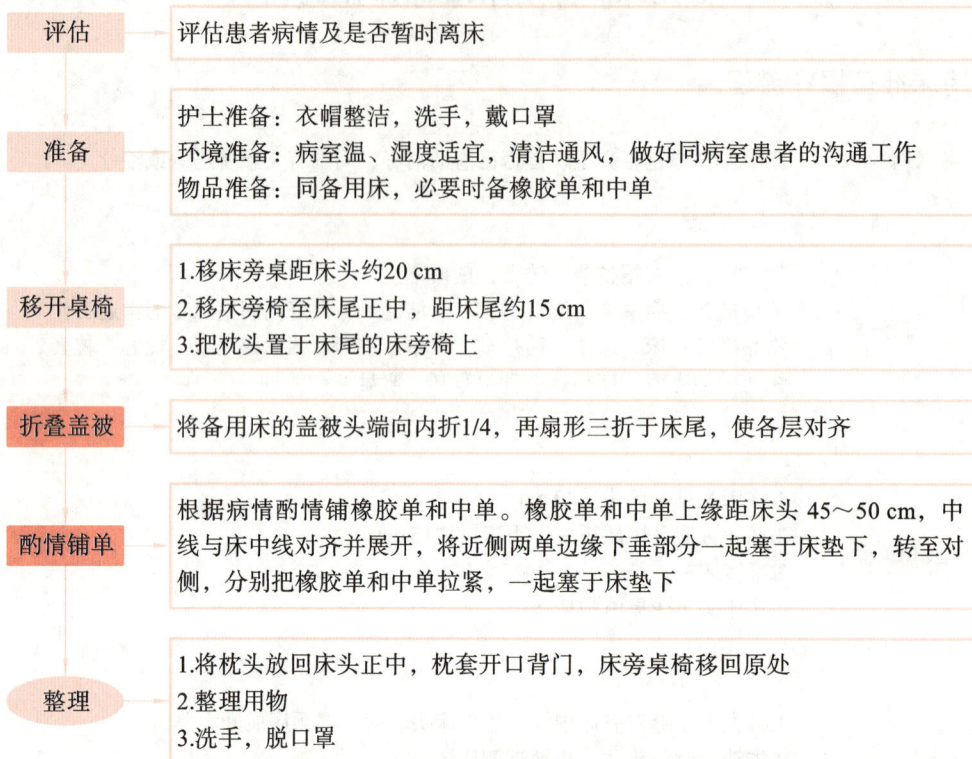

评估	评估患者病情及是否暂时离床
准备	护士准备：衣帽整洁，洗手，戴口罩 环境准备：病室温、湿度适宜，清洁通风，做好同病室患者的沟通工作 物品准备：同备用床，必要时备橡胶单和中单
移开桌椅	1.移床旁桌距床头约20 cm 2.移床旁椅至床尾正中，距床尾约15 cm 3.把枕头置于床尾的床旁椅上
折叠盖被	将备用床的盖被头端向内折1/4，再扇形三折于床尾，使各层对齐
酌情铺单	根据病情酌情铺橡胶单和中单。橡胶单和中单上缘距床头 45～50 cm，中线与床中线对齐并展开，将近侧两单边缘下垂部分一起塞于床垫下，转至对侧，分别把橡胶单和中单拉紧，一起塞于床垫下
整理	1.将枕头放回床头正中，枕套开口背门，床旁桌椅移回原处 2.整理用物 3.洗手，脱口罩

备用床/暂空床准备操作要点解析

一、备用床准备操作要点解析

操作要点	要点解析	示例图	二维码
用物准备	1.由上至下放置物品于治疗车上：大单、被套、棉胎或毛毯、枕芯、枕套、快速手消毒液、床扫、消毒湿布套、弯盘等 2.注意所有物品必须叠放整齐、无褶皱，边缘与治疗车成一条直线		
翻扫床垫	1.翻床垫：为保证患者舒适，可把床垫翻转至另一面 2.湿扫褥：从床头至床尾，由对侧到近侧，应注意遵循节力原则		
铺单折角	1.在距床头 30 cm 处，右手提起大单边缘与床垫垂直，成等边三角形 2.以床沿为界，将上半三角放于床上，左手固定并轻抬起床垫，右手将下半三角平塞于床垫下		斜角铺法：近侧床头角

续表

操作要点	要点解析	示例图	二维码
整理大单	1.两手将大单中部边缘拉紧,平整送入床垫下,送单时要注意遵循节力原则(上身挺直,两脚前后分开,降低重心) 2.同法完成对侧大单整理		斜角铺法: 近侧床尾角
展开被套	1.被套平床头放置 2.被套中线与床中线对齐 3.展开顺序:由床头向床尾,从近侧到对侧		
套好被套	1.将被套尾部开口端的上层打开至下 1/3 处 2.将"S"形折叠的棉胎放入被套尾部的开口处,底边与被套开口边缘平齐 3.拉棉胎上缘至被套封口端,对好两上角,依次展开棉胎,平铺于被套内		

二、暂空床准备操作要点解析

操作要点	要点解析	示例图	二维码
折叠盖被	将备用床盖被头端向内折 1/4,再扇形三折于床尾,使各层平齐		
加铺橡胶单和中单	按病情需要加铺橡胶单和中单,橡胶单上缘距床头 45~50 cm,中线与床中线对齐,依次展开橡胶单、中单,将两侧下垂部分塞于床垫下		铺橡胶单和中单
整理归位	将枕头放回床头正中,开口背门,床旁桌椅移回原处		

备用床准备操作评分标准

考生姓名：_____　　考生学号：_____　　主考老师：_____　　考核分数：_____

项目总分	项目内容	技术要求	分值	扣分细则	扣分
素质要求 （6分）	报告内容	报告班级、姓名、考试项目时,语言流畅、态度和蔼、面带微笑	2	语言不流畅　　　　　　　　　　—1 面部表情不佳　　　　　　　　　—1	
	仪表举止	仪表大方,举止端庄,步态轻盈	2	情绪紧张,状态低沉　　　　　　—1 精神不振,姿态不端正　　　　　—1	
	服装头发	服装鞋帽整洁,着装符合职业要求,短发不过肩	2	衣服不整洁,着装不规范　　　　—1 头发凌乱,短发过肩　　　　　　—1	
操作前 准备 （15分）	评估	床单位及被褥是否安全、清洁,周围有无患者进餐或治疗	4	未评估床单位　　　　　　　　　—2 未口述周围患者是否有进餐或治疗情况　　　　　　　　　　　　　—2	
	环境	室内温、湿度适宜,安静整洁,光线适中,做好同病室患者的解释工作（口述）	3	未口述病室环境　　　　　　　　—3 口述病室环境不全　　　　　　　—1	
	用物	用物准备齐全,摆放规范	3	用物摆放不规范　　　　　　　　—2 用物准备不齐全　　　　　　　　—1	
	护士	修剪指甲、洗手、戴口罩,报告开始操作（此步骤开始计时）	5	未洗手、未戴口罩　　　　　　各—2 护士准备不符合要求　　　　　　—1	
操作步骤 （64分）	移开桌椅	1.移床旁桌距床头约20 cm 2.移床旁椅至离床尾正中约15 cm	3	未移床旁桌　　　　　　　　　　—2 移床旁桌距离不合理　　　　　　—1 未移床旁椅　　　　　　　　　　—2 移床旁椅距离不合理　　　　　　—1	
	翻扫床垫	1.翻转床垫 2.湿扫床褥（从床头扫到床尾,自上而下,由对侧到近侧）	2 3	未翻床垫　　　　　　　　　　　—2 未扫床　　　　　　　　　　　　—2 扫床方法不正确　　　　　　　　—1	
	铺大单	1.将大单中缝与床中线对齐,按以下顺序展开：床头→床尾→近侧→对侧 2.先铺近侧床头角和床尾角 3.两手将大单中部边缘拉紧,平整送入床垫下 4.从床尾走到对侧,同法铺好对侧	5 5 5 5	大单折叠错误　　　　　　　　　—2 大单中缝偏离中线＞3 cm　　　—3 铺角手法不正确　　　　　　　　—5 铺角不紧实　　　　　　　　　　—2 铺角不美观　　　　　　　　　　—2	
	套被套	1.将被套中缝对齐床中线后展开,先近侧后对侧 2.将被套开口端上层打开至下层1/3处,将棉胎或毛毯放入被套开口处正中 3.按先床头后床尾顺序铺平四角,被头充实 4.系好被套系带 5.盖被上缘与床头平齐 6.两侧边缘向内折与床沿平齐 7.被尾向内折与床尾边缘平齐	4 3 4 1 2 2 2	被套折叠错误　　　　　　　　　—4 被套中线偏离床中线＞3 cm　　—3 被套开口端打开不合理　　　　　—1 棉胎或毛毯折叠错误　　　　　　—3 棉胎或毛毯不平　　　　　　　　—2 被头空虚　　　　　　　　　　　—2 未系被套系带　　　　　　　　　—2 盖被各边缘不与床沿平齐　　　　—2	
	套枕套	1.站在床尾,轻拍枕芯使之松软,将枕套套于枕芯上,四角充实平整,系好系带 2.将枕头平放于床头正中,上端与床头对齐 3.开口背门	4 2 2	未拍松枕芯　　　　　　　　　　—2 套枕套手法不规范　　　　　　　—2 枕头放置不正确　　　　　　　　—2 枕套开口不背门　　　　　　　　—2	
	移回桌椅	将床旁桌椅移回原处,确认符合要求后离开	4	未移回或放置不妥　　　　　　　—2 移动时动作重、响声大　　　　　—2	
	整理记录	1.整理用物 2.洗手 3.脱口罩（此步骤计时结束）	2 2 2	用物未分类放置　　　　　　　　—2 未洗手　　　　　　　　　　　　—1 洗手不规范　　　　　　　　　　—1 未脱口罩　　　　　　　　　　　—1 脱口罩方法错误　　　　　　　　—1	
综合评价 （10分）	素质要求	1.态度认真 2.表达流畅	1 1	态度不认真　　　　　　　　　　—1 表达能力欠佳　　　　　　　　　—1	
	整体效果	1.大单平整、紧实 2.盖被平整、紧实 3.操作中遵循节力原则	1 1 2	大单不平整或不紧实　　　　　　—1 盖被不平整或不紧实　　　　　　—1 操作未遵循节力原则　　　　　　—2	
	操作时间	操作时间不超过5分钟	4	操作时间每超30秒（超过7分钟停止操作）　　　　　　　　　　　　—1	
		操作时间：_____			
	相关知识		5	一项内容不全或回答错误　　　　—1	
	总分		100	累计	

应知应会,学以致用

一、应知应会

1. 比较三种铺床法的异同点。

答:三种铺床法的异同点见下表。

铺床法	备用床	暂空床	麻醉床
目的	保持病室整洁、美观,准备迎接新患者	保持病室整洁、美观,供新入院或暂离床活动的患者使用	保持病室整洁、美观,便于接收和护理麻醉手术后患者
用物	床上用品	床上用品,必要时加橡胶单及中单	床上用品、橡胶单及中单;备麻醉护理盘、输液架
棉被	平铺床上	折于床尾	折于床边一侧
枕头	平放床头	平放床头	横立床头
床旁椅	床旁桌同侧床尾	床旁桌同侧床尾	折叠盖被同侧床尾

2. 铺床时应注意哪些问题?

答:①患者进餐或接受治疗时暂停铺床。②遵循节力原则并预防职业损伤:能升降的床升至合适高度,铺床时身体应靠近床边,保持上身直立,两脚根据活动需要前后或左右分开,扩大支撑面积,两膝稍弯曲以降低重心,增加身体的稳定性。③操作中动作轻稳,避免尘埃飞扬。④橡胶单和中单按患者需要放置,避免橡胶单直接接触患者皮肤,引起患者不适。⑤更换清洁被单,保证术后患者舒适并预防感染。

3. 铺床时如何应用节力原则?

答:①简化步骤:尽量减少不必要步骤,避免重复。②利用重力:床单和被套的角落平铺在床垫上,然后让它们在垂直下降时自然展平。这样可以节省力气,也可以确保床单和被套平整。③边缘对齐:将床单和被套的边缘对齐床垫的边缘,这样可以确保床单和被套整齐地固定在床上。④分段进行:将铺床过程分成几个步骤进行,依次完成,这样既可以减轻身体负担,同时也更容易保持床铺的整洁和平整。

4. 简述床单位的评价标准。

答:①符合铺床的实用、耐用、舒适、安全的原则。②大单中缝与床中线对齐,四角平整、扎紧。③被头充实,盖被平整,两边内折对称。④枕头平整、充实,枕套开口背门。⑤注意省时、节力。⑥病室及病床单位环境整洁、美观。

二、学以致用

如何铺床才能使病床紧、实、美?

(骆美玲)

技能 2 麻醉床准备

扫码看课件

学习目标

1. 操作中要遵循节力原则,动作规范、熟练。具有观察、分析、解决问题的能力。
2. 熟练掌握铺麻醉床的操作技能。
3. 掌握护理程序和铺麻醉床的相关理论知识。

临床案例

李某,女,41岁,工人。因"发热伴咳嗽、咳痰5天,胸闷气急1天"来院就诊,急诊以"重症肺炎,呼吸衰竭"收治入院。患者神志不清,给予吸氧和吸痰,吸出大量淡血性痰。生化检查结果提示:肝功能受损。血气检查提示:呼吸衰竭。胸片提示:两肺炎症。T 38.9 ℃,P 110 次/分,R 24 次/分,BP 80/60 mmHg。

医嘱:内科护理常规;予以抗感染、化痰平喘、护肝治疗。

【临床思考】

请分析该患者主要护理诊断及护理要点。

护理诊断

1. **气体交换受损**　与肺部炎症、痰液黏稠等引起的呼吸面积减少有关。
2. **清理呼吸道无效**　与肺部炎症、痰液黏稠有关。
3. **体温过高**　与致病菌引起的肺部感染有关。
4. **营养失调:低于机体需要量**　与气管插管和代谢增高有关。
5. **潜在并发症**　感染性休克等。

护理要点

1. **准备床单位**　安置患者于危重病室,床上加铺橡胶单和中单(医用护理垫)。
2. **积极配合医生抢救**　密切观察病情变化,进行心电监护,记录24小时液体出入量。若发现患者发绀、四肢厥冷、心动过速、尿量减少、血压下降等休克征象,应及时通知医生,准备药品,配合抢救。
3. **呼吸管道护理**　为患者翻身、拍背,使痰液容易排出。按需吸痰,严格无菌,吸痰动作轻柔,每次吸痰时间少于15秒。吸痰时注意观察患者生命体征,痰液吸出后观察痰液颜色、性质、气味和量。
4. **发热护理**　采用乙醇擦浴、冰袋进行物理降温,预防惊厥。以逐渐降温为宜,防止虚脱。患者出汗时,及时擦汗、换衣,避免受凉。每4小时测量一次体温。

护患同心

(1)护士应经常巡视,了解病情缓解情况,给予患者心理支持和鼓励,特别是对建立人工气道和机械通气的患者,应加强语言或非语言交流以抚慰患者,增强患者的安全感,取得患者的信任和合作。

（2）劝告吸烟患者戒烟，避免吸入刺激性气体，控制原发性肺部疾病，避免呼吸道感染。向患者及其家属介绍疾病发生、发展及转归，与其共同制订合理的活动休息与饮食计划，改进膳食，增加营养，提高机体抵抗力，劳逸结合，维护心、肺功能状态。

（3）指导患者进行呼吸功能锻炼和耐寒锻炼，如缩唇呼吸、腹式呼吸等。教会患者有效咳嗽、排痰、体位引流等方法。指导患者及其家属掌握家庭氧疗的方法及注意事项。

知识链接

麻醉床准备注意事项

颈胸部手术应将橡胶单和中单铺在床头，腹部手术铺在床中部，下肢手术铺在床尾。铺在床中部的橡胶单和中单的上端应距床头 45～55 cm，注意中单要遮盖橡胶单，避免橡胶单与患者皮肤接触而引起患者的不适。

麻醉床未清醒的患者应取去枕平卧位，枕头横立于床头，可防止患者因躁动撞伤头部。

思政园地

把平凡的事情做好，就不平凡！

2021 年 9 月 2 日，广东省护理学会理事长、中山大学附属第一医院护理部主任成守珍获得第48 届南丁格尔奖获得者。作为南丁格尔奖章获得者，成守珍表示，南丁格尔是一个名字，更是一个象征，揭示着护士要有竭诚奉献、勇于担当、专业精湛和勇气非凡的精神。她培养了一批批护理人才，其中还包括硕士和博士研究生。

"42 年前，自踏入护校大门，南丁格尔精神一直深深影响着我。南丁格尔不仅是人道、博爱，奉献的楷模、重症伤者的提灯人，更是务谋患者之福利，尽力提高护理之标准的先驱。"这是成守珍心目中的南丁格尔精神。

麻醉床准备操作流程

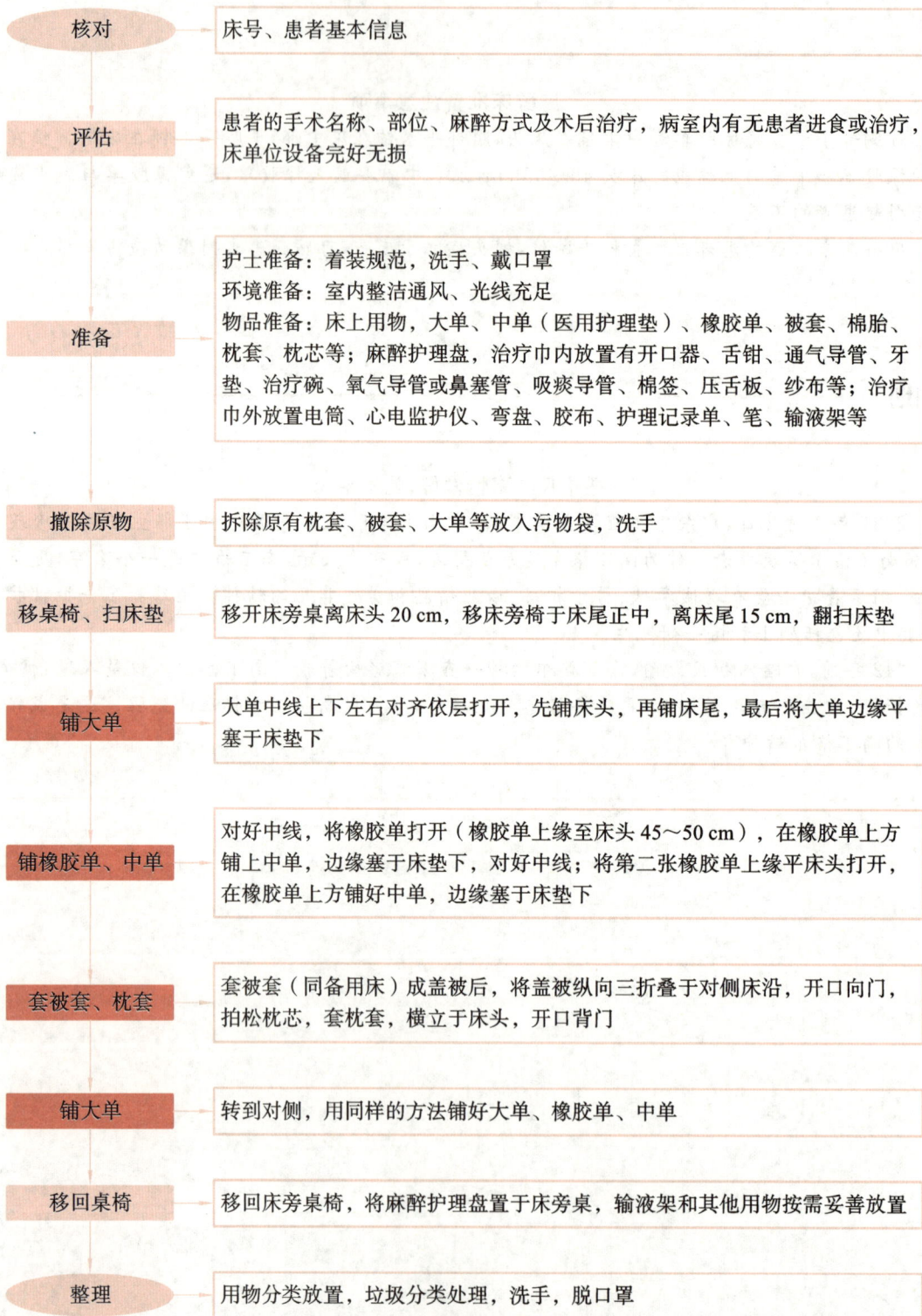

核对 → 床号、患者基本信息

评估 → 患者的手术名称、部位、麻醉方式及术后治疗，病室内有无患者进食或治疗，床单位设备完好无损

准备 → 护士准备：着装规范，洗手、戴口罩
环境准备：室内整洁通风、光线充足
物品准备：床上用物，大单、中单（医用护理垫）、橡胶单、被套、棉胎、枕套、枕芯等；麻醉护理盘，治疗巾内放置有开口器、舌钳、通气导管、牙垫、治疗碗、氧气导管或鼻塞管、吸痰导管、棉签、压舌板、纱布等；治疗巾外放置电筒、心电监护仪、弯盘、胶布、护理记录单、笔、输液架等

撤除原物 → 拆除原有枕套、被套、大单等放入污物袋，洗手

移桌椅、扫床垫 → 移开床旁桌离床头20 cm，移床旁椅于床尾正中，离床尾15 cm，翻扫床垫

铺大单 → 大单中线上下左右对齐依层打开，先铺床头，再铺床尾，最后将大单边缘平塞于床垫下

铺橡胶单、中单 → 对好中线，将橡胶单打开（橡胶单上缘至床头45～50 cm），在橡胶单上方铺上中单，边缘塞于床垫下，对好中线；将第二张橡胶单上缘平床头打开，在橡胶单上方铺好中单，边缘塞于床垫下

套被套、枕套 → 套被套（同备用床）成盖被后，将盖被纵向三折叠于对侧床沿，开口向门，拍松枕芯，套枕套，横立于床头，开口背门

铺大单 → 转到对侧，用同样的方法铺好大单、橡胶单、中单

移回桌椅 → 移回床旁桌椅，将麻醉护理盘置于床旁桌，输液架和其他用物按需妥善放置

整理 → 用物分类放置，垃圾分类处理，洗手，脱口罩

麻醉床准备操作要点解析

操作要点	要点解析	示例图	二维码
物品准备	1.将铺床物品按顺序放置于治疗车上:大单→橡胶单→中单→(医用护理垫)→被套→棉胎→枕芯→枕套 2.根据患者病情需要准备麻醉护理盘		
橡胶/中单放置	1.中间橡胶单定位方法:将第一张橡胶单铺于床中部,中线对齐床中线,上缘距床头 45～50 cm 2.根据患者病情需要选择橡胶单、中单(医用护理垫)的位置及数量 3.橡胶单、中单(医用护理垫)的中线与大单的中线对齐 4.铺多张橡胶单、中单(医用护理垫)的顺序:由床尾至床头 5.一次性医用护理垫铺法与橡胶单相同	 	 铺橡胶单
铺单顺序	1.依照由近侧到对侧的原则,铺好近侧大单,再根据患者病情需要铺好橡胶单和中单(医用护理垫) 2.铺近侧橡胶单、中单时,对侧橡胶单、中单呈阶梯式三折于床的对侧 3.须遵循节力原则		
整理盖被	1.操作者面向床单位,两腿分开站立于床侧 2.将盖被三折于床对侧,先床尾后床头,开口向门		 铺扇形盖被
套枕套及整理物品摆放	1.枕头开口背门,横立于床头 2.将麻醉护理盘摆放于床头柜上 3.床旁椅移至对侧床尾,调好输液架高度放于对侧床头或床尾		

麻醉床准备操作评分标准

考生姓名：_____　考生学号：_____　主考老师：_____　考核分数：_____

项目总分	项目内容	技术要求	分值	扣分细则		扣分
素质要求 （6分）	报告内容	报告班级、姓名、考试项目时，语言流畅、态度和蔼、面带微笑	2	语言不流畅 面部表情不佳	−1 −1	
	仪表举止	仪表大方，举止端庄，步态轻盈	2	情绪紧张，状态低沉 精神不振，姿态不端正	−1 −1	
	服装头发	服装鞋帽整洁，着装符合职业要求，短发不过肩	2	衣服不整洁，着装不规范 头发凌乱，短发过肩	−1 −1	
操作前准备 （13分）	告知	向患者或家属解释铺麻醉床的目的，了解需要，取得合作	2	未口述 口述不全	−2 −1	
	环境	室内温、湿度适宜、安静整洁、光线适中（口述）	2	未口述 口述不全	−2 −1	
	用物	用物准备齐全、摆放合理、美观	4	用物摆放不规范 用物准备不齐全 未准备麻醉护理盘	−1 −1 −2	
	护士	修剪指甲、洗手、戴口罩，报告开始操作（此步骤开始计时）	5	未洗手、未戴口罩 护士准备不符合要求	各−2 −1	
操作步骤 （63分）	核对解释	1.携用物至患者床旁 2.核对床号、患者信息	4	动作粗鲁、引起噪声 未核对或核对不严谨	各−1 各−1	
	移床旁桌、椅及翻床垫	1.移床旁桌距床头约20 cm 2.移床旁椅至离床尾正中约15 cm 3.翻转床垫，湿扫床褥	1 2 3	移床旁桌距离不合理 移床旁椅距离不合理 移动桌椅时产生噪声 未翻床垫或湿扫床褥 湿扫床褥方法不正确	−1 −1 −1 −2 −1	
	铺大单	1.将大单中缝与床中线对齐，分别向床头、床尾、近侧、对侧展开 2.先铺近侧床头角和床尾角，两手将大单中部边缘拉紧，向内塞入，双手掌心向上平铺于床垫下 3.从床头走到对侧，同法铺好对侧	4 7 4	大单打开手法错，折叠错　　各−1 大单中缝与床中线偏离>3 cm　−2 铺角手法不正确　　　　　　−2 铺角不紧扎　　　　　　　　−1 铺床角未遵循省力原则　　　−4 大单不平整或不紧实　　　　−4		
	铺橡胶单、中单	1.取橡胶单、中单放于床的中部，上缘距床头45~50 cm，中线与床中线对齐，展开，两单边缘下垂部分一起拉紧平整塞入床垫下 2.根据病情，取另一橡胶单、中单上缘平齐床头或下缘平齐床尾，另一端压在第一张橡胶单和中单上，平整塞入床垫下 3.转至对侧，同法逐层铺好对侧橡胶单、中单	4 2 2	橡胶单、中单中线偏离床中线>3 cm −1 展开手法不正确　　　　　　−1 塞单不平整　　　　　　　　−2 放置位置不正确　　　　　　−2 中单未完全覆盖橡胶单　　　−2		
	套被套	1.将被套中缝对齐床中线，按床头向床尾的顺序展开被套 2.将被套尾端开口上层打开至下层1/3处，将棉胎或毛毯放入被套开口处正中 3.按先床头、后床尾顺序铺平四角，被头充实 4.系好被套系带 5.盖被上缘与床头平齐；两侧边缘向内折与床沿平齐；被尾向内折与床尾边缘平齐 6.盖被三折叠于对侧床边，开口向门	4 4 2 1 2 2	被套折叠错误　　　　　　　−2 被套中缝偏离床中线>3 cm　−2 被套开口端打开不合理　　　−1 棉胎或毛毯折叠错误　　　　−3 棉胎或毛毯不平或被头空虚　各−1 未系被套系带　　　　　　　−1 盖被各边缘不与床沿平齐　　−2 盖被未三折或未开口向门　　各−1		
	套枕套	1.站在床尾，轻拍枕芯使之松软，将枕套套于枕芯上，四角充实平整，系好系带 2.将枕头立于床头，开口背门	2 2	未拍松枕芯　　　　　　　　−1 套枕套手法不规范　　　　　−1 枕头放置不正确或开口不背门　各−1		
	移桌椅	1.床旁桌、椅还原 2.将麻醉护理盘放于床旁桌上 3.将输液架放于对侧床头或床尾	2 1 1	未移回床旁桌、椅　　　　　各−1 未将麻醉护理盘放于床旁桌上　−1 未将输液架放于对侧床头或床尾　−1		
	整理记录	1.整理用物 2.洗手 3.脱口罩 4.记录（此步骤计时结束）	2 2 2 1	未分类放置用物　　　　　　−2 未洗手或洗手不规范　　　　各−1 未脱口罩或脱口罩方法错误　各−1 未记录　　　　　　　　　　−1		

续表

项目总分	项目内容	技术要求	分值	扣分细则	扣分
综合评价 (13分)	素质要求	1.态度认真 2.表达流畅	2 1	态度不认真 —2 表达能力欠佳 —1	
	整体效果	1.大单平整、紧实 2.盖被平整、紧实 3.操作中遵循节力原则	2 2 2	大单不平整、不紧实 各—1 盖被不平整、不紧实 各—1 操作未遵循节力原则 —2	
	操作时间	操作时间不超过8分钟	4	操作时间每超30秒（超过10分钟停止操作） —1	
		操作时间：_____			
	相关知识		5	一项内容不全或回答错误 —1	
	总分		100	累计	

应知应会，学以致用

一、应知应会

1.麻醉护理盘应备的用品有哪些？

答：①治疗巾内放置有开口器、舌钳、通气导管、牙垫、治疗碗、氧气导管或鼻塞管、吸痰导管、棉签、压舌板、纱布等。②治疗巾外放置电筒、心电监护仪、弯盘、胶布、护理记录单、笔、输液架等。

2.铺麻醉床的目的是什么？

答：①便于接收和护理麻醉手术后的患者。②保护床上用物不被血渍或呕吐物等污染，并且便于更换。③使患者舒适、安全，预防并发症。

3.铺麻醉床的注意事项有哪些？

答：①患者进餐或接受治疗时暂停铺床，操作中动作轻稳，避免尘埃飞扬。②运用人体力学原理，防止职业损伤，能升降的床升或降至合适高度。③铺床时身体应靠近床边，保持上身直立，两脚根据活动需要前后或左右分开，扩大支撑面，两膝稍弯曲以降低重心，增加身体的稳定性。

二、学以致用

1.腰椎穿刺需要铺麻醉床吗？为什么？

2.铺麻醉床时患者出现休克症状，护士应该如何处理？

（邓金玲）

技能 3　无菌技术基本操作

扫码看课件

学习目标

1. 具备严谨、慎独的工作作风，形成并增强无菌观念。
2. 熟练掌握各种无菌技术基本操作。
3. 能说出无菌技术、无菌物品、无菌区域的概念和无菌技术的相关理论知识。

临床案例

　　赵某，女，52岁，昨日在全身麻醉下行"全子宫切除术"。术后生命体征平稳，使用镇痛泵。今日医生查房时，患者主诉伤口疼痛。查体：T 38 ℃，P 106 次/分，R 22 次/分，BP 120/80 mmHg。阴道流血量中等，腹部平软，敷料包扎固定好，有少量暗红色渗液。

　　医嘱：更换伤口敷料。

【临床思考】

　　请分析该患者主要护理诊断及护理要点。

护理诊断

1. 疼痛　与手术伤口有关。

2. 焦虑　与知识缺乏有关。

3. 有感染的危险　与伤口渗液有关。

护理要点

　　1. 更换敷料　患者伤口有少量暗红色渗液，目前护士要做的是遵医嘱以无菌技术备好更换敷料用物，携用物到病房更换伤口处敷料并观察记录。

　　2. 疼痛护理　患者为全子宫切除术后第一天，使用镇痛泵，伤口的疼痛应该在正常可忍受范围内，可给予半坐卧位，以减轻疼痛，同时使体内渗液局限于低位，有利于引流。

　　3. 心理护理　由于患者缺乏相关的专业知识，对病情的预后担忧而产生焦虑情绪，因此，护士在平时的护理中，应给予伤口护理、阴道护理、生活起居、营养支持等方面的健康指导。

　　4. 严密观察　术后第一天，视患者是否排气，决定可否进食，做好输液护理。密切观察伤口及阴道流血情况，监测生命体征变化。

护患同心

　　(1)在给患者更换伤口敷料的过程，务必严格遵守无菌技术操作规范以防感染，操作用物一旦污染，应立即更换。

　　(2)对患者的疼痛和焦虑需感同身受，在更换敷料过程中，尽量动作轻柔以减轻患者疼痛。

　　(3)护士在给患者更换敷料过程中，可对患者进行饮食健康宣教，患者为术后第一天，若正常排气后，可进流质食物,术后 3～4 天以半流质食物为主,5 天后可进普通饮食。指导患者多吃富含维生素的蔬菜和水果,避免发生便秘。同时,还可鼓励患者多下床活动,促进肠蠕动,可减轻疼痛和促进伤口恢复。

知识链接

手术室的无菌标准

　　手术室的无菌标准是一组严格的卫生和感染控制措施,用于确保手术室环境的高度无菌状态,以减少患者手术感染的风险。因此,手术室的布局应合理,以确保有效的空气流通和隔离不同区域,一般分为清洁区、半清洁区和非清洁区。手术室的医护人员必须严格遵守无菌技术操作规范,避免在手术室中引入污染物。

思政园地

　　护士的工作对象不是冷冰冰的石块木头和纸片,而是有热血和生命的人类。护理工作是精细艺术中之最精细者,其中有一个原因就是护士必须具有一颗同情的心和一双愿意工作的手。

——南丁格尔

无菌技术基本操作流程

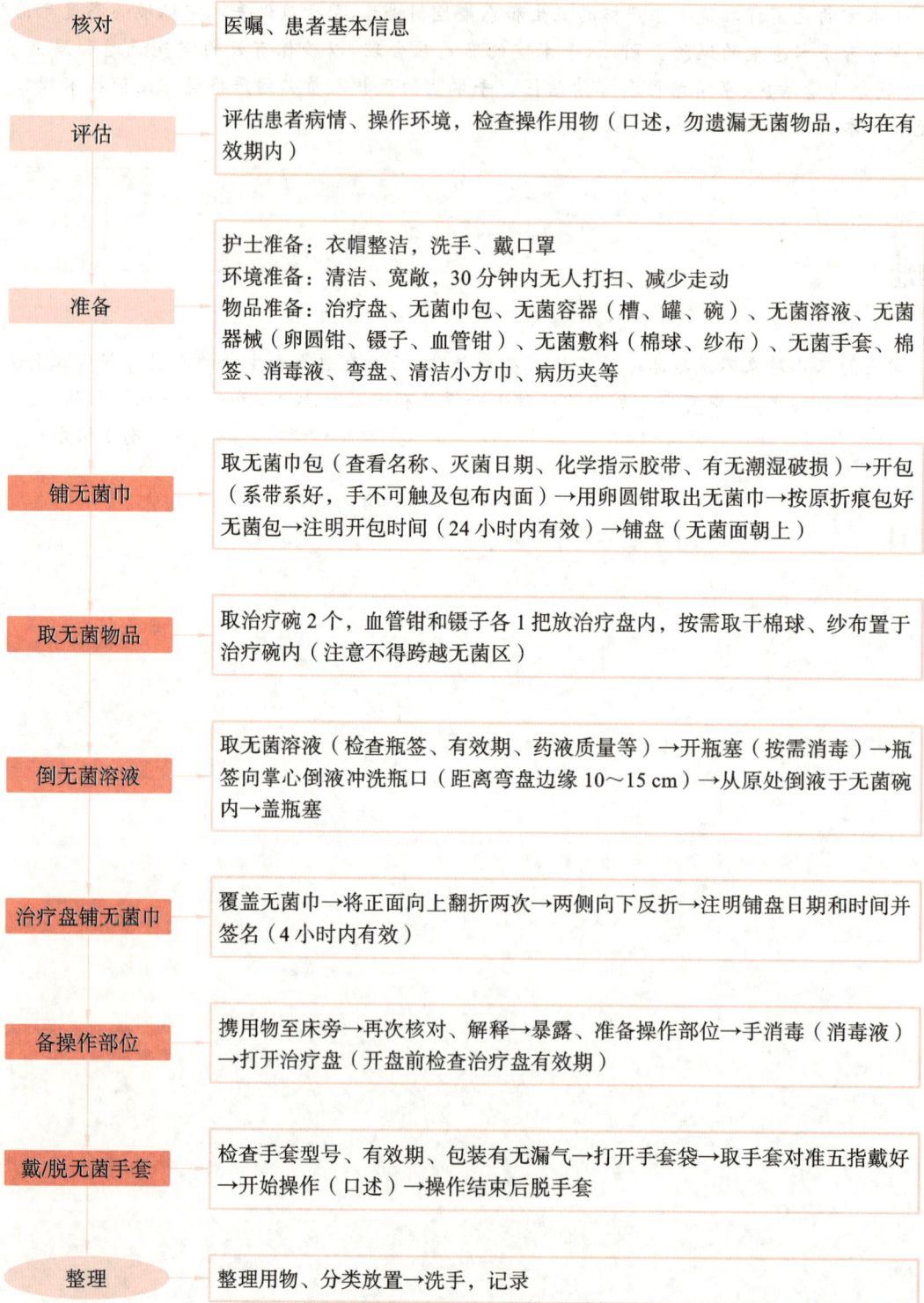

核对	医嘱、患者基本信息

评估	评估患者病情、操作环境，检查操作用物（口述，勿遗漏无菌物品，均在有效期内）

准备	护士准备：衣帽整洁，洗手、戴口罩 环境准备：清洁、宽敞，30分钟内无人打扫、减少走动 物品准备：治疗盘、无菌巾包、无菌容器（槽、罐、碗）、无菌溶液、无菌器械（卵圆钳、镊子、血管钳）、无菌敷料（棉球、纱布）、无菌手套、棉签、消毒液、弯盘、清洁小方巾、病历夹等

铺无菌巾	取无菌巾包（查看名称、灭菌日期、化学指示胶带、有无潮湿破损）→开包（系带系好，手不可触及包布内面）→用卵圆钳取出无菌巾→按原折痕包好无菌包→注明开包时间（24小时内有效）→铺盘（无菌面朝上）

取无菌物品	取治疗碗2个，血管钳和镊子各1把放治疗盘内，按需取干棉球、纱布置于治疗碗内（注意不得跨越无菌区）

倒无菌溶液	取无菌溶液（检查瓶签、有效期、药液质量等）→开瓶塞（按需消毒）→瓶签向掌心倒液冲洗瓶口（距离弯盘边缘10～15 cm）→从原处倒液于无菌碗内→盖瓶塞

治疗盘铺无菌巾	覆盖无菌巾→将正面向上翻折两次→两侧向下反折→注明铺盘日期和时间并签名（4小时内有效）

备操作部位	携用物至床旁→再次核对、解释、暴露、准备操作部位→手消毒（消毒液）→打开治疗盘（开盘前检查治疗盘有效期）

戴/脱无菌手套	检查手套型号、有效期、包装有无漏气→打开手套袋→取手套对准五指戴好→开始操作（口述）→操作结束后脱手套

整理	整理用物、分类放置→洗手，记录

无菌技术基本操作要点解析

操作要点	要点解析	示例图	二维码
用物准备	1.从左到右放置用物 2.依照无菌到清洁的原则放置用物 3.摆放顺序:无菌槽→无菌罐→无菌镊子→无菌持物钳→无菌溶液→消毒物品		
开无菌包	1.系带捆扎好 2.手不可触及包布内面 3.包内尚有治疗巾时,按原折痕折叠后以"一"字形包好,注明开包时间 4.用完的外包布稍折叠置于治疗车下层		 开无菌包
铺无菌巾	1.铺盘:治疗巾下层铺治疗盘上,上层扇形折叠,无菌面朝上 2.注意双手不能跨越无菌区域及触碰无菌面(内面)		 铺无菌巾
取放无菌钳	1.持物钳取放时先将容器盖打开,切忌从筒眼直接取放 2.取放时,钳端闭合、垂直取放,巧用手腕力量 3.取放物品时保持钳端朝下 4.用后即放回,将钳轴节松开 5.以执笔式握持持物镊		
夹取敷料	取无菌敷料罐(检查)→内面朝下开盖→无菌镊子夹取敷料置治疗碗内		
倒无菌溶液	取无菌溶液(检查瓶签、有效期、药液质量等)→开瓶塞(按需消毒)→瓶签向掌心倒液冲洗瓶口(距离弯盘边缘 10～15 cm)→倒无菌溶液至治疗碗中浸润棉球(不可弄湿无菌巾)		 无菌技术操作

戴/脱无菌手套操作要点解析

操作要点	要点解析	示例图	二维码
取手套	1.打开无菌手套包装 2.双手分别抓起手套内面，两只手套拇指相对		
提手套	把手套提于腰际水平以上、肩部以下		 戴无菌手套
戴手套步骤一	未戴手套的手只能接触手套内面，已戴手套的手只能接触手套外面，必须严格遵守无菌原则		
戴手套步骤二	1.如穿长袖工作服时需包裹袖口 2.不可强拉手套，勿使手套外面接触皮肤		
脱手套	脱手套时，手只能接触手套内面，如手套上有血迹，应在流动水下冲洗干净再脱下		
扔手套	把脱下的手套包裹后弃于黄色医疗垃圾袋内		

无菌技术基本操作评分标准

考生姓名：_____ 考生学号：_____ 主考老师：_____ 考核分数：_____

项目总分	项目内容	技术要求	分值	扣分细则	扣分
素质要求 （6分）	报告内容	报告班级、姓名、考试项目时，语言流畅、态度端正	2	语言不流畅 −1 态度不端正 −1	
	仪表举止	仪表大方，举止端庄，步态轻盈	2	情绪紧张，状态低沉 −1 精神不振，姿态不端正 −1	
	服装头发	服装鞋帽整洁，着装符合职业要求，短发不过肩	2	衣服不整洁，着装不规范 −1 头发凌乱，短发过肩 −1	
操作前 准备 （11分）	评估	评估患者身体状况，根据病情准备合适的无菌物品	2	未评估患者病情 −2	
	环境	室内温湿度适宜、光线适中、30分钟内无人打扫、减少走动（口述）	2	未口述 −2 口述不全 −1	
	用物	用物准备齐全、摆放合理、美观	2	用物摆放不规范 −1 用物准备不齐全 少一件−1	
	护士	修剪指甲、洗手、戴口罩，报告开始操作（此步骤开始计时）	5	未洗手、未戴口罩 各−2 准备不符合要求 −1	
操作步骤 （69分）	铺无菌巾	1.取小号治疗盘于操作台上 2.再次核对无菌包（查看名称、日期、化学指示胶带、有无潮湿破损） 3.打开无菌包，查看化学指示胶带变色后用无菌持物钳夹取一块无菌巾于治疗盘中并按原折痕包好，写好开包时间 4.无菌巾对折铺于治疗盘中，开口向对侧扇形折叠	3 4 4 2	未清洁治疗盘 −3 未检查无菌包 −4 污染一次 −4 跨越一次 −2 未写开包时间 −2 未按扇形折巾法铺巾 −1 扇形折叠边不齐或不美观 −1	
	取无菌物品	1.用无菌持物钳夹取无菌治疗碗放于治疗盘中 2.用无菌镊子从无菌敷料罐中夹取无菌纱布和干棉球放于治疗碗中	10 8	未检查无菌物品 −4 跨越一次 −2 污染一次 −4 无菌敷料罐开盖方法不正确 −2 物品放置不合理 −2 持无菌持物钳或镊子手法不正确 各−2	
	倒无菌溶液	1.再次核对无菌溶液（检查瓶签、有效期、药液质量等） 2.用启瓶器启去铝盖，用2根棉签消毒瓶塞（方向：从中心到四周，从上至下） 3.取无菌纱布置于瓶塞上，一手握溶液瓶（标签朝掌心），另一手捏住纱布揭开瓶塞，倒少许溶液冲洗瓶口（距弯盘边缘10~15 cm） 4.在瓶口原处倒取无菌溶液于治疗碗中 5.塞紧瓶塞，注明开瓶时间	2 2 4 4 2	未核对无菌溶液 −2 消毒瓶塞方法不正确 −2 未冲洗瓶口 −1 倒液时标签未朝掌心 −1 倒液手法不正确 −1 污染无菌治疗巾 −4 未注明开瓶时间 −2	
	盖无菌盘	1.捏起无菌治疗巾上层外面，与下层无菌巾对齐，将两层无菌巾同时捏起向上翻折两次，左右两侧向下反折一次使之与治疗盘边缘平齐 2.取小卡片记录（铺盘时间、日期、操作者全名） 3.双手托起治疗盘口述"此盘在清洁干燥的环境中4小时内有效"	4 2 2	折盖无菌巾方法不正确 −1 折盘不美观 −1 折盘跨越无菌区域 −2 未取小卡片记录 −2 未口述 −2	
	戴/脱手套	1.查看铺盘时间，快速洗手 2.打开无菌巾反折部分，捏起无菌巾外层，扇形折叠（开口向对侧） 3.核对无菌手套（型号、有效期、包装有无漏气）后打开 4.一手捏住手套反折部分取出手套（手套拇指相对），一只手伸入手套内戴好，再以戴好手套的手伸入另一只套反折外层，两只手套戴好后，双手交叉使得手套贴合 5.口述"开始操作""操作完毕"	2 2 1 4 1	未查看铺盘时间 −1 未快速洗手 −1 打开无菌巾违反无菌原则 −2 未检查无菌手套 −1 戴手套操作违反无菌原则 −4 未口述 −1	
	整理记录	1.整理用物 2.洗手 3.脱口罩 4.记录（此步骤计时结束）	1 2 2 1	未分类放置用物 −1 未洗手或洗手不规范 各−1 未脱口罩或脱口罩方法错误 各−1 未记录 −1	

续表

项目总分	项目内容	技术要求	分值	扣分细则		扣分
综合评价 （9分）	整体效果	1. 操作熟练、方法正确、动作轻稳 2. 遵守无菌技术操作原则	2 3	动作粗鲁、操作不熟练 违反无菌技术操作原则	各—1 —3	
	操作时间	操作时间不超过7分钟	4	操作时间每超30秒（超过9分钟停止操作）	—1	
		操作时间：_____				
	相关知识		5	一项内容不全或回答错误	—1	
	总分		100	累计		

应知应会，学以致用

一、应知应会

1. 简述无菌技术、无菌物品、无菌区域的概念。

答：无菌技术指在执行医疗、护理技术过程中，防止微生物侵入机体和保持无菌物品及无菌区域不被污染的操作技术和管理方法。无菌物品指经过物理或化学方法灭菌后，未被污染的物品。无菌区域指经过灭菌处理而未被污染的区域。

2. 如何正确使用无菌持物钳和无菌镊子？

答：取放无菌持物钳和无菌镊子时，尖端闭合，不可触及容器缘及溶液面以上的容器内壁。手指不可触摸浸泡部位（持物钳为轴节上2～3 cm，镊子为尖端1/2以上），使用时保持尖端朝下，不可倒转向上。

3. 无菌包及无菌盘的有效期是多久？

答：一般未打开的无菌包有效期为7天，但具体时间应视包装材质而定；已开包的无菌包需注明开包时间，有效期为24小时。铺好的无菌盘有效期为4小时。

4. 如何正确倒取无菌溶液？

答：取无菌溶液前，需擦净瓶身灰尘，核对瓶签，检查瓶塞有无松动、瓶身有无裂缝、溶液有无沉淀、混浊、变色和絮状物，是否在有效期内，符合要求方可使用。倒取溶液时瓶签朝掌心，瓶口距离弯盘边缘10～15 cm，首次使用且未用完时，需注明开瓶时间。已开瓶的无菌溶液有效期为24小时。

5. 简述戴无菌手套的注意事项。

答：未戴手套的手不可触及手套的外面（无菌面）；已戴好手套的手不可触及未戴手套的手及另一只手套的内面（非无菌面）；戴好手套的手始终保持在腰部以上水平视线范围内。

二、学以致用

1. 在无菌技术操作中应如何加强无菌观念？

2. 无菌物品应如何保管？

3. 在给患者换药时，涉及哪些无菌技术基本操作？需要注意什么？

（翟　颖）

技能 4　隔离技术基本操作

扫码看课件

学习目标

1.具有慎独精神,做到一丝不苟、精益求精;能够针对患者隔离种类做好隔离防护措施;具有观察、分析、解决问题的能力和团队合作精神。

2.掌握穿脱隔离衣的操作技能。

3.掌握护理程序和隔离技术的相关理论知识。

临床案例

张某,男,48 岁,建筑工人,因"头晕、肌肉酸痛伴全身乏力 3 天,发热伴抽搐 1 天"入院,入院诊断:发热查因。患者因 3 天前淋雨受凉后头晕、张口困难、全身肌肉酸痛伴全身乏力,自行口服感冒药无效,今晨体温上升至 39 ℃,伴阵发性全身抽搐,由同事送至医院急诊科。查体:T 39.2 ℃,P 98 次/分,R 20 次/分,BP 105/75 mmHg。神志清醒,烦躁不安,苦笑面容,张口困难,颈项强直,四肢肌张力增高,碰触后出现肌肉抽搐,肌肉痉挛,肌力及感觉正常,腱反射正常。医生发现患者的右下足部有伤口,已化脓感染,患者诉该伤口于 4 天前在工地被铁钉扎伤,后自行消毒处理。医生立即对其完善相关检查,进行急救,并对伤口进行清创处理。患者病情有所缓解,送隔离病房进一步治疗。

【临床思考】

请分析该患者主要护理诊断及护理要点。

护理诊断

1.恐惧　与病情反复发作,担心预后有关。

2.有窒息的危险　与持续性呼吸肌痉挛、误吸、痰液堵塞气道有关。

3.有体液不足的危险　与反复肌痉挛消耗增加、大量出汗有关。

4.有受伤的危险　与强烈的肌痉挛有关。

5.营养失调:低于机体需要量　与摄入不足、能量消耗增加有关。

6.潜在并发症　窒息、肺部感染、心力衰竭等。

护理要点

1.一般护理

(1)隔离护理:将患者安置于单人隔离病房,保持室内安静、遮光,避免各类干扰,减少探视。治疗及护理操作尽量集中,可在使用镇静剂 30 分钟内进行。严格执行消毒隔离制度。所有器械、敷料专用,使用后予以灭菌处理,敷料须焚烧。

(2)体位:卧床休息,床边加隔离护栏,必要时加用约束带,以防止患者在痉挛发作时坠床。

(3)饮食与营养:给予患者富含维生素、高热量、高蛋白、易消化饮食,进食应少量多次,以免引起呛咳、误吸;频繁抽搐者,禁止经口进食,给予鼻饲或补液,必要时给予肠外营养。

2. 病情观察　设专人护理,密切观察患者的体温、呼吸、脉搏、血压和神志。患者抽搐发作时,详细记录抽搐发作持续时间和间隔时间及用药效果,防止输液针头脱出血管外。加强心肺功能监测,警惕心力衰竭发生。

3. 治疗配合

(1)伤口护理:伤口未愈者,配合医生彻底清创,敞开伤口,用3%过氧化氢溶液冲洗。

(2)用药护理。

①中和游离毒素:遵医嘱使用破伤风抗毒素,用药前必须进行药物过敏试验。破伤风人体免疫球蛋白早期应用有效。

②控制和解除痉挛:遵医嘱使用镇静、解痉的药物,如苯巴比妥钠、地西泮、冬眠合剂1号等。痉挛发作频繁不易控制者,可静脉注射硫喷妥钠,但要警惕发生喉头痉挛和呼吸抑制。

③抗感染治疗:遵医嘱给予青霉素、甲硝唑等药物,可抑制破伤风梭菌。

(3)预防并发症的护理:患者抽搐时,应用牙垫,防止舌咬伤,关节部位放置软垫保护,防止肌腱断裂和骨折。床旁准备气管切开包,对于频繁抽搐药物不易控制,无法咳痰或有窒息危险的患者,应尽早行气管切开,以便改善通气;气管切开患者应注意做好呼吸道管理。加强患者的口腔护理,遵医嘱使用抗生素,防止肺部感染。加强心脏监测,防止心力衰竭。

4. 心理护理　观察患者心理反应,及时进行心理疏导。缓解患者的悲伤、恐惧感,使患者的情绪稳定,积极配合治疗。

5. 健康指导　注意劳动保护,预防开放性损伤,正确处理伤口。宣传指导社区居民、患者接受破伤风主动免疫或被动免疫。儿童应定期注射破伤风类毒素或百白破混合疫苗,以获得主动免疫。

→ **护患同心**

(1)破伤风为接触性隔离病例,医护人员在接触患者前,需要严格执行接触性隔离防护措施:穿隔离衣、戴口罩,可能接触到患者的伤口渗出物、分泌物时应戴手套,操作后要进行严格的手消毒并遵循标准预防要求。在为患者进行护理时,要遵守隔离原则,以防交叉感染。用物专用,并根据用物的特点,用后进行正确的灭菌或焚烧处理。

(2)根据患者的病情,尽量为患者提供安静、遮光的环境,避免各类干扰,减少探视并与家属做好沟通。操作用物要准备齐全,尽量集中操作,减少刺激。

(3)协助医生妥善处理伤口,遵医嘱使用抗毒素,密切观察并记录病情变化,尤其是抽搐症状的变化。

(4)破伤风会使患者的心理负担加重,所以会出现紧张、恐惧的情绪,护士要用专业的知识,耐心向患者及其家属解释,用娴熟的操作技能让患者获得心理宽慰。充分尊重患者的知情权,让患者主动参与到自身健康的维护中。

知识链接

医护人员分级防护要求

传染病的隔离是在标准预防的基础上,根据疾病的传播途径(接触传播、空气传播、飞沫传播和其他途径传播)采取相应的隔离与预防措施。医护人员的防护应根据接诊患者的不同,采取不同的防护措施,防护用品的选用应按照分级防护的原则。医护人员的分级防护要求如下。

一般防护:适用于普通门(急)诊、普通病房医护人员。防护要求:穿工作服、戴外科口罩,根据工作需要戴乳胶手套,认真执行手卫生。

一级防护:适用于发热门诊与传染科医护人员。防护要求:穿工作服,戴外科口罩和帽子,穿隔离衣,戴乳胶手套,严格执行手卫生。

二级防护:适用于进入疑似或确诊呼吸道传染病患者安置地,或为患者提供一般诊疗操作的医护人员,以及转运患者的司机和相关人员。防护要求:穿工作服,戴医用防护口罩和帽子,戴手套,穿鞋套,根据医疗机构的实际条件选择穿隔离衣或防护服,根据工作需要戴护目镜或防护面罩,严格执行手卫生。

三级防护:适用于对疑似或确诊呼吸道传染病患者进行会产生气溶胶的操作时,如吸痰、气管插管、气管切开、支气管镜检、心肺复苏、咽拭子采样等。防护要求:穿工作服,戴医用防护口罩和帽子,穿防护服,戴防护面罩或护目镜,戴手套,穿鞋套,严格执行手卫生。

思政园地

有时是治愈;常常是帮助;总是去安慰。

——特鲁多

隔离技术基本操作流程

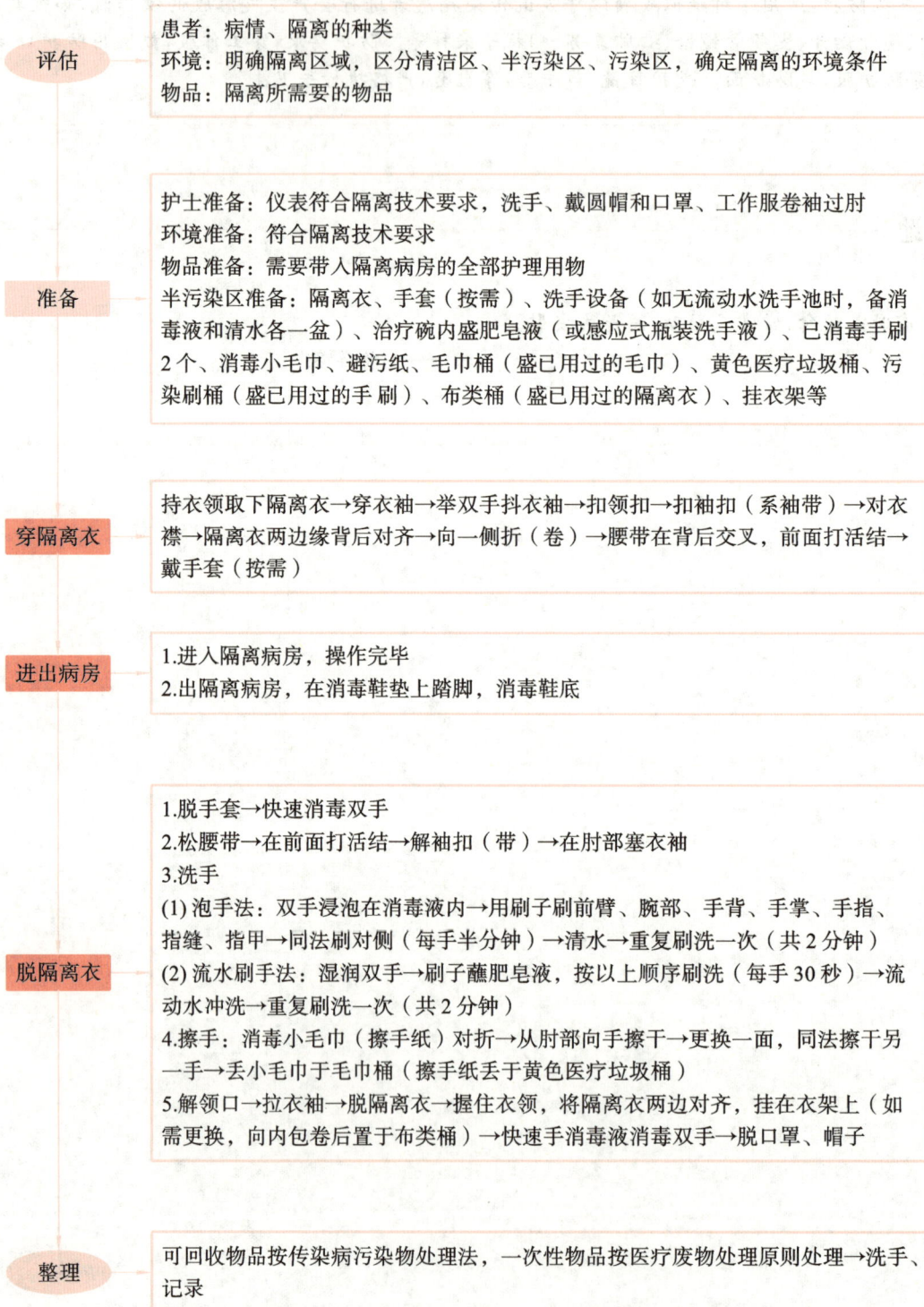

评估
患者：病情、隔离的种类
环境：明确隔离区域，区分清洁区、半污染区、污染区，确定隔离的环境条件
物品：隔离所需要的物品

准备
护士准备：仪表符合隔离技术要求，洗手、戴圆帽和口罩、工作服卷袖过肘
环境准备：符合隔离技术要求
物品准备：需要带入隔离病房的全部护理用物
半污染区准备：隔离衣、手套（按需）、洗手设备（如无流动水洗手池时，备消毒液和清水各一盆）、治疗碗内盛肥皂液（或感应式瓶装洗手液）、已消毒手刷2个、消毒小毛巾、避污纸、毛巾桶（盛已用过的毛巾）、黄色医疗垃圾桶、污染刷桶（盛已用过的手刷）、布类桶（盛已用过的隔离衣）、挂衣架等

穿隔离衣
持衣领取下隔离衣→穿衣袖→举双手抖衣袖→扣领扣→扣袖扣（系袖带）→对衣襟→隔离衣两边缘背后对齐→向一侧折（卷）→腰带在背后交叉，前面打活结→戴手套（按需）

进出病房
1.进入隔离病房，操作完毕
2.出隔离病房，在消毒鞋垫上踏脚，消毒鞋底

脱隔离衣
1.脱手套→快速消毒双手
2.松腰带→在前面打活结→解袖扣（带）→在肘部塞衣袖
3.洗手
(1)泡手法：双手浸泡在消毒液内→用刷子刷前臂、腕部、手背、手掌、手指、指缝、指甲→同法刷对侧（每手半分钟）→清水→重复刷洗一次（共2分钟）
(2)流水刷手法：湿润双手→刷子蘸肥皂液，按以上顺序刷洗（每手30秒）→流动水冲洗→重复刷洗一次（共2分钟）
4.擦手：消毒小毛巾（擦手纸）对折→从肘部向手擦干→更换一面，同法擦干另一手→丢小毛巾于毛巾桶（擦手纸丢于黄色医疗垃圾桶）
5.解领口→拉衣袖→脱隔离衣→握住衣领，将隔离衣两边对齐，挂在衣架上（如需更换，向内包卷后置于布类桶）→快速手消毒液消毒双手→脱口罩、帽子

整理
可回收物品按传染病污染物处理法，一次性物品按医疗废物处理原则处理→洗手、记录

隔离技术基本操作要点解析

操作要点	要点解析	示例图	二维码
戴帽子、戴口罩	1.帽子大小合适,遮住全部头发 2.口罩系带松紧合适,口罩的下半部应遮住下颌		
取隔离衣	1.取下隔离衣时,手勿触碰隔离衣的污染面 2.清洁面朝向自己,衣领两端向外折,露出袖笼		
穿衣袖、扣领扣	1.一手持隔离衣的衣领,另一手伸入衣袖,抖衣袖,同法穿另一衣袖 2.扣领扣,衣袖勿触碰脸		穿隔离衣
系袖带、对衣襟	1.系隔离衣袖扣(带)时,要使袖口对齐,不能暴露袖子的内面 2.对衣襟时,只能触碰隔离衣的外面,使隔离衣两边缘对齐		
折衣系带	1.对衣襟后,将隔离衣衣襟折(卷)向一侧,注意不能露出护士服 2.腰带在背后交叉,转至前面打一活结		
解衣袖、刷手	1.松开腰带打一活结,解袖扣(带),塞衣袖后袖口包住肘部,袖口边缘在肘下 2.手指朝下,刷手范围从前臂上 1/3 处至指尖		

续表

操作要点	要点解析	示例图	二维码
脱隔离衣	1.松领扣,勿低头 2.一手伸入袖内,拉下一边衣袖包住手,再用被遮住的手捏住另一衣袖外面,将衣袖全部拉下 3.脱下隔离衣		 脱隔离衣
整理挂衣	1.虎口相对撑开,以肩缝对折好隔离衣 2.整理隔离衣清洁面在外,挂至半污染区衣架处		

隔离技术基本操作评分标准

考生姓名:＿＿＿＿＿＿　考生学号:＿＿＿＿＿＿　主考老师:＿＿＿＿＿＿　考核分数:＿＿＿＿＿＿

项目总分	项目内容	技术要求	分值	扣分细则		扣分
素质要求 (6分)	报告内容	报告班级、姓名、考试项目时,语言流畅、态度和蔼、面带微笑	2	语言不流畅 面部表情不佳	－1 －1	
	仪表举止	仪表大方,举止端庄,步态轻盈	1	精神不振,姿态不端正	－1	
	服装头发	服装鞋帽整洁,着装符合职业要求,短发不过肩,不佩戴首饰	3	衣服不整洁,着装不规范 头发凌乱,短发过肩 佩戴首饰	－1 －1 －1	
操作前准备 (15分)	评估	患者的身体状况、表现,并选择合理的隔离种类	5	隔离种类选择错误	－5	
	环境	室内温、湿度适宜、安静整洁、光线适中,符合隔离要求(口述)	2	未口述 口述不全	－2 少一项－1	
	用物	用物准备齐全,摆放合理、美观	3	隔离衣准备不规范 用物准备不齐全	－2 少一件－1	
	护士	修剪指甲、洗手、戴圆帽和口罩,报告开始操作(此步骤开始计时)	5	未洗手、未戴圆帽和口罩 佩戴圆帽、口罩不规范 护士准备不符合要求	各－1 各－1 －1	
操作步骤 (64分)	取隔离衣	1.手持衣领取下隔离衣 2.清洁面朝自己,衣领两端向外折,露出袖笼	5	手触碰隔离衣污染面 隔离衣污染面朝操作者	－3 －2	
	穿袖筒	1.一手持衣领,一手伸入袖内上举,换手同法穿另一手 2.双手上举抖衣袖至腕关节以上	5	污染手或领口	－5	
	系领扣	抬起下颌,双手置衣领中央顺边缘向后系好领扣	5	隔离衣袖口触碰领口 操作者下颌触碰隔离衣	－3 －2	
	系袖口	整理袖口,包裹内面,系紧	5	袖口松垮 隔离衣内面外露	－2 －3	
	折隔离衣系带	平视前方,将隔离衣后身渐向前拉到边缘,捏住,同法捏住另一侧边缘,然后将双手在背后将边缘对齐(亦可将对齐的边缘向内卷起),一手捏住向另一侧折叠整齐,一手按住折叠处,一手将腰带拉至背后压住折叠处,在背后交叉回到前面系好活结,系带末端朝下	10	污染隔离衣内面或工作服 污染隔离衣衣领 工作服暴露过多 隔离衣折叠松垮	－3 －2 －3 －2	
	双手置胸前	双手交叉置胸前(必要时戴好无菌手套)	1	双手未置胸前	－1	
	进出隔离病房	1.进隔离病房,出隔离病房(口述) 2.在消毒鞋垫上踩踏消毒鞋底	2	未口述 未消毒鞋底	－1 －1	
	解腰带、松开袖口	1.解开腰带系活结于身前 2.松开袖口	4	污染隔离衣内面 活结脱落或打死结	－2 －2	
	塞衣袖	1.在肘部将部分衣袖塞于工作服内,暴露双手 2.衣袖塞紧包裹肘部,袖口边缘在肘下	2 3	触碰隔离衣内面 衣袖位置塞错	－2 －3	

续表

项目总分	项目内容	技术要求	分值	扣分细则	扣分
操作步骤 (64分)	刷手	1.指尖始终朝下用刷子刷手 2.顺序:前臂→腕部→手背→手掌→手指→指缝→指甲 3.时间:一只手刷30秒,刷两次,共2分钟 4.取消毒小毛巾擦手	2 1 1 1	刷手时指尖未始终朝下 —2 刷手顺序不符合要求 —1 刷手时间不符合要求 —1 未擦手 —1	
	解领扣	抬起下颌用消毒后的手解开领扣	3	不洗手解领扣或不解领扣 —3	
	脱袖筒 解腰带	一手伸入另一袖口内,拉下衣袖包住手,用遮盖的手捏住另一衣袖的外层将袖筒拉下,两手置于袖内解腰带,后拉下衣袖,双手退出	5	污染手 —4 未解腰带 —1	
	整理 隔离衣	1.双手虎口对好肩缝,对折后隔离衣清洁面朝外 2.整理隔离衣挂于半污染区	1 2	领口不对齐 —1 触碰隔离衣污染面或整理错误 各—1	
	整理记录	1.整理用物 2.洗手 3.脱口罩 4.记录(此步骤计时结束)	1 2 2 1	未分类放置用物 —1 未洗手或洗手不规范 各—1 未脱口罩或脱口罩方法错误 各—1 未记录 —1	
综合评价 (10分)	整体效果	1.程序正确,操作熟练,动作轻柔 2.刷洗手法准确	6	程序错误、动作粗鲁、操作不熟练、手法错误 各—1 整体欠佳 —2	
	操作时间	操作时间不超过7分钟	4	操作时间每超30秒(超过9分钟停止操作) —1	
		操作时间:_____			
		相关知识	5	一项内容不全或回答错误 —1	
		总分	100	累计	

应知应会,学以致用

一、应知应会

1. 如何选择隔离衣?

答:隔离衣长短要合适,必须遮盖全部工作服,有潮湿破损则不可以使用。护理不同病种的传染病患者,不能共用一件隔离衣。

2. 隔离衣挂在污染区、半污染区,应如何折叠?

答:隔离衣挂在污染区时污染面要朝外,隔离衣挂在半污染区时清洁面要朝外。

3. 穿脱隔离衣时,要特别注意什么?

答:①穿隔离衣前,要准备好全部需要带入隔离病房的护理物品,避免反复穿脱隔离衣。②隔离衣长短要合适,须遮盖全部工作服,有潮湿破损时则不可使用。③隔离衣的衣领及内面为清洁面(保护性隔离衣则内面为污染面),穿脱时要避免污染。④隔离衣挂在半污染区时,清洁面向外;挂在污染区时,则污染面向外。⑤穿隔离衣后不得进入清洁区。⑥隔离衣应每天更换,如遇潮湿、污染或接触严密隔离患者,应立即更换。

4. 卫生手消毒刷手法的顺序及注意事项是什么?

答:卫生手消毒刷手法的顺序:前臂→腕部→手背→手掌→手指→指缝→指甲→同法刷对侧(每手30秒)→清水→重复刷洗一次(共2分钟)。

卫生手消毒刷手时应注意:①刷手范围应超过污染区域,刷手不能有遗漏;②刷手时保持手尖朝下,避免污水逆流;③冲水时,应注意隔离衣不触及水池,勿将隔离衣溅湿。

二、学以致用

1. 保护性隔离衣适用于哪些患者？在护理这些患者时,隔离衣哪一面为清洁面？哪一面为污染面？对这些患者的主要护理措施有哪些？

2. 戴口罩时的注意事项有哪些？

3. 请对以下隔离区域进行分类,填在表内,并判断穿隔离衣后的护士能不能进入。

医护人员更衣室　医护人员办公室　治疗室　护士站　化验室　医护人员值班室　库房　食堂
药房　病区内走廊　隔离病房　处置室

隔离区域	定义	分类举例	穿隔离衣后的护士能进入的
清洁区			
半污染区			
污染区			

4. 患者解除隔离的标准有哪些？

(庄佩燕)

技能 5 穿脱防护服

扫码看课件

学习目标

1.操作中具有职业防护及医院感染意识,严格落实标准预防,注重个人自我保护及对同时操作的同伴保护,具有随时观察和分析解决突发状况的能力。

2.熟练掌握穿脱防护服的操作技能。

3.掌握穿脱各类防护物品的相关理论知识。

临床案例

某工厂突发公共卫生事件,5名工人出现不明原因的发热、咳嗽等症状。患者现已送医院治疗,该工厂暂时予封闭隔离处置,现需指派医护人员至该工厂为其余工人行口腔咽拭子检测。

【临床思考】

请快速对该事件做出应急响应与处置,包括对防护等级做出正确选择,快速准备需用物资,落实防控措施。

处置要点

1.预警级别与响应准备 突发公共卫生事件应急预案启动,进入预警状态。成立应急指挥部,整合相关部门和专家资源。收集、分析、研判病情信息,及时向公众发布预警。通知相关医疗机构、疾控中心等做好应对准备。

2.应急响应与处置 全面掌握病情发展趋势,制订应对方案。对确诊患者进行隔离治疗,对密切接触者进行医学观察和隔离。协调各部门资源,保障物资供应。确保各项措施落实到位。

3.后期处置与总结 对应对工作进行评估,总结经验教训,对应对过程中存在的问题进行整改,完善突发公共卫生事件应急预案,为未来类似事件的应对提供参考。

处置过程

(1)初步明确传染途径,正确选择防护等级,选择防护用品,做好"三区两通道"的划分,医护人员完成穿脱防护服的培训后方可上岗。

(2)初步了解情况:了解病史、症状和体征等信息。同时,向患者家属了解患者的接触史和旅行史等,以帮助医生更好地了解该病的传播途径和预防措施。

(3)汇报情况:将患者的情况逐级上报。立即启动应急处置流程,包括如何隔离患者、如何保护医护人员和患者家属、如何开展流行病学调查等。

(4)制订治疗方案:根据患者的情况和疾病的特点,制订治疗方案。同时,需要向患者家属解释治疗方案和可能的风险,并获得他们的知情同意。

(5)实施治疗:在实施治疗时,需要严格执行隔离措施,确保患者与其他人群分开。同时,需要做好医护人员的防护措施,避免交叉感染。

(6)监测病情:密切监测患者的病情变化,及时调整治疗方案。同时,需要对患者的密切接触者进行追踪和管理,以防止疾病的进一步传播。

(7)总结经验:在应对突发公共卫生事件时,需要及时总结经验教训,不断完善应对措施。同时,需要加强与相关部门和机构的合作与交流,共同应对公共卫生挑战。

知识链接

二级防护要求

二级防护要求是指在特定情况下,为防止可能的病毒或细菌传播,采取的一种防护措施。二级防护用品包括:一次性使用帽子、医用防护口罩(N95)、护目镜/防护面屏、防护服、一次性乳胶手套、鞋套。具体的二级防护要求可能因地区、病情严重程度和特定情况而有所不同。在特定情况下,可能需要采取更多的防护措施。

思政园地

人民健康是民族昌盛和国家强盛的重要标志。把保障人民健康放在优先发展的战略位置,完善人民健康促进政策。

——习近平:高举中国特色社会主义伟大旗帜 为全面建设社会主义现代化
国家而团结奋斗——在中国共产党第二十次全国代表大会上的报告

穿脱防护服操作流程

一、穿防护服

护士准备	护士穿洗手衣、穿无带无扣工作鞋、流动水下洗手（口述）
用物准备	检查用物（手消液、帽子、医用防护口罩、防护服、手套、护目镜/防护面屏），查看手消剂、防护服及无菌物品有效期和防护服尺码
戴医用防护口罩	1.手卫生 2.一手托口罩，鼻夹的一面背向外罩住口鼻，紧贴面部，先拉下方系带于颈后双耳下，再拉上方系带于头顶中部 3.面部塑形，做密合性实验
戴帽子	帽子应遮住全部头发，盖住耳朵
戴内层手套	检查手套有无破漏，戴手套
戴内层鞋套	检查鞋套有无破漏，戴鞋套
穿防护服	1.检查防护服是否破损 2.拉开拉链，将防护服连体帽、衣袖抓在手中，避免接触地面 3.先穿下衣，再穿上衣 4.然后戴好帽子，完全覆盖内层工作帽 5.拉上拉链，撕开胶纸粘好
戴外层手套	检查手套有无破损，手套口完全包住防护服袖口
戴护目镜/防护面屏	一手扶护目镜/防护面屏，另一手将系带拉至头后方，调节舒适度（护目镜下端压紧口罩上缘，使其相对密封）
检查完整性	与同伴相互检查，或对镜检查，下蹲测试防护服密闭性

二、脱防护服

| 手卫生 | 手卫生，更换外层手套 |

| 脱护目镜/防护面屏 | 1.进入一脱间，手卫生
2.上身稍前倾，闭合双眼，双手提拉后侧系带摘除护目镜/防护面屏，手避免碰触护目镜镜面或者防护面屏外面，将其丢到医疗垃圾桶 |

| 脱防护服 | 1.手卫生
2.拉开拉链，向上提拉帽子，向内卷，脱离头部
3.拉开胸间防护服拉链
4.将防护服由上向下边卷边脱，污染面向里
5.将外层手套包在防护服内一起脱卸，丢到医疗垃圾桶
6.手卫生 |

| 脱鞋套 | 进入二脱间，手卫生，脱内层鞋套 |

| 脱帽子、手套 | 手卫生，将帽子由后向前摘下，和内层手套一起脱下丢入医疗垃圾桶，手卫生 |

| 摘医用防护口罩 | 摘口罩：先摘下颈后（下方）系带，再摘下耳后（上方）系带；摘除过程中手避免触碰口罩，摘除后将口罩丢到医疗垃圾桶 |

| 手卫生 | 手卫生，换上干净的口罩及帽子 |

| 处置 | 1.流动水下洗手、洗澡，更换洁净衣物（口述）
2.垃圾分类正确处置 |

| 总体评价 | 穿脱防护服规范，未造成二次污染，在规定时间内完成 |

穿脱防护服操作要点解析

操作要点	要点解析	示例图	二维码
用物准备	备齐用物:手消液、帽子、医用防护口罩、防护服、洗手衣、手套、防护面屏		
戴医用防护口罩	一手托口罩,鼻夹的一面背向外罩住口鼻,紧贴面部,先拉下方系带于颈后双耳下,再拉上方系带于头顶中部;戴好口罩后做面部塑形,做密合性实验		戴医用防护口罩
戴帽子、内层手套、鞋套	1.帽子应遮住全部头发,盖住耳朵 2.检查手套/鞋套有无破漏,并戴好		戴帽子、内层手套、鞋套
穿防护服	1.检查防护服是否破损 2.拉开拉链,将防护服连体帽、衣袖抓在手中,避免接触地面 3.先穿下衣,再穿上衣 4.然后戴好帽子,完全覆盖内层工作帽 5.拉上拉链,撕开胶纸粘好		穿防护服
戴防护面屏	一手扶防护面屏,另一手将系带拉至头后方,调节舒适度		戴防护面屏
戴外层手套	检查手套有无破损,手套口完全包住防护服袖口		戴外层手套

续表

操作要点	要点解析	示例图	二维码
检查完整性	与同伴相互检查,或对镜检查,下蹲测试防护服密闭性		 检查防护服 完整性
脱防护面屏	快速手消毒后,更换外层手套。脱防护面屏时上身稍前倾,闭合双眼,双手提拉后侧系带摘除,手避免碰触防护面屏外面,丢到医疗垃圾桶		 脱防护面屏
脱防护服	1.手卫生,拉开拉链,向上提拉帽子,向内卷,脱离头部 2.拉开胸间防护服拉链 3.将防护服由上向下边卷边脱,污染面向里 4.将外层手套包在防护服内一起脱卸,丢弃到医疗垃圾桶		 脱防护服
脱鞋套、帽子、内层手套	手卫生,脱鞋套。将帽子由后向前摘下,和内层手套一起脱下丢入医疗垃圾桶,手卫生		
摘医用防护口罩	1.手卫生,先摘下颈后(下方)系带,再摘下耳后(上方)系带 2.摘除过程中手避免触碰口罩,摘除后将口罩丢入医疗垃圾桶		 摘医用防护口罩、内层手套
洗手	在流动水下洗手、洗澡,更换洁净衣物		 流动水下洗手

穿脱防护服操作评分标准

考生姓名：_____　　考生学号：_____　　主考老师：_____　　考核分数：_____

项目总分	项目内容	技术要求	分值	扣分细则	扣分
素质要求（6分）	报告内容	报告班级、姓名、考试项目时，语言流畅、态度和蔼、面带微笑	2	语言不流畅　　　　　　　　－1 面部表情不佳　　　　　　　－1	
	仪表举止	仪表大方，举止端庄，步态轻盈	2	情绪紧张，状态低沉　　　　－1 精神不振，姿态不端正　　　－1	
	服装头发	服装鞋帽整洁，着装符合职业要求，短发不过肩	2	衣服不整洁，着装不规范　　－1 头发凌乱，短发过肩　　　　－1	
操作前准备（11分）	着装	护士穿洗手衣，穿无带无扣工作鞋	4	未按规定穿洗手衣　　　　　－2 未按规定穿无带无扣工作鞋　－2	
	环境	室内温、湿度适宜、安静整洁、用物摆放合理（口述）	2	口述不全　　　　　　　　　－1 未口述　　　　　　　　　　－2	
	用物	用物准备齐全，摆放合理、美观	2	用物摆放不规范　　　　　　－1 用物准备不齐全　　　　　　－1	
	护士	修剪指甲、流动水下洗手、戴口罩，报告开始操作（此步骤开始计时）	3	未洗手　　　　　　　　　　－1 未戴口罩　　　　　　　　　－1 护士准备不符合要求　　　　－1	
操作步骤（70分）	戴医用防护口罩	1.手卫生 2.一手托口罩，鼻夹的一面背向外罩住口鼻，紧贴面部，先拉下方系带于颈后双耳下，再拉上方系带于头顶中部 3.面部塑形，做密合性实验	1 3 2	未进行手卫生　　　　　　　－1 戴口罩手法不正确　　　　　－3 未做密合性实验　　　　　　－2	
	戴帽子	帽子应遮住全部头发，盖住耳朵	2	帽子未遮住头发和耳朵　　　－1 未戴帽子　　　　　　　　　－2	
	戴内层手套	检查手套有无破漏，戴手套	2	未检查手套　　　　　　　　－2	
	戴内层鞋套	检查鞋套有无破漏，穿鞋套	2	未检查鞋套　　　　　　　　－2	
	穿防护服	1.检查防护服是否破损 2.拉开拉链，将防护服连体帽、衣袖抓在手中，避免接触地面 3.先穿下衣，再穿上衣 4.戴好帽子，完全覆盖内层工作帽 5.拉上拉链，撕开胶纸粘好	2 3 3 4 3	未检查防护服是否完好　　　－2 拉开拉链过程不流畅　　　　－2 穿衣顺序错误　　　　　　　－2 帽子未完全覆盖内侧工作帽　－3 领口纸胶未密封好　　　　　－2	
	戴外层手套	检查手套有无破损，手套口完全包住防护服袖口	4	未检查手套密闭性　　　　　－2 手套口完全包住防护服袖口　－2	
	戴护目镜/防护面屏	护目镜/防护面屏：一手扶护目镜/防护面屏，另一手将系带拉至头后方，调节舒适度（护目镜下端压紧口罩上缘，使其相对密封）	2	护目镜下端未压紧口罩上缘，未密封　　　　　　　　　　　－2	
	检查完整性	与同伴相互检查，或对镜检查，下蹲测试防护服密闭性	2	未互相检查　　　　　　　　－1 防护服不具密闭性　　　　　－1	
	脱护目镜/防护面屏	1.进入一脱间，手卫生 2.上身稍前倾，闭合双眼，双手提拉后侧系带摘除护目镜/防护面屏，手避免碰触护目镜镜面/防护面屏外面，将其丢到医疗垃圾桶	2 4	未进行手卫生　　　　　　　－2 手触碰护目镜/防护面屏外侧或污染头发　　　　　　　　　各－2	
	脱防护服	1.手卫生 2.拉开拉链，向上提拉帽子，向内卷，脱离头部 3.拉开胸间防护服拉链 4.将防护服由上向下边卷边脱，污染面向里 5.脱防护服时将外层手套包在防护服内一起脱卸，丢到医疗垃圾桶 6.手卫生	2 4 3 4 3 2	未进行手卫生　　　　　　　－2 拉开拉链向上提防护服帽子及拉开胸前防护服过程中手套触碰内层衣物－4 未拉开胸间防护服　　　　　－3 防护服由上向下卷边脱下过程中污染内层衣物　　　　　　－4 未将外层手套与防护服一起脱卸　－3 未进行手卫生　　　　　　　－2	
	脱鞋套	进入二脱间，手卫生，脱鞋套	2	未进行手卫生　　　　　　　－2	
	脱帽子	手卫生，将帽子由后向前摘下，和内层手套一起脱下丢入医疗垃圾桶，手卫生	3	未进行手卫生或未将帽子摘下　－3	
	摘医用防护口罩	1.先摘下颌后（下方）系带，再摘下耳后（上方）系带；摘除过程中手避免触碰口罩，摘除后将口罩丢入医疗垃圾桶 2.手卫生，换上干净的口罩及帽子	4 2	口罩摘除过程中手触碰口罩　－4 未进行手卫生或未换上干净的口罩及帽子　　　　　　　　　－2	

续表

项目总分	项目内容	技术要求	分值	扣分细则	扣分
操作后处置 (2分)	口述	1.流动水下洗手、洗澡,更换洁净衣物 2.垃圾分类正确处置	1 1	未口述　　　　　　　　　　少一项－1	
综合评价 (6分)	整体效果	1.程序正确,操作熟练,穿防护服过程无遗漏,防护服密闭性良好 2.脱防护服过程中无污染	3	动作粗鲁、操作不熟练、手法错误、穿着 不符合要求　　　　　　　　　各－1 脱防护服过程中发生污染　　　　－2	
	操作时间	操作时间不超过9分钟	3	操作时间每超过30秒(超过11分钟停止 操作)　　　　　　　　　　　　－1	
		操作时间:_____			
		相关知识	5	一项内容不全或回答错误　　　　－1	
		总分	100	累计	

应知应会,学以致用

一、应知应会

1. 穿防护服时应该注意什么?

答:①在穿防护服前,需要先进行手卫生,使用洗手液和流动水洗手,或者使用速干手消毒剂进行手消毒。②穿戴防护服时,应该按照从头到脚的顺序穿戴,先穿下衣再穿上衣,先戴帽子再戴口罩。③在穿脱防护服时,注意不要让防护服的袖口、裤腿等部位接触地面和其他物体表面。不要让防护服的拉链、系带等部位卡住或束缚住自己的手或脚。④注意不要将防护服放在容易受到污染的地方,如垃圾桶旁边等。

2. 穿防护服的顺序是怎样的?

答:手卫生→戴口罩→戴帽子→戴内层手套→戴内层鞋套→穿防护服→戴护目镜/防护面屏→戴外层手套→检查完整性。

二、学以致用

脱防护服的顺序是怎样的?

(杨晓梅)

技能 6　口腔护理

扫码看课件

学习目标

1. 操作中动作要轻柔,充分做好沟通并取得患者的理解和配合,能够针对患者的病情选择合适的漱口液;具有观察、分析、解决问题的能力和团队合作精神。
2. 熟练掌握口腔护理操作技能。
3. 掌握护理程序和口腔护理的相关理论知识。

临床案例

林某,男,25岁,油漆工人,2天前受凉后出现发热,伴咽痛、咳嗽、全身乏力,今晨开始出现牙龈出血,遂来医院就诊。查体:T 39 ℃,P 110次/分,R 23次/分,BP 108/60 mmHg。患者神志清醒,面色苍白,呈贫血貌。检查发现口唇黏膜有散在溃疡面,轻触牙龈出血;四肢可见散在的瘀斑瘀点。实验室检查:血红蛋白 70 g/L,红细胞计数 $2.8×10^{12}$/L,白细胞 $3.3×10^9$/L,血小板 $40×10^9$/L。骨髓增生低下,粒细胞及巨核细胞显著减少,淋巴细胞比例明显增高。拟以"再生障碍性贫血"收治入院。

医嘱:二级护理,常规口腔护理,予抗感染、控制出血、纠正贫血、免疫抑制剂及雄激素治疗。

【临床思考】

请分析该患者主要护理诊断及护理要点。

护理诊断

1. **有感染的危险**　与白细胞减少致免疫力下降有关。
2. **组织完整性受损**　与血小板减少致皮肤黏膜出血有关。
3. **体温过高**　与感染有关。
4. **活动无耐力**　与贫血导致机体组织缺氧有关。
5. **潜在并发症**　颅内出血等。

护理要点

1. **预防感染**　保持病室空气新鲜,每周用紫外线或臭氧消毒2~3次,定期用消毒液擦拭家具和地面;限制探视人数和次数;必要时输注白细胞悬液,防止感染扩散,行保护性隔离。养成良好的卫生习惯,定期洗澡,勤换衣物,勤剪指甲,避免抓伤皮肤。做好口腔、皮肤、肛周清洁护理,每天口腔护理(进餐前后、睡前、晨起)擦洗时动作要轻柔,防止损伤口腔黏膜及牙龈,根据口腔 pH 选择漱口液,便后清洁肛周皮肤,睡前便后用1:5000高锰酸钾溶液坐浴。

2. **病情观察**　观察患者有无感染征象,监测体温的变化,体温超过38.5 ℃时,可给予温水擦浴、放置冰袋等物理降温,必要时给予药物降温。观察皮肤黏膜有无新增瘀斑瘀点,有无呕血、黑便、血尿;观察患者有无头痛、意识障碍及瞳孔改变等颅内出血征象,一旦发生立即报告医生并积极配合抢救。定期监测红细胞、血红蛋白,判断贫血的程度。

3.休息与活动 合理安排休息与活动。轻度贫血患者可适当活动,但要避免过度劳累,起床和如厕时动作应缓慢,防止晕倒摔跤。重度贫血患者需卧床休息,协助完成日常生活护理。

4.健康指导 介绍本病的病因、表现及预防措施,提高患者防护意识。向患者说明充分休息、睡眠以及合理膳食对疾病康复的重要意义,养成良好的卫生习惯,避免感染和加重出血。嘱患者在医生指导下按时、按量、按疗程用药,不可自行更改或停止用药,告知患者药物的不良反应及处理方法。定期复查血象,以便了解病情变化及治疗效果。

→ **护患同心**

(1)在口腔护理操作中使用压舌板时动作要轻柔,以免损伤患者牙齿。注意棉球干湿适宜。漱口应少量,避免呛咳。

(2)擦洗口腔时动作要轻柔,避免损伤患者的口腔黏膜和牙龈。

(3)操作时必须夹紧棉球,防止遗落在患者口腔内。

知识链接

漱口液的应用

随着人们生活水平的提高,口腔卫生护理越来越受到人们的重视。人们常用的口腔卫生护理方法是使用牙膏刷牙,而漱口液作为清除菌斑的辅助手段,也受到越来越多的关注。根据用途,漱口液可分为清洁性漱口液和功能性漱口液。根据有效成分,又可将漱口液分为含氟漱口液、草本漱口液等。现介绍几种常见的漱口液。

1.含氟漱口液 目前市面上比较常见的漱口液,通常为0.01%~0.2%氟化钠溶液。

2.中草药类漱口液 具有抑菌杀菌的作用。如金银花、甘草、薄荷、野菊花有较好的防腐防臭作用,可预防口腔感染。

3.抗生素类漱口液 含有抗生素的漱口液一般用于口腔疾病,由医生开具,不能长期使用。常用的主要添加甲硝唑、呋喃西林、替硝唑溶液。

4.含氯己定漱口液 氯己定俗称洗必泰,常见的氯己定漱口液多使用水溶性较好的醋酸氯己定和葡萄糖氯己定。但是氯己定在临床应用中还存在味觉障碍、牙齿着色等不良反应,严重者可产生过敏性休克甚至致死。因此,氯己定在使用过程中需要注意用法用量。

5.精油类漱口液 植物精油,又称挥发油、芳香油等。常添加的植物精油有薄荷醇、冬青油等。

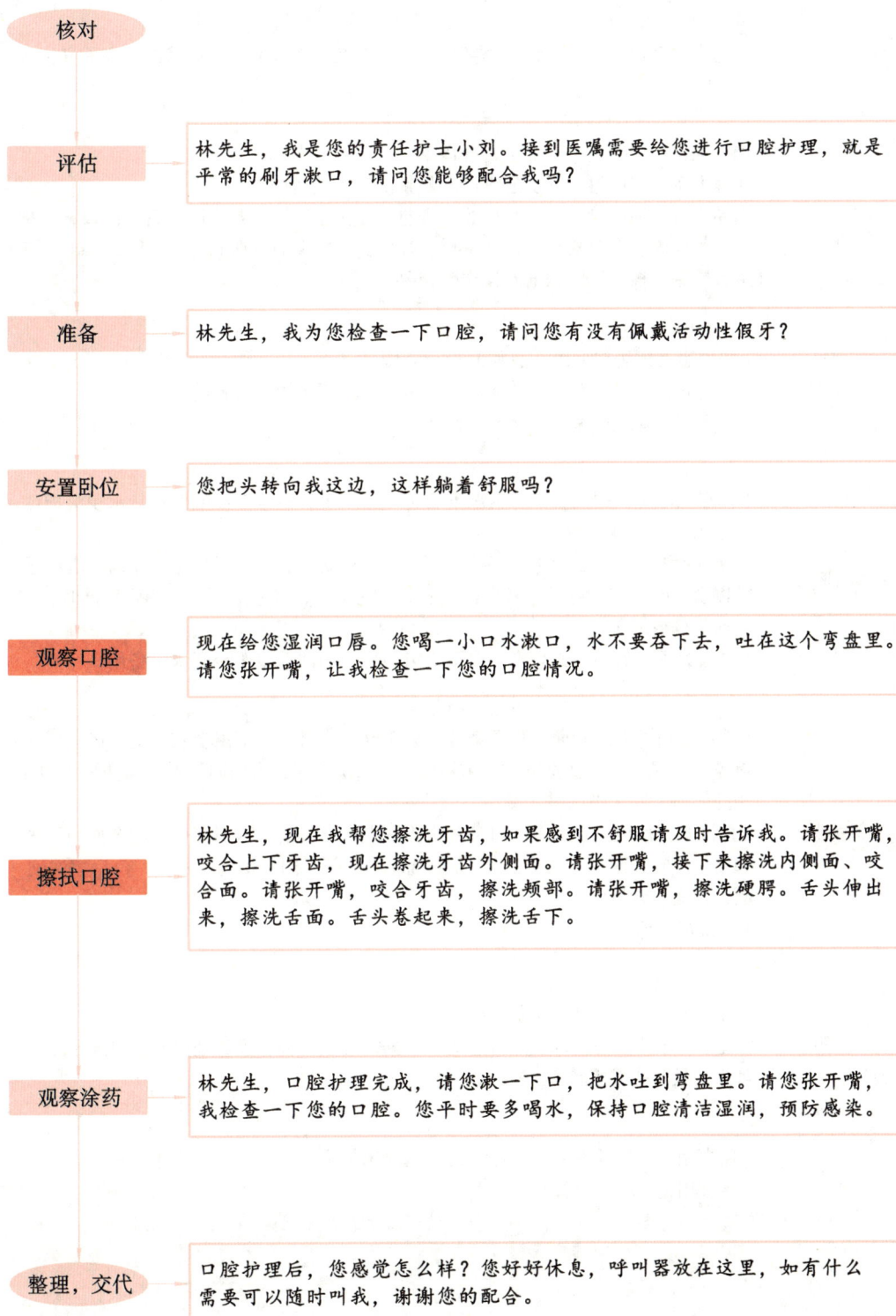

口腔护理操作流程

一、护患沟通

核对

评估 — 林先生，我是您的责任护士小刘。接到医嘱需要给您进行口腔护理，就是平常的刷牙漱口，请问您能够配合我吗？

准备 — 林先生，我为您检查一下口腔，请问您有没有佩戴活动性假牙？

安置卧位 — 您把头转向我这边，这样躺着舒服吗？

观察口腔 — 现在给您湿润口唇。您喝一小口水漱口，水不要吞下去，吐在这个弯盘里。请您张开嘴，让我检查一下您的口腔情况。

擦拭口腔 — 林先生，现在我帮您擦洗牙齿，如果感到不舒服请及时告诉我。请张开嘴，咬合上下牙齿，现在擦洗牙齿外侧面。请张开嘴，接下来擦洗内侧面、咬合面。请张开嘴，咬合牙齿，擦洗颊部。请张开嘴，擦洗硬腭。舌头伸出来，擦洗舌面。舌头卷起来，擦洗舌下。

观察涂药 — 林先生，口腔护理完成，请您漱一下口，把水吐到弯盘里。请您张开嘴，我检查一下您的口腔。您平时要多喝水，保持口腔清洁湿润，预防感染。

整理，交代 — 口腔护理后，您感觉怎么样？您好好休息，呼叫器放在这里，如有什么需要可以随时叫我，谢谢您的配合。

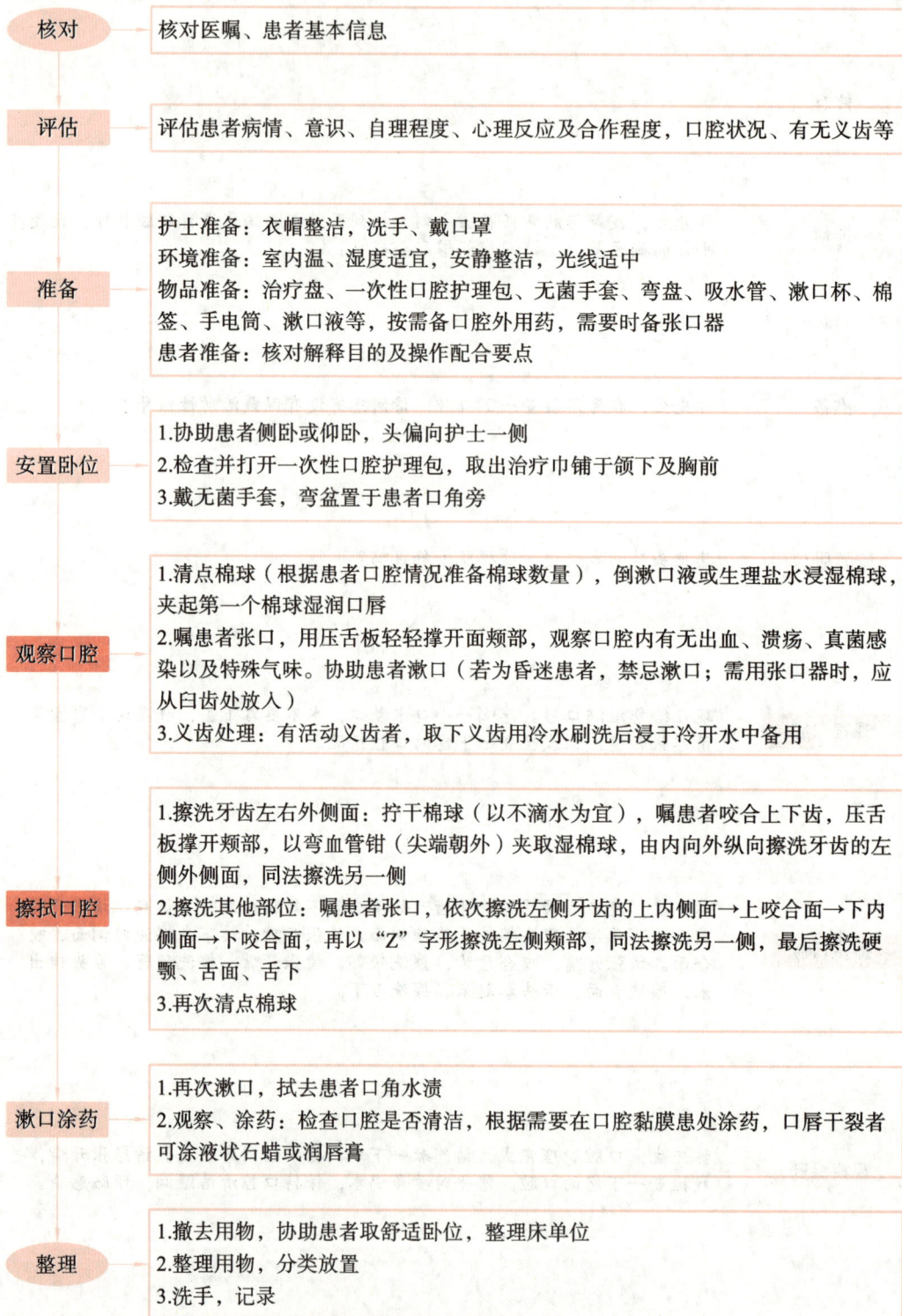

二、操作流程

核对 → 核对医嘱、患者基本信息

评估 → 评估患者病情、意识、自理程度、心理反应及合作程度，口腔状况、有无义齿等

准备 → 护士准备：衣帽整洁，洗手、戴口罩
环境准备：室内温、湿度适宜，安静整洁，光线适中
物品准备：治疗盘、一次性口腔护理包、无菌手套、弯盘、吸水管、漱口杯、棉签、手电筒、漱口液等，按需备口腔外用药，需要时备张口器
患者准备：核对解释目的及操作配合要点

安置卧位 → 1.协助患者侧卧或仰卧，头偏向护士一侧
2.检查并打开一次性口腔护理包，取出治疗巾铺于颌下及胸前
3.戴无菌手套，弯盆置于患者口角旁

观察口腔 → 1.清点棉球（根据患者口腔情况准备棉球数量），倒漱口液或生理盐水浸湿棉球，夹起第一个棉球湿润口唇
2.嘱患者张口，用压舌板轻轻撑开面颊部，观察口腔内有无出血、溃疡、真菌感染以及特殊气味。协助患者漱口（若为昏迷患者，禁忌漱口；需用张口器时，应从臼齿处放入）
3.义齿处理：有活动义齿者，取下义齿用冷水刷洗后浸于冷开水中备用

擦拭口腔 → 1.擦洗牙齿左右外侧面：拧干棉球（以不滴水为宜），嘱患者咬合上下齿，压舌板撑开颊部，以弯血管钳（尖端朝外）夹取湿棉球，由内向外纵向擦洗牙齿的左侧外侧面，同法擦洗另一侧
2.擦洗其他部位：嘱患者张口，依次擦洗左侧牙齿的上内侧面→上咬合面→下内侧面→下咬合面，再以"Z"字形擦洗左侧颊部，同法擦洗另一侧，最后擦洗硬颚、舌面、舌下
3.再次清点棉球

漱口涂药 → 1.再次漱口，拭去患者口角水渍
2.观察、涂药：检查口腔是否清洁，根据需要在口腔黏膜患处涂药，口唇干裂者可涂液状石蜡或润唇膏

整理 → 1.撤去用物，协助患者取舒适卧位，整理床单位
2.整理用物，分类放置
3.洗手，记录

口腔护理操作要点解析

操作要点	要点解析	示例图	二维码
用物准备	根据患者情况备漱口液和局部用药;治疗盘内:一次性口腔护理包、无菌手套、漱口杯、吸水管、手电筒、漱口液、棉签、弯盘等,需要时备张口器		
铺巾置盘	铺治疗巾于患者颌下及胸前,置治疗盘于床旁桌上,在治疗车上打开一次性口腔护理包,倒漱口液于弯盘内浸湿棉球,戴手套,置弯盘于患者口角旁		
清点棉球	擦洗前清点棉球数量,擦洗时需用弯止血钳夹紧棉球,每次夹一个		
拧干棉球	拧干棉球,棉球不宜过湿		拧干棉球
擦洗口腔	嘱患者咬合上下齿,用压舌板轻轻撑开面颊部,以弯止血钳(尖端朝外)夹取棉球由内向外纵向擦洗左侧牙齿的外侧面,同法擦洗另一侧		擦洗牙齿
漱口检查	擦洗完毕,协助患者漱口,拭去患者口角处水渍,检查口腔是否清洁(昏迷患者禁忌漱口)		

口腔护理操作评分标准

考生姓名:_____ 考生学号:_____ 主考老师:_____ 考核分数:_____

项目总分	项目内容	技术要求	分值	扣分细则		扣分
素质要求 (6分)	报告内容	报告班级、姓名、考试项目时,语言流畅、态度和蔼、面带微笑	2	语言不流畅 面部表情不佳	—1 —1	
	仪表举止	仪表大方,举止端庄,步态轻盈	2	情绪紧张,状态低沉 精神不振,姿态不端正	—1 —1	
	服装头发	服装鞋帽整洁,着装符合职业要求,短发不过肩	2	衣服不整洁,着装不规范 头发凌乱,短发过肩	—1 —1	

续表

项目总分	项目内容	技术要求	分值	扣分细则	扣分
操作前准备(15分)	评估	评估患者的状况,解释操作目的及操作的相关事项,征得患者同意使之愿意配合	6	未评估患者病情、意识、自理情况、合作程度、口腔状况、有无活动义齿 各-1	
	环境	室内温、湿度适宜,安静整洁、光线适中(口述)	2	口述不全 -1 未口述 -2	
	用物	用物准备齐全,摆放合理、美观	2	用物摆放不规范 -1 用物准备不齐全 -1	
	护士	修剪指甲、洗手、戴口罩,报告开始操作(此步骤开始计时)	5	未洗手、未戴口罩 各-2 护士准备不符合要求 -1	
操作步骤(61分)	核对解释	1.携用物至患者床旁 2.核对医嘱、治疗单、患者 3.再次向患者及其家属解释	2 2 1	动作粗鲁、引起噪声 各-1 未按要求核对 -2 未向患者及其家属解释 -1	
	安置体位	1.协助患者侧卧或仰卧,头偏向护士一侧 2.铺治疗巾于患者颌下及胸前 3.置弯盘于患者口角旁	3 3 2	未安置患者体位 -2 体位不符合要求 -1 未铺治疗巾 -2 治疗巾铺法不规范 -1 未放置弯盘 -2 弯盘放置不合理 -1	
	观察口腔	1.清点棉球(不少于16个) 2.用棉球湿润口唇,协助患者用温开水漱口(昏迷患者忌漱口) 3.嘱患者张口,观察口腔黏膜有无出血、溃疡 4.昏迷患者可用开口器(口述)	1 3 2 1	未清点棉球 -1 未用棉球湿润口唇或未漱口 各-1 动作不轻柔 -1 未嘱患者张口 -1 未观察口腔状况 -1 未口述 -1	
	取下义齿	取下活动义齿,用冷水冲洗刷净,待口腔护理后戴上或浸入冷开水中备用(无活动义齿者此项口述)	2	无活动义齿者未口述或义齿护理方法不正确 -2	
	擦洗口腔	1.嘱患者张口,咬合上下齿 2.用压舌板撑开对侧颊部 3.以弯止血钳(尖端朝外)夹取湿棉球(每次一个,需拧水,以不滴水为宜) 4.由内向外纵向擦洗牙齿的外侧面,同法擦洗另一侧 5.嘱患者张口,依次擦洗左侧牙齿的上内侧面→上咬合面→下内侧面→下咬合面,再以"Z"字形擦洗左侧颊部,同法擦洗另一侧 6.由内向外擦洗硬腭(勿触及咽部) 7.擦洗舌面、舌下 8.再次清点棉球	2 1 4 3 8 2 2 1	未嘱患者张口或咬合上下齿 各-1 压舌板使用不当 -1 持钳方法不当 -2 拧棉球手法不正确 -2 棉球滴水或棉球掉落 -3 擦拭手法不当 -1 擦拭顺序不正确 -2 有棉球遗留在口腔内 -1 未擦拭颊部 -1 未擦拭硬腭或擦拭方法不当 各-1 未擦拭舌面或舌下 各-1 未清点棉球 -1	
	漱口涂药	1.协助患者用温开水漱口,拭去患者口角水渍 2.再次检查患者口腔状况 3.酌情涂药于口腔患处,口唇干裂者涂润唇膏或液体石蜡(口述)	3 1 1	未漱口 -2 未拭去口角水渍 -1 未检查口腔状况 -1 未口述 -1	
	安置患者	1.撤弯盘及治疗巾 2.协助患者取舒适体位 3.整理床单位 4.询问患者感受并做健康教育	1 1 1 2	污物乱放或遗留于病房内 -1 未协助患者取舒适体位 -1 未整理床单位 -1 未询问感受或做健康教育 各-1	
	整理记录	1.整理用物 2.洗手 3.脱口罩 4.记录(此步骤计时结束)	1 2 2 1	未分类放置用物 -1 未洗手或洗手不规范 各-1 未脱口罩或脱口罩方法错误 各-1 未记录 -1	
综合评价(13分)	护患沟通	护患沟通有效,解释符合临床实际,操作过程体现人文关怀	3	未沟通、缺少人文关怀,患者感到紧张或不适 各-1	
	整体效果	1.程序正确,操作熟练,动作轻柔,擦洗手法准确 2.患者口腔清洁、无异味,舒适	4 2	动作粗鲁、操作不熟练、手法错误、患者不舒适 各-1 整体欠佳 -2	
	操作时间	操作时间不超过8分钟	4	操作时间每超30秒(超过10分钟停止操作) -1	
		操作时间:			
		相关知识	5	一项内容不全或回答错误 -1	
		总分	100	累计	

应知应会,学以致用

一、应知应会

1. 简述口腔护理的注意事项。

答:①擦洗时动作要轻柔,特别是对凝血功能不良的患者,要防止碰伤口腔黏膜及牙龈。②昏迷患者禁忌漱口,使用张口器协助患者张口,方法应正确,以免损伤牙齿。③擦洗时必须使用弯止血钳夹紧棉球,每次夹取一个,防止棉球遗留在口腔内。棉球蘸漱口液后不能过湿,以防患者将溶液吸入呼吸道。④应协助有活动义齿的患者将活动义齿取出,妥善放置,待口腔护理后清洗,重新戴上。⑤传染病患者的用物按照消毒隔离原则处理。

2. 临床上哪些患者需采用特殊口腔护理?

答:禁食、昏迷、高热、鼻饲、大手术后、口腔疾病及血液病等口腔清洁自理能力存在缺陷的患者,常采用特殊口腔护理。

3. 常用漱口液有哪些?

答:常用漱口液如下表所示。

溶液名称	浓度	作用
生理盐水	0.9%	清洁口腔,预防感染
复方硼酸溶液	2%~3%	除臭、抑菌
过氧化氢溶液	1%~3%	除臭、抗菌
硼酸溶液	2%~3%	酸性溶液,抑菌
碳酸氢钠溶液	1%~4%	碱性溶液,用于真菌感染
呋喃西林溶液	0.02%	清洁口腔,广谱抗菌
醋酸溶液	0.1%	用于铜绿假单胞菌感染
甲硝唑溶液	0.08%	用于厌氧菌感染

4. 活动义齿如何保存?

答:取下的活动义齿刷洗干净后放于冷开水中,每天换水一次。活动义齿不可放入乙醇或热水中浸泡、刷洗,以免变色、变形和老化。

二、学以致用

1. 口腔护理操作过程中,如何保障患者的安全?

2. 口腔护理操作前后为什么要清点棉球?

3. 为什么要用弯止血钳夹取棉球操作呢?

(骆美玲)

技能 7　床上洗发

扫码看课件

学习目标

1.操作中能观察患者病情变化,与患者有效沟通,做到护患同心,促进患者舒适度提高并能预防并发症的发生。

2.能熟练进行床上洗发操作。

3.掌握床上洗发的操作流程及注意事项。

临床案例

王某,女,66 岁,高血压 5 年,因头痛头晕 3 天,加重 1 天入院。入院后完善相关检查,遵医嘱给予降血压、卧床休息等治疗。今早护理查房见枕头上有头屑,头发黏滞、有异味,患者诉其头皮瘙痒。查体:T 37.5 ℃,P 80 次/分,R 20 次/分,BP 175/105 mmHg。神志清醒,精神良好。

【临床思考】

请分析该患者主要护理诊断及护理要点。

护理诊断

1.疼痛:头痛　与血压过高有关。

2.生活自理缺陷　与血压过高必须卧床休息有关。

3.潜在并发症　高血压危象等。

护理要点

(1)患者枕头上有头屑,头发黏滞,头发有异味,患者诉其头皮瘙痒,应立即给予生活护理(床上洗发)以提高患者的舒适度。

(2)患者血压高,医生要求其卧床休息,向患者及其家属解释操作的目的、步骤和必要的配合后,准备给患者进行床上洗发。

护患同心

(1)操作过程中要注意调节适宜患者的室温和水温,避免患者着凉或烫伤。

(2)操作过程中注意保持患者体位舒适,防止水流入耳、眼,并防止水弄湿衣服和床单。

(3)操作过程中随时与患者交流,观察患者的表情及病情变化,聆听患者的主观感受,揉搓力度适中,不可用指甲抓洗,避免造成头皮抓伤或疼痛。

电动自控护理洗发车

电动自控护理洗发车可调节水流量、水压大小及温度,具有安全性好、水温恒定、连续均匀供水的特点,带轮子的设计,可随时移动。

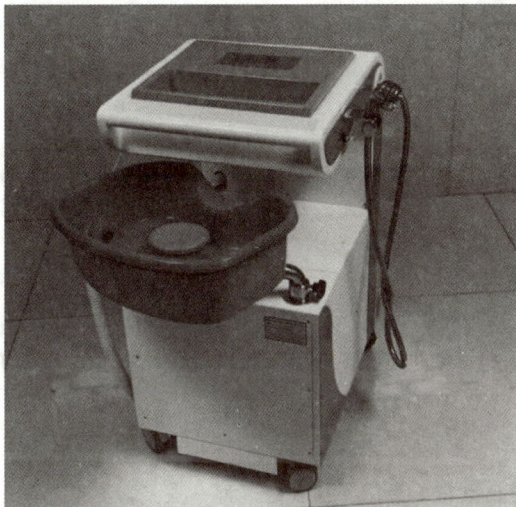

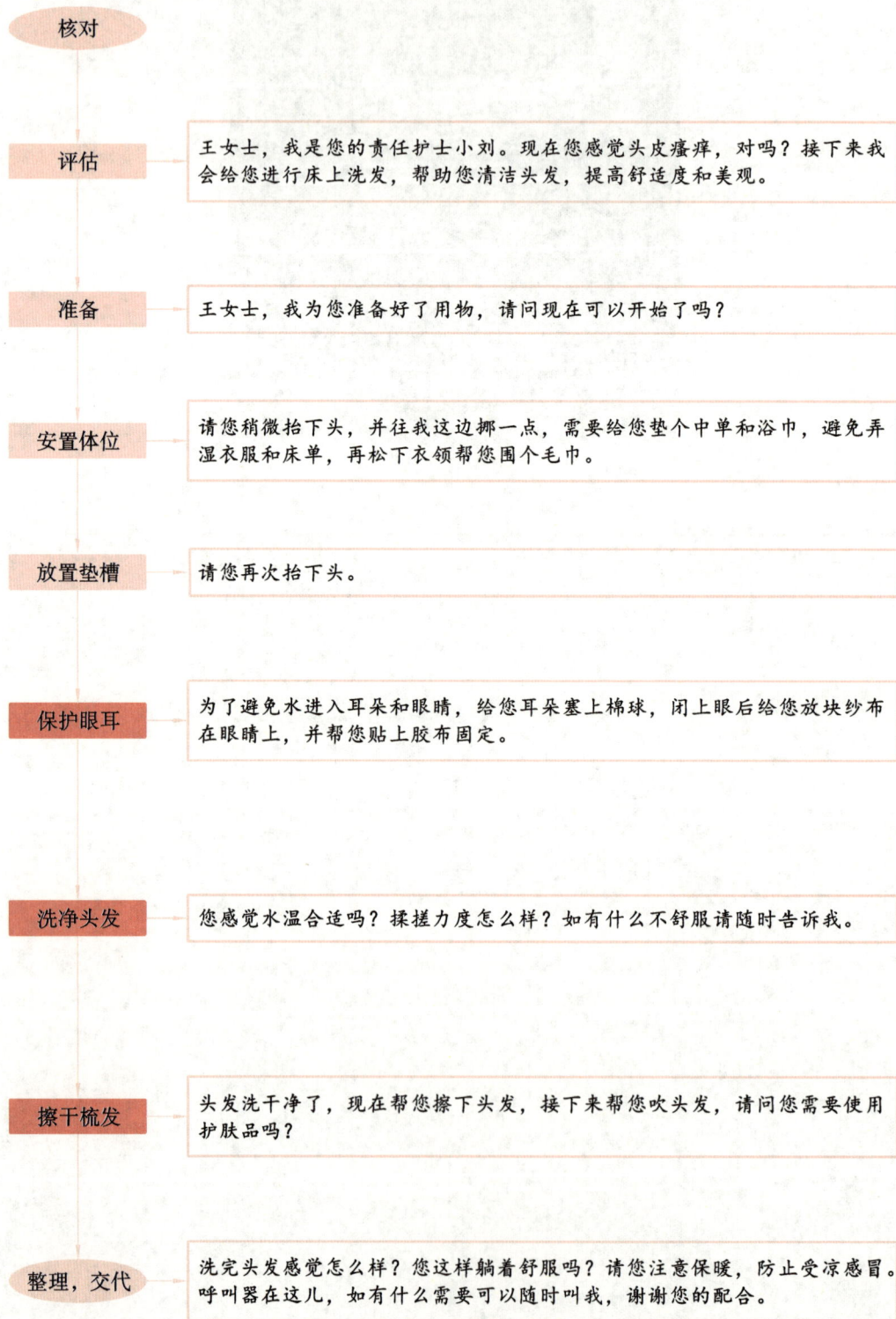

床上洗发操作流程

一、护患沟通

核对

评估 → 王女士，我是您的责任护士小刘。现在您感觉头皮瘙痒，对吗？接下来我会给您进行床上洗发，帮助您清洁头发，提高舒适度和美观。

准备 → 王女士，我为您准备好了用物，请问现在可以开始了吗？

安置体位 → 请您稍微抬下头，并往我这边挪一点，需要给您垫个中单和浴巾，避免弄湿衣服和床单，再松下衣领都您围个毛巾。

放置垫槽 → 请您再次抬下头。

保护眼耳 → 为了避免水进入耳朵和眼睛，给您耳朵塞上棉球，闭上眼后给您放块纱布在眼睛上，并帮您贴上胶布固定。

洗净头发 → 您感觉水温合适吗？揉搓力度怎么样？如有什么不舒服请随时告诉我。

擦干梳发 → 头发洗干净了，现在帮您擦下头发，接下来帮您吹头发，请问您需要使用护肤品吗？

整理，交代 → 洗完头发感觉怎么样？您这样躺着舒服吗？请您注意保暖，防止受凉感冒。呼叫器在这儿，如有什么需要可以随时叫我，谢谢您的配合。

二、操作流程

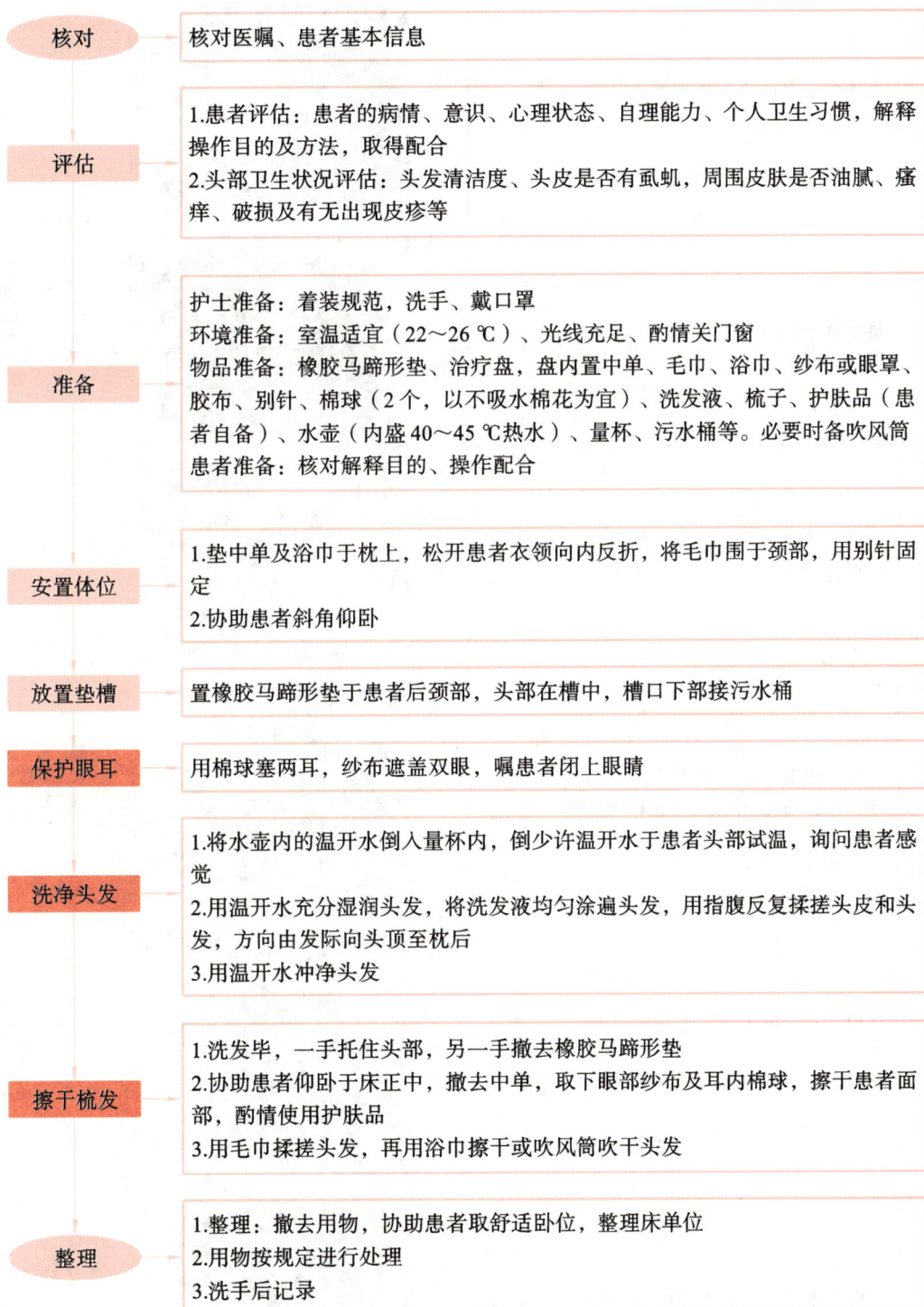

核对 → 核对医嘱、患者基本信息

评估 → 1.患者评估：患者的病情、意识、心理状态、自理能力、个人卫生习惯，解释操作目的及方法，取得配合
2.头部卫生状况评估：头发清洁度、头皮是否有虱虮，周围皮肤是否油腻、瘙痒、破损及有无出现皮疹等

准备 → 护士准备：着装规范，洗手、戴口罩
环境准备：室温适宜（22～26 ℃）、光线充足、酌情关门窗
物品准备：橡胶马蹄形垫、治疗盘，盘内置中单、毛巾、浴巾、纱布或眼罩、胶布、别针、棉球（2个，以不吸水棉花为宜）、洗发液、梳子、护肤品（患者自备）、水壶（内盛40～45 ℃热水）、量杯、污水桶等。必要时备吹风筒
患者准备：核对解释目的、操作配合

安置体位 → 1.垫中单及浴巾于枕上，松开患者衣领向内反折，将毛巾围于颈部，用别针固定
2.协助患者斜角仰卧

放置垫槽 → 置橡胶马蹄形垫于患者后颈部，头部在槽中，槽口下部接污水桶

保护眼耳 → 用棉球塞两耳，纱布遮盖双眼，嘱患者闭上眼睛

洗净头发 → 1.将水壶内的温开水倒入量杯内，倒少许温开水于患者头部试温，询问患者感觉
2.用温开水充分湿润头发，将洗发液均匀涂遍头发，用指腹反复揉搓头皮和头发，方向由发际向头顶至枕后
3.用温开水冲净头发

擦干梳发 → 1.洗发毕，一手托住头部，另一手撤去橡胶马蹄形垫
2.协助患者仰卧于床正中，撤去中单，取下眼部纱布及耳内棉球，擦干患者面部，酌情使用护肤品
3.用毛巾揉搓头发，再用浴巾擦干或吹风筒吹干头发

整理 → 1.整理：撤去用物，协助患者取舒适卧位，整理床单位
2.用物按规定进行处理
3.洗手后记录

床上洗发操作要点解析

操作要点	要点解析	示例图	二维码
用物准备	根据患者习惯或发质选择洗发液,根据季节关门窗、调节室温		
安置体位及垫巾	垫中单及浴巾于枕上		 安置体位
放置垫槽	协助患者将头置于橡胶马蹄形垫内,槽口下部接污水桶		
保护眼耳	用眼罩或纱布盖于患者双眼上,将不吸水棉球塞入耳道,防止水流入眼睛和耳朵		
清洗头发	1.用指腹部揉搓头皮和头发,力量适中,避免抓伤头皮 2.清洗过程中,保持衣服、床单位清洁和干燥		 清洗头发
吹干头发	及时擦干或吹干头发,防止受凉,吹干后给患者梳发,避免强行梳拉,遇长发打结时,可用30%乙醇湿润后再梳理		

床上洗发操作评分标准

考生姓名：_____　　考生学号：_____　　主考老师：_____　　考核分数：_____

项目总分	项目内容	技术要求	分值	扣分细则		扣分
素质要求 （6分）	报告内容	报告班级、姓名、考试项目时，语言流畅、态度和蔼、面带微笑	2	语言不流畅	−1	
				面部表情不佳	−1	
	仪表举止	仪表大方，举止端庄，步态轻盈	2	情绪紧张，状态低沉	−1	
				精神不振，姿态不端正	−1	
	服装头发	服装鞋帽整洁，着装符合职业要求，短发不过肩	2	衣服不整洁，着装不规范	−1	
				头发凌乱，短发过肩	−1	
操作前 准备 （15分）	评估	评估患者的状况（病情、意识、自理情况、合作程度、头发卫生状况），向患者解释操作目的及方法	6	未评估患者病情、意识、自理情况、合作程度、头发卫生状况，未解释目的及方法 各−1		
	环境	室内温、湿度适宜，安静整洁、光线适中（口述）	2	口述不全	−1	
				未口述	−2	
	用物	用物准备齐全、摆放合理、美观	2	用物摆放不规范	−1	
				用物准备不齐全	−1	
	护士	修剪指甲、洗手、戴口罩，报告开始操作（此步骤开始计时）	5	未洗手、未戴口罩 各−2		
				护士准备不符合要求	−1	
操作步骤 （61分）	核对解释	1.携用物至患者床旁	2	动作粗鲁、引起噪声 各−1		
		2.核对医嘱、治疗单、患者	2	未核对或核对不严谨	−1	
		3.再次向患者及其家属解释	1	未向患者及其家属解释	−1	
	安置体位	1.移开床旁桌、椅，移枕到床边	3	未移床旁桌、椅 各−1		
				未移枕到床边		
		2.垫中单及浴巾于枕上，松开患者衣领向内反折，将毛巾围于颈部，用别针固定	5	未垫中单及浴巾或位置错误 各−1		
				未松开衣领或未反折 各−1		
				固定毛巾方法错误		
		3.协助患者斜角仰卧，移枕于肩下	2	未协助患者斜角仰卧		
				未移枕于肩下		
	放置垫槽	1.置橡胶马蹄形垫一侧于患者后颈部，使其成斜坡摆放，头枕于槽内	2	橡胶马蹄形垫未成斜坡摆放		
				头部未枕于槽内	−1	
		2.槽口下部接污水桶	2	未放置污水桶或位置错误 各−1		
	保护眼耳	1.用棉球塞双耳	1	未用棉球塞双耳	−1	
		2.用纱布遮盖双眼	1	未用纱布遮盖双眼	−1	
		3.嘱咐患者闭眼	1	未嘱患者闭眼	−1	
	洗净头发	1.将水壶内的温开水倒入量杯内，先倒少许温开水试温，询问患者感觉	2	未试水温或询问患者感觉 各−1		
		2.用温开水充分湿润头发，再将洗发液均匀涂遍头发，用指腹反复揉搓头皮和头发，力度适当，方向由发际向头顶部至枕后；操作中防止溅湿纱布和棉球，保护耳朵和眼睛	10	未充分湿润头发	−1	
				洗发手法不符合要求	−2	
				揉搓力度不符合要求	−1	
				洗发方向错误	−1	
				洗发水流入患者眼或耳内 各−2		
				抓伤头皮或患者感觉不适	−1	
		3.梳去脱落的头发置于纸袋中，用热水冲净头发	2	未冲洗头发或冲洗不干净	−1	
		4.在洗发过程中，注意询问患者感受，保护伤口和各种管道，并观察面色、脉搏、呼吸，如有异常立即停止（口述）	5	未处理好脱落的头发	−1	
				弄湿衣领或床单被水沾湿	−2	
				污水排放不及时或不当	−2	
				未观察或未口述	−1	
	擦干头发	1.洗发完毕，解开颈部毛巾包住头发，一手托住头部，另一手撤去橡胶马蹄形垫	2	未及时撤去橡胶马蹄形垫		
				未解下毛巾包住头发		
		2.协助患者仰卧于床正中，将枕头、中单、浴巾一并从肩下移至头部，撤去中单	2	未协助患者仰卧于床正中		
				未及时撤去中单		
		3.取下患者眼部纱布及耳内棉球，擦干患者面部，酌情使用护肤品	3	未取下患者眼部纱布及耳内棉球 各−1		
				未擦干患者面部		
		4.用包头的毛巾揉搓头发，再用浴巾擦干或吹风筒吹干头发	2	未及时擦干或吹干头发		
				未梳理头发		
		5.协助患者更换舒适卧位，并询问其感觉，并交代注意事项	3	未协助患者更换舒适卧位		
				未询问患者感觉或交代注意事项 各−1		
		6.还原床旁桌、椅	2	未还原床旁桌、椅 各−1		
	整理记录	1.整理用物	1	未分类放置用物		
		2.洗手	2	未洗手或洗手不规范 各−1		
		3.脱口罩	2	未脱口罩或脱口罩方法错误 各−1		
		4.记录（此步骤计时结束）	1	未记录	−1	

续表

项目总分	项目内容	技术要求	分值	扣分细则	扣分
综合评价 （13分）	护患沟通	护患沟通有效，解释符合临床实际，操作过程体现人文关怀	3	未沟通、缺少人文关怀，患者感到紧张或不适　　　　　各－1	
	整体效果	1.操作熟练、方法正确、动作轻稳、姿势符合节力原则	4	动作粗鲁、操作不熟练、手法错误、患者不舒适　　　　　各－1	
		2.患者感觉清洁舒适，未溅湿衣被	2	整体欠佳　　　　　－2	
	操作时间	操作时间不超过15分钟	4	操作时间每超30秒（超过17分钟停止操作）　　　　　－1	
		操作时间：_____			
	相关知识		5	一项内容不全或回答错误　　　　　－1	
	总分		100	累计	

应知应会，学以致用

一、应知应会

1.为患者保暖，病室内温度为多少？水壶内盛水温度是多少？

答：病室温度22～26 ℃，水壶内盛水温度为40～45 ℃。

2.患者头发黏结成团，怎么办？

答：用30％乙醇湿润后再梳顺。

3.洗完发后梳发的顺序？

答：从发梢逐渐梳到发根，避免强行牵拉。

4.操作时如何对患者进行观察？

答：随时与患者交流，观察病情变化，如面色、脉搏、呼吸，有异常时应立即停止操作。

5.床上洗发患者可能会出现哪些并发症？如何预防？

答：（1）上呼吸道感染，体位性低血压，皮肤受损（头皮烫伤、抓伤），头痛。

（2）预防方法如下。①上呼吸道感染：注意保暖；适宜的室温、水温；及时擦干或吹干头发。②体位性低血压：取舒适安全体位；随时询问感受、观察病情；洗发时间不宜过长。③皮肤受损（头皮烫伤、抓伤）：操作前测量好水温，并询问患者感受；操作前修剪指甲，用指腹按摩头发，力度适中；梳发由发梢逐渐梳到发根，避免强行牵拉，如有发结可用30％乙醇辅助梳理。④头痛：根据季节开窗，室温以22～26 ℃为宜，用温度计测好水温，水温以40～45 ℃为宜；洗头发过程中随时观察病情变化，如面色、脉搏、呼吸有异常时，询问患者感受，发现异常，应立即停止操作；洗发后及时用干毛巾擦干头发，避免受凉。

二、学以致用

1.洗发过程中如何预防患者着凉并使患者感觉舒适？

2.洗发时如何防止水流入患者眼及耳内，并保护衣领和床单，避免被水溅湿？

3. 对于病情危重、身体虚弱不宜洗发者,该如何帮助其清洁头发?

4. 洗发过程中水温下降,该怎样使水温保持在 40～45 ℃?

(刁杏玲)

技能 8　床上擦浴

扫码看课件

学习目标

1.具有爱伤观念,在实施操作过程中关心、尊重患者;有较强的沟通能力,态度和蔼,患者感觉舒适安全。

2.能熟练进行床上擦浴操作。

3.掌握护理程序和床上擦浴的相关理论知识。

临床案例

林某,女,85 岁,患糖尿病 25 年,一直注射胰岛素治疗,近半个月来因与儿女吵架,情绪不佳停用胰岛素;3 天来纳差、恶心呕吐、多尿、烦躁、逐步昏迷。查体:T 36.5 ℃,BP 90/60 mmHg,R 40 次/分,P 100 次/分,尿糖(+++),尿酮体阳性,血糖 25.55 mmol/L,血 pH 7.30,昏迷状态,皮肤干燥,双眼球下凹,身上有异味,活动无耐力,日常生活需要他人协助。

【临床思考】

请分析该患者主要护理诊断及护理要点。

护理诊断

1.昏迷　与酮症酸中毒有关。

2.体液不足　与酮症酸中毒引起脱水有关。

3.生活自理缺陷　与活动无耐力有关。

4.营养失调:低于机体需要量　与摄入不足有关。

护理要点

(1)患者卧床休息,注意保暖,按昏迷患者进行护理,定时翻身拍背,保持呼吸道通畅,予以床上擦浴。

(2)病情观察:意识状态、瞳孔大小、对光反射、生命体征。

(3)用药护理:综合评估患者的心肺功能,遵医嘱补液。

(4)饮食护理:患者处于昏迷状态无法自行进食,遵医嘱予以鼻饲饮食。

护患同心

(1)对患者及其家属进行解释,准备操作环境时要注意保护患者隐私。

(2)充分尊重患者,学会察言观色,适当调节患者与其家属的关系,使患者保持心情愉悦。

(3)高龄患者易出现孤独、焦虑、抑郁等心理特征,护士要懂得换位思考,多倾听,鼓励患者宣泄内心的感受,多使用积极的暗示语言,调节患者情绪,给予患者最大限度上的支持和鼓励。

知识链接

无盆化擦浴

无盆化擦浴是采用"免冲洗"的皮肤清洁剂和湿巾对患者进行身体擦拭。干洗洁肤液是弱酸性配方,具有去污能力强、气味芬芳等特点。清洁后的皮肤待干时间短,减少了因擦拭皮肤导致的干燥脱皮等皮肤损伤,并降低了通过脸盆、毛巾等感染的风险。

思政园地

长期以来,我国广大卫生与健康工作者弘扬"敬佑生命、救死扶伤、甘于奉献、大爱无疆"的精神,全心全意为人民服务,特别是在面对重大传染病威胁、抗击重大自然灾害时,广大卫生与健康工作者临危不惧、义无反顾、勇往直前、舍己救人,赢得了全社会赞誉。

——2016 年习近平总书记在全国卫生与健康大会上发表的重要讲话

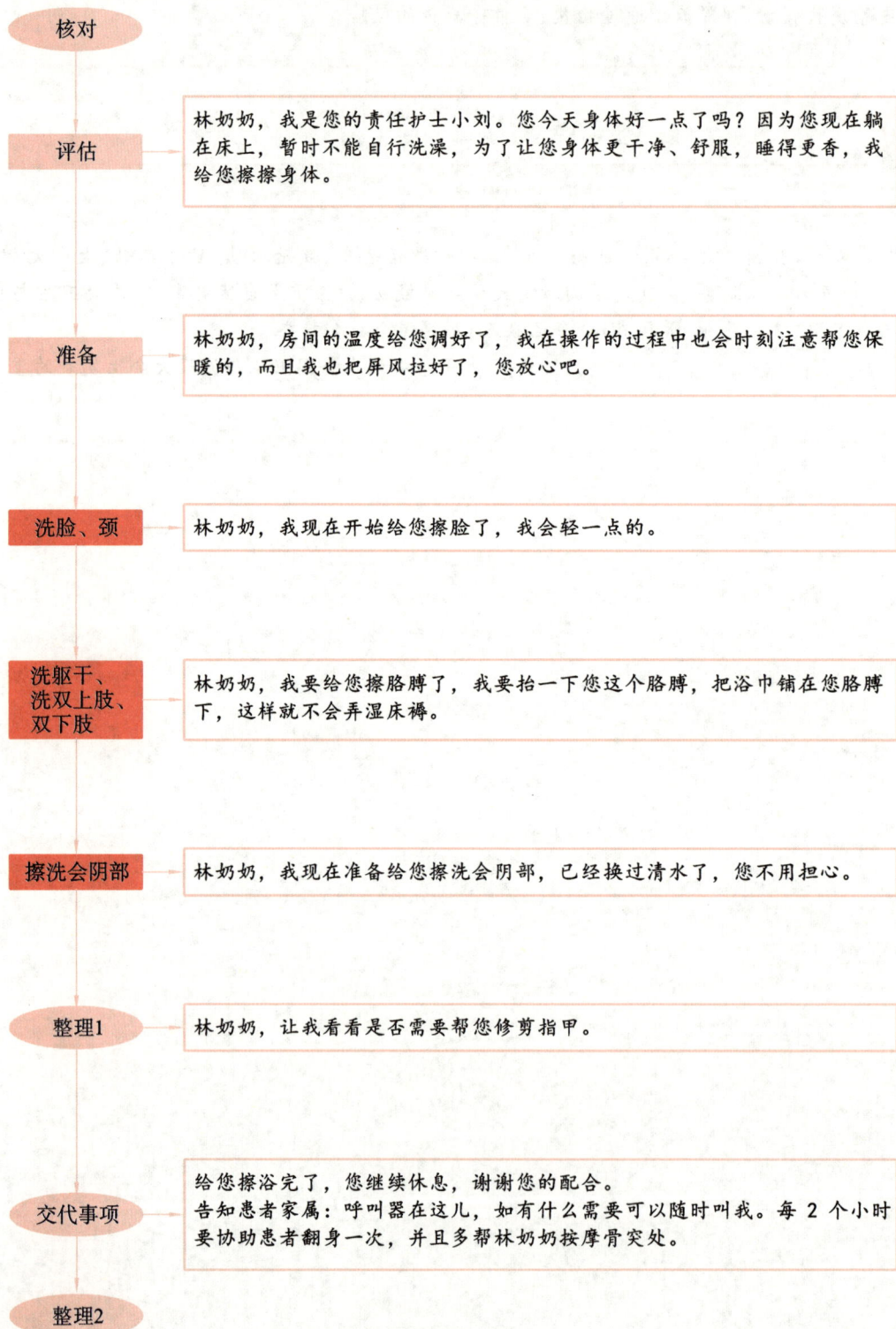

床上擦浴操作流程

一、护患沟通

核对

评估 — 林奶奶，我是您的责任护士小刘。您今天身体好一点了吗？因为您现在躺在床上，暂时不能自行洗澡，为了让您身体更干净、舒服，睡得更香，我给您擦擦身体。

准备 — 林奶奶，房间的温度给您调好了，我在操作的过程中也会时刻注意帮您保暖的，而且我也把屏风拉好了，您放心吧。

洗脸、颈 — 林奶奶，我现在开始给您擦脸了，我会轻一点的。

洗躯干、洗双上肢、双下肢 — 林奶奶，我要给您擦胳膊了，我要抬一下您这个胳膊，把浴巾铺在您胳膊下，这样就不会弄湿床褥。

擦洗会阴部 — 林奶奶，我现在准备给您擦洗会阴部，已经换过清水了，您不用担心。

整理1 — 林奶奶，让我看看是否需要帮您修剪指甲。

交代事项 — 给您擦浴完了，您继续休息，谢谢您的配合。
告知患者家属：呼叫器在这儿，如有什么需要可以随时叫我。每 2 个小时要协助患者翻身一次，并且多帮林奶奶按摩骨突处。

整理2

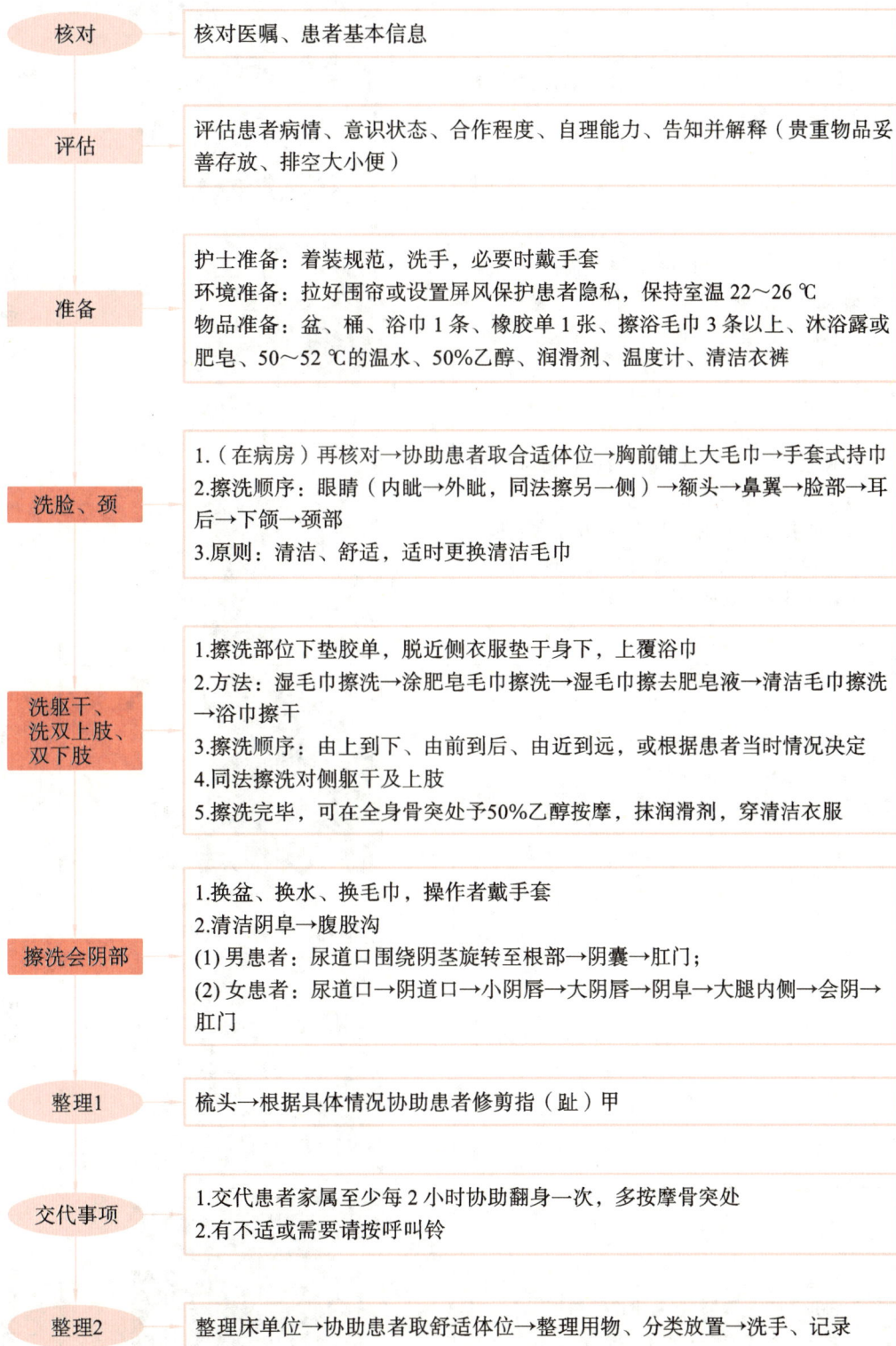

二、操作流程

核对 —— 核对医嘱、患者基本信息

评估 —— 评估患者病情、意识状态、合作程度、自理能力、告知并解释（贵重物品妥善存放、排空大小便）

准备 —— 护士准备：着装规范，洗手，必要时戴手套
环境准备：拉好围帘或设置屏风保护患者隐私，保持室温 22～26 ℃
物品准备：盆、桶、浴巾 1 条、橡胶单 1 张、擦浴毛巾 3 条以上、沐浴露或肥皂、50～52 ℃的温水、50%乙醇、润滑剂、温度计、清洁衣裤

洗脸、颈 —— 1.（在病房）再核对→协助患者取合适体位→胸前铺上大毛巾→手套式持巾
2.擦洗顺序：眼睛（内眦→外眦，同法擦另一侧）→额头→鼻翼→脸部→耳后→下颌→颈部
3.原则：清洁、舒适，适时更换清洁毛巾

洗躯干、洗双上肢、双下肢 —— 1.擦洗部位下垫胶单，脱近侧衣服垫于身下，上覆浴巾
2.方法：湿毛巾擦洗→涂肥皂毛巾擦洗→湿毛巾擦去肥皂液→清洁毛巾擦洗→浴巾擦干
3.擦洗顺序：由上到下、由前到后、由近到远，或根据患者当时情况决定
4.同法擦洗对侧躯干及上肢
5.擦洗完毕，可在全身骨突处予50%乙醇按摩，抹润滑剂，穿清洁衣服

擦洗会阴部 —— 1.换盆、换水、换毛巾，操作者戴手套
2.清洁阴阜→腹股沟
(1) 男患者：尿道口围绕阴茎旋转至根部→阴囊→肛门；
(2) 女患者：尿道口→阴道口→小阴唇→大阴唇→阴阜→大腿内侧→会阴→肛门

整理1 —— 梳头→根据具体情况协助患者修剪指（趾）甲

交代事项 —— 1.交代患者家属至少每 2 小时协助翻身一次，多按摩骨突处
2.有不适或需要请按呼叫铃

整理2 —— 整理床单位→协助患者取舒适体位→整理用物、分类放置→洗手、记录

床上擦浴操作要点解析

操作要点	要点解析	示例图	二维码
遵循节力原则	操作过程中,护士应降低身体重心,水盆尽量靠近身体,遵循节力原则		
擦洗面部	手套式持巾,"3"字法擦洗;擦洗面部时,依次擦洗眼睛(内眦→外眦)→额头→鼻翼→脸部→耳后→下颌→颈部		 擦洗面部
擦洗上肢	1.脱上衣顺序:近(健)侧→对(患)侧,将浴巾置于近(健)侧上肢下 2.一手托住患者肘部及前臂,另一手由远心端向近心端擦洗,同法擦洗对(患)侧上肢 3.擦洗腋窝等皮肤皱褶处要稍停留		
擦洗背部	1.协助患者取侧卧位,将浴巾盖于背侧,依次擦洗后颈部→背部→臀部 2.擦洗背部时要及时为患者保暖,以防患者着凉		
背部按摩	护士站于患者右侧,蘸少许50%乙醇或润滑剂,从骶尾部开始,沿脊柱两侧向上按摩		 背部按摩
穿清洁裤子	1.协助患者采取"8"字法更换清洁裤子 2.顺序:对(患)侧→近(健)侧		 穿清洁裤子

床上擦浴操作评分标准

考生姓名：_____　　考生学号：_____　　主考老师：_____　　考核分数：_____

项目总分	项目内容	技术要求	分值	扣分细则	扣分
素质要求 （6分）	报告内容	报告班级、姓名、考试项目时，语言流畅、态度和蔼、面带微笑	2	语言不流畅　　　　　　　　　－1 面部表情不佳　　　　　　　　－1	
	仪表举止	仪表大方，举止端庄，步态轻盈	2	情绪紧张，状态低沉　　　　　－1 精神不振，姿态不端正　　　　－1	
	服装头发	服装鞋帽整洁，着装符合职业要求，短发不过肩	2	衣服不整洁，着装不规范　　　－1 头发凌乱，短发过肩　　　　　－1	
操作前 准备 （15分）	评估	评估患者病情、自理能力、合作程度、皮肤情况，解释操作目的并询问大小便	6	未评估患者病情及自理能力、合作程度、皮肤情况，未解释操作目的、未询问大小便　　　　　　　　　各－1	
	环境	室内温、湿度适宜，关门窗（口述）	2	口述不全　　　　　　　　　　－1 未口述　　　　　　　　　　　－2	
	用物	用物准备齐全，摆放合理、美观	2	用物摆放不规范　　　　　　　－1 用物准备不齐全　　　　　　　－1	
	护士	修剪指甲、洗手、戴口罩，报告开始操作（此步骤开始计时）	5	未洗手、未戴口罩　　　　　各－2 个人准备不符合要求　　　　　－1	
操作步骤 （61分）	核对解释	1.携用物至患者床旁 2.核对患者 3.再次向患者及其家属解释	1 1 1	动作粗鲁、引起噪声　　　　　－1 未核对或核对不严谨　　　　　－1 未向患者及家属解释　　　　　－1	
	安置体位	1.用屏风或床帘遮挡患者 2.注意患者安全、保暖 3.协助患者取舒适体位	1 2 1	未遮挡患者　　　　　　　　　－1 未注意患者安全、保暖　　　各－1 未协助患者取舒适体位　　　　－1	
	擦浴	1.置脸盆于床旁椅上，手套式持巾，采取"3"字法擦洗面部，顺序为眼睛（内眦→外眦）→额头→鼻翼→脸部→耳后→下颌颈部，擦洗2遍	6	未放置脸盆　　　　　　　　　－1 擦洗顺序不正确　　　　　　　－2 擦洗部位遗漏　　　　　　　　－2 擦洗手法错误　　　　　　　　－1	
		2.脱上衣顺序为近（健）侧→对（患）侧，将浴巾置于近（健）侧上肢下，一手托住患者肘部及前臂，另一手由远心端向近心端擦洗，同法擦洗对（患）侧上肢	7	脱上衣顺序不正确　　　　　　－2 擦洗方法或方向不正确　　　各－2 浴巾使用不合理　　　　　　　－1	
		3.洗手、擦干后换水	2	未洗手或未换水　　　　　　各－1	
		4.将浴巾铺于胸腹部，一手掀起毛巾，另一手依次擦洗胸部及腹部	5	浴巾使用不合理　　　　　　　－1 擦洗方法或方向不正确　　　各－2	
		5.协助患者取侧卧位，将浴巾盖于背部，依次擦洗后颈部、背部、臀部，根据情况，用50%乙醇按摩受压部位	8	未协助患者更换体位　　　　　－1 浴巾使用不合理　　　　　　　－1 擦洗方法或方向不正确　　　各－2 未按摩受压部位　　　　　　　－2	
		6.协助患者更换清洁上衣，顺序为对（患）侧→近（健）侧	2	穿衣顺序不正确　　　　　　　－2	
		7.协助患者取平卧位，更换毛巾、水	2	未协助患者变换体位　　　　　－1 未更换毛巾、水　　　　　　　－1	
		8.脱裤子，将浴巾一半铺于近（健）侧腿下，另一半盖于腿上，依次擦洗髋部、大腿、小腿，擦干，同法擦对（患）侧	5	擦洗方法或方向不正确　　　各－2 浴巾使用不合理　　　　　　　－1	
		9.当污垢较多时，可采用"一湿二皂三净四干"的擦洗方法（口述）	1	未口述　　　　　　　　　　　－1	
		10.协助患者屈膝，置浴巾、小橡胶单于脚下，足盆放于橡胶单上，一手持盆，另一手将两脚放于足盆内，洗净；移去足盆和橡胶单，用浴巾擦干双脚	4	未协助患者屈膝　　　　　　　－1 放置用物不合理　　　　　　　－1 未更换足盆　　　　　　　　　－1 未擦干双脚　　　　　　　　　－1	
		11.铺浴巾于臀下，放置便盆，协助患者清洗会阴部	3	浴巾使用不合理　　　　　　　－1 未清洗会阴部　　　　　　　　－2	
		12.协助患者采取"8"字法更换清洁裤子	2	穿裤子手法不正确　　　　　　－2	
		13.根据患者需要梳理头发、修剪指（趾）甲（口述）	1	未口述　　　　　　　　　　　－1	
	整理记录	1.整理用物 2.洗手 3.脱口罩 4.记录（此步骤计时结束）	1 2 2 1	未分类放置用物　　　　　　　－1 未洗手或洗手不规范　　　　各－1 未脱口罩或脱口罩方法错误　各－1 未记录　　　　　　　　　　　－1	
综合评价 （13分）	护患沟通	护患沟通有效，解释符合临床实际，操作过程体现人文关怀	3	未沟通、缺少人文关怀，患者感到紧张或不适　　　　　　　　　各－1	

续表

项目总分	项目内容	技术要求	分值	扣分细则	扣分
综合评价 (13分)	整体效果	1.顺序正确,操作熟练,动作轻柔,擦洗手法准确	4	动作粗鲁、操作不熟练、手法错误、患者不舒适　　　　　　　各-1	
		2.患者舒适	2	整体欠佳　　　　　　　-2	
	操作时间	操作时间不超过26分钟	4	操作时间每超过30秒(超过28分钟停止操作)　　　　　　　-1	
		操作时间:_____			
	相关知识		5	一项内容不全或回答错误　　　　　-1	
	总分		100	累计	

应知应会,学以致用

一、应知应会

1. 在操作过程中如何遵循节力原则?

答:操作时,应该使患者尽量靠近自己,站立时,两脚稍分开,重心应在身体的中央或稍低处。

2. 全身擦浴的顺序是怎样的?

答:自上而下(面部→上肢→双手→胸腹部→背部→下肢→双足→会阴部)。

3. 擦浴适宜的水温是多少?

答:擦浴适宜的水温一般为50~52 ℃,可根据患者年龄、个人习惯和季节调节水温。

4. 简述背部按摩法的具体操作步骤。

答:护士站于患者右侧,双手蘸少许50%乙醇或润滑剂,从骶尾部开始,沿脊柱两侧向上按摩,至肩部时手法稍轻,以环形动作向下按摩至腰部、骶尾部,如此反复按摩,再用拇指指腹由骶尾部开始沿脊柱按摩至第七颈椎处。

5. 擦浴时的重点护理部位有哪些?

答:皮肤褶皱部位、骨突出部位、受压部位等。

二、学以致用

1. 如果在擦浴过程中发现患者身上出现压疮,应该如何处理?

2. 传统的床上擦浴有什么弊端? 临床上可以如何进行改进创新?

(许沛琦)

技能 9　压疮预防

扫码看课件

学习目标

　　1.具有同理心,做到护患同心;有较强的沟通能力,能够针对患者个体差异做好人文关怀;具有观察、分析、解决问题的能力和团队合作精神。
　　2.掌握压疮护理的操作技能。
　　3.掌握护理程序和压疮预防的相关理论知识。

临床案例

　　李某,男,78 岁,退休工人。患者因反复咳嗽、咳痰、气喘 20 年,加重 2 周来院就诊。急诊拟以"慢性支气管炎急性发作"收入治疗。患者骶尾部有 4 cm×6 cm Ⅲ期压疮,立即予对症支持治疗。
　　医嘱:一级护理;监测心率、呼吸、血压、血气分析、尿量;给予抗感染、解痉平喘、化痰等治疗。
　　【临床思考】
　　请分析该患者主要护理诊断及护理要点。

护理诊断

1.清理呼吸道无效　与呼吸道感染、分泌物增多有关。
2.皮肤完整性受损　与病情危重、抵抗力低下、长期卧床有关。
3.电解质紊乱　与肾功能不全所致肾小球滤过功能受损有关。
4.营养失调:低于机体需要量　与慢性病使机体消耗增多有关。

护理要点

　　1.压疮护理　患者卧床休息、生活不能自理者属发生压疮的高危人群,护士在护理患者时,应做好患者的皮肤护理,防止压疮发生。
　　(1)做到"七勤一好":勤观察、勤翻身、勤按摩、勤换洗、勤更换、勤整理、勤交班、营养好。
　　(2)溃疡创面存在硬痂可予外科清创,用水胶体敷料覆盖于溃疡创面,使痂皮软化。渗液较多时可以覆盖藻酸盐等吸收性敷料,待长出新鲜肉芽组织时,要注意保护创面,促进肉芽组织生长,可使用藻酸盐或溃疡糊填充创面,使用封闭敷料覆盖,定期更换敷料。
　　(3)严格交接班:护士应对患者皮肤情况做好严格的交接班。
　　2.对症护理　保持呼吸道通畅,按需吸痰,吸痰时注意无菌操作。定时协助患者翻身、拍背、促进排痰,并观察痰液的色、质、量。
　　3.饮食护理　指导患者进行高热量、高蛋白、高维生素饮食,加强营养,增强抵抗力。
　　4.病情观察　监测患者的心率、血压、呼吸、尿量及水、电解质变化及血气分析结果,肝、肾功能的变化。
　　5.健康宣教　告知患者及其家属皮肤评估的结果,讲解预防压疮的方法和注意事项。

压疮风险评估表

科室：_____ 床号：_____ 入院时间：_____

姓名：_____ 性别：_____ 年龄：_____ 诊断：_____

一、患者状态

□瘫痪　□肿瘤晚期　□长期卧床　□营养不良　□>65岁　□其他

二、神志

□清醒　□嗜睡　□混乱　□木僵　□昏迷

三、评估项目（Branden 评分法）

评估项目	1分	2分	3分	4分
感觉：对压迫有关的不适感觉能力	□完全丧失	□严重丧失	□轻度丧失	□不受损坏
潮湿：皮肤暴露于潮湿的程度	□持久潮湿	□十分潮湿	□偶然潮湿	□很少发生潮湿
活动度：体力活动的程度	□卧床不起	□局限于椅上	□偶然步行	□经常步行
可动性：改变和控制体位的能力	□完全不能	□严重限制	□轻度限制	□不限制
营养：通常的摄食情况	□恶劣	□不足	□适当	□良好
摩擦力和剪切力	□有问题	□有潜在问题	□无明显问题	□无
总分				

注：压疮危险评估总分 6～23 分，分数越低危险性越大，≤16 分者，为高危患者。

→ 护患同心

（1）操作中保护患者隐私，关闭门窗，注意保暖，避免着凉。

（2）伤口换药时尽量动作轻柔，注意患者感受而调整操作的力度，疼痛时可采用分散注意力的方法以减轻患者疼痛的感觉。

（3）背部护理前应了解患者病情，施力大小适中，如为背部手术或肋骨骨折的患者应禁止背部按摩。

（4）按摩背部时，可与患者交谈，分散注意力，使其感觉自然、舒适。

压疮伤口敷料的选择及应用

随着湿性愈合理论的不断推广，新型敷料应运而生。应用敷料以保护伤口免受污染和外伤，吸收渗出液，填充坏死腔缺损，减轻水肿以及提供最佳的愈合环境。临床常用敷料包括：薄膜敷料、水胶体敷料、水凝胶敷料、藻酸盐敷料、硅胶敷料、泡沫敷料、含银敷料、含碘敷料、纱布敷料等。敷料的选择必须基于伤口创面的情况、伤口周围皮肤情况以及压疮患者的护理目标，并应遵循医疗机构的规定和生产厂商的建议。其中水凝胶敷料常用于Ⅱ～Ⅲ度压疮，在压疮愈合、创面缩小、吸收能力、更换敷料时的疼痛及不良反应等方面，水胶体敷料明显优于纱布敷料；泡沫敷料可以更有效地管理渗出液；自黏性硅胶敷料能显著降低对伤口周围皮肤造成的损伤；含银敷料可以使溃疡面积减小，同时降低生物负荷，但应该在溃疡痊愈后立即停止使用，因含银敷料使用不当可能具有毒性，并可能出现相应的耐药菌株。

压疮预防操作流程

一、护患沟通

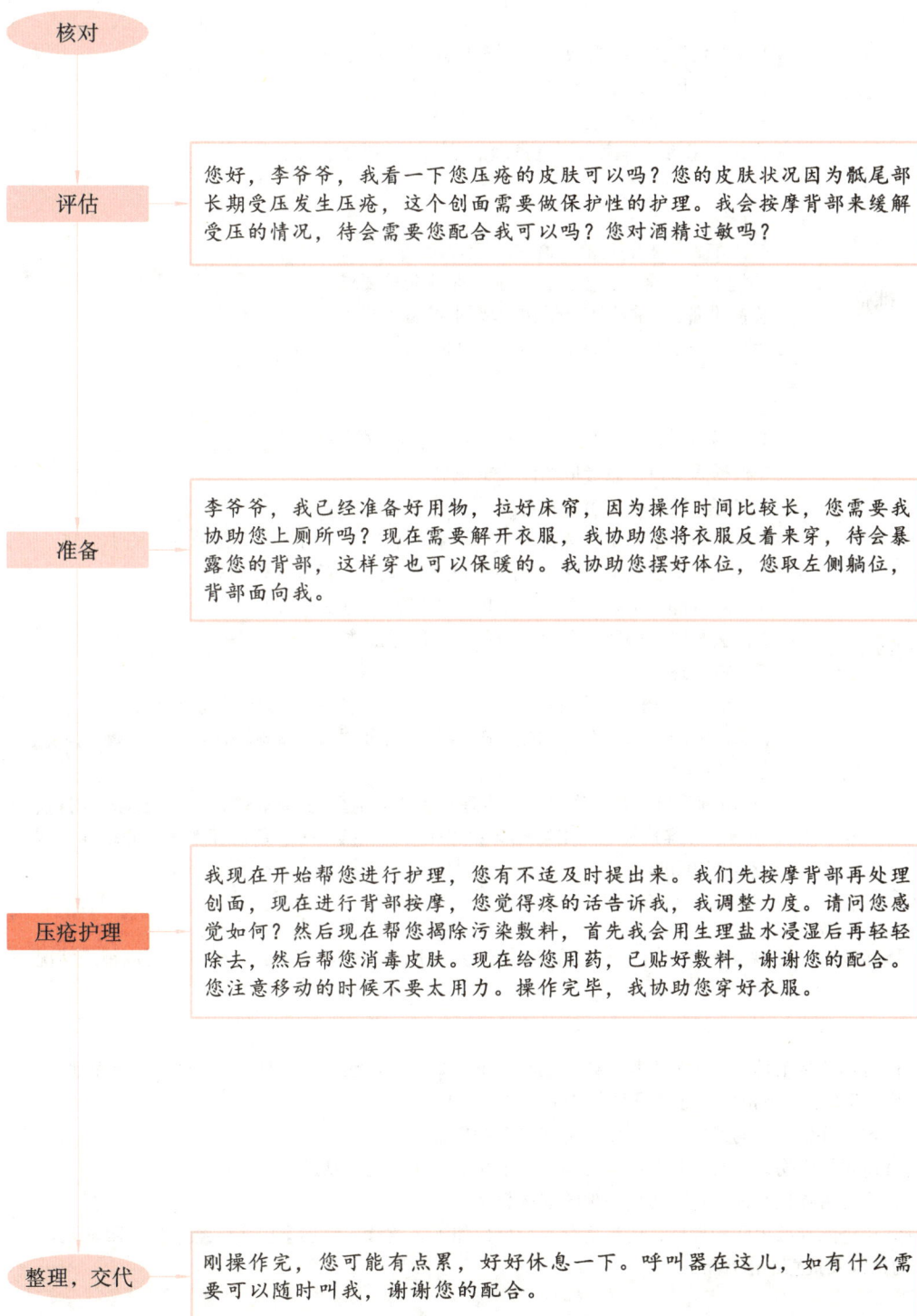

核对

评估 — 您好，李爷爷，我看一下您压疮的皮肤可以吗？您的皮肤状况因为骶尾部长期受压发生压疮，这个创面需要做保护性的护理。我会按摩背部来缓解受压的情况，待会需要您配合我可以吗？您对酒精过敏吗？

准备 — 李爷爷，我已经准备好用物，拉好床帘，因为操作时间比较长，您需要我协助您上厕所吗？现在需要解开衣服，我协助您将衣服反着来穿，待会暴露您的背部，这样穿也可以保暖的。我协助您摆好体位，您取左侧躺位，背部面向我。

压疮护理 — 我现在开始帮您进行护理，您有不适及时提出来。我们先按摩背部再处理创面，现在进行背部按摩，您觉得疼的话告诉我，我调整力度。请问您感觉如何？然后现在帮您揭除污染敷料，首先我会用生理盐水浸湿后再轻轻除去，然后帮您消毒皮肤。现在给您用药，已贴好敷料，谢谢您的配合。您注意移动的时候不要太用力。操作完毕，我协助您穿好衣服。

整理，交代 — 刚操作完，您可能有点累，好好休息一下。呼叫器在这儿，如有什么需要可以随时叫我，谢谢您的配合。

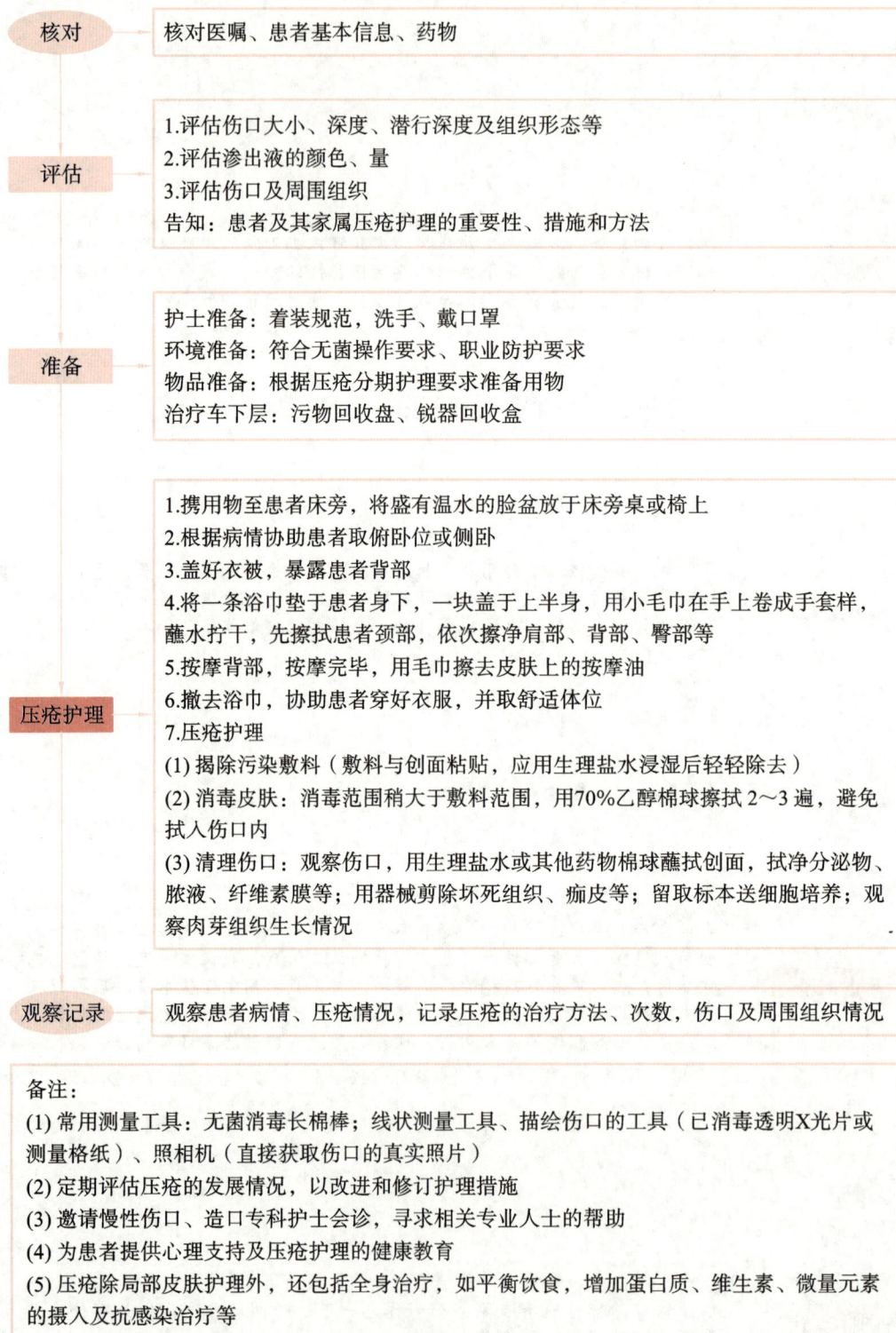

二、操作流程

核对 核对医嘱、患者基本信息、药物

评估
1.评估伤口大小、深度、潜行深度及组织形态等
2.评估渗出液的颜色、量
3.评估伤口及周围组织
告知：患者及其家属压疮护理的重要性、措施和方法

准备
护士准备：着装规范，洗手、戴口罩
环境准备：符合无菌操作要求、职业防护要求
物品准备：根据压疮分期护理要求准备用物
治疗车下层：污物回收盘、锐器回收盒

压疮护理
1.携用物至患者床旁，将盛有温水的脸盆放于床旁桌或椅上
2.根据病情协助患者取俯卧位或侧卧
3.盖好衣被，暴露患者背部
4.将一条浴巾垫于患者身下，一块盖于上半身，用小毛巾在手上卷成手套样，蘸水拧干，先擦拭患者颈部，依次擦净肩部、背部、臀部等
5.按摩背部，按摩完毕，用毛巾擦去皮肤上的按摩油
6.撤去浴巾，协助患者穿好衣服，并取舒适体位
7.压疮护理
(1) 揭除污染敷料（敷料与创面粘贴，应用生理盐水浸湿后轻轻除去）
(2) 消毒皮肤：消毒范围稍大于敷料范围，用70%乙醇棉球擦拭 2～3 遍，避免拭入伤口内
(3) 清理伤口：观察伤口，用生理盐水或其他药物棉球蘸拭创面，拭净分泌物、脓液、纤维素膜等；用器械剪除坏死组织、痂皮等；留取标本送细胞培养；观察肉芽组织生长情况

观察记录 观察患者病情、压疮情况，记录压疮的治疗方法、次数，伤口及周围组织情况

备注：
(1) 常用测量工具：无菌消毒长棉棒；线状测量工具、描绘伤口的工具（已消毒透明X光片或测量格纸）、照相机（直接获取伤口的真实照片）
(2) 定期评估压疮的发展情况，以改进和修订护理措施
(3) 邀请慢性伤口、造口专科护士会诊，寻求相关专业人士的帮助
(4) 为患者提供心理支持及压疮护理的健康教育
(5) 压疮除局部皮肤护理外，还包括全身治疗，如平衡饮食，增加蛋白质、维生素、微量元素的摄入及抗感染治疗等

压疮预防操作要点解析

操作要点	要点解析	示例图	二维码
安置体位	根据患者不同的卧位,观察骨突出和受压部位,注意保暖		
乙醇按摩	用50%乙醇或按摩油按摩,促进血液循环		
按摩背部	护士站于患者右侧,蘸少许按摩油或乙醇,从骶尾部开始,沿脊柱两侧向上按摩		按摩背部

压疮预防操作评分标准

考生姓名:_____ 考生学号:_____ 主考老师:_____ 考核分数:_____

项目总分	项目内容	技术要求	分值	扣分细则	扣分
素质要求 (6分)	报告内容	报告班级、姓名、考试项目时,语言流畅、态度和蔼、面带微笑	2	语言不流畅　　　　　　　　　　－1 面部表情不佳　　　　　　　　　－1	
	仪表举止	仪表大方,举止端庄,步态轻盈	2	情绪紧张,状态低沉　　　　　　－1 精神不振,姿态不端正　　　　　－1	
	服装头发	服装鞋帽整洁,着装符合职业要求,短发不过肩	2	衣服不整洁,着装不规范　　　　－1 头发凌乱,短发过肩　　　　　　－1	
操作前准备 (15分)	评估	评估患者病情、自理能力、合作程度、皮肤情况,解释操作目的并询问大小便	6	未评估病情及自理能力、合作程度、皮肤情况、未解释操作目的、未询问大小便　　　　　　　　　　　　　各－1	
	环境	室内温、湿度适宜,关门窗(口述)	2	口述不全　　　　　　　　　　　－1 未口述　　　　　　　　　　　　－2	
	用物	用物准备齐全,摆放合理、美观	2	用物摆放不规范　　　　　　　　－1 用物准备不齐全　　　　　　　　－1	
	护士	修剪指甲、洗手、戴口罩,报告开始操作(此步骤开始计时)	5	未洗手、未戴口罩　　　　　　各－2 护士准备不符合要求　　　　　　－1	
操作步骤 (61分)	核对解释	1.携用物至患者床旁 2.核对患者 3.再次向患者及其家属解释	1 1 1	动作粗鲁、引起噪声　　　　　　－1 未核对或核对不严谨　　　　　　－1 未向患者及其家属解释　　　　　－1	
	安置体位	1.用屏风或床帘遮挡患者 2.注意患者安全、保暖 3.协助患者取舒适体位	1 2 1	未遮挡患者　　　　　　　　　　－1 未注意患者安全、保暖　　　　各－1 未协助患者取舒适体位　　　　　－1	
	清洁背臀	1.暴露患者肩、背、臀部,用盖被盖好身体其他部位,用浴巾遮盖暴露部位 2.用毛巾浸湿温水拧干后,依次擦洗患者的后颈、肩部、背部及臀部	4 4	暴露患者部位不正确,或保暖措施不得当　　　　　　　　　　　　各－1 铺巾方法不正确　　　　　　　　－2 擦洗颈、肩、背、臀部方法及顺序不正确　　　　　　　　　　　各－2	

续表

项目总分	项目内容	技术要求	分值	扣分细则		扣分
操作步骤 （61分）	全背按摩	1.用拇指指腹蘸特定润肤液,从骶尾部开始沿脊柱,按摩至第7颈椎处,如此反复有节律地按摩数次	14	按摩部位、手法不正确	各－5	
				按摩力度不合适	－2	
				按摩没有节律	－2	
		2.用浴巾拭干背部,撤浴巾	4	未用浴巾拭干背部	－2	
				未撤浴巾	－2	
		3.按需协助患者翻身、穿好衣服	3	未按需协助患者翻身	－1	
				未按需协助穿好衣服	－2	
		4.协助更换舒适卧位,按需放置软枕	3	未协助更换舒适卧位	－2	
				未按需放置软枕	－1	
	局部按摩	1.用手掌大、小鱼际蘸50%乙醇或特定润肤液紧贴皮肤按摩身体其他易发压疮部位	4	未用手掌大、小鱼际	－4	
		2.做压力均匀的环形按摩,压力由轻到重、再由重到轻,每个部位按摩3～5分钟	12	未环形按摩	－4	
				未遵守用力原则	－4	
				时间过短或过长	－4	
	整理记录	1.整理用物	1	未分类放置	－1	
		2.洗手	2	未洗手或洗手不规范	各－1	
		3.脱口罩	2	未脱口罩或脱口罩方法错误	各－1	
		4.记录(此步骤计时结束)	1	未记录	－1	
综合评价 （13分）	护患沟通	护患沟通有效,解释符合临床实际,操作过程体现人文关怀	3	未沟通、缺少人文关怀,患者感到紧张或不适	各－1	
	整体效果	1.顺序正确,操作熟练,动作轻柔,擦洗手法准确	4	动作粗鲁、操作不熟练、手法错误、患者不舒适	各－1	
		2.患者舒适	2	整体欠佳	－2	
	操作时间	操作时间不超过26分钟	4	操作时间每超30秒(超过28分钟停止操作)	－1	
		操作时间：_____				
相关知识			5	一项内容不全或回答错误	－1	
总分			100	累计		

应知应会,学以致用

一、应知应会

1. 简述压疮形成原因。

答：①力学因素：压力,摩擦力,剪切力。②理化因素刺激：皮肤经常受潮湿、摩擦、排泄物等理化因素的刺激,使皮肤抵抗力下降。③全身营养不良或水肿：导致压疮的内因。④其他：如活动受限的患者,使用石膏绷带、夹板及牵引,松紧不适,衬垫不当等。

2. 压疮的好发部位有哪些？

答：多好发于面颊、耳廓、肩峰、女性乳房、男性生殖器及肋缘突出处、髂嵴、膝部、足趾部等。

3. 压疮的易患人群有哪些？

答：①年老体弱者：皮下脂肪少,皮肤弹性差,局部皮肤长时间受压,易患压疮。②肥胖者：局部重力因素,长时间压迫使组织缺血,压疮形成概率增加。③水肿患者：皮肤弹性差,对损伤性因素抵抗力下降。④活动能力与感受力弱的患者：瘫痪患者或因其他损伤需制动的患者,导致姿势长时间不变,使局部受压缺血。⑤大小便失禁：皮肤局部长时间受潮,弹性变差,更易缺血性坏死。

4. 如何预防压疮？

答：预防压疮的关键在于去除压疮发生的诱因,做到"七勤一好"：勤观察、勤翻身、勤按摩、勤换洗、勤更换、勤整理、勤交班、营养好。

5. 如何护理压疮？

答：①初期局部皮肤红肿时,用50%乙醇倒于手心,做10分钟局部按摩,再擦滑石粉,每天数次;若皮色变紫,有水泡形成或表皮破损时,用1%龙胆紫涂擦表面,保持局部干燥,避免患处再受压。②水疱破损,局部感染有浅层坏死时,可用浓度为 1:5000 高锰酸钾溶液冲洗,擦干创面及周围皮肤后,用 60 W 电灯在距创面 30 cm 处烘烤,使其干燥愈合,处理后创面可用凡士林油纱布覆盖。③患者床垫要柔软,床单平整,洁净并勤更换;每 2 小时给患者翻身一次,避免拖拉,对经常受压部位勤按摩,也可在受压部位垫海绵垫、气圈或软枕等,以减轻压力。④保持皮肤清洁干燥,防止尿液、粪便污染皮肤或疮面。⑤居室应空气新鲜、阳光充足,注意保暖,防止上呼吸道感染而致发热,因高热可使压疮迅速扩大或愈后复发。

6. 在临床如何选择压疮清洗液?

答:创面无感染时可选择生理盐水,在有创面时根据细菌培养和药物敏感试验选择合适的清洗液,如 0.02% 呋喃西林溶液、0.3% 过氧化氢溶液。

二、学以致用

1. 压疮发生的高危人群有哪些?

2. 患者因长期平卧在床,导致受压部位有脓液,并且部分水疱出现溃破,此时患者处于压疮的第几期? 作为责任护士应该如何护理? 哪些部位可能发生压疮?

(张冬玲)

技能 10　卧床患者更换床单法

扫码看课件

1.操作中能够关爱患者,注意随时沟通,使患者能主动配合。

2.能够正确运用节力原则,操作规范,患者安全舒适。具有观察、分析、解决问题的能力和团队合作精神。

3.掌握卧床患者更换床单的操作技能。

4.掌握护理程序和卧床患者更换床单的相关知识。

临床案例

黄某,男,66 岁,退休职工,既往体健。2020 年开始,站立时出现头晕眼花、头重脚轻、四肢无力等症状,2023 年起逐渐加重,反复发作,经常晕倒,其间测血压卧位时 121～150/70～104 mmHg,立位时 82～97/40～53 mmHg,经检查诊断为"严重体位性低血压"。经多方诊治,疗效不佳。昨天早晨起床时突然晕倒,测不到血压,急诊收治入院。经升压处理后,病情较稳定,但坐起后有时仍测不到血压。患者主诉担心病情反复发作,晚上难以入睡。

医嘱:内科护理常规,二级护理,卧床休息,监测血压。今天早晨患者在床上排便时污染床铺,请护士为该患者更换床单。

【临床思考】

请分析该患者主要护理诊断及护理要点。

护理诊断

1.组织灌注不足　与严重低血压有关。

2.有受伤的危险　与严重低血压导致晕倒有关。

3.焦虑　与病情反复发作有关。

护理要点

1.对症治疗　患者患有严重体位性低血压,症状严重、发作频繁,目前以对症支持治疗为主。遵医嘱使用升压药物和抗低血压药物,注意观察用药疗效。密切监测患者血压、脉搏的变化。加强巡视,密切观察患者的症状及感受,询问患者头晕、乏力的程度,预防再次晕倒。

2.安全指导　指导患者配合检查以明确病因,对症处理,降低复发的风险。为了确保患者安全,嘱患者卧床休息,并拉起床挡,防止坠床,等病情稳定、症状消失后,酌情安排合适的运动。睡眠时应抬高床头,可穿弹力袜,避免快速坐起并下床活动,防止跌倒。当出现体位性低血压症状时,应迅速让患者平卧,使头部和心脏处于同一水平位置。休息一段时间后,可以逐渐将头部抬高,避免突然起身。如症状持续,应继续保持平卧位,及时报告医生,并协助处理。

3.心理护理　加强巡视与沟通,倾听患者感受,明确其心理状态,及时给予安慰。针对出现的不适及时做好解释并实施缓解措施,安抚患者情绪。

4.生活护理 患者卧床期间,协助并指导患者床上大小便,便后及时清理。定期为患者擦拭身体,更换床单和衣物,以保持清洁和预防感染。污染被服要及时更换,及时擦洗皮肤,保持床铺清洁干燥。定期为患者进行翻身和按摩,预防压疮。协助患者进食,少量多餐,保证充足营养和水分的摄入。患者症状加重不能进食时,可通过静脉输液补充营养。保持大便通畅,避免出现便秘。

5.健康指导 告知患者注意保持良好的生活和饮食习惯,保证充足的休息和睡眠,避免长时间站立或过度劳累。告知患者改变体位时动作缓慢,可先坐起来,再站起来。外出时需有人陪伴,防止患者病情发作导致意外发生。指导患者及其家属学会自我监测血压和脉搏的方法。

→ **护患同心**

(1)操作时动作要轻稳,减轻患者的不适,为保证患者的安全,操作时要拉起床挡,减少翻动,保护患者的安全,增进舒适。

(2)操作时要注意保护患者隐私,适当给予遮挡和保暖。

(3)护士在更换床单的过程中,要密切观察患者的感受及病情变化,及时解决患者问题。

知识链接

体位性低血压

体位性低血压也叫直立性低血压,是指从平卧位或下蹲位突然转变为直立位的 3 分钟内,单纯收缩压下降大于 20 mmHg、舒张压下降大于 10 mmHg 或两者兼有,同时伴头晕、头昏、视物模糊、认知障碍、乏力或晕厥等症状的综合征。

卧床患者更换床单法操作流程

一、护患沟通

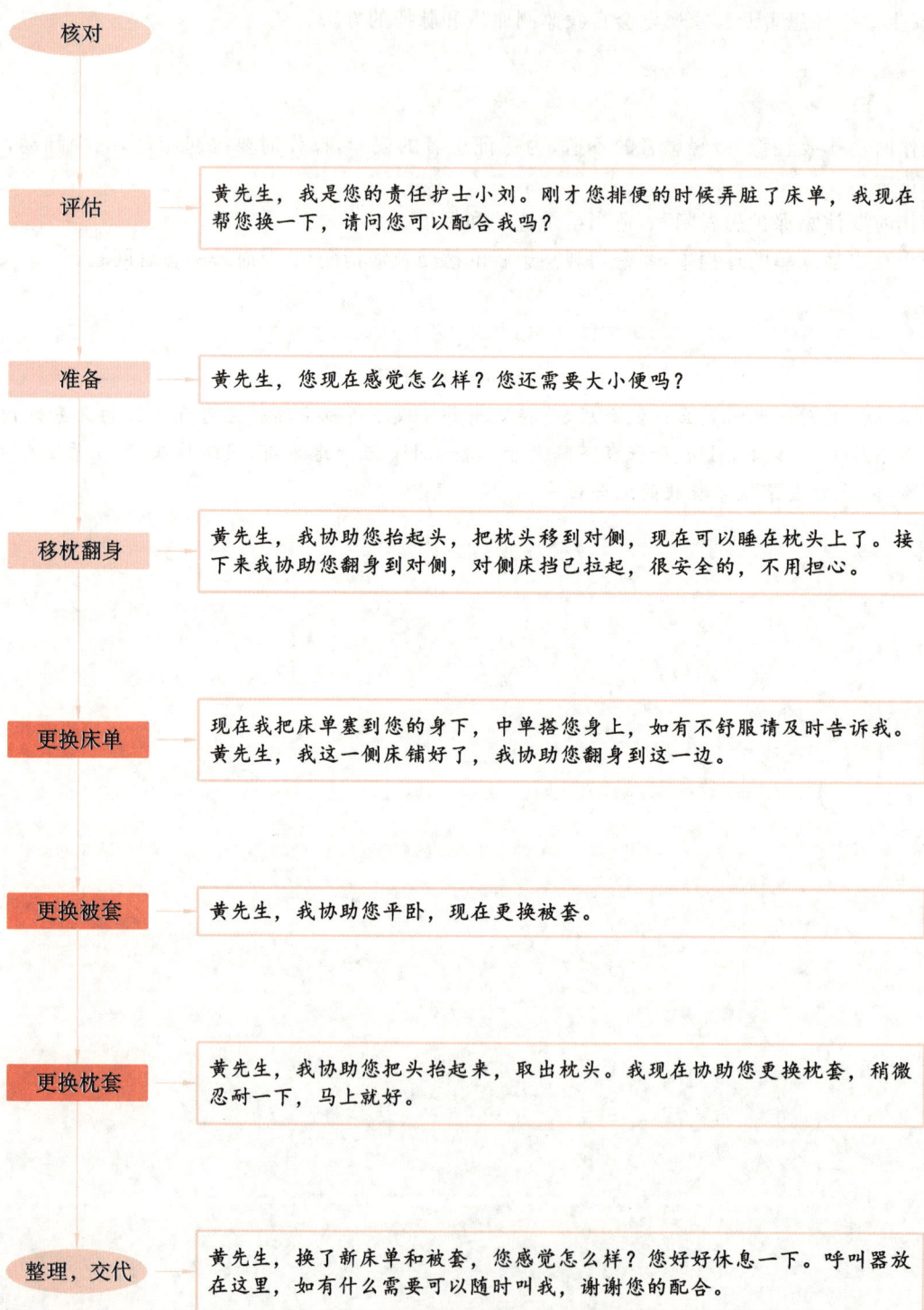

核对

评估 — 黄先生，我是您的责任护士小刘。刚才您排便的时候弄脏了床单，我现在帮您换一下，请问您可以配合我吗？

准备 — 黄先生，您现在感觉怎么样？您还需要大小便吗？

移枕翻身 — 黄先生，我协助您抬起头，把枕头移到对侧，现在可以睡在枕头上了。接下来我协助您翻身到对侧，对侧床挡已拉起，很安全的，不用担心。

更换床单 — 现在我把床单塞到您的身下，中单搭您身上，如有不舒服请及时告诉我。黄先生，我这一侧床铺好了，我协助您翻身到这一边。

更换被套 — 黄先生，我协助您平卧，现在更换被套。

更换枕套 — 黄先生，我协助您把头抬起来，取出枕头。我现在协助您更换枕套，稍微忍耐一下，马上就好。

整理，交代 — 黄先生，换了新床单和被套，您感觉怎么样？您好好休息一下。呼叫器放在这里，如有什么需要可以随时叫我，谢谢您的配合。

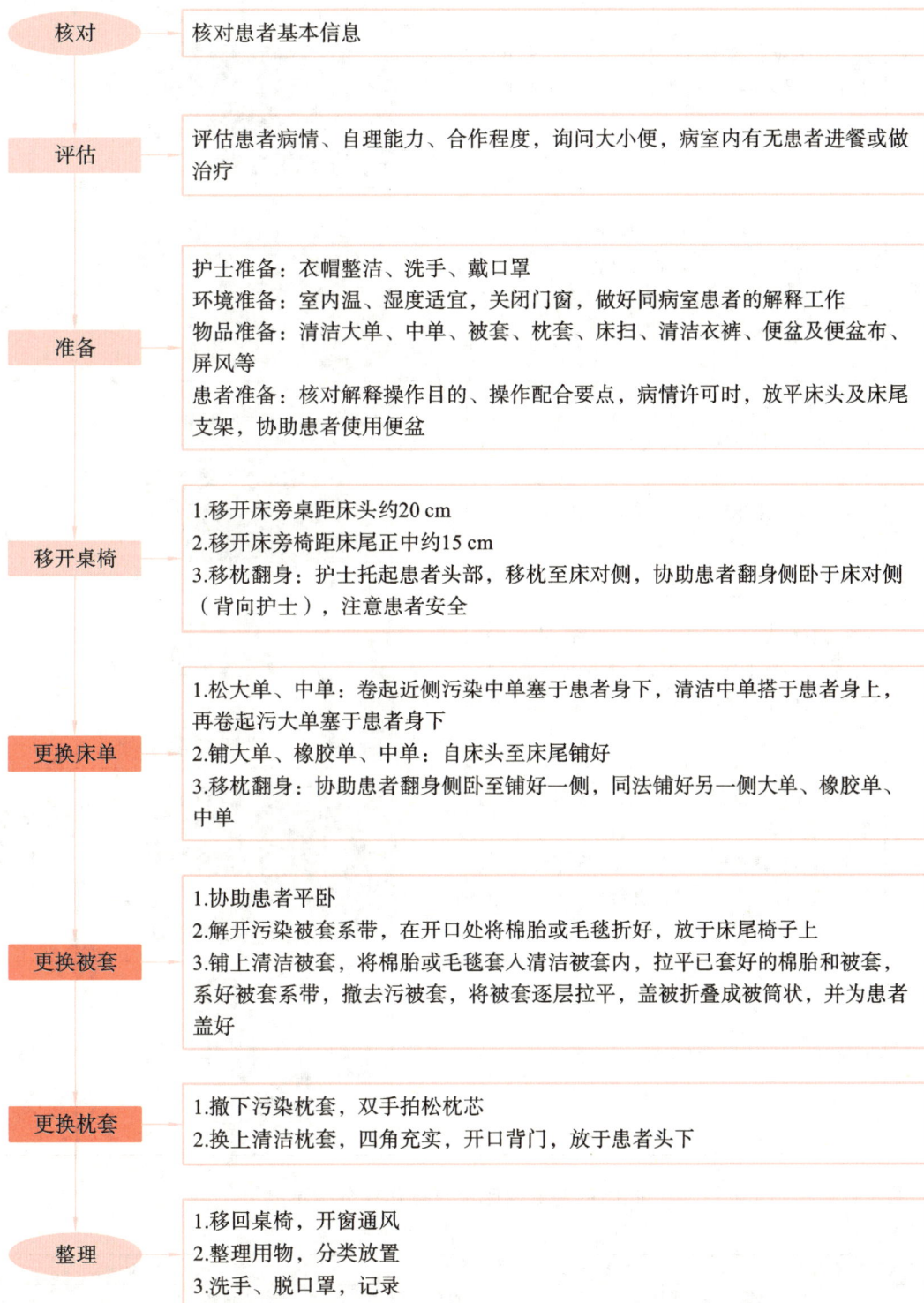

二、操作流程

| 核对 | → | 核对患者基本信息 |

| 评估 | → | 评估患者病情、自理能力、合作程度，询问大小便，病室内有无患者进餐或做治疗 |

| 准备 | → | 护士准备：衣帽整洁、洗手、戴口罩
环境准备：室内温、湿度适宜，关闭门窗，做好同病室患者的解释工作
物品准备：清洁大单、中单、被套、枕套、床扫、清洁衣裤、便盆及便盆布、屏风等
患者准备：核对解释操作目的、操作配合要点，病情许可时，放平床头及床尾支架，协助患者使用便盆 |

| 移开桌椅 | → | 1.移开床旁桌距床头约20 cm
2.移开床旁椅距床尾正中约15 cm
3.移枕翻身：护士托起患者头部，移枕至床对侧，协助患者翻身侧卧于床对侧（背向护士），注意患者安全 |

| 更换床单 | → | 1.松大单、中单：卷起近侧污染中单塞于患者身下，清洁中单搭于患者身上，再卷起污大单塞于患者身下
2.铺大单、橡胶单、中单：自床头至床尾铺好
3.移枕翻身：协助患者翻身侧卧至铺好一侧，同法铺好另一侧大单、橡胶单、中单 |

| 更换被套 | → | 1.协助患者平卧
2.解开污染被套系带，在开口处将棉胎或毛毯折好，放于床尾椅子上
3.铺上清洁被套，将棉胎或毛毯套入清洁被套内，拉平已套好的棉胎和被套，系好被套系带，撤去污被套，将被套逐层拉平，盖被折叠成被筒状，并为患者盖好 |

| 更换枕套 | → | 1.撤下污染枕套，双手拍松枕芯
2.换上清洁枕套，四角充实，开口背门，放于患者头下 |

| 整理 | → | 1.移回桌椅，开窗通风
2.整理用物，分类放置
3.洗手、脱口罩，记录 |

卧床患者更换床单法操作要点解析

操作要点	要点解析	示例图	二维码
用物准备	从上至下放置铺床物品于治疗车上：大单→中单→被套→枕套、床扫、弯盘、快速手消毒液		
移枕翻身	1.护士一手托起患者头部，移枕至床对侧，协助患者翻身侧卧于床对侧（背向护士） 2.注意安全：清醒者嘱扶稳床沿，单人操作时应将对侧床挡拉起		
松单扫床	1.松开近侧各层床单：床头→床尾→中间 2.中单、大单污染面向外卷，塞于患者身下 3.按床头至床尾顺序湿扫橡胶单、床垫		
更换床单	铺近侧单：大单中线和床中线对齐，一半（正面向内卷）塞于患者身下，按顺序依次铺好近侧大单、中单		
更换被套	1.棉胎在污染被套内竖折三折后按S形折叠取出，放于床尾椅子上 2.将清洁被套铺于污染被套上，将棉胎套入，拉平棉胎和被套，同时卷出污染被套放于治疗车下层		 展开被套
更换枕套	更换枕套后拍松，为患者枕好，开口背门		

卧床患者更换床单法操作评分标准

考生姓名：_____　　考生学号：_____　　主考老师：_____　　考核分数：_____

项目总分	项目内容	技术要求	分值	扣分细则		扣分
素质要求（6分）	报告内容	报告班级、姓名、考试项目时，语言流畅、态度和蔼、面带微笑	2	语言不流畅 面部表情不佳	−1 −1	
	仪表举止	仪表大方，举止端庄，步态轻盈	2	情绪紧张，状态低沉 精神不振，姿态不端正	−1 −1	
	服装头发	服装鞋帽整洁，着装符合职业要求，短发不过肩	2	衣服不整洁，着装不规范 头发凌乱，短发过肩	−1 −1	

续表

项目总分	项目内容	技术要求	分值	扣分细则		扣分
操作前准备（15分）	评估	1.查阅病历，了解患者病情及治疗情况	2	未了解患者的病情	-2	
		2.观察生命体征，了解皮肤受压情况等	2	未了解生命体征	-1	
				未了解患者的皮肤情况	-1	
		3.了解患者的心理状态、自理能力、合作程度、对治疗的认识和态度	2	未了解心理状态	-1	
				未了解治疗情况	-1	
	环境	室内温、湿度适宜，安静整洁、光线适中（口述）	2	口述不全	-1	
				未口述	-2	
	用物	用物准备齐全，摆放合理、美观	2	用物摆放不规范	-1	
				用物准备不齐全	-1	
	护士	修剪指甲、洗手、戴口罩，报告开始操作（此步骤开始计时）	5	未洗手、未戴口罩	各-2	
				护士准备不符合要求	-1	
操作步骤（61分）	核对解释	1.携用物至患者床旁	2	动作粗鲁、引起噪声	各-1	
		2.再次向患者及其家属解释	1	未向患者及其家属解释	-1	
	协助排便	1.关门窗，必要时屏风遮挡	1	未关门窗	-1	
		2.放平床头床尾支架，按需给便盆	2	未放平床头床尾支架	-1	
				未按需给便盆	-1	
	安置体位	1.移开床旁桌椅，松开床尾盖被	3	未移开床旁桌、椅	各-1	
				未松开床尾盖被	-1	
		2.拉起对侧床挡	1	未拉起对侧床挡	-1	
		3.移枕至对侧，协助患者翻身侧卧	1	体位安置不合理	-1	
	湿扫床垫	松开近侧各层床单，分别卷起塞于患者身下，扫净橡胶单，搭在患者身上，湿扫床垫	3	卷床单方法不正确	-1	
				未扫净橡胶单	-1	
				未扫床垫	-1	
	更换大单、橡胶单、中单	1.铺清洁大单：展开后对侧一半卷起塞于患者身下，近侧折好塞于床垫下	4	卷床单方法不正确	-2	
		2.铺平橡胶单，铺清洁中单：卷对侧中单塞于患者身下，近侧橡胶单、中单一起塞于床垫下	14	塞单未完全置于患者身下	-2	
				中线不齐	-2	
				铺角不规范	每角-2	
				铺单不平整或不紧实	-4	
		3.移枕至近侧，协助患者侧卧于近侧，拉起近侧床挡	3	处理床挡不当	-2	
		4.转至对侧，拉下床挡，松开各层床单，卷起放于治疗车下层，同法铺对侧各床单	2	未协助患者侧卧位	-1	
				污单处理不正确	-2	
		5.协助患者平卧于床正中	1	未协助患者卧于床中间	-1	
	更换被套	1.松开并展平盖被，在被套内三折棉胎成"S"形，取出后放床旁椅上	3	未松开盖被	-1	
				未将棉胎折成"S"形	-2	
		2.将清洁被套正面向外铺于污染被套之上，被头平齐患者肩部依次展开	2	清洁被套被头未平患者肩部	-1	
				清洁被套未对齐中线		
		3.清洁被套开口端上层打开1/3，置棉胎入清洁被套内	3	被套打开方法错误		
				棉胎不平或被头空虚	各-1	
		4.拉平已套入的棉胎和清洁被套，同时卷出污染被套放于治疗车下层	4	未折成被筒	-2	
				处理污染被套不当	-2	
		5.系好被套开口端系带，整理盖被	1	未整理盖被	-1	
	更换枕套	取出枕头，换上清洁枕套，枕头拍松，开口背门放患者头下	4	枕套四角不充实	-2	
				枕头放置错误	-2	
	整理记录	1.移回床旁桌椅	2	未移回床旁桌、椅	各-1	
		2.协助患者取舒适卧位	1	未协助患者取舒适卧位	-1	
		3.整理用物及床单位，开门窗通风	1	未整理用物及床单位	-1	
		4.洗手、脱口罩（此步骤计时结束）	2	未洗手或脱口罩	各-1	
综合评价（13分）	护患沟通	护患沟通有效，解释符合临床实际，操作过程体现人文关怀	3	未沟通、缺少人文关怀，患者感到紧张或不适		
	整体效果	1.程序正确，操作熟练，动作轻柔，铺各床单手法准确	4	动作粗鲁、操作不熟练、手法错误、患者不舒适	各-1	
		2.患者无不适	2	整体欠佳	-2	
	操作时间	操作时间不超过15分钟	4	操作时间每超30秒（超过17分钟停止操作）	-1	
		操作时间：_____				
	相关知识		5	一项内容不全或回答错误	-1	
总分			100	累计		

应知应会，学以致用

一、应知应会

简述更换床单的注意事项。

答：①操作时动作轻稳，注意遵循节力原则，若两人配合应动作协调。②保证患者舒适与安全，不宜过多翻动和暴露患者，维护患者隐私，必要时可用床挡，保护患者。③患者的床单、被套等一般每周更换1～2次，如被血液、大小便等污染时，应及时更换。④病床应湿式清扫，一床一巾一消毒。禁止在病区走廊地面上堆放更换下来的衣物。与患者进行有效沟通，随时观察病情变化。

二、学以致用

1. 为颅脑手术后、脊椎损伤、颈椎和颅骨牵引、石膏固定等病情的患者翻身时应注意什么？

2. 如何为卧床的骨折患者更换床单？

3. 为身上有各种引流管的患者更换床单时应注意什么？

（骆美玲）

技能 11　生命体征测量及记录

扫码看课件

学习目标

1.操作中具有同理心,做到护患同心;有较强的沟通能力,能够针对患者个体差异做好人文关怀;具有观察、分析、解决问题的能力和团队合作精神。

2.掌握生命体征的测量要点及注意事项。

3.掌握护理程序和生命体征测量的相关理论知识。

临床案例

陈某,男,63 岁,工人,发热、咳嗽 5 天。5 天前洗澡受凉后出现高热、寒战,体温高达 40 ℃,伴咳嗽、咳痰,痰量不多,为白色黏痰。体温在 38～40 ℃ 波动。为进一步治疗,由门诊收入院。查体:T 38.5 ℃,P 100 次/分,R 20 次/分,BP 120/80 mmHg。神志清醒,无皮疹,浅表淋巴结不大,扁桃体、咽无充血,胸廓无畸形,呼吸平稳,左上肺叩诊浊音,语颤增强,可闻及湿啰音,心率 100 次/分,心律齐,无杂音,腹软,肝脾未及。血常规示:Hb 130 g/L,WBC 13.5×10^9/L。

【临床思考】

请分析该患者主要护理诊断及护理要点。

护理诊断

1.体温过高　与细菌或病毒感染有关。

2.清理呼吸道无效　与痰液黏稠有关。

3.睡眠型态紊乱　与咳嗽、发热有关。

4.活动无耐力　与机体消耗增加、食欲减退有关。

5.知识缺乏　与缺乏疾病相关知识有关。

护理要点

1.降低体温　体温低于 38.5 ℃时先行物理降温,如头置冰袋,嘱患者多饮水及温水拭浴等;体温高于 38.5 ℃时,在物理降温同时遵医嘱配合药物降温,注意观察患者用药后的反应及降温效果。遵医嘱正确、及时抽取血标本并及时送检,尽快查明发热病因,减轻患者焦虑。

2.饮食护理　补充营养和水分,嘱患者多摄入新鲜的蔬菜、水果及易消化的半流质食物,忌油腻,应鼓励患者多饮水,每天水摄入量不能低于 2500 mL,每天口腔护理 2 次,提高患者食欲,促进舒适。

3.加强病情观察　定时测量体温,一般每天测量 4 次,高热患者每 4 小时测量体温 1 次;待体温恢复正常 3 天后,改为每天 2 次。注意观察呼吸、脉搏、血压、发热类型、发热程度、出汗情况及患者面色、精神状态等,若有异常及时与医生联系。注意观察是否有淋巴结肿大、出血、结膜充血、肝大、脾大、关节肿痛等伴随症状。

4.促进患者舒适休息　发热患者由于消耗多,进食少,可酌情减少活动,适当休息。高热者应卧床休息,以减少能量的消耗,有利于机体恢复。为患者提供安静、空气流通,温、湿度适宜的休息环境。

5.心理护理　根据发热的不同阶段提供相应的心理支持,缓解患者的紧张情绪。

6.健康指导　教会患者及其家属准确监测体温,指导家属应对发热患者的一般家庭护理方法。

→ 护患同心

(1)在患者安静时测量血压,如患者刚活动,要休息20分钟再测量,测量时使患者处于舒适体位。若外套较厚或衣袖过紧,应当脱掉厚外套或过紧的衣服,以免影响测量结果。

(2)测量呼吸时应转移患者注意力,使其处于自然呼吸状态,避免在婴幼儿哭闹时测量。

(3)所测出的数值要告知患者,并给予合理的解释,如所测数值与病情不符,要重新测量。

(4)测量血压时,注意肱动脉要与心脏在同一水平,以免影响所测数值的准确性。

知识链接

高血压分级标准

分类	收缩压/mmHg	和	舒张压/mmHg
正常血压	<120	和	<80
正常高值	120～139	和(或)	80～89
高血压	≥140	和(或)	≥90
1级高血压(轻度)	140～159	和(或)	90～99
2级高血压(中度)	160～179	和(或)	100～109
3级高血压(重度)	≥180	和(或)	≥110
单纯收缩期高血压	≥140	和	<90

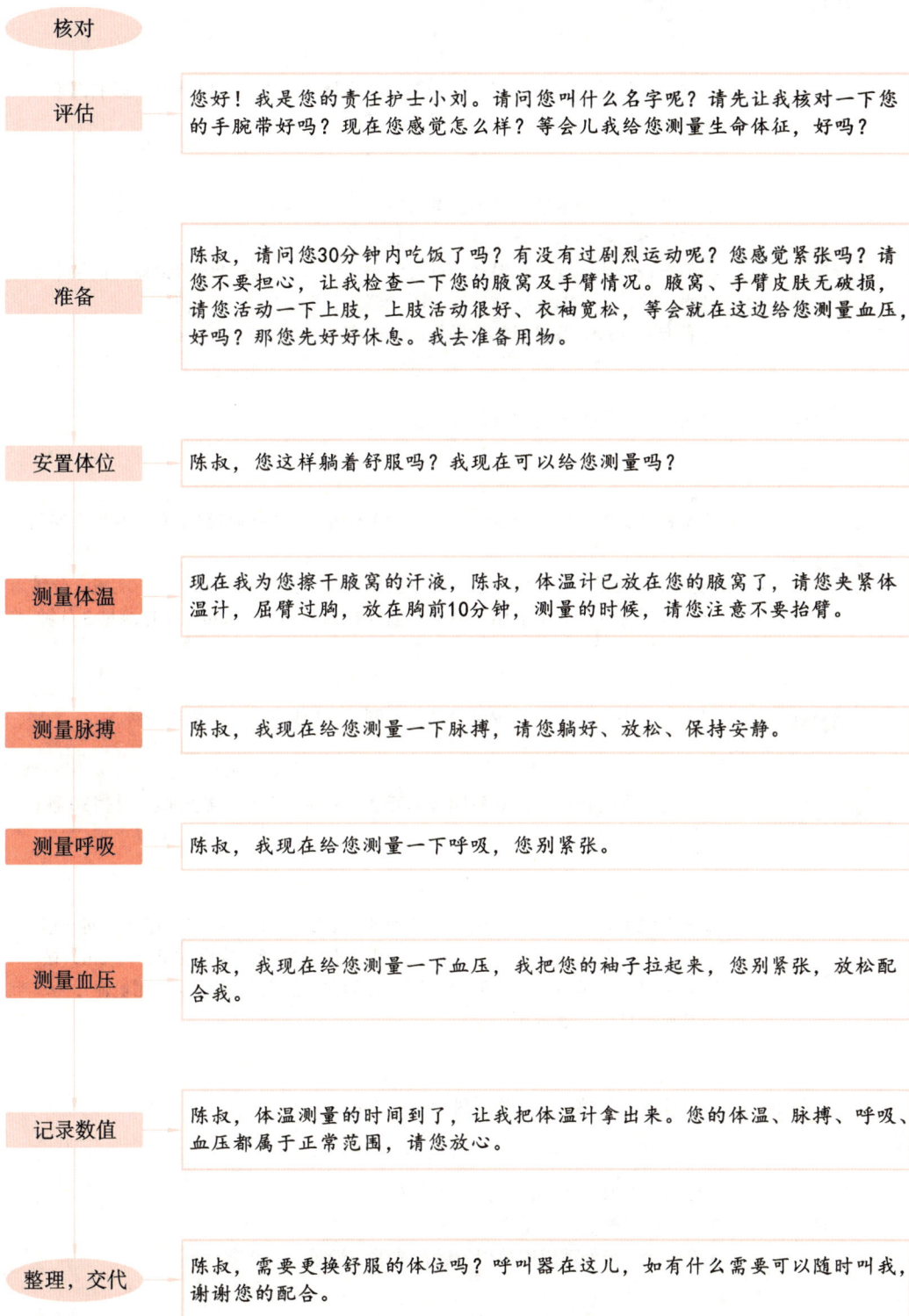

生命体征测量及记录操作流程

一、护患沟通

| 核对 |

| 评估 | —— 您好！我是您的责任护士小刘。请问您叫什么名字呢？请先让我核对一下您的手腕带好吗？现在您感觉怎么样？等会儿我给您测量生命体征，好吗？ |

| 准备 | —— 陈叔，请问您30分钟内吃饭了吗？有没有过剧烈运动呢？您感觉紧张吗？请您不要担心，让我检查一下您的腋窝及手臂情况。腋窝、手臂皮肤无破损，请您活动一下上肢，上肢活动很好、衣袖宽松，等会就在这边给您测量血压，好吗？那您先好好休息。我去准备用物。 |

| 安置体位 | —— 陈叔，您这样躺着舒服吗？我现在可以给您测量吗？ |

| 测量体温 | —— 现在我为您擦干腋窝的汗液，陈叔，体温计已放在您的腋窝了，请您夹紧体温计，屈臂过胸，放在胸前10分钟，测量的时候，请您注意不要抬臂。 |

| 测量脉搏 | —— 陈叔，我现在给您测量一下脉搏，请您躺好、放松、保持安静。 |

| 测量呼吸 | —— 陈叔，我现在给您测量一下呼吸，您别紧张。 |

| 测量血压 | —— 陈叔，我现在给您测量一下血压，我把您的袖子拉起来，您别紧张，放松配合我。 |

| 记录数值 | —— 陈叔，体温测量的时间到了，让我把体温计拿出来。您的体温、脉搏、呼吸、血压都属于正常范围，请您放心。 |

| 整理，交代 | —— 陈叔，需要更换舒服的体位吗？呼叫器在这儿，如有什么需要可以随时叫我，谢谢您的配合。 |

二、操作流程

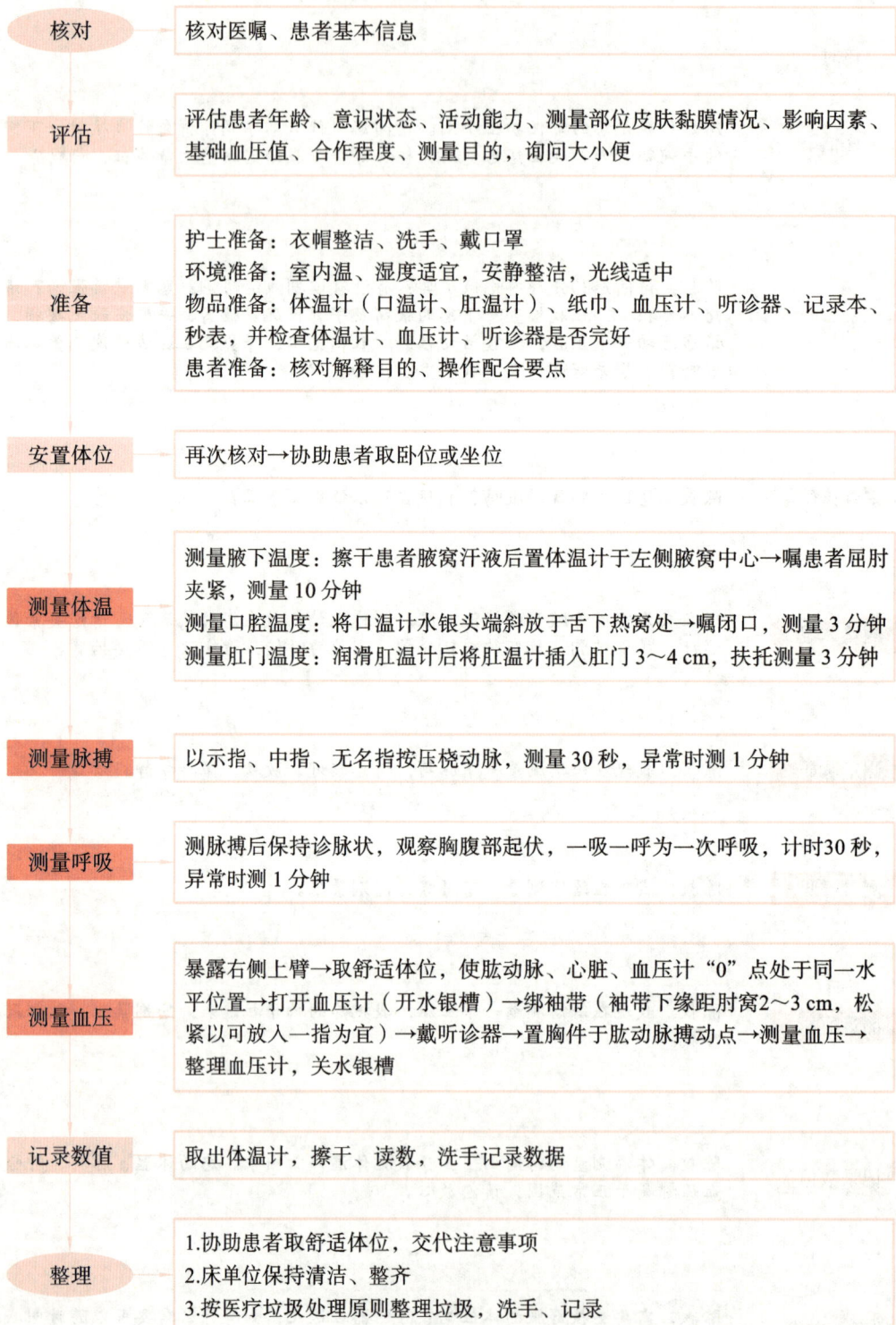

核对	核对医嘱、患者基本信息
评估	评估患者年龄、意识状态、活动能力、测量部位皮肤黏膜情况、影响因素、基础血压值、合作程度、测量目的，询问大小便
准备	护士准备：衣帽整洁、洗手、戴口罩 环境准备：室内温、湿度适宜，安静整洁，光线适中 物品准备：体温计（口温计、肛温计）、纸巾、血压计、听诊器、记录本、秒表，并检查体温计、血压计、听诊器是否完好 患者准备：核对解释目的、操作配合要点
安置体位	再次核对→协助患者取卧位或坐位
测量体温	测量腋下温度：擦干患者腋窝汗液后置体温计于左侧腋窝中心→嘱患者屈肘夹紧，测量10分钟 测量口腔温度：将口温计水银头端斜放于舌下热窝处→嘱闭口，测量3分钟 测量肛门温度：润滑肛温计后将肛温计插入肛门3～4 cm，扶托测量3分钟
测量脉搏	以示指、中指、无名指按压桡动脉，测量30秒，异常时测1分钟
测量呼吸	测脉搏后保持诊脉状，观察胸腹部起伏，一吸一呼为一次呼吸，计时30秒，异常时测1分钟
测量血压	暴露右侧上臂→取舒适体位，使肱动脉、心脏、血压计"0"点处于同一水平位置→打开血压计（开水银槽）→绑袖带（袖带下缘距肘窝2～3 cm，松紧以可放入一指为宜）→戴听诊器→置胸件于肱动脉搏动点→测量血压→整理血压计，关水银槽
记录数值	取出体温计，擦干、读数，洗手记录数据
整理	1.协助患者取舒适体位，交代注意事项 2.床单位保持清洁、整齐 3.按医疗垃圾处理原则整理垃圾，洗手、记录

生命体征测量及记录操作要点解析

操作要点	要点解析	示例图	二维码
物品准备	操作前把体温计水银柱甩至 35 ℃ 以下,检查体温计、血压计、听诊器等,确保性能完好		
测量腋温	1.擦干腋窝汗液后置体温计于左侧腋窝中心 2.嘱患者屈肘夹紧,测量 10 分钟		
测量脉搏	以示指、中指、无名指按压桡动脉,测量 30 秒,×2 即为患者脉率,如有异常则需测量 1 分钟		
测量绌脉	应由两名护士同时测量,一人听心率,一人测脉率,由听心率者发出起止信号,计时 1 分钟		
测量呼吸	1.一手仍保持诊脉姿势,眼睛看表及胸腹部计数,测量 30 秒,×2 即为患者呼吸频率,如有异常则需测量 1 分钟 2.注意分散患者的注意力,患者处于自然呼吸状态		
测量血压（一）	1.打开血压计,患者取舒适体位,可取坐位或仰卧位,但必须要保证"三点一线"（即肱动脉、心脏、血压计"0"点在同一水平线上） 2.定位、绑袖带,先找到肱动脉搏动点,在袖带下缘距肘窝 2～3 cm 处绑袖带		绑袖带
测量血压（二）	绑袖带松紧度以可放入一指为宜,不宜过松也不宜过紧,过松血压会偏高,过紧血压会偏低		
测量血压（三）	1.读数时,眼睛视线要与水银柱保持水平,注气和放气速度不宜过快或过慢 2.听到第一声响时为收缩压,听到变音时为舒张压,当变音及消失音有差异时,记录为收缩压/变音/消失音,如 170/50～90 mmHg		测血压水银柱下降

续表

操作要点	要点解析	示例图	二维码
绘体温单	1.黑色签字笔:眉栏、日期、住院日数、术后日数、排泄量、血压、体重、呼吸 2.红色签字笔:在 40~42 ℃横线之间记录,入院、分娩、手术、转入、死亡时间;画脉搏 3.蓝色签字笔:画体温	体温单	

生命体征测量操作评分标准

考生姓名:_____　考生学号:_____　主考老师:_____　考核分数:_____

项目总分	项目内容	技术要求	分值	扣分细则		扣分
素质要求（6分）	报告内容	报告班级、姓名、考试项目时,语言流畅、态度和蔼、面带微笑	2	语言不流畅 面部表情不佳	-1 -1	
	仪表举止	仪表大方,举止端庄,步态轻盈	2	情绪紧张,状态低沉 精神不振,姿态不端正	-1 -1	
	服装头发	服装鞋帽整洁,着装符合职业要求,短发不过肩	2	衣服不整洁,着装不规范 头发凌乱,短发过肩	-1 -1	
操作前准备（15分）	评估	评估患者的状况,解释操作目的及操作的相关事项,征得患者同意,取得患者配合	6	未评估患者病情、自理情况、合作程度、皮肤情况、影响因素、基础血压值各-1		
	环境	室内温、湿度适宜,安静整洁,光线适中(口述)	2	口述不全 未口述	-1 -2	
	用物	用物准备齐全,摆放合理、美观	2	用物摆放不规范 用物准备不齐全	-1 -1	
	护士	修剪指甲、洗手、戴口罩,报告开始操作(此步骤开始计时)	5	未洗手、未戴口罩 护士准备不符合要求	各-2 -1	
操作步骤（61分）	核对解释	1.携用物至患者床旁 2.核对医嘱、治疗单、患者 3.再次向患者及其家属解释	2 2 1	动作粗鲁、引起噪声 未核对或核对不严谨 未向患者及其家属解释	各-1 各-1 -1	
	安置体位	协助患者取坐位或卧位	2	未根据病情合理安置体位	-2	
	测量体温	1.协助患者擦干腋窝汗液,体温计置于腋窝中心 2.协助患者屈肘夹紧,测量10分钟 3.准确读数	3 3 2	未擦干腋窝汗液 体温计放置错误 未协助患者夹紧体温计 测量时间不够 读数错误	-1 -2 -1 -2 -2	
	测量脉搏	以示指、中指、无名指按压桡动脉,测量30秒,×2即为脉率,异常时测1分钟	6	测量部位不对 测量方法不对 测量时间不够或读数不准确	-1 -1 各-2	
	测量呼吸	测量脉搏后保持诊脉状,观察胸腹部起伏,计时30秒,×2即为呼吸频率,异常时测1分钟	6	测量部位不对 测量方法不对 测量时间不够或读数不准确	-1 -1 各-2	

续表

项目总分	项目内容	技术要求	分值	扣分细则	扣分
操作步骤 (61分)	测量血压	1.协助患者取舒适体位,使肱动脉、心脏、血压计"0"点处于同一水平位置,暴露患者一侧上臂	3	三点不在同一水平 —2 未充分暴露上臂 —1	
		2.打开血压计(开水银槽),整理袖带;于肘窝下缘2~3 cm处绑袖带,松紧以可放入一指为宜	5	未打开水银槽 —1 袖带位置错误 —2 袖带过紧或过松 —2	
		3.戴听诊器,置听诊器胸件于肱动脉搏动点	2	听诊器放置不正确 —2	
		4.平缓注气至肱动脉搏动音消失后再升高20~30 mmHg	1	注气不合理 —1	
		5.平缓放气(4 mmHg/s),视线与刻度平齐,直至完成读数	6	放气不平稳、读数不准确、一次测量不成功 各—2	
		6.整理好血压计	1	未整理好血压计 —1	
	安置患者	1.协助患者取舒适体位 2.整理床单位 3.询问患者感受并做健康教育	1 1 2	未协助患者取舒适体位 —1 未整理床单位 —1 未询问感受或做健康教育 各—1	
	整理记录	1.整理用物 2.洗手 3.脱口罩 4.记录(此步骤计时结束)	1 2 2 1	未分类放置 —1 未洗手或洗手不规范 —2 未脱口罩或方法错误 —2 未记录 —1	
	填体温单	1.填写表头、表栏 2.画出体温、脉搏 3.填好呼吸及血压值	1 4 1	未填完表栏 —1 未正确标示体温、脉搏 各—2 未填呼吸、血压值 —1	
综合评价 (13分)	护患沟通	护患沟通有效,解释符合临床实际,操作过程体现人文关怀	3	未沟通、缺少人文关怀、患者感到紧张 各—1	
	整体效果	1.程序正确,操作熟练,动作轻柔,擦洗手法准确 2.患者无不适	6	动作粗鲁、操作不熟练、手法错误、患者不舒适 各—1 整体欠佳 —2	
	操作时间	操作时间不超过15分钟	4	操作时间每超过30秒(超过17分钟停止操作) —1	
		操作时间:			
	相关知识		5	一项内容不全或回答错误 —1	
	总分		100	累计	

应知应会,学以致用

一、应知应会

1. 简述发热过程及临床表现。

答:①体温上升期:产热大于散热。主要表现为畏寒、皮肤苍白、干燥无汗、疲乏无力,可出现寒战。②高热持续期:产热和散热在较高水平上趋于平衡。主要表现为颜面潮红、皮肤灼热、口唇干燥、呼吸和脉搏加快、头痛头晕、全身乏力等。③退热期:散热增加而产热趋于正常。主要表现为大量出汗和皮肤温度降低。

2. 发热常见的热型有哪些?

答:①稽留热:体温维持在39~40 ℃,持续数天或数周,24 小时内波动范围不超过1 ℃。多见于肺炎链球菌、伤寒等。②弛张热:体温在39 ℃以上,波动幅度大,24 小时内温差可达1 ℃以上,体温最低仍高于正常水平。多见于败血症、风湿热、严重化脓性疾病等。③间歇热:体温骤升至39 ℃以上,持续数小时或更长,然后下降至正常或正常以下,经过一个间歇,体温再次升高,并反复发作,即高热期和无热期交替出现,多见于疟疾等。④不规则热:发热无一定规律,持续时间不等。多见于流行性感冒、癌性发热等。

3. 脉搏短绌的患者如何测量脉率?

答:为脉搏短绌患者测量脉率,应由两人同时测量,一人听心率,另一人测脉率,两人同时开始,由听心率者发出起止信号,计时1 分钟。

二、学以致用

1. 高热患者的护理措施有哪些?

2. 简述高血压的分级及危险分层。

（邓金玲）

技能 12 鼻饲法

扫码看课件

学习目标

1. 做到护患同心,坚持以人为本,能针对患者病情和个体差异做好护患沟通;具有观察、分析、解决问题的能力。
2. 熟练掌握鼻饲法操作技能。
3. 掌握护理程序和鼻饲法相关理论知识。

临床案例

张某,女,55 岁,高中文化水平,退休工人。该患者 2 周前无明显诱因出现右侧肢体偏瘫、失语、吞咽困难。行头颅 CT 检查示:基底节梗死,左额叶梗死。予活血化瘀、营养支持治疗。诊断:基底节和左额叶脑梗死。医嘱:内科护理常规;二级护理;鼻饲饮食;予肠内营养混悬液(能全力)500 毫升/天,果汁 200 毫升/天。

【临床思考】

请分析该患者主要护理诊断及护理要点。

护理诊断

1. 营养失调:低于机体需要量 与不能正常进食有关。

2. 有窒息的危险 与鼻饲、吞咽困难有关。

3. 潜在并发症 坠积性肺炎、关节功能障碍的危险。

护理要点

1. 鼻饲护理

(1)抬高鼻饲患者床头,取半坐卧位。鼻饲液每次注入量不超过 200 mL,循序渐进;温度适宜,每次鼻饲间隔 2 小时以上。也可以用鼻饲泵匀速注入,速度为 50～150 毫升/时。冬天则需要使用加温器,以免食物过冷刺激胃收缩导致反流。

(2)确保胃管进入胃内后再注入鼻饲液,避免误吸。判断胃管在胃内的方法有三种:①用注射器抽吸,可见胃内容物抽出;②向胃管内注入 10 mL 空气,将听诊器放在胃部,可听到气过水声;③将胃管末端放入盛水的治疗碗内,无气泡逸出。

(3)一旦患者发生误吸、窒息或有恶心、呕吐症状,立即停止鼻饲,清除口鼻腔异物,保持呼吸道通畅。胃管接负压引流袋,配合医生积极抢救,准确记录。

2. 功能锻炼 协助患者进行偏瘫肢体被动功能锻炼,保持各关节处于功能位。

3. 皮肤护理 每 2 小时翻身、拍背,以软枕衬垫患者骨隆突处,保持皮肤清洁、干燥,预防压疮。

护患同心

(1)评估病情时,要认真检查患者的鼻腔通畅情况,耐心向其解释鼻饲的必要性和重要性,及时解答患者及其家属的疑问,消除他们的顾虑,取得他们的配合。

(2)触摸患者腹部做定位标记前,要向患者做好解释,征得其同意后再进行,尤其是意识清楚的异性患者。

(3)开始插胃管前,要再次明确告知患者配合要点,确保患者理解并能做好配合。

(4)插管过程中要密切观察患者的表情变化,始终将痛苦控制在患者能够忍受的范围内。如果患者难以忍受,可先暂停,待其稍缓解后再进行插管。整个过程中要多予以鼓励和安慰,增强患者克服困难的信心。

(5)鼻饲后要耐心向患者及其家属交代注意事项,以免出现意外导致管道脱落而重新插管。

知识链接

滴注鼻饲法

将营养液连接滴注管,排气后安装在鼻饲泵上。滴注管与胃管或鼻腔肠管连接,滴入前用温开水 20 mL 冲洗管道。滴注过程中,使用营养液加温器保持营养液的温度在 38~40 ℃。根据患者对营养液的耐受、血糖值、营养液的性质、胃残液量确定滴注速度,前 15 分钟速度为 15 毫升/分,一般 60~80 毫升/时恒速泵入。每小时检查滴注液的滴速或泵入的速度。

(1)持续滴注时,在开始滴注的第一个 24 小时内每 4~6 小时检查胃残留量,之后每次隔 8 小时。每 4~6 小时用温开水 20 mL 冲洗胃肠管道一次,预防管道堵塞。

(2)间断滴注时,每次滴注前要检查胃残留量。残留量大于 150 mL 或成人每小时大于滴入量的 110%~120%时,暂停滴注。每次滴注后用温开水冲洗管道。

鼻饲法操作流程

一、护患沟通

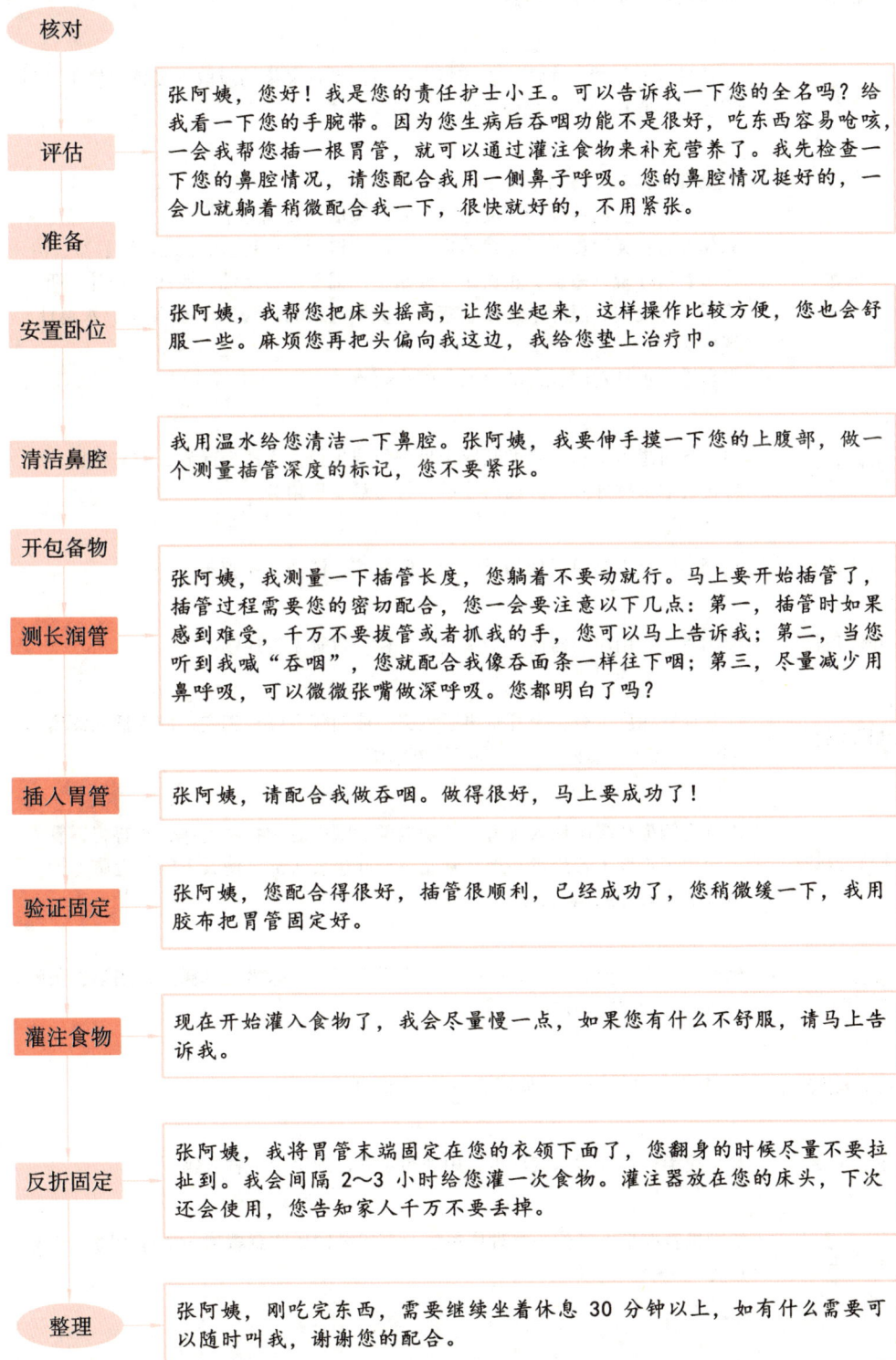

核对

评估　张阿姨，您好！我是您的责任护士小王。可以告诉我一下您的全名吗？给我看一下您的手腕带。因为您生病后吞咽功能不是很好，吃东西容易呛咳，一会我都您插一根胃管，就可以通过灌注食物来补充营养了。我先检查一下您的鼻腔情况，请您配合我用一侧鼻子呼吸。您的鼻腔情况挺好的，一会儿就躺着稍微配合我一下，很快就好的，不用紧张。

准备

安置卧位　张阿姨，我都您把床头摇高，让您坐起来，这样操作比较方便，您也会舒服一些。麻烦您再把头偏向我这边，我给您垫上治疗巾。

清洁鼻腔　我用温水给您清洁一下鼻腔。张阿姨，我要伸手摸一下您的上腹部，做一个测量插管深度的标记，您不要紧张。

开包备物

测长润管　张阿姨，我测量一下插管长度，您躺着不要动就行。马上要开始插管了，插管过程需要您的密切配合，您一会要注意以下几点：第一，插管时如果感到难受，千万不要拔管或者抓我的手，您可以马上告诉我；第二，当您听到我喊"吞咽"，您就配合我像吞面条一样往下咽；第三，尽量减少用鼻呼吸，可以微微张嘴做深呼吸。您都明白了吗？

插入胃管　张阿姨，请配合我做吞咽。做得很好，马上要成功了！

验证固定　张阿姨，您配合得很好，插管很顺利，已经成功了，您稍微缓一下，我用胶布把胃管固定好。

灌注食物　现在开始灌入食物了，我会尽量慢一点，如果您有什么不舒服，请马上告诉我。

反折固定　张阿姨，我将胃管末端固定在您的衣领下面了，您翻身的时候尽量不要拉扯到。我会间隔 2~3 小时给您灌一次食物。灌注器放在您的床头，下次还会使用，您告知家人千万不要丢掉。

整理　张阿姨，刚吃完东西，需要继续坐着休息 30 分钟以上，如有什么需要可以随时叫我，谢谢您的配合。

二、操作流程

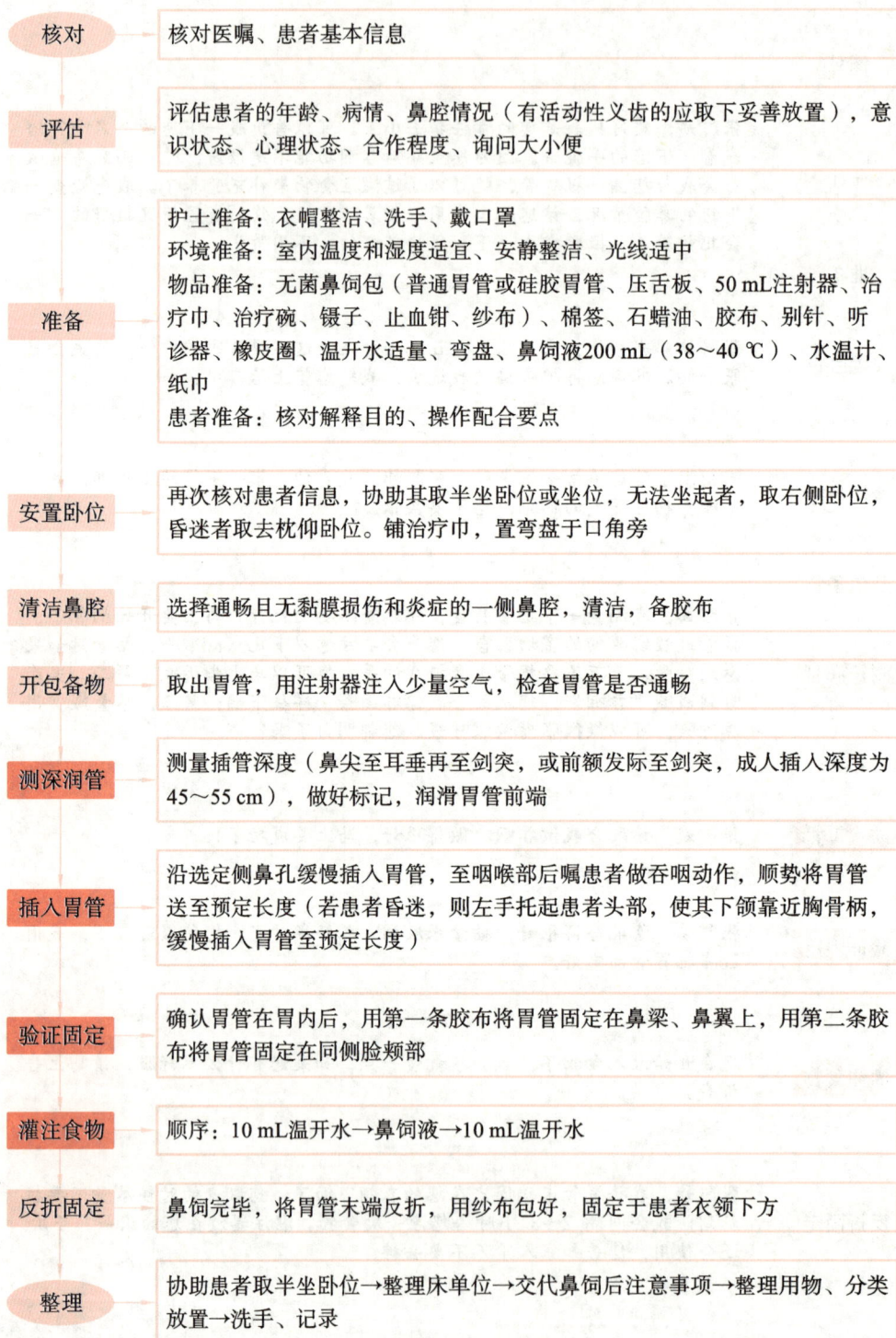

核对	核对医嘱、患者基本信息
评估	评估患者的年龄、病情、鼻腔情况（有活动性义齿的应取下妥善放置），意识状态、心理状态、合作程度、询问大小便
准备	护士准备：衣帽整洁、洗手、戴口罩 环境准备：室内温度和湿度适宜、安静整洁、光线适中 物品准备：无菌鼻饲包（普通胃管或硅胶胃管、压舌板、50 mL注射器、治疗巾、治疗碗、镊子、止血钳、纱布）、棉签、石蜡油、胶布、别针、听诊器、橡皮圈、温开水适量、弯盘、鼻饲液200 mL（38~40 ℃）、水温计、纸巾 患者准备：核对解释目的、操作配合要点
安置卧位	再次核对患者信息，协助其取半坐卧位或坐位，无法坐起者，取右侧卧位，昏迷者取去枕仰卧位。铺治疗巾，置弯盘于口角旁
清洁鼻腔	选择通畅且无黏膜损伤和炎症的一侧鼻腔，清洁，备胶布
开包备物	取出胃管，用注射器注入少量空气，检查胃管是否通畅
测深润管	测量插管深度（鼻尖至耳垂再至剑突，或前额发际至剑突，成人插入深度为45~55 cm），做好标记，润滑胃管前端
插入胃管	沿选定侧鼻孔缓慢插入胃管，至咽喉部后嘱患者做吞咽动作，顺势将胃管送至预定长度（若患者昏迷，则左手托起患者头部，使其下颌靠近胸骨柄，缓慢插入胃管至预定长度）
验证固定	确认胃管在胃内后，用第一条胶布将胃管固定在鼻梁、鼻翼上，用第二条胶布将胃管固定在同侧脸颊部
灌注食物	顺序：10 mL温开水→鼻饲液→10 mL温开水
反折固定	鼻饲完毕，将胃管末端反折，用纱布包好，固定于患者衣领下方
整理	协助患者取半坐卧位→整理床单位→交代鼻饲后注意事项→整理用物、分类放置→洗手、记录

鼻饲法操作要点解析

操作要点	要点解析	示例图	二维码
物品准备	1.根据患者的年龄、病情等选择合适型号的胃管 2.评估食物的种类、性状、量、温度		
测量插管深度	1.测量插管深度的方法： ①"7"字法：鼻尖至耳垂再至剑突 ②前额发际至剑突 2.长度：45～55 cm		 测量插管深度
检查胃管（方法1）	抽吸胃液： 胃管末端接注射器抽吸,有胃液抽出(注意与唾液区分,可用 pH 试纸验证,胃液呈酸性,唾液呈碱性)		 检查方法1： 抽吸胃液
检查胃管（方法2）	注气听诊： 将听诊器放于胃部,用注射器从胃管末端快速注入 10 mL 空气,能听到气过水声		 检查方法2： 注气听诊
检查胃管（方法3）	看有无气泡： 将胃管末端放入水中,无气泡逸出(如有气泡逸出说明胃管误入气管,应立即将胃管拔出)		 检查方法3： 观察气泡
妥善固定	1.用胶布将胃管固定于鼻翼及颊部,注意避免胃管压迫面部皮肤导致溃疡 2.用纱布包好胃管末端,橡皮圈系紧,用别针将胃管固定于患者衣领下方		 固定胃管

鼻饲法操作评分标准

考生姓名：_____ 考生学号：_____ 主考老师：_____ 考核分数：_____

项目总分	项目内容	技术要求	分值	扣分细则		扣分
素质要求 （6分）	报告内容	报告班级、姓名、考试项目时，语言流畅、态度和蔼、面带微笑	2	语言不流畅 面部表情不佳	—1 —1	
	仪表举止	仪表大方，举止端庄，步态轻盈	2	情绪紧张，状态低沉 精神不振，姿态不端正	—1 —1	
	服装头发	服装鞋帽整洁，着装符合职业要求，短发不过肩	2	衣服不整洁，着装不规范 头发凌乱，短发过肩	—1 —1	
操作前 准备 （15分）	评估	患者的病情、意识、自理情况、合作程度、鼻腔状况，解释操作目的及操作的相关事项，征得患者同意，取得患者配合	6	未评估病情、意识、自理情况、合作程度、鼻腔状况　　各—1 未解释　　—1		
	环境	室内温、湿度适宜，安静整洁，光线适中（口述）	2	未口述 口述不全	—2 —1	
	用物	用物准备齐全，摆放合理、美观	2	用物准备不齐全 用物摆放不规范	—1 —1	
	护士	修剪指甲、洗手、戴口罩，报告开始操作（此步骤开始计时）	5	未洗手、未戴口罩　　各—2 护士准备不符合要求　　—1		
操作步骤 （64分）	核对解释	1.携用物至患者床旁 2.核对医嘱、治疗单、患者 3.再次向患者及家属解释	1 2 1	动作粗鲁、引起噪声　　—1 未核对或核对不严谨　　各—1 未向患者及其家属解释　　—1		
	安置体位	1.协助患者取半坐卧位或坐位 2.铺治疗巾于患者颌下 3.弯盘置于患者口角旁	2 1 1	未取舒适体位　　—2 未铺治疗巾　　—1 未放置弯盘　　—1		
	清洁鼻腔	1.用湿棉签清洁鼻腔 2.准备两条胶布	2 2	未清洁鼻腔　　—2 未准备两条胶布　　—2		
	查管标记	1.取胃管，注入少量空气检查是否通畅 2.测量插管深度（成人45～55 cm） 3.做好标记	2 3 1	未检查胃管是否通畅　　—2 未测量插管深度　　—3 测量插管深度方法不正确　　—1 未做标记　　—1		
	润管插入	1.润滑胃管前端 2.缓慢插管，至咽喉部（10～15 cm）嘱患者做吞咽动作，插入预定深度 3.嘱患者张口检查胃管是否盘旋在口腔内 4.如出现呛咳、呼吸困难、发绀等情况应立即拔管，缓解后重插；如出现恶心，可暂停片刻做深呼吸，缓解后插入（口述）	2 5 4 2	未润滑胃管前端　　—2 插管方法不正确　　—3 未嘱患者做吞咽动作　　—2 未检查口腔　　—4 未及时有效处理意外　　—2 未口述　　—1		
	验证固定	1.检查胃管在胃内后，将胃管末端小盖盖上（检查方法有三种，任选一种检查，口述其余两种） 2.用胶布妥善固定胃管	4 2	未检查胃管是否在胃内　　—4 检查方法不正确　　—2 未用胶布固定胃管　　—2 胶布固定不美观、合理　　各—1		
	灌注食物	1.先注入10 mL温开水冲洗胃管 2.缓慢灌注鼻饲液（38～40 ℃，每次小于200 mL），同时观察患者反应 3.再注入10 mL温开水冲洗胃管 4.鼻饲后清洗注射器	2 7 2 1	鼻饲前未冲洗胃管　　—2 鼻饲液温度不合理　　—2 鼻饲速度过快　　—3 未观察患者反应　　—2 鼻饲后未冲洗胃管　　—2 未清洗注射器　　—1		
	反折固定	1.反折胃管末端，用纱布包好 2.固定胃管于枕旁、衣领或大单上 3.取半坐卧位＞30分钟，整理床单位 4.交代注意事项	1 1 2 1	未反折包好胃管末端　　—1 未妥善固定胃管　　—1 未协助患者取半坐卧位　　—2 未交代注意事项　　—1		
	整理记录	1.整理用物 2.洗手 3.脱口罩 4.记录（此步骤计时结束）	1 1 1 1	未分类放置　　—1 未洗手或洗手不规范　　—1 未脱口罩或方法错误　　—1 未记录　　—1		
	拔管清洁	1.核对、解释拔管目的及配合要点 2.置弯盘于患者颌下，胃管末端放在弯盘内，轻轻揭去固定的胶布 3.拔至咽喉部时嘱患者深长呼气，快速拔出 4.清洁患者口鼻及面部，擦去胶布痕迹；协助患者漱口，取舒适体位	1 2 2 1	未核对、解释拔管目的　　—1 未置弯盘　　—1 未揭去胶布或动作粗鲁　　—1 拔除胃管方法不正确　　—2 未清洁患者口鼻及面部　　—1		

续表

项目总分	项目内容	技术要求	分值	扣分细则	扣分
综合评价（10分）	护患沟通	护患沟通有效，解释符合临床实际，操作过程体现人文关怀	2	未沟通、缺少人文关怀、患者感到紧张 —2	
	整体效果	1.程序正确，操作熟练，动作轻柔、稳重、准确 2.患者无不适	4	动作粗鲁、操作不熟练、手法错误、患者不舒适 —2 整体欠佳 —2	
	操作时间	操作时间不超过13分钟	4	操作时间每超30秒（超过15分钟停止操作） —1	
操作时间：					
相关知识			5	一项内容不全或回答错误 —1	
总分			100	累计	

应知应会，学以致用

一、应知应会

1. 如何选择胃管型号？

答：成人可选择 14～16 号胃管，最常用的是 16 号；儿童可选择 8～10 号。

2. 胃管插入 14～16 cm 时，应如何指导或协助患者？

答：①清醒患者，插至 14～16 cm 时，嘱患者做吞咽动作，让患者随"吞咽"的口令边吞咽边插入，顺势将胃管推进至预定位置；②昏迷患者，插至 14～16 cm 时，用左手将患者头部托起，使下颌尽量靠近胸骨柄，缓缓插至预定位置。

3. 鼻饲液的温度是多少？ 一次注入多少？ 两次注入之间需间隔多久？

答：鼻饲液温度是 38～40 ℃；一次注入不超过 200 mL；两次间隔大于 2 小时。

4. 成人插管深度是多少？ 如何测量插管长度？

答：成人插管深度为 45～55 cm。成人测量方法：①鼻尖至耳垂，再至剑突；②前额发际至剑突。儿童测量方法：眉间到剑突与脐中点的距离。

5. 如何验证胃管在胃内？

答：验证胃管在胃内的方法有三种：①将注射器连接胃管末端抽吸，有胃液抽出；②将胃管末端置于盛水的治疗碗内，无气泡逸出；③将听诊器置于患者胃区，用注射器注入 10 mL 空气，可听到气过水声。

6. 鼻饲法的禁忌证有哪些？

答：鼻饲法的禁忌证为食管-胃底静脉曲张、食管癌和食管梗阻。

二、学以致用

1. 如何提升插管成功率？

2. 如何减轻患者在插管过程中的痛苦？

3. 如何保障患者在鼻饲过程中的安全？

（王 科）

技能 13　留置导尿术

扫码看课件

学习目标

1.做到护患同心,能够运用良好的沟通能力取得患者的信任和配合,让患者安心;操作过程中能体现良好的人文关怀。

2.熟练掌握留置导尿术操作技能。

3.掌握护理程序和留置导尿术相关理论知识。

临床案例

吕某,女,45岁,初中文化水平,个体户,因车祸受伤后左下肢发凉2天入院。车祸伤造成复合性外伤,T4、T5脱位,脊髓损伤致截瘫,左股骨开放性骨折,在外院行"左股骨开放性骨折清创内固定术"。术后发现下肢发凉,足背动脉未扪及,尿量减少,色深,伴膀胱炎。患者各项生命体征平稳,在全麻下行"左下肢高位截肢术"。医嘱:外科护理常规;一级护理;流质饮食。患者因高位截瘫,予留置导尿术;伴膀胱炎,予抗感染治疗并膀胱冲洗,bid。

【临床思考】

请分析该患者主要护理诊断及护理要点。

护理诊断

1.完全性尿失禁　与脊髓损伤致高位截瘫有关。

2.焦虑　与担心截肢后生活质量有关。

3.生活自理缺陷　与高位截瘫、截肢有关。

4.体像紊乱　与截肢有关。

5.长期悲伤　与截肢后无法正常活动有关。

护理要点

1.留置导尿术护理

(1)备一次性无菌导尿包,导尿过程严格无菌操作。

(2)留置导尿术后遵医嘱进行膀胱冲洗,冲洗过程严格无菌操作,导尿管末端消毒后用输液管快速滴入2%呋喃西林250 mL,输入膀胱后夹闭导尿管留置30~60分钟,每天2次。定期夹闭导尿管进行膀胱功能训练。妥善固定导尿管,防止扭曲、受压等导致堵塞。定期做尿培养,注意观察尿液的颜色、性质和量等来判断膀胱炎是否好转。

2.换药护理　更换敷料时必须严格执行无菌操作以免造成感染。

3.心理护理　患者因高位截瘫和截肢会有较长时间的悲伤期,护士在护理过程中遇到患者不配合的时候要更耐心、细心一些,要多鼓励、安慰患者,在病情许可的情况下耐心指导患者做好自我照顾,帮助患者慢慢恢复自理能力。

4.康复指导　嘱患者抬高患肢,注意观察伤口情况,避免血肿或伤口撕裂。为防止压疮,可使用气垫床,每2小时翻身1次,翻身时动作要轻柔,勿拉扯、拖拽患者肢体及皮肤。指导患者家属帮助患者被动运动,通过功能锻炼防止肌肉萎缩。

→ 护患同心

(1)导尿过程严格遵守无菌技术操作规范,以防泌尿系统感染。用物一旦污染,要立即更换。

(2)要想患者之所想,准备操作环境时要注意保护患者隐私,要耐心安慰患者,如果是异性,要多找一名与患者同性别的医务工作者陪同。

(3)护士在给患者插管过程中要细心观察患者面部表情变化和肢体动作,及时根据患者反应来调整插管的力度和速度,将不适感控制在患者能忍受的范围内,不可一味求快。操作过程中要贯彻以患者为中心的理念,多思考如何减轻患者的不适。插管前要重视导尿管的润滑,以减轻插管过程中导尿管摩擦尿道黏膜而带来的不适。整个过程中还要不断鼓励、安慰、指导患者。

(4)留置导尿管时,患者心理负担比较重,要用专业知识耐心向患者及其家属解释留置导尿管的原因、留置导尿管期间导尿管的维护及拔管的条件等,充分尊重患者的知情权,让患者主动参与自身健康的维护。

知识链接

留置导尿管的选择技巧

一般男性患者选择导尿管型号为F14～F18号,女性患者选择导尿管型号为F16～F18号,儿童患者选用儿童专用导尿管,型号为F6～F12号。老年人尿道肌较为松弛,收缩力差,尤其是脑卒中患者,往往存在神经调节障碍,宜选择较粗的导尿管,一般为F20～F22号,以防漏尿。

留置导尿术操作流程

一、护患沟通（以女性患者为例）

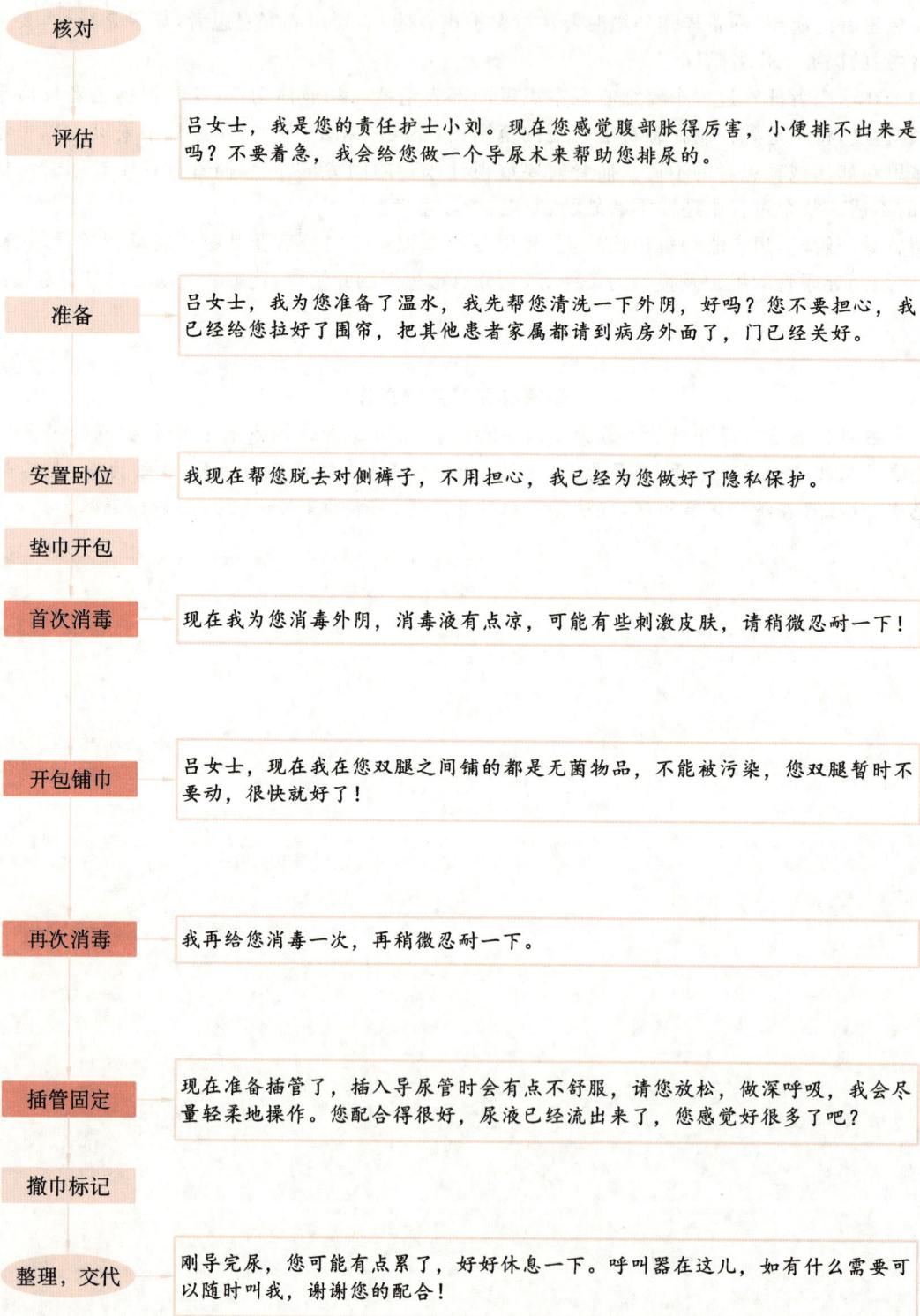

核对

评估 → 吕女士，我是您的责任护士小刘。现在您感觉腹部胀得厉害，小便排不出来是吗？不要着急，我会给您做一个导尿术来帮助您排尿的。

准备 → 吕女士，我为您准备了温水，我先帮您清洗一下外阴，好吗？您不要担心，我已经给您拉好了围帘，把其他患者家属都请到病房外面了，门已经关好。

安置卧位 → 我现在都您脱去对侧裤子，不用担心，我已经为您做好了隐私保护。

垫巾开包

首次消毒 → 现在我为您消毒外阴，消毒液有点凉，可能有些刺激皮肤，请稍微忍耐一下！

开包铺巾 → 吕女士，现在我在您双腿之间铺的都是无菌物品，不能被污染，您双腿暂时不要动，很快就好了！

再次消毒 → 我再给您消毒一次，再稍微忍耐一下。

插管固定 → 现在准备插管了，插入导尿管时会有点不舒服，请您放松，做深呼吸，我会尽量轻柔地操作。您配合得很好，尿液已经流出来了，您感觉好很多了吧？

撤巾标记

整理，交代 → 刚导完尿，您可能有点累了，好好休息一下。呼叫器在这儿，如有什么需要可以随时叫我，谢谢您的配合！

二、女性患者留置导尿术操作流程

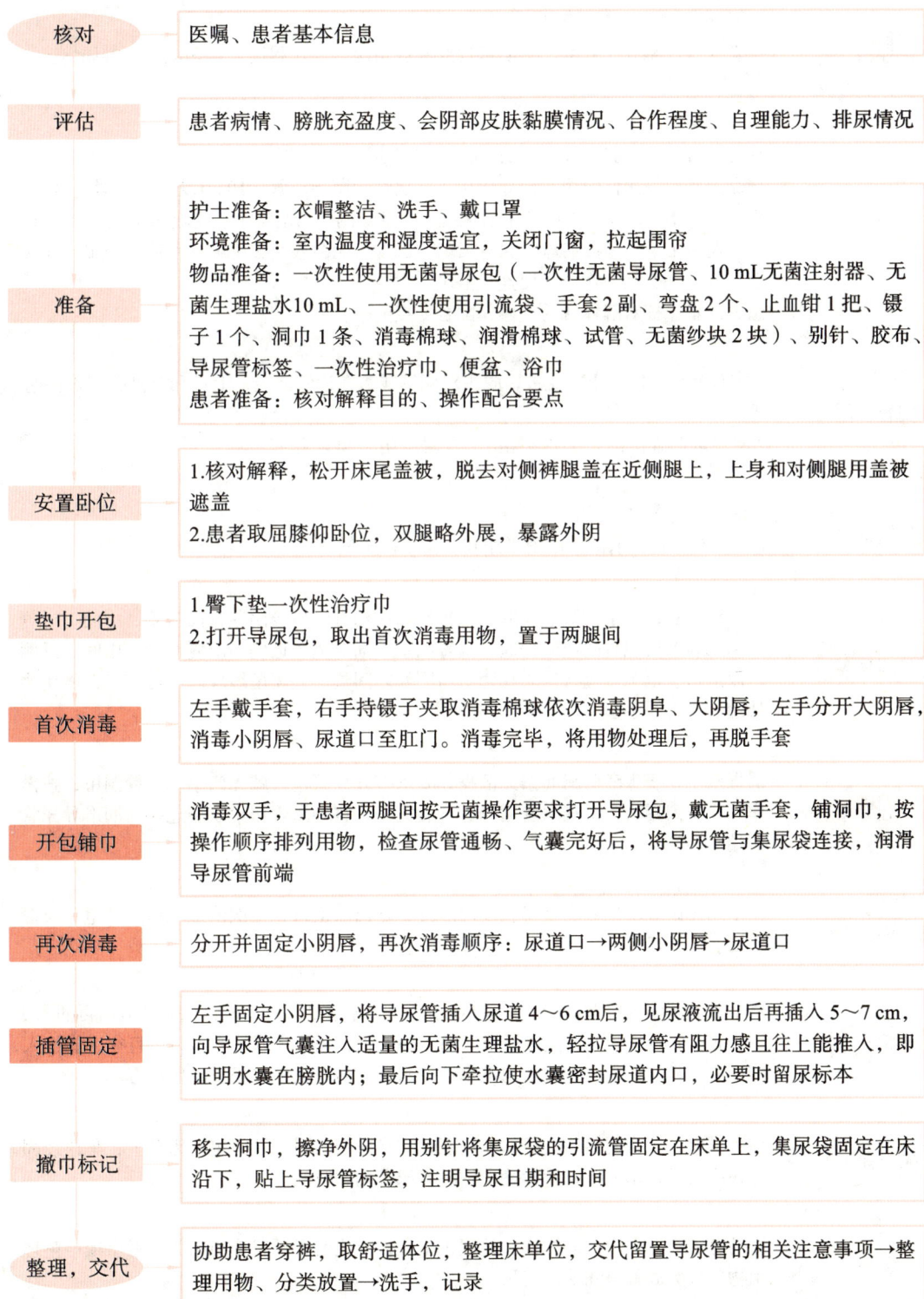

核对 ── 医嘱、患者基本信息

评估 ── 患者病情、膀胱充盈度、会阴部皮肤黏膜情况、合作程度、自理能力、排尿情况

准备 ──
护士准备：衣帽整洁、洗手、戴口罩
环境准备：室内温度和湿度适宜，关闭门窗，拉起围帘
物品准备：一次性使用无菌导尿包（一次性无菌导尿管、10 mL无菌注射器、无菌生理盐水10 mL、一次性使用引流袋、手套2副、弯盘2个、止血钳1把、镊子1个、洞巾1条、消毒棉球、润滑棉球、试管、无菌纱块2块）、别针、胶布、导尿管标签、一次性治疗巾、便盆、浴巾
患者准备：核对解释目的、操作配合要点

安置卧位 ──
1.核对解释，松开床尾盖被，脱去对侧裤腿盖在近侧腿上，上身和对侧腿用盖被遮盖
2.患者取屈膝仰卧位，双腿略外展，暴露外阴

垫巾开包 ──
1.臀下垫一次性治疗巾
2.打开导尿包，取出首次消毒用物，置于两腿间

首次消毒 ──
左手戴手套，右手持镊子夹取消毒棉球依次消毒阴阜、大阴唇，左手分开大阴唇，消毒小阴唇、尿道口至肛门。消毒完毕，将用物处理后，再脱手套

开包铺巾 ──
消毒双手，于患者两腿间按无菌操作要求打开导尿包，戴无菌手套，铺洞巾，按操作顺序排列用物，检查尿管通畅、气囊完好后，将导尿管与集尿袋连接，润滑导尿管前端

再次消毒 ──
分开并固定小阴唇，再次消毒顺序：尿道口→两侧小阴唇→尿道口

插管固定 ──
左手固定小阴唇，将导尿管插入尿道4～6 cm后，见尿液流出后再插入5～7 cm，向导尿管气囊注入适量的无菌生理盐水，轻拉导尿管有阻力感且往上能推入，即证明水囊在膀胱内；最后向下牵拉使水囊密封尿道内口，必要时留尿标本

撤巾标记 ──
移去洞巾，擦净外阴，用别针将集尿袋的引流管固定在床单上，集尿袋固定在床沿下，贴上导尿管标签，注明导尿日期和时间

整理，交代 ──
协助患者穿裤，取舒适体位，整理床单位，交代留置导尿管的相关注意事项→整理用物、分类放置→洗手，记录

三、男性患者留置导尿术操作流程

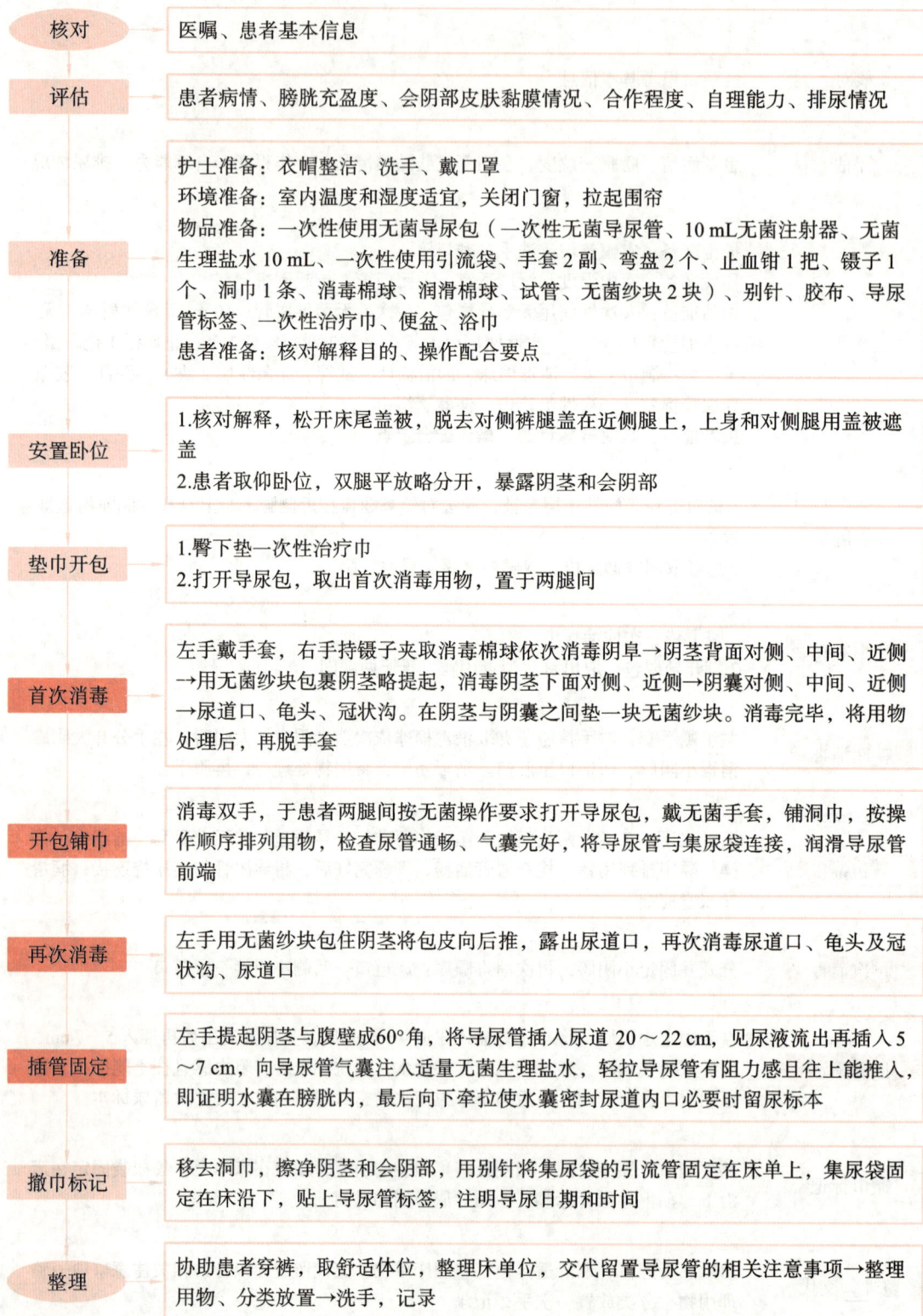

核对 → 医嘱、患者基本信息

评估 → 患者病情、膀胱充盈度、会阴部皮肤黏膜情况、合作程度、自理能力、排尿情况

准备 → 护士准备：衣帽整洁、洗手、戴口罩
环境准备：室内温度和湿度适宜，关闭门窗，拉起围帘
物品准备：一次性使用无菌导尿包（一次性无菌导尿管、10 mL无菌注射器、无菌生理盐水 10 mL、一次性使用引流袋、手套 2 副、弯盘 2 个、止血钳 1 把、镊子 1 个、洞巾 1 条、消毒棉球、润滑棉球、试管、无菌纱块 2 块）、别针、胶布、导尿管标签、一次性治疗巾、便盆、浴巾
患者准备：核对解释目的、操作配合要点

安置卧位 → 1.核对解释，松开床尾盖被，脱去对侧裤腿盖在近侧腿上，上身和对侧腿用盖被遮盖
2.患者取仰卧位，双腿平放略分开，暴露阴茎和会阴部

垫巾开包 → 1.臀下垫一次性治疗巾
2.打开导尿包，取出首次消毒用物，置于两腿间

首次消毒 → 左手戴手套，右手持镊子夹取消毒棉球依次消毒阴阜→阴茎背面对侧、中间、近侧→用无菌纱块包裹阴茎略提起，消毒阴茎下面对侧、近侧→阴囊对侧、中间、近侧→尿道口、龟头、冠状沟。在阴茎与阴囊之间垫一块无菌纱块。消毒完毕，将用物处理后，再脱手套

开包铺巾 → 消毒双手，于患者两腿间按无菌操作要求打开导尿包，戴无菌手套，铺洞巾，按操作顺序排列用物，检查尿管通畅、气囊完好，将导尿管与集尿袋连接，润滑导尿管前端

再次消毒 → 左手用无菌纱块包住阴茎将包皮向后推，露出尿道口，再次消毒尿道口、龟头及冠状沟、尿道口

插管固定 → 左手提起阴茎与腹壁成60°角，将导尿管插入尿道 20～22 cm，见尿液流出再插入 5～7 cm，向导尿管气囊注入适量无菌生理盐水，轻拉导尿管有阻力感且往上能推入，即证明水囊在膀胱内，最后向下牵拉使水囊密封尿道内口必要时留尿标本

撤巾标记 → 移去洞巾，擦净阴茎和会阴部，用别针将集尿袋的引流管固定在床单上，集尿袋固定在床沿下，贴上导尿管标签，注明导尿日期和时间

整理 → 协助患者穿裤，取舒适体位，整理床单位，交代留置导尿管的相关注意事项→整理用物、分类放置→洗手，记录

留置导尿术(女性患者)操作要点解析

操作要点	要点解析	示例图	二维码
用物准备	备齐用物。根据患者的年龄、病情等选择合适大小、质地的导尿管		
首次消毒	1.左手戴无菌手套,注意不要污染 2.置弯盘于近会阴处,弯盘后端放置无菌消毒棉球,前端放置污染棉球 3.依次消毒会阴部		女性患者导尿首次消毒
开包铺巾	1.按照无菌原则在患者双腿间打开导尿包 2.戴无菌手套,铺洞巾,使洞巾和无菌巾形成一无菌区 3.铺洞巾时先展开对侧,再展开近侧,以免跨越无菌区		开包整理用物
排列用物	按操作顺序排列无菌物品,使之处于备用状态,消毒后不能再整理用物		
固定插管	1.左手仍保持分开并固定小阴唇动作 2.右手夹持导尿管前端对准尿道口轻轻插入尿道4~6 cm,见尿液流出再插入5~7 cm 3.向气囊内注入适量的无菌生理盐水,轻拉导尿管有阻力感且往上能推入,即证明水囊在膀胱内		插导尿管
妥善固定	1.卧床时固定于床沿 2.离床活动时,叮嘱患者将引流袋固定在腰部以下,切勿提高超过耻骨联合		

留置导尿术(女性患者)操作评分标准

考生姓名:＿＿＿＿＿＿＿　考生学号:＿＿＿＿＿＿＿　主考老师:＿＿＿＿＿＿＿　考核分数:＿＿＿＿＿＿＿

项目总分	项目内容	技术要求	分值	扣分细则		扣分
素质要求 (6分)	报告内容	报告考生班级、姓名、考试项目时,语言流畅、态度和蔼、面带微笑	2	语言不流畅	－1	
				面部表情不佳	－1	
	仪表举止	仪表大方,举止端庄,步态轻盈	2	情绪紧张,状态低沉	－1	
				精神不振,姿态不端正	－1	
	服装头发	服装鞋帽整洁,着装符合职业要求,短发不过肩	2	衣服不整洁,着装不规范	－1	
				头发凌乱,短发过肩	－1	
操作前 准备 (15分)	评估	患者病情、膀胱充盈度、会阴部皮肤黏膜情况、合作程度、自理能力、排尿情况	6	未评估患者病情、膀胱充盈度、会阴部皮肤黏膜情况、合作程度、自理能力、排尿情况 各－1		
	环境	室内温湿度适宜,安静整洁,光线适中,注意保护患者隐私(口述)	2	未口述	－2	
				口述不全	－1	
	用物	用物准备齐全、摆放合理、美观	2	用物摆放不规范	－1	
				用物准备不齐全或型号不对	－1	
	护士	修剪指甲、洗手、戴口罩,报告开始操作(此步骤开始计时)	5	未洗手、未戴口罩 各－2		
				护士准备不符合要求	－1	
操作步骤 (64分)	核对解释	1.携用物至患者床旁	2	动作粗鲁、引起噪声 各－1		
		2.核对医嘱、治疗单、患者	1	未核对	－1	
		3.再次向患者及其家属解释	1	未向患者及其家属解释	－1	
	安置卧位	1.松开床尾盖被,脱去对侧裤腿盖在近侧腿上	1	未脱对侧裤腿盖近侧腿上	－1	
		2.上身和对侧腿用盖被遮盖	1	上身和对侧腿未用盖被遮盖	－1	
		3.取屈膝仰卧位,双腿略外展	2	未取正确体位	－2	
	垫巾开包	1.臀下垫治疗巾	2	未垫治疗巾	－2	
		2.打开导尿包,取出首次消毒用物,置于患者两腿间	1	消毒用物放置不合理	－1	
	首次消毒	1.左手戴手套,右手持血管钳夹取消毒棉球	3	未戴手套	－2	
				消毒棉球掉落或污染	－1	
		2.消毒顺序:阴阜→大阴唇→左手分开大阴唇,消毒小阴唇,尿道口至肛门(由外向内,自上而下,先对侧再近侧)	6	消毒顺序不正确	－3	
				消毒方法不正确	－2	
				未分开大阴唇	－1	
		3.消毒毕,处理用物,脱手套	1	消毒有遗漏或用物处理不当	－1	
	开包铺巾	1.用快速消毒液消毒双手	2	未消毒双手	－2	
		2.将导尿包置于患者两腿间,按无菌操作要求打开	2	打开导尿包时污染	－2	
		3.戴无菌手套,铺洞巾,使洞巾与包布内面形成一无菌区域,按操作顺序排列用物	7	戴手套污染	－3	
				手套污染未更换	－1	
				铺洞巾时,跨越无菌区	－2	
				排列用物顺序乱	－1	
		4.检查导尿管通畅、气囊完好,将导尿管与集尿袋连接,润滑导尿管前端	3	未检查导尿管	－1	
				未润滑导尿管前端	－1	
				未将导尿管与集尿袋连接	－1	
	再次消毒	1.分开并固定小阴唇	2	未分开并固定小阴唇	－2	
		2.消毒:尿道口→两侧小阴唇→尿道口(内→外→内)	5	消毒顺序不正确	－2	
				消毒方法不正确	－2	
				换弯盘方法不正确	－1	
	插管固定	1.左手继续固定小阴唇	1	左手未继续固定小阴唇	－1	
		2.将导尿管插入尿道 4~6 cm,见尿液流出再插入 5~7 cm	3	插管深度不正确	－2	
				误入阴道并未及时更换导尿管	－1	
		3.向导尿管气囊注入适量的无菌生理盐水,轻拉导尿管有阻力感且往上能推入,即证明导尿管已固定	4	注入盐水量不合理	－2	
				未验证导尿管固定情况	－1	
				验证导尿管固定方法错误	－1	
	撤巾标记	1.将集尿袋和引流管固定在床沿下	2	未妥善固定	－2	
		2.贴上导尿管标签,注明导尿日期和时间	2	未贴导尿管标签	－1	
				未注明导尿日期和时间	－1	
	安置患者	1.协助取舒适体位,整理床单位	2	未协助取舒适体位	－1	
				未整理床单位	－1	
		2.记录导尿时间、尿量、尿液性状和患者反应(此步骤计时结束)	2	未记录	－2	

项目总分	项目内容	技术要求	分值	扣分细则	扣分
操作步骤 (64分)	拔导尿管	1.核对解释拔管目的及配合要点 2.用10 mL空注射器抽净气囊里的生理盐水 3.夹闭导尿管末端轻轻拔出 4.协助患者穿裤 5.记录	1 2 1 1 1	未核对解释拔管目的 —1 未抽净气囊里的生理盐水 —2 拔管动作粗鲁 —1 未协助患者穿裤 —1 未记录 —1	
综合评价 (10分)	护患沟通	护患沟通有效,解释符合临床实际,操作过程体现人文关怀	2	未沟通、缺少人文关怀 各—1	
	整体效果	1.程序正确,操作熟练,动作轻柔,尿道无损伤 2.患者无不适,无菌观念强	2 2	动作粗鲁、操作不熟练 各—1 无菌观念差 —2	
	操作时间	操作时间不超过13分钟	4	操作时间每超30秒(超过15分钟停止操作) —1	
		操作时间:_____			
	相关知识		5	一项内容不全或回答错误 —1	
	总分		100	累计	

留置导尿术(男性患者)操作评分标准

考生姓名:_____　　考生学号:_____　　主考老师:_____　　考核分数:_____

项目总分	项目内容	技术要求	分值	扣分细则	扣分
素质要求 (6分)	报告内容	报告考生班级、姓名、考试项目时,语言流畅、态度和蔼、面带微笑	2	语言不流畅 —1 面部表情不佳 —1	
	仪表举止	仪表大方,举止端庄,步态轻盈	2	情绪紧张,状态低沉 —1 精神不振,姿态不端正 —1	
	服装头发	服装鞋帽整洁,着装符合职业要求,短发不过肩	2	衣服不整洁,着装不规范 —1 头发凌乱,短发过肩 —1	
操作前准备 (15分)	评估	患者病情、膀胱充盈度、会阴部皮肤黏膜情况、合作程度、自理能力、排尿情况	6	未评估患者病情、膀胱充盈度、会阴部皮肤黏膜情况、合作程度、自理能力、排尿情况 各—1	
	环境	室内温度和湿度适宜、安静整洁、光线适中,注意保护患者隐私(口述)	2	未口述 —2 口述不全 —1	
	用物	用物准备齐全、摆放合理、美观	2	用物摆放不规范 —1 用物准备不齐全或型号不对 —1	
	护士	修剪指甲、洗手、戴口罩,报告开始操作(此步骤开始计时)	5	未洗手、未戴口罩 各—2 护士准备不符合要求 —1	
操作步骤 (64分)	核对解释	1.携用物至患者床旁 2.核对医嘱、治疗单、患者 3.再次向患者及其家属解释	2 1 1	动作粗鲁、引起噪声 各—1 未核对或核对不严谨 —1 未向患者及其家属解释 —1	
	安置卧位	1.松开床尾盖被,脱去对侧裤腿盖在近侧腿上 2.上身和对侧腿用盖被遮盖 3.取仰卧位,双腿平放略分开	1 1 2	未脱对侧裤腿盖近侧腿上 —1 上身和对侧腿未用盖被遮盖 —1 未取正确体位 —2	
	垫巾开包	1.臀下垫治疗巾 2.打开导尿包,取出首次消毒用物,置于患者两腿间	2 1	未垫治疗巾 —1 消毒用物放置不合理 —1	
	首次消毒	1.左手戴手套右手持血管钳夹取消毒棉球 2.消毒顺序:阴阜→阴茎→阴囊→左手将包皮向后推,露出尿道口,消毒尿道口、龟头、冠状沟 3.消毒毕,处理用物,脱手套	3 6 1	未戴手套 —2 消毒棉球掉落或污染 —1 消毒顺序不正确 —3 消毒方法不正确 —2 未充分暴露尿道口 —1 消毒有遗漏或用物处理不当 —1	
	开包铺巾	1.用快速消毒液消毒双手 2.将导尿置于患者两腿间,按无菌操作要求打开 3.戴无菌手套,铺洞巾,使洞巾与包布内面形成一无菌区,按操作顺序排列用物 4.检查导尿管通畅、气囊完好,润滑导尿管前端,将导尿管与集尿袋连接	2 1 7 3	未消毒双手 —2 打开导尿包污染 —1 戴手套污染 —2 手套污染未更换 —2 铺洞巾时,跨越无菌区 —2 排列用物顺序乱 —1 未检查导尿管 —1 未润滑导尿管前端 —1 未将导尿管与集尿袋连接 —1	

续表

项目总分	项目内容	技术要求	分值	扣分细则	扣分
操作步骤 (64分)	再次消毒	1.左手将包皮向后推,露出尿道口 2.消毒:尿道口→龟头、冠状沟→尿道口	2 5	未充分暴露尿道口　　　　　　－2 消毒顺序不正确　　　　　　　－2 消毒方法不正确　　　　　　　－2 换弯盘方法不正确　　　　　　－1	
	插管固定	1.左手提起阴茎与腹壁成60°角 2.将导尿管插入尿道20～22 cm后,见尿液流出再插入5～7 cm 3.向导尿管气囊注入适量的无菌生理盐水,轻拉导尿管有阻力感且往上能推入,即证明导尿管已固定	1 4 4	未提起阴茎与腹壁成60°角　　－1 插管深度不正确　　　　　　　－2 污染导尿管未及时更换　　　　－2 注入盐水量不合理　　　　　　－1 未验证导尿管固定情况　　　　－2 验证导尿管固定方法错误　　　－1	
	撤巾标记	1.将集尿袋和引流管固定在床沿下 2.贴上导尿管标签,注明导尿日期和时间	2 2	未妥善固定　　　　　　　　　－2 未贴导尿管标签　　　　　　　－1 未注明导尿日期和时间　　　　－1	
	安置患者	1.协助取舒适体位,整理床单位 2.记录导尿时间、尿量、尿液性状和患者反应(此步骤计时结束)	2 2	未协助取舒适体位　　　　　　－1 未整理床单位　　　　　　　　－1 未记录　　　　　　　　　　　－2	
	拔导尿管	1.核对解释拔管目的及配合要点 2.用10 mL空注射器抽净气囊里的生理盐水 3.夹闭导尿管末端轻轻拔出 4.协助患者穿裤 5.记录	1 1 1 1 1	未核对解释拔管目的　　　　　－1 未抽净气囊里的生理盐水　　　－2 拔管动作粗鲁　　　　　　　　－1 未协助患者穿裤　　　　　　　－1 未记录　　　　　　　　　　　－1	
综合评价 (10分)	护患沟通	护患沟通有效,解释符合临床实际,操作过程体现人文关怀	2	未沟通、缺少人文关怀　　　各－1	
	整体效果	1.程序正确,操作熟练,动作轻柔,尿道无损伤 2.患者无不适,无菌观念强	2 2	动作粗鲁、操作不熟练　　　各－1 无菌观念差　　　　　　　　　－2	
	操作时间	操作时间不超过13分钟	4	操作时间每超30秒(超过15分钟停止操作)　　　　　　　　　　　－1	
		操作时间:＿＿＿＿＿＿＿			
	相关知识		5	一项内容不全或回答错误　　　－1	
	总分		100	累计	

应知应会,学以致用

一、应知应会

1.如何选择导尿管型号?

答:成人可选择F14～F18号导尿管,最常用的是F16号;儿童多选择F6～F12号。

2.男性、女性患者导尿时消毒的顺序是怎样的?

答:女性患者首次消毒:由外向内、自上而下(阴阜→对侧大阴唇→近侧大阴唇→对侧小阴唇→近侧小阴唇→尿道口至肛门;每个部位需消毒2遍);再次消毒:由内向外再向内,自上而下(尿道口→对侧小阴唇→近侧小阴唇→尿道口,每个部位需消毒2遍)。男性患者首次消毒:阴阜→阴茎→阴囊→尿道口、龟头、冠状沟;再次消毒:尿道口、龟头、冠状沟、尿道口。

3.男性、女性患者导尿管插入的深度分别是多少?

答:女性:插入尿道4～6 cm,见尿液流出后插入5～7 cm。男性:插入尿道20～22 cm,见尿液流出后插入5～7 cm。

4.对膀胱高度膨胀且又极度虚弱的患者,首次放尿不超过多少? 为什么?

答:首次放尿不超过1000 mL。因为大量放尿可导致腹压突然降低,大量血液滞留在腹腔血管内,引起患者血压突然下降产生虚脱;还可使膀胱内压力突然降低,引起膀胱黏膜急剧充血而发生血尿。

5.留置导尿术的患者如何预防发生尿路感染?

答:①保持引流通畅,防止扭曲、受压、折叠。②防止逆行感染,每天做会阴护理1～2次,每天更换集尿袋,每周更换导尿管一次;及时放出集尿袋内尿液并记录,倾倒时不可将引流管末端抬高超过耻骨联合。③鼓励患者多饮水,发现尿液浑浊或有沉淀时,及时送检并进行膀胱冲洗。

6. 什么是膀胱功能锻炼?

答:间歇性夹闭导尿管,每 3～4 小时松开一次,尽量不要在夜间睡眠期间进行。

7. 留置导尿术时,水囊的作用是什么? 应该注入多少毫升水?

答:①水囊可以起到固定导尿管和密封尿道内口,防止尿液外渗的作用。②可根据导尿管上注明的气囊容积向气囊注入等量的无菌生理盐水;也可参考经验:导管型号数字减去 6,即为注入气囊水量。

8. 如何验证导尿管前端的水囊是否在膀胱内?

答:向水囊注水时,要密切关注患者的感受;注入完成后轻拉导尿管有阻力感,向上推也可以推进少许,则证明水囊在膀胱内。

二、学以致用

1. 插导尿管成功的关键是什么? 减轻患者痛苦的关键是什么?

2. 如何做到插管时能见尿液流出? 为何见尿液后还能插入 5～7 cm?

3. 在抢救失血性休克患者时,患者呈现无尿状态,插入导尿管后未见尿液流出,怎么处理? 或者只插入了 1～2 cm,可以打开水囊吗?

4. 男性、女性患者有哪些情况是导尿比较困难的? 应该如何处理?

(王　科)

技能 14　大量不保留灌肠术

扫码看课件

学习目标

1.操作中具有同理心,做到护患同心;有较强的沟通能力,能够针对患者个体差异做好人文关怀;具有观察、分析、解决问题的能力和团队合作精神。

2.熟练掌握大量不保留灌肠术操作技能。

3.掌握护理程序和灌肠术相关理论知识。

临床案例

李某,男,60岁,因"反复排便困难3年,加重5天"入院。神志清醒,精神良好,营养中等。主诉腹胀、腹痛,5天未排大便,腹部较硬实且紧张,可见左下腹有明显肠型,肠鸣音减弱,1次/分,触诊左下腹有硬块,轻微压痛,无反跳痛,移动性浊音(一)。肛诊可触及粪块。初步诊断为"老年性便秘"。医嘱:内科护理常规;二级护理;高纤维饮食;大量不保留灌肠一次。

【临床思考】

请分析该患者主要护理诊断及护理要点。

护理诊断

1.**便秘**　与肠蠕动减少有关。

2.**焦虑**　与排便困难有关。

3.**疼痛**　与粪便过硬、排便困难有关。

4.**知识缺乏**　缺乏预防便秘的相关知识。

护理要点

1.大量不保留灌肠的护理

(1)备一次性灌肠袋,遵医嘱配制灌肠溶液。

(2)酌情关闭门窗,用屏风或者床帘遮挡患者,注意保护患者的隐私。

(3)注意以下事项,做好充分评估。①消化道出血、妊娠、急腹症、严重心血管疾病等患者禁忌灌肠。②肝性脑病患者禁用肥皂水灌肠,以减少氨的产生和吸收;充血性心力衰竭和水钠潴留的患者禁用0.9%氯化钠溶液灌肠;伤寒患者灌肠时溶液量不得超过500 mL,液面距肛门高度不超过30 cm。③准确掌握灌肠溶液的浓度、温度、流速、压力和量。老年患者灌肠时宜轻、缓、柔。④灌肠时患者如有腹胀或便意,应嘱患者深呼吸,以减轻不适。⑤灌肠过程中严密观察患者的病情变化,如发现脉速、面色苍白、出冷汗、剧烈腹痛、心慌气急时,应立即停止灌肠并及时与医生联系,给予紧急处理。

2.心理护理　为患者提供安全舒适的环境,了解其感受,并予以安慰、鼓励,讲解便秘的知识,帮助其重建排便习惯,使其以良好心态接受治疗。

3.健康教育　帮助患者及其家属正确认识维持正常排便习惯的意义和获得有关排便的知识。

(1)帮助患者重建正常的排便习惯:指导患者选择一个适合自身排便的时间,理想的排便时间是晨起或餐后 2 小时内,每天定时排便,以形成条件反射;排便时不宜分散注意力如看手机、看书等;不随意使用缓泻剂及灌肠等方法。

(2)合理安排膳食:多食蔬菜、水果、豆类、粗粮等高纤维食物如芹菜、香蕉等;少食辛辣刺激食物;多饮水,尤其是每天晨起或餐前饮一杯温开水,可促进肠蠕动,刺激排便反射;此外,可食用具有润肠通便作用的食物,如黑芝麻、蜂蜜、香蕉、梅子汁等。

(3)鼓励患者适当运动:鼓励患者参加力所能及的运动,按个人需要制订规律的运动计划并协助患者进行,如散步、做操、打太极拳等。每天双手按摩腹部,以脐为中心顺时针方向转圈按摩腹部,力度适中,每组不少于 30 次,以增强胃肠蠕动能力。此外还应指导患者进行增强腹肌和盆底部肌肉的运动,以增加肠蠕动,促进排便。

→ 护患同心

(1)对患者及其家属进行解释,准备操作环境时要注意保护患者隐私。

(2)插管会引发患者不适,要重视导管的润滑。操作前充分指导患者配合,减轻患者的焦虑,插管过程中尽量轻柔,观察患者的反应,关心患者的感受,及时针对患者的表现做出调整。操作后指导患者排便,密切观察病情变化。

(3)作为护士要了解便秘给老年人带来的危害,并运用专业知识,了解患者便秘的原因,并耐心地将健康宣教的内容融入平时的护理中,也可制作视频、小册子等,使患者充分了解维持正常排便习惯的重要性。

知识链接

治疗便秘的其他方法:口服导泻药物

通便药物又称导泻药物,是目前治疗便秘的常用药物,主要包括容积性泻药、渗透性泻药、刺激性泻药,其中乳果糖、硫酸镁和聚乙二醇属于渗透性泻药,都可用于治疗便秘。乳果糖为不被肠道吸收的糖类,可增加肠腔内渗透压,增加肠腔内粪便的容积,刺激肠道蠕动,可用于轻度和中度便秘者。硫酸镁属于盐类泻药,在肠道不完全吸收,在肠腔内形成一定的渗透压,使水分渗入肠腔,刺激肠道蠕动而排便,同时可促使肠壁释放胆囊缩素,致泻作用增加,用于轻中度便秘、慢性便秘的治疗。聚乙二醇属于糖醇,口服后不被肠道吸收、代谢,能有效治疗便秘,可增加局部渗透压,使水分保留在结肠腔内,使大便软化与含水量增加,促进对肠道的推动和排泄,同时含钠量低,不引起肠道净离子的吸收或丢失,可用于轻中度便秘、慢性便秘的治疗。

大量不保留灌肠术操作流程

一、护患沟通

核对

评估 → 您好，李爷爷，请问您的全名是什么呢？麻烦给我看下您的手腕带。现在感觉如何呀？肚子还痛吗？我摸一下可以吗？觉得胀气吗？因为便秘才导致这样的，为了帮您缓解不适，现遵医嘱，要为您进行大量不保留灌肠，您之前有做过这个操作吗？我给您解释一下，我待会从肛门插入一条细的软管，然后灌入配好的39℃左右肥皂水帮助您排便，不用担心哈，我会动作轻柔，过程中有任何的不舒服您可以举手示意，我也会一直关注您的情况，请问您可以配合我吗？请问是否做过痔疮手术呢？我可以先检查一下您肛周皮肤吗？（拉上床帘）操作前有需要的话可以去洗手间，请您稍做休息，我先去准备好用物。

取舒适体位 → 李爷爷，请问您的全名是什么呢？我已备好用物，先拉好床帘，关上门窗，我现在协助您侧躺，请您背对着我，双腿稍弯曲，很好，臀部再往我这边靠，已协助您完成左侧屈膝卧位，您可以把裤子脱至膝盖吗？需要我帮您吗？好的，其他部分我帮您用被子盖着。您稍等，我稍做准备。

灌肠过程 → 李爷爷，现在准备灌入肥皂水了，有任何不适请告知我，您深呼吸，好的，软管正缓慢插入，很顺利，您感觉如何呢？很好，软管顺利进入，现准备灌入肥皂水，有无不适？李爷爷您配合得非常好，肥皂水已完全灌入。现帮您拔管，我会轻轻的。好了，操作完毕，谢谢您的配合！

整理交代 → 李爷爷，我协助您穿好裤子，慢慢躺平。现在感觉如何呢？请您尽量忍耐5～10分钟，床头柜放置了纸巾，便盆在您床底，拖鞋在右侧，如果您需要帮忙，请按铃呼叫我，感谢您的配合！

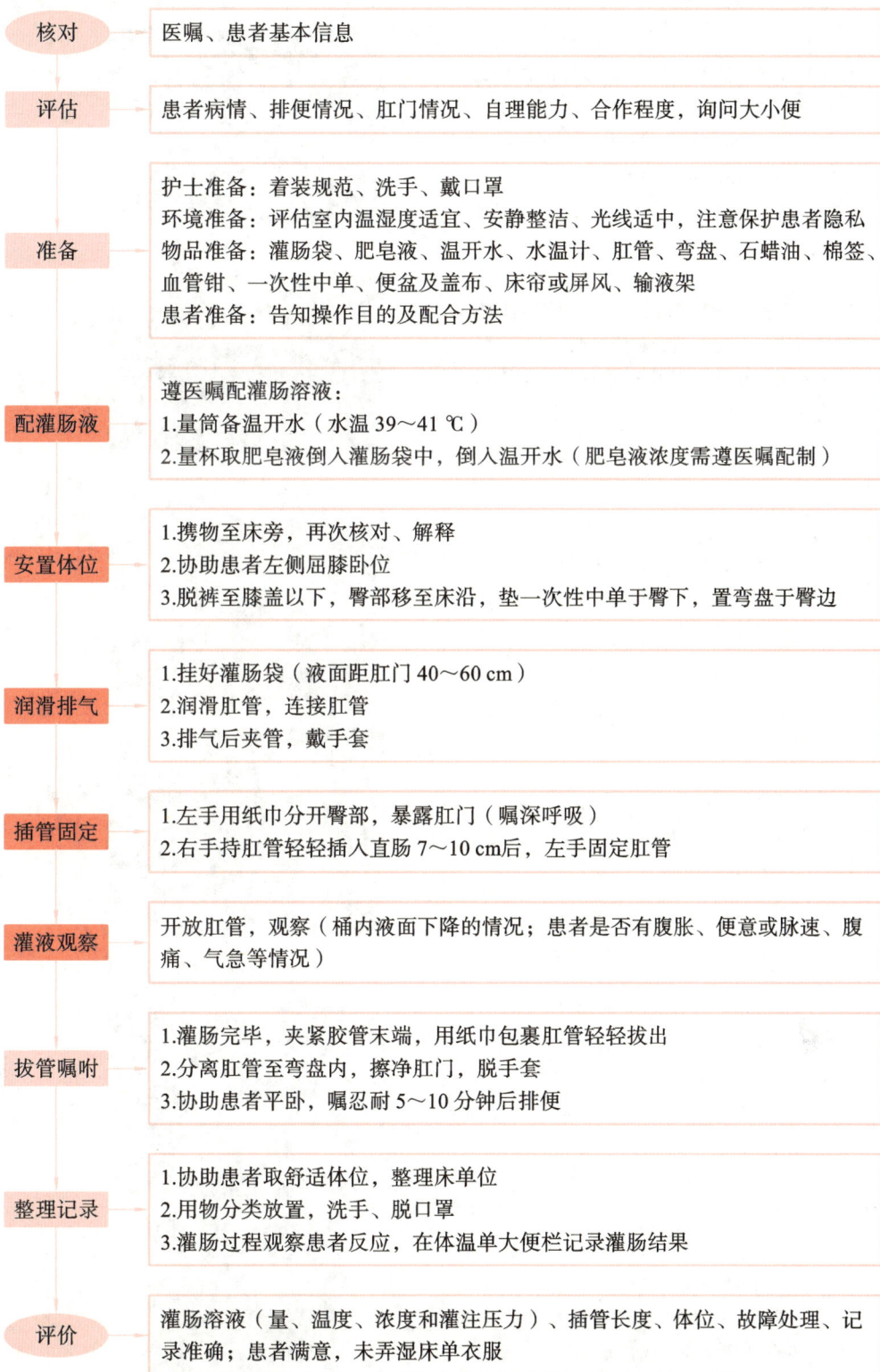

二、操作流程

| 核对 | → | 医嘱、患者基本信息 |

| 评估 | → | 患者病情、排便情况、肛门情况、自理能力、合作程度，询问大小便 |

| 准备 | → | 护士准备：着装规范、洗手、戴口罩
环境准备：评估室内温湿度适宜、安静整洁、光线适中，注意保护患者隐私
物品准备：灌肠袋、肥皂液、温开水、水温计、肛管、弯盘、石蜡油、棉签、血管钳、一次性中单、便盆及盖布、床帘或屏风、输液架
患者准备：告知操作目的及配合方法 |

| 配灌肠液 | → | 遵医嘱配灌肠溶液：
1.量筒备温开水（水温 39～41 ℃）
2.量杯取肥皂液倒入灌肠袋中，倒入温开水（肥皂液浓度需遵医嘱配制） |

| 安置体位 | → | 1.携物至床旁，再次核对、解释
2.协助患者左侧屈膝卧位
3.脱裤至膝盖以下，臀部移至床沿，垫一次性中单于臀下，置弯盘于臀边 |

| 润滑排气 | → | 1.挂好灌肠袋（液面距肛门 40～60 cm）
2.润滑肛管，连接肛管
3.排气后夹管，戴手套 |

| 插管固定 | → | 1.左手用纸巾分开臀部，暴露肛门（嘱深呼吸）
2.右手持肛管轻轻插入直肠 7～10 cm 后，左手固定肛管 |

| 灌液观察 | → | 开放肛管，观察（桶内液面下降的情况；患者是否有腹胀、便意或脉速、腹痛、气急等情况） |

| 拔管嘱咐 | → | 1.灌肠完毕，夹紧胶管末端，用纸巾包裹肛管轻轻拔出
2.分离肛管至弯盘内，擦净肛门，脱手套
3.协助患者平卧，嘱忍耐 5～10 分钟后排便 |

| 整理记录 | → | 1.协助患者取舒适体位，整理床单位
2.用物分类放置，洗手、脱口罩
3.灌肠过程观察患者反应，在体温单大便栏记录灌肠结果 |

| 评价 | → | 灌肠溶液（量、温度、浓度和灌注压力）、插管长度、体位、故障处理、记录准确；患者满意，未弄湿床单衣服 |

大量不保留灌肠术操作要点解析

操作要点	要点解析	示例图	二维码
用物准备	1.注意灌肠溶液的种类、量及温度的选择 2.肥皂水的配制方法： 20％×？（20％肥皂液的量）＝ 0.01％ ×（500～1000 mL）（遵医嘱）		
安置卧位	1.大量不保留灌肠患者采取屈膝左侧卧位，利于液体流入乙状结肠和降结肠 2.阿米巴痢疾病变部位在回盲部,则宜采取右侧卧位		
挂灌肠袋	1.一般情况:液面距肛门 40～60 cm 2.特殊情况:直肠癌或伤寒患者,液面距肛门＜30 cm,以降低压力		
润管排气	1.充分润滑以减轻患者不适 2.润管长度一般约为 10 cm 3.排气→夹管		
插入肛管	1.左手用纸巾分开臀部,暴露肛门 2.嘱患者深呼吸,右手持肛管插入直肠 7～10 cm 3.左手固定肛管,右手调节放液速度,使溶液缓慢流入		 插肛管灌肠
观察处理	1.液面下降过慢或停止,处理:移动或挤捏肛管,使堵塞管孔的粪便脱落 2.患者感觉腹胀或有便意,可嘱患者张口深呼吸,并降低液面高度或暂停片刻 3.出现脉速、面色苍白、出冷汗、剧烈腹痛等异常情况,应立即停止灌肠并通知医生		

大量不保留灌肠术操作评分标准

考生姓名：_____　考生学号：_____　主考老师：_____　考核分数：_____

项目总分	项目内容	技术要求	分值	扣分细则	扣分
素质要求（6分）	报告内容	报告考生班级、姓名、考试项目时,语言流畅、态度和蔼、面带微笑	2	语言不流畅　　　　　　　　　　—1 面部表情不佳　　　　　　　　　—1	
	仪表举止	仪表大方,举止端庄,步态轻盈	2	情绪紧张,状态低沉　　　　　　—1 精神不振,姿态不端正　　　　　—1	
	服装头发	服装鞋帽整洁,着装符合职业要求,短发不过肩	2	衣服不整洁,着装不规范　　　　—1 头发凌乱,短发过肩　　　　　　—1	
操作前准备（15分）	评估	病情、排便情况、肛门情况、自理能力、合作程度、大小便情况	6	未评估病情、排便情况、肛门情况、自理能力、合作程度、大小便情况一项　各—1	
	环境	室内温湿度适宜、安静整洁、光线适中,保护患者隐私（口述）	2	未口述　　　　　　　　　　　　—2 口述不全　　　　　　　　　　　—1	
	用物	用物准备齐全、摆放合理、美观	2	用物摆放不规范　　　　　　　　—1 用物准备不齐全　　　　　　　　—1	
	护士	修剪指甲、洗手、戴口罩,报告开始操作(此步骤开始计时)	5	未洗手、未戴口罩　　　　　各—2 护士准备不符合要求　　　　　　—1	
操作步骤（61分）	核对解释	1.携用物至患者床旁 2.核对医嘱、治疗单、患者 3.再次向患者及其家属解释	2 2 1	动作粗鲁、引起噪声　　　　各—1 未核对或核对不严谨　　　　各—1 未向患者及其家属解释　　　　—1	
	安置体位	1.协助患者取左侧屈膝卧位 2.脱裤至膝部 3.臀部移至床沿,置橡胶单、中单于臀下 4.臀边放弯盘	2 1 3 2	未协助患者更换体位　　　　　—2 裤未脱至膝下　　　　　　　　—1 臀部未移至床沿　　　　　　　—1 未垫橡胶单、中单　　　　各—1 未放弯盘　　　　　　　　　　—2	
	润管排气	1.挂灌肠袋(液面距肛门40~60 cm) 2.润滑肛管前端,连接肛管 3.排气→夹管	2 2 4	灌肠袋高度不正确　　　　　　—2 未润滑或未连接　　　　　各—1 未排气　　　　　　　　　　　—2 排液过多　　　　　　　　　　—1 未夹管　　　　　　　　　　　—1	
	插管放液	1.戴手套 2.左手用纸巾分开臀部,暴露肛门 3.嘱患者深呼吸,右手持肛管插入直肠7~10 cm 4.左手固定肛管,右手调节放液速度,使溶液缓慢流入 5.观察患者情况,口述患者不适时的处理方法 6.待溶液即将灌完时夹管	2 1 4 7 3 2	未戴手套　　　　　　　　　　—2 未完全暴露肛门　　　　　　　—1 未嘱患者深呼吸　　　　　　　—1 插管深度不正确　　　　　　　—3 未用手固定肛管　　　　　　　—3 放液速度不合适　　　　　　　—4 未口述　　　　　　　　　　　—3 口述不全　　　　　　　　　　—1 未夹管　　　　　　　　　　　—2	
	拔管	1.用纸巾包裹肛管后拔出,置弯盘内,擦净肛周 2.脱手套 3.协助患者平卧 4.将便盆、手纸、呼叫器放易取处 5.嘱患者忍耐5~10分钟后再排便	5 2 2 3 3	未用纸巾包裹肛管　　　　　　—1 肛管未放弯盘内　　　　　　　—2 未擦净肛周　　　　　　　　　—2 未脱手套　　　　　　　　　　—2 未协助患者平卧　　　　　　　—2 未备便盆、手纸、呼叫器　各—1 未嘱患者忍便　　　　　　　　—3	
	整理记录	1.整理用物 2.洗手 3.脱口罩 4.记录(此步骤计时结束)	1 2 2 1	未分类放置一项　　　　　　　—1 未洗手或洗手不规范　　　各—1 未脱口罩或方法错误　　　各—1 未记录　　　　　　　　　　　—1	
综合评价（13分）	护患沟通	护患沟通有效,解释符合临床实际,操作过程体现人文关怀	3	未沟通、缺少人文关怀、患者感到紧张—1	
	整体效果	1.程序正确、操作熟练、动作轻柔、擦洗手法准确 2.患者无不适,无弄湿床单、衣服	4 2	动作粗鲁、操作不熟练、手法错误、患者不舒适　　　　　　　　　各—1 整体欠佳　　　　　　　　　　—2	
	操作时间	操作时间不超过7分钟	4	操作时间每超30秒(超过9分钟停止操作)　　　　　　　　　　—1	
		操作时间：_____			
相关知识			5	一项内容不全或回答错误　　　—1	
总分			100	累计	

应知应会，学以致用

一、应知应会

1. 灌肠有哪些禁忌证？

答：肝性脑病患者禁用肥皂水灌肠；充血性心力衰竭和水钠潴留患者禁用 0.9％氯化钠溶液灌肠；急腹症、消化道出血、妊娠、严重心血管疾病等患者禁忌灌肠。灌肠前必须充分评估患者，及早识别灌肠禁忌。

2. 为什么灌肠前一定要润管排气，拔管时需要夹管？

答：便于插入肛管，防止气体进入直肠。拔管时需要夹管，避免拔管时空气进入肠道及灌肠液和粪便随管流出。

3. 为什么大量不保留灌肠时要嘱患者保留灌肠溶液 5～10 分钟后再排便？

答：使灌肠溶液在肠中有足够的作用时间，以利粪便充分软化容易排出。

4. 为什么灌肠时筒内液面高于肛门 40～60 cm？还需要注意什么？

答：保持一定灌注压力和速度，灌肠筒过高，压力过大，液体流入速度快，不易保留，而且易造成肠道损伤。伤寒患者灌肠时灌肠筒内液面不得高于肛门 30 cm，液体量不得超过 500 mL。

二、学以致用

1. 请以表格形式列出大量不保留灌肠、小量不保留灌肠以及清洁灌肠的区别要点。

灌肠术种类	溶液	量	温度	卧位	压力	深度	保留时间
大量不保留灌肠							
小量不保留灌肠							
清洁灌肠							

2. 为患者灌肠时，护士无法插入肛管，有可能是什么原因导致的？

3. 灌肠的并发症有哪些？如何预防？

4. 患者能否通过长期灌肠来缓解便秘呢？

（张冬玲）

技能 15　口服给药法

扫码看课件

学习目标

1. 能够以患者为中心,关心患者,具有慎独精神,尊重患者的用药知情权,具有团队合作精神。
2. 能运用口服给药法,为患者提供安全用药,观察用药后治疗效果和不良反应。
3. 掌握查对制度,取药、配药程序,不同药物的性能及影响其疗效的因素。

临床案例

张某,女,60 岁,因急性上呼吸道感染入院。主诉:气短、鼻塞、流鼻涕、咳嗽、咳黄色黏痰 3 天。入院后测生命体征:T 39 ℃,HR 108 次/分,R 26 次/分,BP 130/72 mmHg。遵医嘱给予阿莫西林 0.5 g,tid;维生素 C 片 0.1 g,tid;止咳糖浆 10 mL,tid。

【临床思考】

请分析该患者主要护理诊断及护理要点。

护理诊断

1. **清理呼吸道无效**　与呼吸道感染、痰液黏稠有关。
2. **气体交换受损**　与鼻塞、呼吸道分泌物过多、痰液黏稠有关。
3. **体温过高**　与病毒或细菌感染有关。
4. **舒适度的改变**　与鼻塞、流涕、通气不足有关。

护理要点

1. **用药护理**　遵医嘱定时定量用药,注意观察药物的疗效及不良反应。患者服用抗生素时必须准时给药,以维持药物在血液中的有效浓度;止咳糖浆对呼吸道黏膜有安抚作用,服用后不宜立即饮水,以免冲淡药液、降低疗效,故在口服药中最后服用止咳糖浆。

2. **高热护理**　遵医嘱进行物理降温,患者出汗后应及时更换内衣和被褥,保持皮肤清洁和干燥,注意保暖。

3. **休息与活动**　保持病室内温湿度适宜和空气流通,保证充分休息。

4. **饮食护理**　选择清淡、富含维生素、易消化的食物,并保证足够热量,保证每天饮水量在 1500 mL 以上,有利于呼吸道黏膜的湿润而利于痰液排出。

5. **促进有效排痰**　必要时遵医嘱给予雾化吸入以稀释痰液。

6. **健康指导**　指导患者生活规律、劳逸结合、坚持适当的体育锻炼,以增强体质,提高抵抗力。保持室内空气流通,避免受凉、过度疲劳等感染诱因,在疾病高发季节少去公共场所。

护患同心

(1)严格执行查对制度,防止差错,保证用药安全有效。

（2）耐心向患者及其家属解释用药的目的及注意事项，使患者充分理解后配合服药，从而提高用药依从性。遵医嘱增加或停用某种药物时，应及时告知患者。

（3）具有慎独、严谨的工作作风，保证配药和取药过程剂量准确、不污染药物。

知识链接

医护移动扫码终端（PDA）

PDA是一款信息化便携装备。PDA以医院现有信息系统为基础，移动手持数据采集终端为硬件，采集患者、药品、物资信息，储存相关信息，并借助无线网络实时传输信息到数据库中心，从而准确将人与物关联，提高工作效率，减少医疗差错与事故。

以护士发药为例：护士通过PDA随时获取患者医嘱信息，使用PDA扫描药袋上的二维码后，PDA上能显示患者信息和药品相关信息（包括床号、姓名、医嘱名称、执行时间等），然后扫描患者手腕带上的二维码，若扫描信息符合，PDA显示发药成功，则责任护士进行发药，医嘱的执行时间和执行人等信息直接保存到数据库中心，若扫描出现与患者不符合时，PDA则会发生错误的声音，提醒护士及时纠正，这在很大程度上杜绝了用药错误。

口服给药法操作流程

一、护患沟通

核对

评估 → 张女士，由于您上呼吸道感染，根据医嘱需要给您服用消炎、止咳、化痰药和维生素C，您对什么药物过敏吗？您以前有服用过类似的药吗？请问您最近吃东西有感觉到困难、呛咳或其他不适吗？请您张开嘴巴让我看一下口腔黏膜情况，您的口腔黏膜无红肿和溃烂，您先休息，我一会过来给您发药。

准备 → 张女士，阿莫西林可以起到消炎的作用，维生素C可以增强免疫力，止咳糖浆起到化痰平喘的作用。您先服用药片，最后再喝止咳糖浆。

备药

严格查对

正确取药

再次核对

发药

准备分发

核对解释 → 您是坐起来还是帮您摇高一点床头呢？先服阿莫西林、维生素C，最后喝止咳糖浆，喝完后半小时内不要喝水，以免冲淡药液，降低疗效。

协助服药

整理、交代 → 张女士，您的药物服用完毕，您感觉怎么样？抗生素类药物可能会引起消化道的不适，但停药以后这种现象就会缓解，请您不要担心，半小时后可以喝水，平时要注意多喝水，可以促进痰液排出，您要注意多休息，呼叫器在这儿，如有什么需要可以随时叫我，谢谢您的配合！

二、操作流程

核对	医嘱、患者基本信息

评估	患者的病情及治疗情况；患者的吞咽能力，有无口腔、食管疾病；有无恶心、呕吐状况；患者遵医行为，是否配合服药；患者对药物相关知识了解程度；药物过敏史及药物使用情况

准备	护士准备：衣帽整洁、洗手、戴口罩 环境准备：环境清洁，室内温湿度适宜，光线充足 用物准备：服药本、药物标签、药杯、量杯、药匙、滴管、研钵、湿纱布、水壶（备温开水），根据需要另备纸、吸管 患者准备：了解口服给药的目的和用药的注意事项

备药

严格查对	1.核对服药本与药物标签，按床号将药物标签插入药盘内，放好药杯 2.对照服药本上床号、姓名、药名、浓度、剂量、时间进行配药，执行查对制度

正确取药	1.固体药：用药匙取。粉剂、含化片用纸包好，放入药杯 2.水剂：用量杯取。应先摇匀药液，开瓶盖，内面朝上，一手持量杯，拇指置于所需刻度，并使药液水平与量杯刻度同高，保证剂量刻度与视线齐平，以保证剂量准确；另一手持药瓶，瓶签向掌心，倒药液至所需刻度，再倒入药杯内。倒毕，用湿纱布擦净瓶口，盖好瓶盖放回原处。更换药液品种时，应洗净量杯再用，同时服用几种药液者，药液应分别放置在不同量杯中 3.油剂、滴剂药量不足1 mL：在药杯内倒入少量温开水，以滴计算的药液用滴管吸取，滴药时滴管稍倾斜，使药量准确。1 mL按 15 滴计算

再次核对	摆药完毕，物归原处，并根据服药本重新核对一遍，发药前由另一护士再核对一次，确保准确无误

发药

准备分发	携带服药本，准备温开水，发药前了解患者有关情况

核对解释	备齐用物携至床旁，核对床号、姓名、药名、剂量、浓度、时间，确认无误后再发药。协助患者取舒适体位，并给予用药指导

协助服药	视患者病情、年龄等灵活运用不同方法，确认患者已服药后方可离开，特别是麻醉药、催眠药、抗肿瘤药等要仔细观察

消毒整理	服药后，收回药杯。先浸泡消毒，后冲洗清洁（盛油剂的药杯，先用纸擦净再做初步消毒），再消毒备用。一次性药杯集中消毒后销毁

口服给药法操作要点解析

操作要点	要点解析	示例图	二维码
用物准备	服药本、药物标签、药杯、量杯、药匙、滴管、研钵、湿纱布、水壶（备温开水），根据需要另备纸、吸管		
严格查对	1.核对服药本与药物标签，按床号将药物标签放入药盘内，放好药杯 2.对照服药本上床号、姓名、药名、浓度、剂量、时间进行配药，执行查对制度		 严格查对
正确取药	1.固体药：用药匙取。粉剂、含化片用纸包好，放入药杯中 2.水剂：用量杯取 3.油剂、滴剂药量不足 1 mL：在药杯内倒入少量温开水		 正确取药
再次核对	1.根据服药本重新核对一遍 2.发药前由另一护士再核对一次，确保准确无误		
协助服药	视患者病情、年龄等灵活运用不同方法协助服药，确认患者已服药后方可离开		

口服给药法操作评分标准

考生姓名：_____　　考生学号：_____　　主考老师：_____　　考核分数：_____

项目总分	项目内容	技术要求	分值	扣分细则		扣分
素质要求（6分）	报告内容	报告考生班级、姓名、考试项目时，语言流畅、态度和蔼、面带微笑	2	语言不流畅 面部表情不佳	−1 −1	
	仪表举止	仪表大方，举止端庄，步态轻盈	2	情绪紧张，状态低沉 精神不振，姿态不端正	−1 −1	
	服装头发	服装鞋帽整洁，着装符合职业要求，短发不过肩	2	衣服不整洁，着装不规范 头发凌乱，短发过肩	−1 −1	

项目总分	项目内容	技术要求	分值	扣分细则	扣分
操作前准备（15分）	评估	患者的病情及治疗情况；患者的吞咽能力，有无口腔、食管疾病；有无恶心、呕吐状况；患者遵医行为，是否配合服药；患者对药物相关知识了解程度；药物过敏史及药物使用情况	6	未评估患者的病情及治疗情况；患者的吞咽能力、有无口腔、食管疾病；有无恶心、呕吐状况；患者遵医行为，是否配合服药；患者对药物相关知识了解程度；药物过敏史及药物使用情况　　各－1	
	环境	环境清洁，室内温湿度适宜，光线充足（口述）	2	未口述　　　　　－2 口述不全　　　　－1	
	用物	用物准备齐全，摆放合理、美观	2	用物摆放不规范　　－1 用物准备不齐全或不对－1	
	护士	修剪指甲、洗手、戴口罩，报告开始操作（此步骤开始计时）	5	未洗手、未戴口罩　各－2 护士准备不符合要求　－1	
操作步骤（64分）	严格查对	1.核对服药本与药物标签，按床号将药物标签放入药盘内，放好药杯	6	未核对服药本和小药卡－2 未将药物标签放入药盘内－2 未正确放置药杯　　－2	
		2.对照服药本上床号、姓名、药名、浓度、剂量、时间进行配药，执行查对制度	6	未执行查对制度　　－4 查对不全　　　　－2	
	正确取药	1.固体药：用药匙取。粉剂、含化片：用纸包好，放入药杯中。水剂：用量杯取	3	取药方法错误　　　－3	
		2.应先摇匀药液，开瓶盖，内面朝上，一手持量杯，拇指置于所需刻度，并使药液水平与量杯刻度同高，保证剂量刻度与视线齐平，以保证剂量准确；另一手持药瓶，瓶签向掌心，倒药液至所需刻度，再倒入药杯内	2	计量不准确　　　　－2	
		3.倒毕，用湿纱布擦净瓶口，盖好瓶盖放回原处	4	污染药物　　　　　－2 浪费药物　　　　　－2	
		4.更换药液品种时，应洗净量杯再用，同时服用几种药液者，药液应分别放置在不同量杯中	4	更换药液品种未洗净量杯－2 几种药液混合　　　－2	
		5.油剂、滴剂药量不足1 mL：在药杯内倒入少量温开水，以滴计算的药液用滴管吸取，滴药时滴管稍倾斜，使药量准确。1 mL按15滴计算	2	取油剂、滴剂未在药杯中加入温开水　　－2	
	再次核对	1.摆药完毕，物归原处 2.根据服药本重新核对一遍 3.发药前由另一护士再核对一次，准确无误	2 3 3	物品未归放　　　　－2 未重新核对　　　　－3 未双人核对　　　　－3	
	准备发药	1.携带服药本 2.准备温开水 3.发药前了解患者有关情况	2 3 2	未携带服药本　　　－2 未准备温开水　　　－3 发药前未了解患者情况－2	
	核对解释	1.备齐用物携带床旁，核对床号、姓名、药名、剂量、浓度、时间，确认无误后再发药 2.协助患者取舒适体位 3.并给予用药指导	3 2 3	未再次核对或核对不全－3 未取舒适体位　　　－2 未给予用药指导　　－3	
	协助服药	1.视患者病情、年龄等灵活运用不同方法协助服药，确认患者已服药后方可离开 2.麻醉药、催眠药、抗肿瘤药等要仔细观察	3 2	未确认患者服下　　－3 未观察药物反应　　－2	
	消毒整理	1.服药后，收回药杯、药盘 2.先浸泡消毒，后冲洗清洁（盛油剂的药杯，先用纸擦净再作初步消毒），再消毒备用，一次性药杯集中消毒后销毁（口述） 3.洗手 4.记录	2 3 2 2	未收回药杯、药盘　－2 未口述　　　　　－3 未洗手　　　　　－2 未记录　　　　　－2	
综合评价（10分）	护患沟通	护患沟通有效，解释符合临床实际，操作过程体现人文关怀	2	未沟通、缺少人文关怀，患者感到紧张　　各－1	
	整体效果	1.遵循查对制度，操作规范、熟练、有序 2.患者配合安全正确服药，达到治疗效果	4	操作不规范、不熟练，程序混乱　各－1 患者未能配合，效果欠佳－2	
	操作时间	操作时间不超过4分钟	4	操作时间每超30秒（超过6分钟停止操作）　　　　－1	
		操作时间：_____			
	相关知识		5	一项内容不全或回答错误－1	
	总分		100	累计	

应知应会，学以致用

一、应知应会

1. 口服给药查对制度包括哪些？

答：五个准确：准确的药物、准确的剂量、准确的途径、准确的时间、准确的患者。三查：备药时与备药后查，发药、注射、处置前查，发药、注射、处置后查。八对：姓名、床号、药名、浓度、剂量、时间、方法、有效期。

2. 简述口服给药的注意事项。

答：①严格遵医嘱给药、执行查对制度和无菌操作原则。一次仅能取出一位患者的药物，确保患者用药安全。②发药前应了解患者的有关情况，如患者不在或因故暂时不能服药，则不能分发药物，同时应做好交接班。③观察患者服药后的治疗效果和不良反应，有异常情况及时与医生联系，酌情处理。④对于生活不能自理的患者，应取半坐卧位喂药，切勿让患者平躺喂药，以防药液进入气管，发生呛咳或误吸。⑤通常用40～60 ℃温开水行口服用药，禁用茶水、咖啡、饮料等服药。⑥婴幼儿、上消化道出血患者服用固体药时，需研碎后再口服。⑦对于肠溶片、控释片、缓释片、舌下含片，嘱患者切忌研碎或嚼碎。⑧遵医嘱增加或停用某种药物时，应及时告知患者。⑨服用多种药物时，注意药物间的配伍禁忌。

3. 如何正确取不同剂型的药物？

答：①固体药：用药匙取。粉剂、含化片：用纸包好，放入药杯中。水剂：用量杯取。②步骤：应先摇匀药液，开瓶盖，内面朝上，一手持量杯，拇指置于所需刻度，并使药液水平与量杯刻度同高，保证剂量刻度与视线齐平，以保证剂量准确；另一手持药瓶，瓶签向掌心，倒药液至所需刻度，再倒入药杯内。③注意事项：倒毕，用湿纱布擦净瓶口，盖好瓶盖放回原处；更换药液品种时，应洗净量杯再用，同时服用几种药液者，药液应分别放置在不同量杯中。④油剂、滴剂药量不足 1 mL：在药杯内倒入少量温开水，以滴计算的药液用滴管吸取，滴药时滴管稍倾斜，使药量准确。1 mL 按 15 滴计算。

4. 发药时若患者或其家属提出疑问，护士该怎么做？

答：护士应认真听取，重新核对，确认无误后耐心解释。

二、学以致用

1. 如何协助病情较重、年龄较小、精神疾病等不能完全配合的患者口服药物？

2. 如何为鼻饲患者喂服固体药？

（刁杏玲）

技能 16　青霉素过敏试验

扫码看课件

学习目标

1.具有慎独、严谨的工作作风;做好查对,防止差错,保证给药安全;具有观察、分析、解决问题的能力和团队合作精神。

2.熟练掌握青霉素过敏试验操作技能。

3.掌握护理程序和青霉素过敏试验的相关理论知识。

临床案例

韩某,男,71 岁,汉族,大专文化水平,退休职工。因"咽喉疼痛 2 天,吞咽困难 1 天"到医院就诊。患者 2 天前劳累后出现咽痛,自行用药后疼痛无缓解。因症状逐渐加重,不敢吞咽,出现张口受限,伴有左侧耳部疼痛。查体:T 38.5 ℃,R 32 次/分,P 100 次/分,律齐,BP 100/70 mmHg,神志清醒。喉黏膜急性充血,咽部扁桃体Ⅲ度肿大,表面散布黄色脓点,左下颌淋巴结肿大,有压痛,肺部听诊及胸腹检查未见异常。实验室检查结果:痰涂片结果:链球菌感染。血液检查:白细胞计数 $44×10^9$/L。患者近 2 年来常有咽痛,口腔溃疡。既往无其他基础疾病,诊断:化脓性扁桃体炎。

医嘱:①生理盐水注射液 100 mL＋青霉素 480 万 U/静脉滴注,bid;②青霉素皮试,st。

【临床思考】

请分析该患者主要护理诊断及护理要点。

护理诊断

1.体温过高　与链球菌感染有关。

2.疼痛　与化脓性扁桃体炎有关。

3.吞咽障碍　与扁桃体Ⅲ度肿大有关。

护理要点

1.发热的护理

(1)密切关注患者生命体征,每天测量 2 次体温并做好记录;遵医嘱协助患者进行各项常规检查,特别是白细胞计数,可用温盐水漱口加强口腔护理,重点清洁患者口腔、扁桃体隐窝处分泌物。

(2)首选局部冰敷、温水擦浴等物理降温方法;必要时(体温超过 38.5 ℃或物理降温无明显效果时)遵医嘱给予药物降温。降温处理 30 分钟后测量体温并记录;降温过程中如出汗过多要注意更换衣服,必要时更换床单、床褥等;增加休息与睡眠,加强生活护理,动态监测患者体温变化,持续高热不退 2 天以上,应进一步完善临床检查,调整治疗方案。

2.疼痛的护理　加强对疼痛的评分,动态观察病情的变化。对于轻度疼痛患者采取注意力转移法,如听音乐、看电视、聊天等;如果疼痛难忍,则可以使用冰块进行冰敷。嘱患者少说话,防止咳嗽。保持病室内空气湿润,减少干燥环境对咽喉的刺激。

3.饮食护理　患者存在吞咽困难的问题,需要嘱其家属为其提供营养丰富、易消化的半流质或者流质饮食,少食多餐,不可食辛辣、刺激食物。如果患者持续难以吞咽,则可为其注射营养液,维持其营养状况。

4.健康指导 向患者及其家属讲解引起扁桃体炎的相关因素,提高患者对疾病的认知,进而消除不安、焦虑的心理。扁桃体炎容易反复发作,在日常生活中需注意保持口腔卫生,饭前饭后勤漱口,保持口腔清洁,多饮水,保持口腔湿润。引导患者多进行户外活动,如打太极拳、慢跑等运动来增强体质,预防疾病反复发作。对老年人来说,要多关注发热感染对基础疾病造成的影响。

→ 护患同心

(1)化脓性扁桃体炎会伴有疼痛症状,且患者张口不便,尽量减少复杂的问答,让患者少说话,多倾听,多休息。

(2)化脓性扁桃体炎具有起病急、病情发展快的特点,易导致患者出现一系列不适症状,甚至会累及扁桃体之外的其他器官。本案例患者为老年人,因机体机能减退,导致出现临床表现不典型,全身症状更为显著的特点,再加上对所患疾病缺乏正确认知,对坚持服药、输液等治疗措施的依从性差,所以导致病情反复,治疗效果欠佳。

(3)在护理的过程中不仅要针对患者的病情、饮食、用药等方面展开护理干预,同时还需强化对患者及其家属的健康宣教,加强对化脓性扁桃体炎的发生机制、危害性、护理方法做进一步的了解,以便在日常生活中加强防护,更大程度上促进患者的健康。同时让患者保持乐观、积极向上的生活态度,以便更好地面对疾病。

知识链接

头孢菌素皮试液配制

头孢菌素 0.5 g 加生理盐水 2 mL,则 1 mL 含 250 mg。取上液 0.2 mL,加生理盐水至 1 mL,则 1 mL 含 50 mg。取上液 0.1 mL,加生理盐水至 1 mL,则 1 mL 含 5 mg(5000 μg)。取上液 0.1 mL,加生理盐水至 1 mL,则 1 mL 含 500 μg。

青霉素过敏试验操作流程

核对 → 医嘱，患者基本信息，药物名称、剂量、有效期等

评估 →
1.患者情况：病情、意识情况、心理状况、进食情况、用药史、过敏史、家族史、对药物认知情况及配合程度
2.局部情况：注射部位皮肤情况
3.用药过敏史：有→报告医生，停医嘱→记录

准备 →
护士准备：着装规范、洗手、戴口罩
环境准备：整洁安静、温湿度及光线合适、方便进行抢救
物品准备：注射盘（75%乙醇消毒液、无菌棉签、砂轮、无菌纱块、弯盘、启瓶器）、无菌盘（1 mL注射器、注射针头、青霉素80万U、0.9%氯化钠注射液（生理盐水）10 mL）、皮试急救盒（0.1盐酸肾上腺素1支）、医嘱卡、注射卡、注射单、小标签
患者准备：告知操作目的及配合方法，切勿空腹

准备配制 →
1.核对医嘱：双人核对
2.检查药液质量并开瓶：检查青霉素密封瓶质量后开瓶消毒（自瓶口中心点开始，螺旋向外消毒）2次
3.检查注射器：检查包装并检查→接紧针头与针筒连接处→松动抽筒→检查针头（针头无倒钩、无弯曲、锋利）→准备抽药

配皮试液 →
1.选择5 mL注射器抽吸生理盐水4 mL，注入青霉素瓶中，摇匀（使1 mL=20万U）
2.用1 mL注射器取上液0.1 mL＋生理盐水0.9 mL摇匀（1 mL=2万U）
3.取上液0.1 mL＋生理盐水0.9 mL摇匀（1 mL=2000 U）
4.取上液0.25 mL＋生理盐水0.75 mL摇匀（1 mL=500 U）或取上液0.1 mL＋生理盐水0.9 mL摇匀（1 mL=200 U）

配制后处理 →
1.再次核对，更换针头
2.将皮试液置于无菌治疗盘内，并贴上标签

整理 → 整理用物、分类放置，并洗手、记录

青霉素过敏试验操作要点解析

操作要点	要点解析	示例图	二维码
操作准备	1.准备急救物品(注射器、1：1000盐酸肾上腺素、棉签、砂轮、75％乙醇) 2.做好患者病情评估 3.此操作不宜空腹进行		
配皮试液	1.青霉素皮试液应现配现用 2.青霉素皮试液按规范配制 3.配完青霉素皮试液应更换针头进行注射 4.贴标签		配皮试液

青霉素过敏试验操作评分标准

考生姓名：_____ 考生学号：_____ 主考老师：_____ 考核分数：_____

项目总分	项目内容	技术要求	分值	扣分细则		扣分
素质要求 (6分)	报告内容	报告考生班级、姓名、考试项目时,语言流畅、态度和蔼、面带微笑	2	语言不流畅 面部表情不佳	−1 −1	
	仪表举止	仪表大方,举止端庄,步态轻盈	2	情绪紧张,状态低沉 精神不振,姿态不端正	−1 −1	
	服装头发	服装鞋帽整洁,着装符合职业要求,短发不过肩	2	衣服不整洁,着装不规范 头发凌乱,短发过肩	−1 −1	
操作前 准备 (15分)	评估	患者的病情、合作程度、用药史、过敏史、皮肤状况、解释操作目的及操作的相关事项,征得患者同意使之愿意合作	6	未评估患者病情、合作程度、用药史、过敏史、皮肤状况、未取得配合 各−1		
	环境	室内温湿度适宜、安静整洁、光线适中,符合无菌操作要求(口述)	2	未口述 口述不全	−2 −1	
	用物	用物准备齐全、摆放合理、美观	2	用物摆放不规范 用物准备不齐全	−1 −1	
	护士	修剪指甲、洗手、戴口罩,报告开始操作(此步骤开始计时)	5	未洗手、未戴口罩 各−2 护士准备不符合要求 −1		
操作步骤 (61分)	准备配制	双人核对医嘱、注射卡、药物批号;检查青霉素药物质量;检查生理盐水质量;检查注射器质量	6	未双人核对医嘱 −3 未核对药物及青霉素批号 −1 未核对药物或注射器 各−1		
	配制 皮试液	1.开启青霉素瓶铝盖中心部分,常规消毒瓶盖两次,同法消毒生理盐水瓶盖,待干	4	未正确消毒瓶盖 −2/次		
		2.拿出5 mL注射器,检查生产日期、外包装是否完好;取出注射器后固定针栓;拉动活塞;检查注射器	8	任一项未做 −2		
		3.抽取4 mL生理盐水注入80万U青霉素瓶内,正确摇匀稀释	2	注入药液剂量不准确 未摇匀稀释	−1 −1	
		4.取上液0.1 mL加生理盐水至1 mL,回抽少许空气,右手示指固定针栓,右手腕部轻拍左手手腕,使气泡来回3次以摇匀溶液,配制成2万U/mL皮试液	10	操作违反无菌原则 未正确扶针栓 未准确抽取剂量 摇匀手法不正确	−4 −1 −3 −2	
		5.取上液0.1 mL加生理盐水至1 mL,同法摇匀配制成2000 U/mL皮试液	10	操作违反无菌原则 未正确扶针栓 未准确抽取剂量 摇匀手法不正确	−4 −1 −3 −2	
		6.取上液0.1 mL或0.25 mL加生理盐水至1 mL,同法摇匀配制成200 U/mL或500 U/mL皮试液,并排气	10	操作违反无菌原则 未正确扶针栓 未准确抽取剂量 摇匀手法不正确	−4 −1 −3 −2	
		7.再次查对药物并贴好标签	3	未再次查对 未贴标签(注明床号、姓名、配制时间、药物批号、皮试液名称) 皮试液配制错误	−1 −2 不及格	

续表

项目总分	项目内容	技术要求	分值	扣分细则	扣分
操作步骤 (61分)	配制后 处理	更换针头后置于无菌治疗盘内	4	未更换针头　　　　　　　　　－2 操作不规范　　　　　　　　　－2	
	整理记录	1.整理用物、洗手、脱口罩	2	未洗手或洗手不规范　　　　　－1 未脱口罩或方法错误　　　　　－1	
		2.记录(此步骤计时结束)	2	未记录　　　　　　　　　　　－1	
综合评价 (13分)	护患沟通	护患沟通有效,解释符合临床实际,操作过程体现人文关怀	3	未沟通、缺少人文关怀、患者感到紧张 　　　　　　　　　　　　　各－1	
	整体效果	1.程序正确,操作熟练,动作轻柔,擦洗手法准确 2.患者无不适	6	动作粗鲁、操作不熟练、手法错误、患者 不舒适　　　　　　　　　　各－1 整体欠佳　　　　　　　　　　－2	
	操作时间	操作时间不超过7分钟	4	操作时间每超30秒(超过9分钟停止 操作)　　　　　　　　　　　－1	
		操作时间:_____			
		相关知识	5	一项内容不全或回答错误　　　－1	
		总分	100	累计	

应知应会,学以致用

一、应知应会

1.青霉素过敏试验的注射部位和注射方式如何选择? 该注射方法有何操作要点?

答:前臂掌侧下段(内侧)、皮内注射。在注射过程中,应一手绷紧皮肤另一手持注射器并以示指固定针栓,针尖斜面向上与皮肤成5°角刺入皮内,针头斜面完全进入皮内后,放平注射器,用紧绷皮肤的手固定针栓,另一手推动活塞。

2.青霉素过敏试验阳性与阴性的表现?

答:阳性:有皮丘隆起,出现红晕硬块,直径大于1 cm;周围出现伪足、有痒感;严重时可有头晕、心慌、恶心,甚至发生过敏性休克。

阴性:皮丘无改变;周围无红肿、红晕;无自觉症状。

3.若使用过青霉素没有出现过敏现象,后续使用是否还要做青霉素过敏试验?

答:药物过敏反应是药物第一次进入机体后,刺激免疫系统产生相应抗体(或致敏淋巴细胞),只有当这种药物再次进入人体时才会引发变态反应,也就是说一般是2次以上用药才会发生过敏。另外,所用药物的厂家不同、同一厂家所生产药物的批次不同(药物内所含杂质不同),这些都能成为引发过敏的原因,所以初次使用青霉素、用药过程中批号改变或停用药3天后再用者,都必须重新进行青霉素过敏试验。

4.过敏反应都是在用药后很短时间内发生的吗?

答:多数过敏反应是在用药后1~2天发生的,但也有潜伏期很长者,甚至可达20天以上。所以注射后药物后应调慢滴速,加强观察患者反应30分钟以上再调整至正常滴速,以防迟缓型过敏反应的发生。

二、学以致用

1.如何有效预防青霉素过敏?

2.出现过敏性休克应如何处理?

(许沛琦)

技能 17 皮内注射

扫码看课件

学习目标

1.具有同理心,做到护患同心;有较强的沟通能力,能够针对患者个体差异做好人文关怀;具有观察、分析、解决问题的能力和团队合作精神。

2.熟练掌握皮内注射操作技能。

3.掌握护理程序和皮内注射相关理论知识。

临床案例

李某,男,56岁,汉族,小学文化水平,务农。因"4小时前左手掌背部不慎被生铁锈钢钉划伤"就诊,当即出血、疼痛,肢体活动障碍。自行包扎后即来医院就诊。查体:一般情况良好,头颈(一),胸腹(一),心肺(一);左手掌背部处见一纵行伤口,创面约4 cm×1 cm×1.5 cm,深达指骨,创缘不整齐,伤口较深,有污染,出血较多;掌部关节活动时疼痛加剧,触温觉正常,甲床血运良好。

诊断:左手掌背部皮肤撕裂伤。

医嘱:破伤风抗毒素(TAT)1500 U/im(肌内注射)st。

现遵医嘱进行破伤风抗毒素(TAT)皮试。

【临床思考】

请分析该患者主要护理诊断及护理要点。

护理诊断

1.疼痛 与左手掌背部皮肤撕裂伤有关。

2.有感染的危险 与皮肤破损、伤口污染有关。

3.躯体活动障碍 与外伤后手部活动受限有关。

护理要点

1.创面的紧急处理 不论伤口大小,都应该尽早清创。特别是纵深的切割伤口、接触过铁锈或泥土等污染物的伤口都要多加警惕破伤风疾病,需要立即到医院进行处理。

2.清创术的应用

(1)应在受伤后8小时内进行清创术,越早越好。

(2)清洗伤口:先用无菌纱块盖住创面,剃除创面周围5 cm范围内毛发,用肥皂水刷洗创面周围皮肤2~3遍(如创面周围有油污,可先用乙醚擦去);再去掉无菌纱块,用生理盐水和3%过氧化氢溶液反复交替冲洗创面,直至清洁,初步检查创面情况。

(3)消毒与治疗:操作者更换无菌手套进行常规消毒周围皮肤,消毒范围3~5 cm,不留白,消毒液不流入创面。铺无菌巾,按需进行局部麻醉,仔细检查创面并去除血凝块、异物、失活和已游离组织,修剪创面和边缘。用无菌生理盐水再次冲洗创面各层,严格止血,最后进行包扎。

3.疼痛护理 动态观察疼痛程度和表现,利用疼痛评估表评估疼痛程度并记录。指导患者节律性呼吸放松肌肉,提高痛阈,必要时遵医嘱给予镇痛药口服,缓解疼痛症状。

4.健康教育　手外伤后手功能恢复是患者及其家属比较关注的问题,患者可能会因为心理负担重,对康复锻炼存在抵触和消极态度,可以通过健康宣教、现场指导、视频宣传等方式指导患者进行康复锻炼。引导患者制订康复目标,动态跟进、调整,及时满足患者需求,拉进护患关系,提高患者的康复治疗依从性。

5.心理护理　指导患者保持乐观、平和心情,正确对待病情,减轻思想负担。帮助患者树立信心,调动积极的心理因素,稳定情绪。

→ 护患同心

(1)进行皮内注射前,护士除了要在操作前询问患者的"三史",操作后还需要强调不可按压、揉搓皮丘,这些规范的流程可能会在一定程度上增加患者对皮内注射操作的"恐惧"。护士应多倾听患者的主诉,面对患者的疑问要耐心解答。在穿刺皮肤时可适当分散患者的注意力,不要自己想当然的处理,多一点耐心与理解。

(2)操作过程中除重点关注皮试是否成功(形成皮丘)外,也要加强对患者痛感的留意,要熟悉掌握皮内注射操作的手法,穿刺时要把握好进针的速度和角度,一手绷紧皮肤,固定好针栓,尽可能地减轻患者的痛感。

知识链接

可疑过敏者皮试方式

对于可疑药物过敏患者或曾经皮试阳性者,可先进行皮肤点刺试验,再进行皮内注射试验。点刺试验具体方法如下:在前臂掌面滴皮试液数滴,用26号针头刺入表皮,以不出血为宜。15分钟后皮丘直径比阴性对照组直径≥4 mm,表明皮试结果阳性;否则为阴性。

皮内注射操作流程

一、护患沟通

核对

评估

李大伯，我是护士小刘，能告诉我您的名字吗？麻烦看下您的手腕带。现在感觉怎么样？遵医嘱您需要使用破伤风抗毒素，但是用这个药物之前必须先做药物过敏试验，过敏试验结果是阴性才可以使用。药物过敏试验就是将少量药液注射于您前臂掌侧下段的皮肤表面，观察 20 分钟，再看局部反应情况做出判断。您以前有用过破伤风抗毒素吗？您对哪些药物过敏？家里人有没有对破伤风抗毒素或者其他药物过敏的？有无酒精过敏？您吃过饭了吗？请让我看下您的手臂。好的，待会就在这里进行皮内注射，请您稍做休息，我去准备用物。

准备

请您露出手臂，将手放在这个小垫枕上。一会做皮试的时候可能有点疼，我会尽量动作轻柔些的，请您放心。请问现在需要上洗手间吗？您先休息一下，我去准备一下皮试的药物。

注射过程

（一查）您好，请问您叫什么名字？（核对手腕带、住院号）现在给您进行皮试，请您放轻松。现在进行皮肤消毒，有点凉。（二查）李大伯是吗？现在给您注射了，有点疼，我会尽量动作轻柔的。（三查）核对药物、注射卡。李大伯是吗？请让我看下您的手腕带。皮试已经做完了，现在的时间是×时×分，请您在 20 分钟内不要离开病房，皮试抢救盒放在床头请不要乱动，不要用手去按压注射部位，注射部位如果有瘙痒等不适也不能抓挠。如果有不舒服立刻按铃告诉我，您能理解配合我吗？您先休息一下，一会儿我过来看结果。

整理，交代

李大伯，您现在有没有不舒服？皮试时间到了，请让我看下刚刚注射的皮肤，这里有没有感觉痒痒的？您的皮试结果是阴性，可以用这个药物，您还有什么需要帮忙的吗？您先休息，一会我再过来给您进行治疗，谢谢您的配合！

二、操作流程

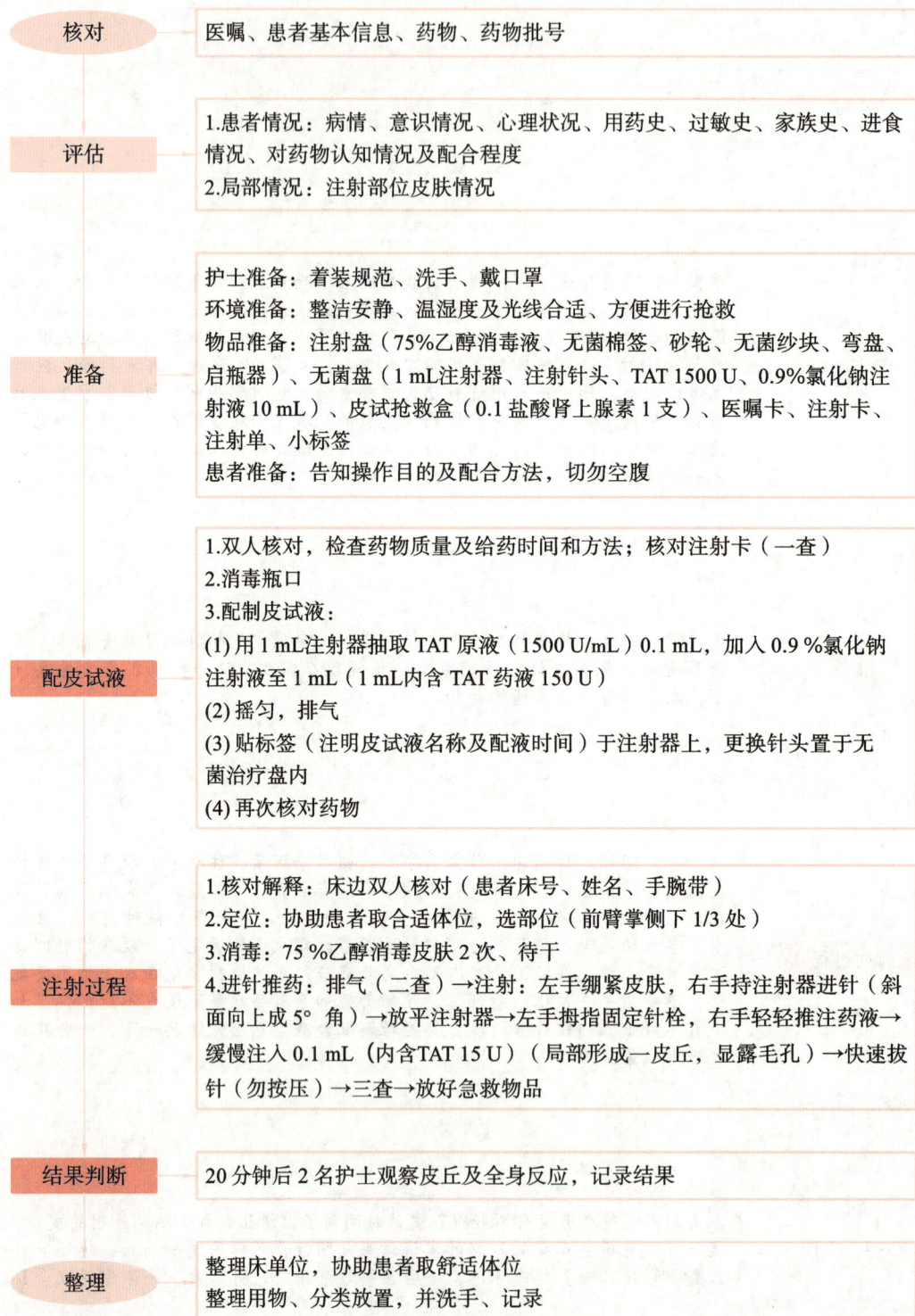

| 核对 | 医嘱、患者基本信息、药物、药物批号 |

| 评估 | 1.患者情况：病情、意识情况、心理状况、用药史、过敏史、家族史、进食情况、对药物认知情况及配合程度
2.局部情况：注射部位皮肤情况 |

| 准备 | 护士准备：着装规范、洗手、戴口罩
环境准备：整洁安静、温湿度及光线合适、方便进行抢救
物品准备：注射盘（75%乙醇消毒液、无菌棉签、砂轮、无菌纱块、弯盘、启瓶器）、无菌盘（1 mL注射器、注射针头、TAT 1500 U、0.9%氯化钠注射液10 mL）、皮试抢救盒（0.1盐酸肾上腺素1支）、医嘱卡、注射卡、注射单、小标签
患者准备：告知操作目的及配合方法，切勿空腹 |

| 配皮试液 | 1.双人核对，检查药物质量及给药时间和方法；核对注射卡（一查）
2.消毒瓶口
3.配制皮试液：
(1) 用1 mL注射器抽取TAT原液（1500 U/mL）0.1 mL，加入0.9%氯化钠注射液至1 mL（1 mL内含TAT药液150 U）
(2) 摇匀，排气
(3) 贴标签（注明皮试液名称及配液时间）于注射器上，更换针头置于无菌治疗盘内
(4) 再次核对药物 |

| 注射过程 | 1.核对解释：床边双人核对（患者床号、姓名、手腕带）
2.定位：协助患者取合适体位，选部位（前臂掌侧下1/3处）
3.消毒：75%乙醇消毒皮肤2次、待干
4.进针推药：排气（二查）→注射：左手绷紧皮肤，右手持注射器进针（斜面向上成5°角）→放平注射器→左手拇指固定针栓，右手轻轻推注药液→缓慢注入0.1 mL（内含TAT 15 U）（局部形成一皮丘，显露毛孔）→快速拔针（勿按压）→三查→放好急救物品 |

| 结果判断 | 20分钟后2名护士观察皮丘及全身反应，记录结果 |

| 整理 | 整理床单位，协助患者取舒适体位
整理用物、分类放置，并洗手、记录 |

皮内注射操作要点解析

操作要点	要点解析	示例图	二维码
用物准备	备齐用物 治疗车上层：基础注射盘、无菌盘、皮试抢救盒、医嘱卡、注射卡、注射单、小标签		
配皮试液	1.用 1 mL 注射器抽取 TAT 原液 0.1 mL，加入 0.9％氯化钠注射液至 1 mL 2.摇匀，排气 3.再次核对药物		
选择部位	选择毛发少、色素较少、皮肤较薄的部位	前臂掌侧下1/3处 避开血管、神经 远离炎症、化脓感染、瘢痕、硬结及皮肤病处	
进针手法	左手绷紧皮肤，右手以平执式持注射器，针尖斜面朝上，针头与皮肤成 5°角，待针头斜面完全刺入皮内后，放平注射器		进针手法
注射皮丘	左手拇指固定针栓，右手推注 0.1 mL 药液，使局部形成一圆形隆起的皮丘，皮肤变白，毛孔变大（标准皮丘：皮肤变白，可见 3～4 个毛孔）		
判断结果	1.20 分钟后观察皮试结果并记录 2.对皮试阳性者，应在病历、床头卡、手腕带、体温单及门诊病历做好标记，并将结果告知医生、患者及其家属		

皮内注射操作评分标准

考生姓名：_____ 考生学号：_____ 主考老师：_____ 考核分数：_____

项目总分	项目内容	技术要求	分值	扣分细则		扣分
素质要求（6分）	报告内容	报告考生班级、姓名、考试项目时，语言流畅、态度和蔼、面带微笑	2	语言不流畅	−1	
				面部表情不佳	−1	
	仪表举止	仪表大方，举止端庄，步态轻盈	2	情绪紧张，状态低沉	−1	
				精神不振，姿态不端正	−1	
	服装头发	服装鞋帽整洁，着装符合职业要求，短发不过肩	2	衣服不整洁，着装不规范	−1	
				头发凌乱，短发过肩	−1	
操作前准备（15分）	评估	患者病情、合作程度、三史、进食情况、皮肤状况、解释操作目的及操作的相关事项，征得患者同意使之愿意合作	6	未评估患者病情、合作程度、三史、进食情况、皮肤状况，未做解释 各−1		
	环境	室内温湿度适宜、安静整洁、光线适中，符合无菌操作要求（口述）	2	未口述	−2	
				口述不全	−1	
	用物	用物准备齐全，摆放合理、美观，备有抢救设备	2	用物摆放不规范	−1	
				用物准备不齐全	−1	
	护士	修剪指甲、洗手、戴口罩，报告开始操作（此步骤开始计时）	5	未洗手、未戴口罩 各−2		
				护士准备不符合要求	−1	
操作步骤（62分）	准备皮试液	1. 双人核对医嘱及药物，检查药物质量及给药时间和方法；核对注射卡	4	任一核对未做 各−1		
		2. 取用注射器、针头正确，不污染，除去铝盖中心部分，常规消毒瓶盖两次，同法消毒生理盐水瓶盖，待干	4	未正确扶针栓 −2/次		
				未正确消毒瓶口 −2/次		
		3. 用1 mL注射器抽取TAT原液0.1 mL，加入0.9%氯化钠注射液至1 mL；摇匀，排气	5	违反无菌操作原则一处 −4		
				皮试液配制错误 不及格		
				未抽取准确剂量 −2/次		
				摇匀手法不正确 −1		
				排气时浪费药液 −2		
		4. 贴标签（注明皮试液名称及配液时间）于注射器上，更换针头置于无菌治疗盘内；再次核对药物	2	未再次查对 −1		
				未贴标签（注明床号、姓名、配置时间、药物批号、皮试液名称） −1		
	核对解释	1. 携用物至患者床旁，核对医嘱、治疗单、患者	2	未核对或核对不严谨 各−1		
		2. 告知患者药物名称及注意事项	2	未向患者及其家属解释 各−1		
		3. 协助患者取舒适体位，暴露前臂掌侧下段1/3，避开硬结	2	未协助患者取舒适体位 −1		
				注射部位错误 −2		
	消毒	1. 75%乙醇消毒皮肤2次，直径>5 cm	3	未消毒、未排气 −2		
				消毒方法、范围错误 −1		
		2. 待干	2	未待干进针 −2		
	注射过程	1. 再次核对，排尽空气	3	未核对 −1		
				未排尽空气 −2		
		2. 注射：左手绷紧皮肤，右手以平执式持注射器，针尖斜面朝上，针头与皮肤成5°角刺入皮内，待针尖斜面进入皮内后，放平注射器，左手拇指固定针栓	9	未绷紧皮肤 −3		
				持针手法错误 −1		
				针尖斜面未朝上 −2		
				进针角度错误 −3		
				进针深度错误 −2		
				未固定针栓 −1		
		3. 注入0.1 mL药液，形成皮丘	4	注液时漏液 −1		
				皮丘不符合要求 −3		
				按压皮丘 −2		
		4. 注射完毕，迅速拔针，再次核对	4	未再次核对 −2		
		5. 口述注意事项	4	未口述 −4		
				口述不全 各−2		
		6. 用物处置得当	2	用物处置不当 −2		
	观察结果	1. 按时观察皮试结果	2	未按时观察 −2		
		2. 做出判断	4	判断结果不正确（口述） −4		
				判断结果不全（口述） 各−2		
	整理记录	1. 整理用物、洗手、脱口罩	3	未分类放置一项 −1		
				未洗手或洗手不规范 −1		
				未脱口罩或方法错误 −1		
		2. 记录（此步骤计时结束）	1	未记录 −1		

续表

项目总分	项目内容	技术要求	分值	扣分细则	扣分
综合评价（12分）	护患沟通	护患沟通有效,解释符合临床实际,操作过程体现人文关怀	3	未沟通、缺少人文关怀,患者感到紧张 各一1	
	整体效果	1. 程序正确,操作熟练,动作轻柔,擦洗手法准确 2. 患者无不适	5	动作粗鲁、操作不熟练、手法错误,患者不舒适 各一1 整体欠佳 —2	
	操作时间	操作时间不超过8分钟	4	操作时间每超30秒(超过10分钟停止操作) —1	
		操作时间:_____			
	相关知识		5	一项内容不全或回答错误 —1	
	总分		100	累计	

应知应会,学以致用

一、应知应会

1. 如何判断 TAT 皮试结果?

答:阴性:局部无红肿、注射部位无明显反应,全身无异常反应;阳性:局部皮丘隆起,硬结直径大于1.5 cm,红晕可达4 cm以上,可有伪足或痒感,无其他不适症状;强阳性:硬结直径大于1.5 cm,红晕超过4 cm,可有明显伪足,伴有局部瘙痒,或红晕硬结未达到上述标准,但有明显痒感,或出现全身反应。

2. 如果皮试阳性应如何正确、安全、有效地进行脱敏注射?

答:用生理盐水将破伤风抗毒素(TAT)分4次稀释后小量皮下注射,第1次0.1 mL TAT+0.9 mL生理盐水,第2次0.2 mL TAT+0.8 mL生理盐水,第3次0.3 mL TAT+0.7 mL生理盐水,第4次剩余的量+生理盐水至1 mL一次注射,每次注射后观察20分钟,观察有无发绀、气喘、脉搏加速等。如皮试为强阳性或既往有过敏史,每次的量应适当减少。注射中如反应轻微,待症状消退后,酌情增加次数,减少剂量,顺利注入所需的全量;如发现患者有全身反应,气促、发绀、荨麻疹及过敏性休克时立即停止注射。

临床工作中皮试结果若为阳性,可建议直接为患者注射破伤风人免疫球蛋白,这样既能减少护士工作量,又降低了发生过敏反应的风险。

3. 新生儿接种卡介苗后,出现皮肤溃疡,怎么办?

答:新生儿接种卡介苗后,大部分接种局部会出现溃疡,在接种人群中占比较高,约有90%,而且这种现象会存在较长时间,溃疡愈合后会留下瘢痕。新生儿接种卡介苗后,若出现皮丘红肿或者脓疱等症状,应该保证新生儿的贴身衣物是干燥、宽松、整洁的,而且不能用手挤压脓疱,等脓疱自行破溃,可遵医嘱涂抹1%龙胆紫,促进局部皮肤干燥、结痂。如溃疡进一步发展,应及时就医对症处理。

4. 如果皮试结果不能确认或可疑阳性时,要怎么做?

答:如果皮试结果不能确认、可疑阳性时,应在患者另一侧前臂皮内注入生理盐水0.1 mL做对照试验,确认结果为阴性后方可用药。

5. 为什么不能用含碘的消毒剂进行消毒?

答:忌用含碘消毒剂是因为做药物过敏试验消毒皮肤时,为避免皮肤着色,影响对局部反应的观察及其与碘过敏反应相混淆。

6. 常见导致注射失败的原因都有哪些? 应该如何预防和处理?

答:常见注射失败原因:①患者躁动、不合作,多见于婴幼儿、精神异常及无法正常沟通的患者。②注射部位无法充分暴露,如穿衣过多、衣服袖口过窄等。③操作不熟练:如进针角度过深或过浅,导致针头注射部位不在表皮、真皮之间或针头斜面未完全进入皮内;针头贯穿皮肤。④注射药物剂量不准确,如药液推注量过多或不足。

预防和处理:①做好解释工作,取得患者配合。②对不合作者,肢体要充分约束和固定。③充分暴露注射部位:穿衣过多或袖口狭窄者,可在注射前协助患者将选择注射的一侧上肢衣袖脱出;婴幼儿可选用前额皮肤上进行皮内注射。④提高注射操作技能,注意掌握注射的角度与力度。⑤对无皮丘或皮丘过小等注射失败者,可重新选择部位进行注射。

二、学以致用

虚脱是皮内注射常见并发症之一,多是患者情绪紧张导致的。医护人员应如何预防这一并发症的发生?

(张笑琳)

技能 18 皮下注射

扫码看课件

学习目标

1.操作中具有同理心,做到护患同心;有较强的沟通能力,能够针对患者个体差异做好人文关怀;具有观察、分析、解决问题的能力和团队合作精神。

2.熟练掌握皮下注射操作技能,操作规范,并将操作不适感降低到最低限度。

3.掌握皮下注射相关理论知识。

临床案例

王某,男,57 岁,因"口干、多饮、多食 1 月,减重 1 周"入院,患者一月前无诱因出现口干、多饮、多尿、多食、易饥饿,未予重视。近一周上述症状加重,烦渴、多饮,每天饮水量达 3000 mL 左右,伴明显乏力;查空腹葡萄糖 16.48 mmol/L,餐后 2 小时血糖 28.16 mmol/L;尿常规:尿糖(+),酮体(一);糖化血红蛋白 9.0%。入院查体:T 36.2 ℃,P 80 次/分,R 18 次/分,BP 132/83 mmHg,身高 178 cm,体重 80 kg,BMI 25.2 kg/m²,神志清醒,精神尚可。口中无烂苹果味;无深大呼吸,双肺呼吸音清,未闻及湿啰音;心率 79 次/分,律齐;双下肢无水肿,双侧足背动脉搏动良好。

临床诊断:2 型糖尿病。

【临床思考】

请分析该患者主要护理诊断及护理要点。

护理诊断

1.营养失调:高于机体需要量 与胰岛素绝对或相对不足引起代谢紊乱有关。

2.有感染的危险 与血糖增高、脂代谢紊乱、营养不良、微循环障碍有关。

3.知识缺乏 与缺乏预防与自我保健知识有关。

4.潜在并发症 如糖尿病酮症酸中毒、高渗性昏迷、低血糖、糖尿病足等。

护理要点

目前糖尿病的治疗方法是以饮食治疗和适当的体育锻炼为基础,根据病情选用药物治疗。本案例患者处于糖尿病的急性期,需住院治疗,监测血糖及使用胰岛素注射以控制血糖,预防疾病进一步发展。

1.饮食护理 根据患者的具体情况制订饮食计划,合理分配各餐的营养及量,严格定时进食,限制各种甜食、酒类,限制食盐摄入量,以免加重心、脑、肾等的负担。

2.用药护理 教会患者自我监测血糖及注射胰岛素的方法。针对本案例,主要在胰岛素笔的使用方面展开分析讨论。

(1)告知患者及其家属胰岛素的存放、使用注意事项。

(2)教会患者及其家属如何准确地选择注射部位及用量。

(3)如何遵循无菌操作及标准预防原则对注射部位、胰岛素笔进行消毒,使用后正确处理废弃针头及药液。

(4)准确记录血糖值、注射胰岛素的量、时间、进食量及种类。

3.并发症的预防及处理 糖尿病患者使用胰岛素治疗的过程中最常见的并发症是低血糖,应指导患者及其家属判断和应对低血糖反应的发生。

4.体育锻炼 根据患者具体情况制订锻炼计划,循序渐进。

护患同心

(1)药量准确:注射药液少于 1 mL 时,必须使用 1 mL 注射器,以保证剂量的准确。

(2)角度正确:进针角度不宜超过 45°,以免刺入肌层。

(3)计划使用注射部位:需长期皮下注射的患者,应有计划地更换注射部位,以利于药物吸收。并注意观察局部对药物的吸收情况,如吸收差、有硬结,可热敷局部。

(4)正确拔针:拔针时,勿用干棉签用力按压进针点(应先拔针后按压),避免针尖斜面对组织造成切割伤而增加拔针时的疼痛感。

知识链接

皮下注射常见问题及解决方法

1.注射部位疼痛 可能是由于针头过粗或注射角度不当。解决方法是调整注射角度,选择合适的针头进行注射。

2.注射部位瘀血 可能是由于注射后按压时间过短或按压方式不当。解决方法是在注射后适当延长按压时间,并采用正确的按压方式。

3.注射部位感染 可能是由于消毒不严格或药物过敏。解决方法是保持无菌操作,避免重复使用一次性用品;如出现药物过敏反应,应立即停止使用并寻求医生帮助。

4.药物吸收不良 可能是由于注射深度过浅或药物浓度过高。解决方法是调整注射深度,使药物充分吸收;如药物浓度过高,可适当稀释药物后再进行注射。

皮下注射操作流程

一、护患沟通

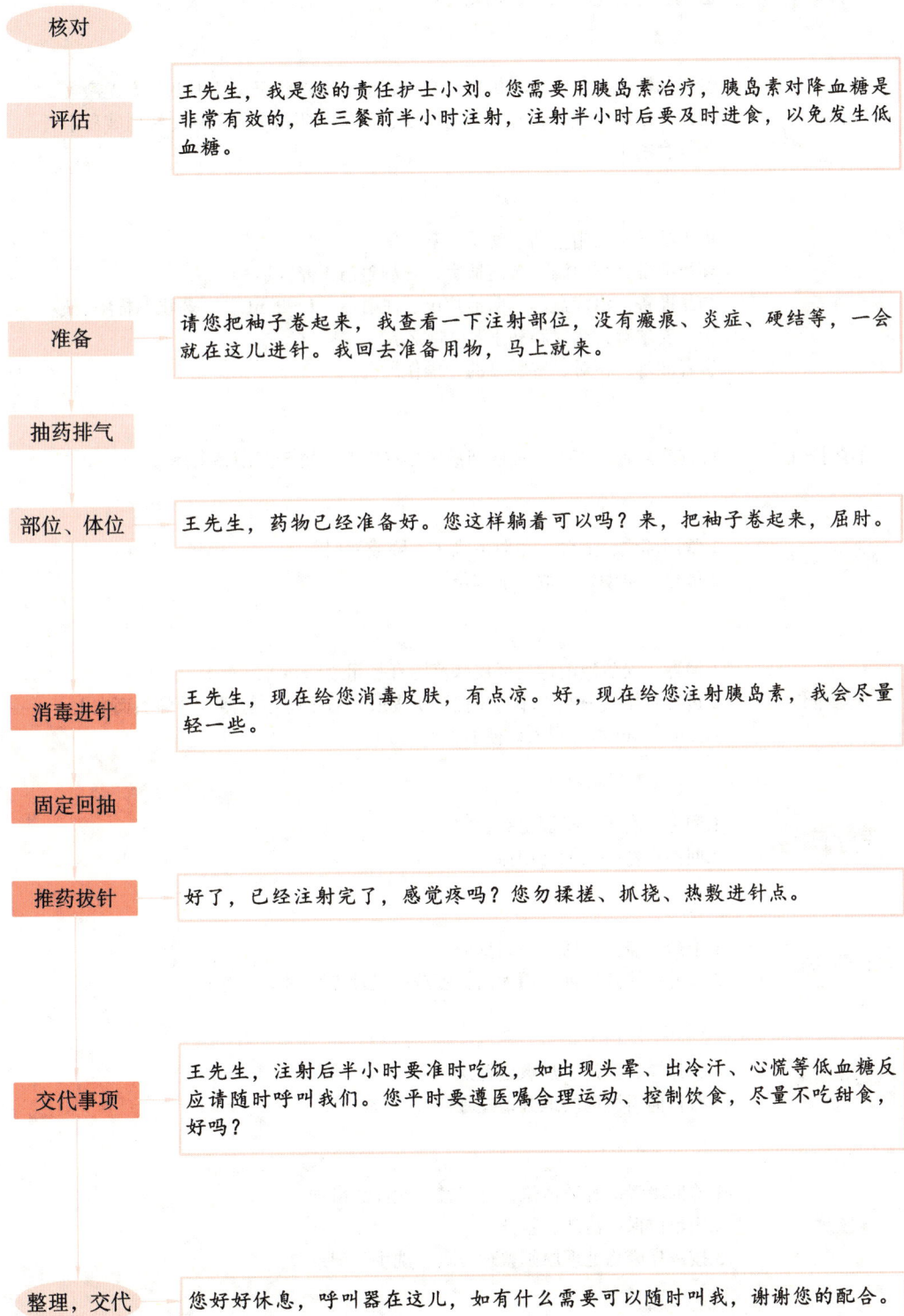

核对

评估 → 王先生，我是您的责任护士小刘。您需要用胰岛素治疗，胰岛素对降血糖是非常有效的，在三餐前半小时注射，注射半小时后要及时进食，以免发生低血糖。

准备 → 请您把袖子卷起来，我查看一下注射部位，没有瘢痕、炎症、硬结等，一会就在这儿进针。我回去准备用物，马上就来。

抽药排气

部位、体位 → 王先生，药物已经准备好。您这样躺着可以吗？来，把袖子卷起来，屈肘。

消毒进针 → 王先生，现在给您消毒皮肤，有点凉。好，现在给您注射胰岛素，我会尽量轻一些。

固定回抽

推药拔针 → 好了，已经注射完了，感觉疼吗？您勿揉搓、抓挠、热敷进针点。

交代事项 → 王先生，注射后半小时要准时吃饭，如出现头晕、出冷汗、心慌等低血糖反应请随时呼叫我们。您平时要遵医嘱合理运动、控制饮食，尽量不吃甜食，好吗？

整理，交代 → 您好好休息，呼叫器在这儿，如有什么需要可以随时叫我，谢谢您的配合。

二、操作流程

| 核对 | → | 医嘱、患者基本信息、用物 |

| 评估 | → | 患者病情、用药史、过敏史、合作程度、皮肤状况（注射部位有无瘢痕、炎症、硬结等），告知：注射原因、部位、药物副作用等（注射胰岛素者备好食物） |

| 准备 | → | 护士准备：衣帽整洁、洗手、戴口罩
环境准备：室内温、湿度适宜，安静整洁，光线适中
物品准备：治疗盘、无菌治疗巾、注射器（1～2 mL）、药物、棉签、砂轮、安尔碘；注射胰岛素备 75%乙醇
患者准备：核对、解释目的、操作配合 |

| 抽药排气 | → | 检查药液（一查），抽取药液，排尽空气，置于无菌盘备用 |

| 部位、体位 | → | 1.常用部位：上臂三角肌下缘（叉腰或屈肘）
2.体位：协助患者取合适体位 |

| 消毒进针 | → | 1.消毒：安尔碘消毒局部皮肤范围直径超过5 cm（二查）
2.进针：排气→左手绷紧（捏紧）皮肤→右手持注射器（针尖斜面向上）成 30°～40°角，刺入针梗2/3 |

| 固定回抽 | → | 1.固定：右手示指固定针栓
2.回抽：左手回抽无回血 |

| 推药拔针 | → | 1.推药：缓慢注射，观察反应
2.拔针：快速拔针，用无菌棉签按压进针点片刻（三查） |

| 交代事项 | → | 1.勿揉搓、抓挠、热敷进针点
2.有任何需协助的地方请按呼叫铃 |

| 整理 | → | 1.协助患者取舒适体位，针对性交代注意事项
2.床单位保持清洁、整齐
3.按医疗废物处理原则整理垃圾，洗手、记录 |

皮下注射操作要点解析

操作要点	要点解析	示例图	二维码
用物准备	根据患者的年龄、皮肤情况及药物的特殊要求等,选取合适的注射器		
安置体位	1.一般取坐位 2.一侧手臂叉腰,卷袖露出上臂三角肌		
定位手法	从下至上,用手(虎口处)滑至上臂三角肌下缘处,为注射部位		
消毒	安尔碘消毒局部皮肤范围直径超过 5 cm		皮下注射操作要点
进针	1.左手绷紧皮肤,右手持注射器,示指固定针栓 2.针尖斜面向上,与皮肤成 30°～40°角,刺入针梗 2/3		
推药	"两快一慢":进针快,拔针快,推药速度慢		
拔针	左手把棉签放在进针点上方,快速拔针后把棉签按压在进针点,按压片刻(不出血为止)		

皮下注射操作评分标准

考生姓名：_____　　考生学号：_____　　主考老师：_____　　考核分数：_____

项目总分	项目内容	技术要求	分值	扣分细则		扣分
素质要求 （6分）	报告内容	报告考生班级、姓名、考试项目时，语言流畅、态度和蔼、面带微笑	2	语言不流畅 面部表情不佳	−1 −1	
	仪表举止	仪表大方，举止端庄，步态轻盈	2	情绪紧张，状态低沉 精神不振，姿态不端正	−1 −1	
	服装头发	服装鞋帽整洁，着装符合职业要求，短发不过肩	2	衣服不整洁，着装不规范 头发凌乱，短发过肩	−1 −1	
操作前 准备 （15分）	评估	患者的状况，解释操作目的及操作的相关事项，征得患者同意使之愿意合作	6	未评估患者病情、合作程度、用药史过敏史、皮肤状况、未告知副作用及准备食物　　各−1		
	环境	室内温、湿度适宜，安静整洁，光线适中（口述）	2	口述不全 未口述	−1 −2	
	用物	用物准备齐全，摆放合理、美观	2	用物摆放不规范 用物准备不齐全	−1 −1	
	护士	修剪指甲、洗手、戴口罩，报告开始操作（此步骤开始计时）	5	未洗手、未戴口罩　　各−2 护士准备不符合要求　　−1		
操作步骤 （61分）	抽药、排气	1.双人核对医嘱和药物 2.检查药液，用两根棉签消毒 3.遵医嘱抽取药液，排尽空气 4.遵循无菌原则	2 1 3 2	未双人核对　　−2 消毒、抽液手法不正确　　−1 未排气　　−2 排气方法不正确或浪费药液　　−1 操作违反无菌原则　　−2		
	核对解释	1.携用物至患者床旁 2.核对医嘱、治疗单、患者 3.再次向患者及其家属解释	2 2 1	动作粗鲁、引起噪声　　各−1 未核对或核对不严谨　　−2 未向患者及其家属解释　　−1		
	选取部位	1.协助患者取舒适体位（卧位或坐位） 2.常用注射部位：上臂三角肌下缘、后背、腹壁、大腿前侧或外侧 3.检查注射部位皮肤：口述皮肤无硬结、瘢痕、炎症	1 2 2	未协助取舒适体位　　−1 未选择合适的注射部位　　−2 未检查注射部位皮肤　　−1 未口述　　−1		
	消毒进针	1.消毒范围：直径超过5 cm 2.进针前再次核对 3.再次消毒→排气→绷紧或捏起皮肤→针尖斜面向上成30°~40°角，刺入针梗2/3 4.遵循无菌原则	4 2 10 4	未消毒　　−4 消毒范围太小、方法错误　　各−2 进针前未再次核对　　−2 未排气、针尖斜面未向上　　各−1 未绷紧或捏起皮肤　　−2 角度错误、深度不准确　　各−2 持针手法错误　　−2 操作违反无菌原则　　−4		
	固定回抽	右手固定针栓，左手回抽，确保无回血	4	未固定　　−1 未回抽　　−2 回抽手法不正确　　−1		
	推药拔针	1.缓慢推药，观察患者反应 2.推药完毕后快速拔针，用棉签按压进针点片刻 3.再次核对	4 3 2	推药过快　　−2 未观察患者反应　　−2 拔针方法不正确　　−2 未用棉签按压　　−1 未再次核对　　−2		
	安置患者	1.协助患者取舒适体位 2.整理床单位 3.交代注意事项	1 1 2	未协助患者取舒适体位　　−1 未整理床单位　　−1 未交代注意事项　　−2		
	整理记录	1.整理用物 2.洗手 3.脱口罩 4.记录（此步骤计时结束）	1 2 2 1	未分类放置一项　　−1 未洗手或洗手不规范　　各−1 未脱口罩或脱口罩方法错误　　各−1 未记录　　−1		
综合评价 （13分）	护患沟通	护患沟通有效，解释符合临床实际，操作过程体现人文关怀	3	未沟通、缺少人文关怀、患者感到紧张　　各−1		
	整体效果	1.程序正确，操作熟练，动作轻柔，擦洗手法准确 2.患者无不适	6	动作粗鲁、操作不熟练、手法错误、患者不舒适　　各−1 整体欠佳　　−2		

续表

项目总分	项目内容	技术要求	分值	扣分细则	扣分
综合评价 (13分)	操作时间	操作时间不超过7分钟	4	操作时间每超30秒(超过9分钟停止操作) —1	
		操作时间:＿＿＿＿＿＿＿			
		相关知识	5	一项内容不全或回答错误 —1	
		总分	100	累计	

应知应会,学以致用

一、应知应会

1. 简述皮下注射的概念。

答:将少量无菌药液注入皮下组织的方法。

2. 简述皮下注射的目的。

答:①用于不宜口服而需要在一定时间内发挥药效的药物,如肾上腺素、胰岛素等。②预防接种各种菌苗、疫苗。③局部给药,如局部麻醉、封闭疗法。

3. 皮下注射的进针角度和深度分别是多少?

答:进针角度:30°～40°。进针深度:针梗的2/3。

4. 皮下注射的常用部位有哪些?

答:上臂三角肌下缘、后背、腹壁、大腿前侧或外侧。

二、学以致用

1. 皮下注射时,如何有计划地使用注射部位?

2. 患者需进行疫苗接种,应选择在什么部位进行皮下注射?

3. 皮下注射时,如何正确拔针?

(张翠玉)

技能 19 肌内注射

扫码看课件

学习目标

1.严格遵守无菌技术操作原则、注射原则,养成严谨的工作态度,具备思考问题和解决问题的能力与团队合作精神。

2.正确进行肌内注射部位的定位,正确实施肌内注射法,能运用无痛注射技术。

3.掌握肌内注射的目的、定位方法、进针角度和注意事项。

临床案例

陈某,男,30岁,大学本科,公司职员。患者于2天前淋雨后出现寒战,高热达40 ℃,伴咳嗽、胸痛,咳铁锈色痰。体检:神志清醒,呈急性面容,面色潮红,呼吸急促,T 39.7 ℃,P 102 次/分,R 33 次/分,BP 115/70 mmHg;听诊:右下肺部闻及管状呼吸音;X线显示:右下肺大片状阴影,呈肺段分布;痰涂片可见:肺炎链球菌。

诊断:肺炎链球菌肺炎。

医嘱:①内科护理常规;②半流质饮食;③二级护理;④复方氨林巴比妥 20 mg,im,st。

【临床思考】

请分析该患者主要护理诊断及护理要点。

护理诊断

1.体温过高　与肺部组织感染有关。

2.气体交换受损　与肺部组织感染、炎症有关。

3.清理呼吸道无效　与气道分泌物增多、痰液黏稠有关。

4.潜在并发症　感染性休克等。

护理要点

1.遵医嘱执行肌内注射法

(1)严格执行"三查八对",向患者解释用药目的,协助患者摆好体位。

(2)准确进行臀大肌注射定位,可采用"十"字法或连线法。

(3)绷紧皮肤,垂直进针,缓慢推药,快速拔针,注意观察患者用药后的反应。

2.发热护理　可采用温水擦浴、冰袋等物理降温措施,或遵医嘱使用降温药物。降温30分钟后再次测量体温,观察降温效果并记录;患者大汗时,及时协助擦拭汗液和更换干净衣裤,鼓励患者多饮水。

3.促进有效排痰　指导患者深呼吸及有效咳嗽的方法,给予拍背,促进痰液排出。

4.饮食护理　指导患者摄入含有足够热量、蛋白质和维生素的半流质食物,以补充高热引起的能量消耗。

5.病情观察　检测并记录生命体征的变化,观察咳嗽、咳痰情况,记录痰液的颜色、量和性质。

→ **护患同心**

(1)在操作过程中须严格遵守注射原则,以防感染,用物一旦污染,应立即更换。

(2)在进行注射定位时,要注意保护患者隐私,可使用床帘或屏风进行遮挡。

(3)要仔细观察患者的情绪,鼓励和安慰患者,以消除其紧张的情绪。熟练掌握无痛注射的技巧,在注射时做到"两快一慢",以减轻患者的疼痛。

(4)由于患者发病较紧急,难免会出现焦虑和恐惧的心理,在注射时,护士应用专业知识耐心向患者及其家属进行沟通,说明肺炎链球菌肺炎发病的原因、常见的症状、用药目的和预后等,鼓励患者积极面对疾病,消除其紧张的情绪。

知识链接

临床特殊患者肌内注射方法

出血性疾病和凝血功能障碍患者进行肌内注射应使用较细的针头,以减少组织损伤,治疗过程中尽量集中用药,减少损失次数;重度水肿患者应使用长针并进行深度注射;儿童和消瘦患者,进针深度略浅于普通人,或者将进针角度调小,以防刺伤骨头,避免针头弯曲和折针;2岁以下的婴幼儿不宜选择臀大肌注射,应选择臀中肌和臀小肌。

肌内注射操作流程

一、护患沟通

核对

评估

陈先生，您好！我是您的责任护士小刘，请问您叫什么名字？我可以核对下手腕带吗？您现在有哪里不舒服呢？由于您得了肺炎，现在体温比较高，医生给您开了复方氨林巴比妥进行肌内注射，主要作用是退热。现在请您松开裤带，让我检查下注射部位，好吗？我已遮挡好了，请别紧张。

准备

陈先生，您注射部位的皮肤是完好的，我现在去给您配药，请您稍等。

吸药排气

安置体位

陈先生，请您侧卧，上腿伸直，下腿弯曲，把裤子拉下，露出臀部，我已拉好床帘，请别紧张。

选择部位

陈先生，您的注射部位皮肤无瘢痕、无硬结，我待会在这里进行注射好吗？我会尽量动作轻柔，请您放松。

消毒皮肤

陈先生，现在我进行皮肤消毒，消毒液有点凉，请您保持不动，谢谢！

进针回抽

陈先生，我现在开始注射了，请您别紧张。怎么样？感觉痛吗？

推药拔针

好啦，我帮您按压一会儿。您现在可以把裤带系上了。

交代事项

您现在体温比较高，请您多喝水，吃些清淡的食物，注意休息。待会如果出汗了，请及时更换衣裤。感谢您的配合！

整理

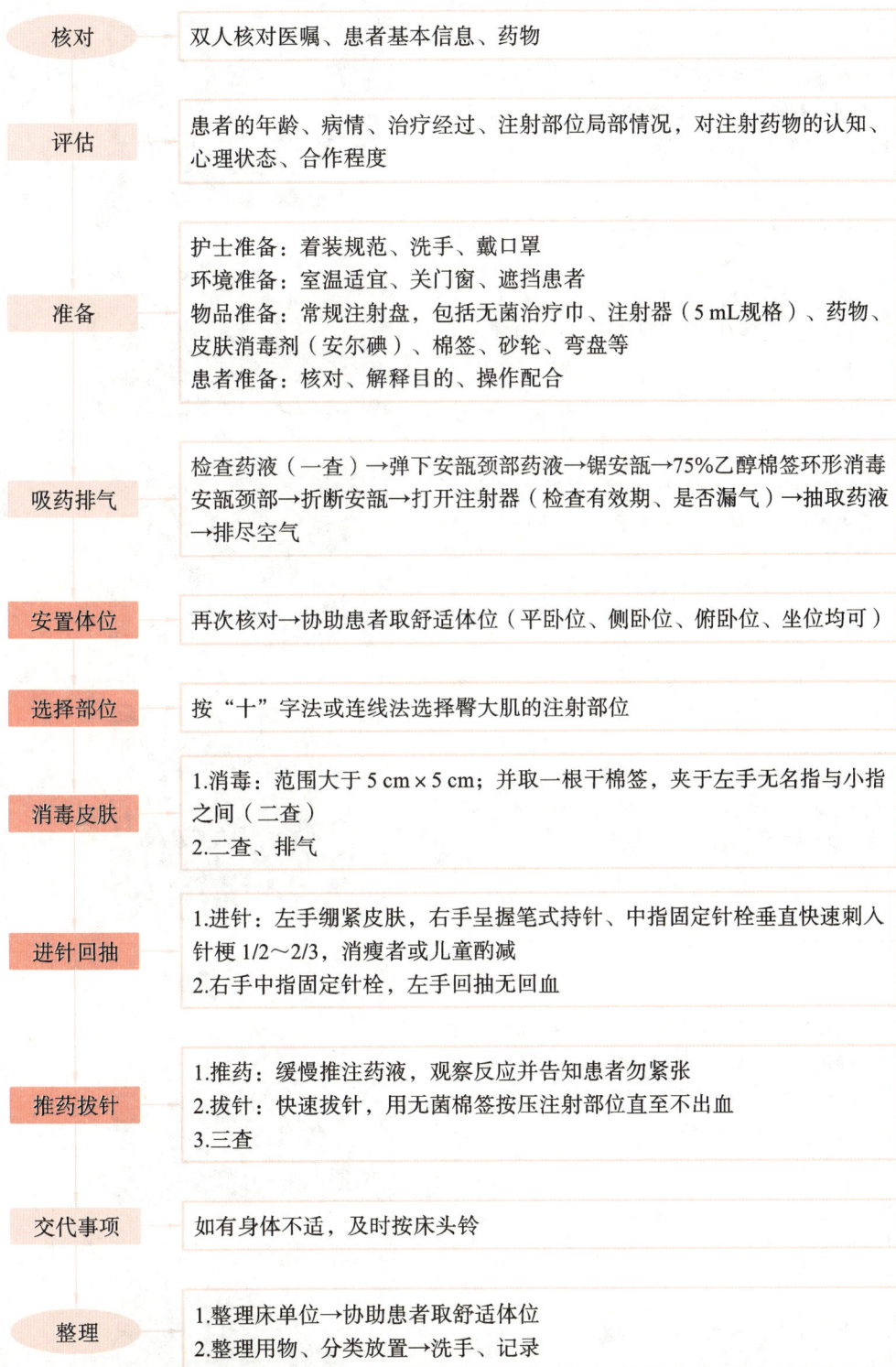

二、操作流程

核对	双人核对医嘱、患者基本信息、药物

评估	患者的年龄、病情、治疗经过、注射部位局部情况，对注射药物的认知、心理状态、合作程度

准备	护士准备：着装规范、洗手、戴口罩 环境准备：室温适宜、关门窗、遮挡患者 物品准备：常规注射盘，包括无菌治疗巾、注射器（5 mL规格）、药物、皮肤消毒剂（安尔碘）、棉签、砂轮、弯盘等 患者准备：核对、解释目的、操作配合

吸药排气	检查药液（一查）→弹下安瓿颈部药液→锯安瓿→75%乙醇棉签环形消毒安瓿颈部→折断安瓿→打开注射器（检查有效期、是否漏气）→抽取药液→排尽空气

安置体位	再次核对→协助患者取舒适体位（平卧位、侧卧位、俯卧位、坐位均可）

选择部位	按"十"字法或连线法选择臀大肌的注射部位

消毒皮肤	1.消毒：范围大于5 cm×5 cm；并取一根干棉签，夹于左手无名指与小指之间（二查） 2.二查、排气

进针回抽	1.进针：左手绷紧皮肤，右手呈握笔式持针、中指固定针栓垂直快速刺入针梗1/2～2/3，消瘦者或儿童酌减 2.右手中指固定针栓，左手回抽无回血

推药拔针	1.推药：缓慢推注药液，观察反应并告知患者勿紧张 2.拔针：快速拔针，用无菌棉签按压注射部位直至不出血 3.三查

交代事项	如有身体不适，及时按床头铃

整理	1.整理床单位→协助患者取舒适体位 2.整理用物、分类放置→洗手、记录

肌内注射操作要点解析

操作要点	要点解析	示例图	二维码
用物准备	无菌物品及药物均在有效期内,包装无破损;根据患者的年龄、皮肤情况及药物的特殊要求等,选取合适的注射器		
摆好体位	1. 体位:常选侧卧位或坐位 2. 侧卧位:上腿伸直,下腿屈曲,使注射部位肌肉放松		
定位手法	1. "十"字法:从髂骨最高点做一垂直线,再从臀裂顶点向左或右做一水平线,分成四个象限,选择外上象限,避开内角 2. 连线法:尾骨末端与髂前上棘连线的外上1/3		 臀大肌十字定位法和连线定位法
进针固定	注射器刻度面向自己,左手绷紧患者皮肤,右手握紧注射器(中指固定针栓),90°垂直进针,进针深度为针梗1/2~2/3		 进针手法
回抽推药	1. 进针后右手中指固定针栓,左手抽动活塞 2. 确定无回血后缓慢注射药液,"两快一慢"(进针快、拔针快、推药速度慢) 3. 边推药边观察患者反应		 皮肤消毒
拔针按压	左手把无菌棉签压在进针处上方,快速拔针后把棉签压在进针处片刻		 拔针按压

肌内注射法操作评分标准

考生姓名：＿＿＿＿＿＿＿ 考生学号：＿＿＿＿＿＿＿ 主考老师：＿＿＿＿＿＿＿ 考核分数：＿＿＿＿＿＿＿

项目总分	项目内容	技术要求	分值	扣分细则	扣分
素质要求 （6分）	报告内容	报告考生班级、姓名、考试项目时，语言流畅、态度和蔼、面带微笑	2	语言不流畅　　　　　　　　　　－1 面部表情不佳　　　　　　　　　－1	
	仪表举止	仪表大方，举止端庄，步态轻盈	2	情绪紧张，状态低沉　　　　　　－1 精神不振，姿态不端正　　　　　－1	
	服装头发	服装鞋帽整洁，着装符合职业要求，短发不过肩	2	衣服不整洁，着装不规范　　　　－1 头发凌乱，短发过肩　　　　　　－1	
操作前 准备 （25分）	评估	1.患者的状况，解释操作目的及操作的相关事项，征得患者同意使之愿意合作 2.患者的注射部位	4 2	未评估病情、询问过敏史、未问大小便、未解释　　　　　　　　　　　　各－1 两种定位方法错误　　　　　不及格 一种定位方法错误　　　　　　　各－1	
	环境	室内温、湿度适宜、安静整洁、光线适中、遮挡患者（口述）	3	未口述或口述不全　　　　　　　－1 未拉床帘评估部位　　　　　　　－2	
	用物	用物准备齐全、摆放合理、物品均在有效期内	3	用物摆放不规范、用物准备不齐全、没有检查用物有效期　　　　　　各－1	
	护士	修剪指甲、洗手、戴口罩，报告开始操作（此步骤开始计时）	5	未洗手、未戴口罩　　　　　　各－2 护士准备不符合要求　　　　　　－1	
	抽药排气	1.双人核对医嘱和药物 2.检查药液，消毒2次 3.遵医嘱抽取药液，排尽空气 4.遵循无菌原则	2 2 2 2	未双人核对　　　　　　　　　　－2 消毒、抽液手法不正确　　　　各－1 未排气　　　　　　　　　　　　－2 排气方法不当或浪费药液　　　各－1 操作违反无菌原则　　　　　　　－2	
操作步骤 （54分）	核对解释	1.携用物至患者床旁 2.核对医嘱、治疗单、患者 3.再次向患者及其家属解释	2 2 1	动作粗鲁、引起噪声　　　　　各－1 未核对或核对不严谨　　　　　　－2 未向患者及其家属解释　　　　　－1	
	定位消毒	1.协助患者取合适体位、注意保暖并遮挡患者 2.选择并暴露臀部 3.消毒皮肤，待干	4 3 4	体位摆放不合适　　　　　　　　－2 未拉床帘或未注意保暖　　　　各－1 选取部位不合适　　　　　　　　－3 消毒范围过小或手法错误　　　各－2	
	进针	1.核对药物（二查）→消毒→排气 2.左手无名指和小指之间夹一干棉签，拇指和示指绷紧皮肤，右手执笔式持注射器，针头与皮肤成90°角，快速刺入针梗的1/2～2/3	2 15	进针前未查对或排气　　　　　各－1 未备干棉签或未待干进针　　　各－1 进针时未绷紧皮肤　　　　　　　－4 持针手法不正确　　　　　　　　－4 进针角度或深度不对　　　　　　－3 反复穿刺　　　　　　　　　　　－2	
	固定回抽 推药	1.进针后右手中指固定针栓，左手抽动活塞 2.确定无回血后缓慢推注药液 3.边推药边观察患者反应	2 3 1	未固定或未回抽　　　　　　　　－2 推药速度过快　　　　　　　　　－3 未观察患者反应　　　　　　　　－1	
	拔针核对	1.注射完毕后快速拔针，以干棉签轻压注射部位 2.针头放入锐器盒 3.协助患者取舒适卧位 4.再次核对（三查），交代注意事项	2 2 1 4	拔针方法不正确　　　　　　　　－2 针头处理方法不对　　　　　　　－2 未协助患者取舒适卧位　　　　　－1 未再次核对　　　　　　　　　　－2 未交代注意事项　　　　　　　　－2	
	整理记录	1.整理用物 2.洗手 3.脱口罩 4.记录（此步骤计时结束）	1 2 2 1	未分类放置一项　　　　　　　　－1 未洗手或洗手不规范　　　　　各－1 未脱口罩或脱口罩方法错误　　各－1 未记录　　　　　　　　　　　　－1	
综合评价 （10分）	护患沟通	护患沟通有效，解释符合临床实际，操作过程体现人文关怀	2	未沟通、缺少人文关怀、患者感到紧张 　　　　　　　　　　　　　　　－2	
	整体效果	1.操作熟练、程序正确、动作规范、遵守无菌操作原则 2.患者感觉舒适、整体流畅	4	操作不熟练、违反无菌操作原则、患者不舒适　　　　　　　　　　　　－2 整体欠佳　　　　　　　　　　　－2	
	操作时间	操作时间不超过8分钟	4	操作时间每超30秒（超过10分钟停止操作）　　　　　　　　　　　　　－1	
		操作时间：＿＿＿＿＿＿＿			
	相关知识		5	一项内容不全或回答错误　　　　－1	
总分			100	累计	

应知应会，学以致用

一、应知应会

1.肌内注射如何选择部位？

答：选择肌肉较厚，离大神经、大血管较远部位，臀大肌是成人最常选用部位，其次为臀中肌、臀小肌（2岁以下婴幼儿）和三角肌。

2.臀中肌和臀小肌的定位方法是什么？

答：三指法：在髂前上棘外侧的三横指处，以患者自身手指的宽度为标准。构角法：护士将示指指尖和中指指尖分别放在髂前上棘和髂脊下缘处，在两指之间构成三角形的区域为注射部位。

3.肌内注射的进针角度和深度是多少？

答：进针角度为 90°；进针深度为针梗的 1/2～2/3 或 2.5～3 cm（消瘦患者及儿童酌减）。

4."三查八对"的内容有哪些？

答：三查：操作前、操作中、操作后核查。八对：核对姓名、床号、药名、浓度、剂量、时间、方法和有效期。

二、学以致用

1.长期需要进行肌内注射患者应如何选择注射部位？

2.肌内注射的无痛注射原则有哪些？

3.肌内注射部位产生硬结的预防和处理方法是什么？

（翟　颖）

技能 20 静脉注射

扫码看课件

学习目标

1.具有同理心,做到护患同心;有较强的沟通能力,能够针对患者个体差异做好人文关怀;具有观察、分析、解决问题的能力和团队合作精神。

2.能学会静脉注射操作技能。

3.掌握护理程序和静脉注射相关理论知识。

临床案例

王某,女,20岁,大学生。因与同学结伴到海滨城市旅游,进食螃蟹、鱼虾后出现全身皮肤瘙痒、流涕、流泪等症状,到医院就诊。经医生询问,患者有花粉过敏史,每逢春季易出现流涕、打喷嚏、皮肤瘙痒等症状,未发现有食物过敏史。入院后测生命体征:T 36.8 ℃,P 78 次/分,R 20 次/分,BP 110/72 mmHg。患者全身皮肤有多处风团红疹,瘙痒难忍,不自觉地进行搔抓。

医嘱:①10%葡萄糖酸钙注射液0.1 g+10%葡萄糖注射液10 mL,iv,st。②维生素C注射液1 g+10%葡萄糖注射液10 mL,iv,st。③炉甘石洗剂,外用,bid。

【临床思考】

请分析该患者主要护理诊断及护理要点。

护理诊断

1.舒适改变 与皮肤瘙痒有关。

2.知识缺乏 与缺乏过敏防护知识有关。

3.有皮肤完整性受损的危险 与皮肤瘙痒搔抓有关。

护理要点

1.用药护理 遵医嘱给予稀释钙剂和维生素C静脉注射,以缓解皮肤瘙痒不适感。

(1)执行医嘱前要准确地评估患者病情,了解药物性质及不良反应,做好"三查八对"。

(2)静脉注射钙剂时,可致全身发热,注射过快可产生呕吐、恶心、心律失常甚至心跳停止;可致高钙血症,早期可有便秘、嗜睡、持续头痛、食欲不振、口中有金属味、异常口干等情况,晚期征象表现为精神错乱、高血压、眼和皮肤对光敏感、恶心、呕吐、心律失常等;如药液漏出血管外,可致注射部位皮肤发红、皮疹和疼痛,严重者可出现脱皮和组织坏死。为患者静脉推注钙剂时,需要评估病情和做好查对工作,选择粗、直的血管,严格防止药液外渗,可采用静脉留置针。推注要慢,要求推注10分钟以上,推注过程中,密切观察患者有无不良反应发生。若发现药液漏出血管外,应立即停止注射,抬高患肢,减轻疼痛和肿胀,严重者可给予氢化可的松、1%利多卡因和透明质酸。

(3)指导患者外用药物的使用方法。

2. 健康宣教

（1）饮食指导：指导患者限制高脂、多糖食物的摄入，忌辛辣刺激性食物，禁饮酒等，还要注意调节饮食，多吃富含维生素的食物，如胡萝卜、南瓜等。

（2）减少刺激：指导患者要减少外界的刺激，避免紫外线照射，减少对花卉的接触。选择全棉质地、宽松、透气性好的衣裤，尽量不穿真丝、毛织品或人造纤维服装；贴身衣物最好不带颜色。避免精神过度紧张及局部搔抓，少用或不用肥皂和沐浴露洗澡，避免热水烫伤，保持足够睡眠。

（3）查找过敏原，远离过敏原，增强体育锻炼，提高自身免疫力。

3. 心理护理　患者因瘙痒有烦躁、焦虑的情绪，护士在护理过程中要耐心、细心倾听主诉，要多鼓励、安慰患者，指导患者通过听轻音乐等方式，分散注意力，减少瘙痒感。

→ **护患同心**

（1）培养慎独精神：静脉注射的过程中，要严格遵守无菌操作规程，注射用物一旦污染，要立即更换；同时要做好查对工作，双人查对，自觉践行"三查八对"原则。

（2）掌握合适的推药速度：应根据药液的性质、患者的情况等进行推药，钙剂快推会引起不良反应，要缓慢推药，也可采用注射泵，设置合理推药速度进行给药。

（3）防止药液外渗：确保针头在血管内，可尽量采用留置针；在推药时，要多询问患者感受、倾听患者主诉、观察注射部位情况、适时回抽有无回血，确定针头在血管内，避免药液外渗给患者带来的痛苦。

（4）护士要用良好的沟通技巧指导患者配合，遵循无痛原则，尽量减少穿刺过程中的痛苦，确保用药安全。

知识链接

血管显像仪

血管显像仪是一种能够显示出静脉的粗细、走形和布局的设备，用于帮助医护人员寻找静脉，同时能够实现无创检查的特点，减少患者的痛苦以及医患纠纷。

血管显像仪的工作原理是利用周围组织、静脉中去氧血红蛋白对近红外光的吸收程度不同，将信息经过光电转换和图像处理，最后将静脉显示在屏幕上，供医护人员实时观测静脉。静脉显像仪在对肥胖、弹性差、过细、脆弱等患者的静脉选择中，表现出独特的优势，因此适用于不同病症以及各年龄段患者。

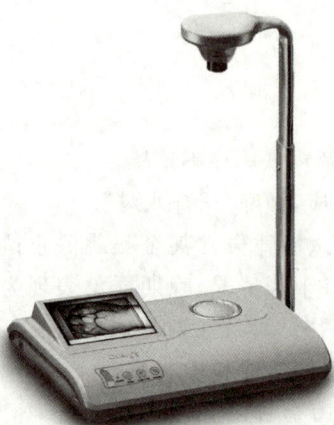

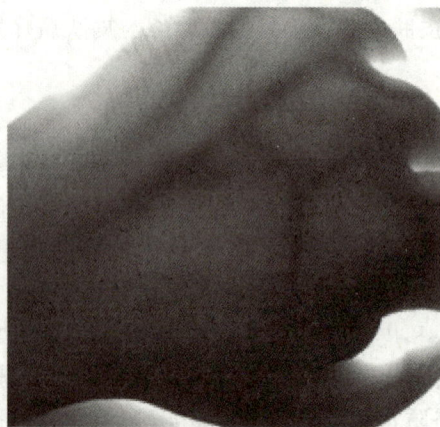

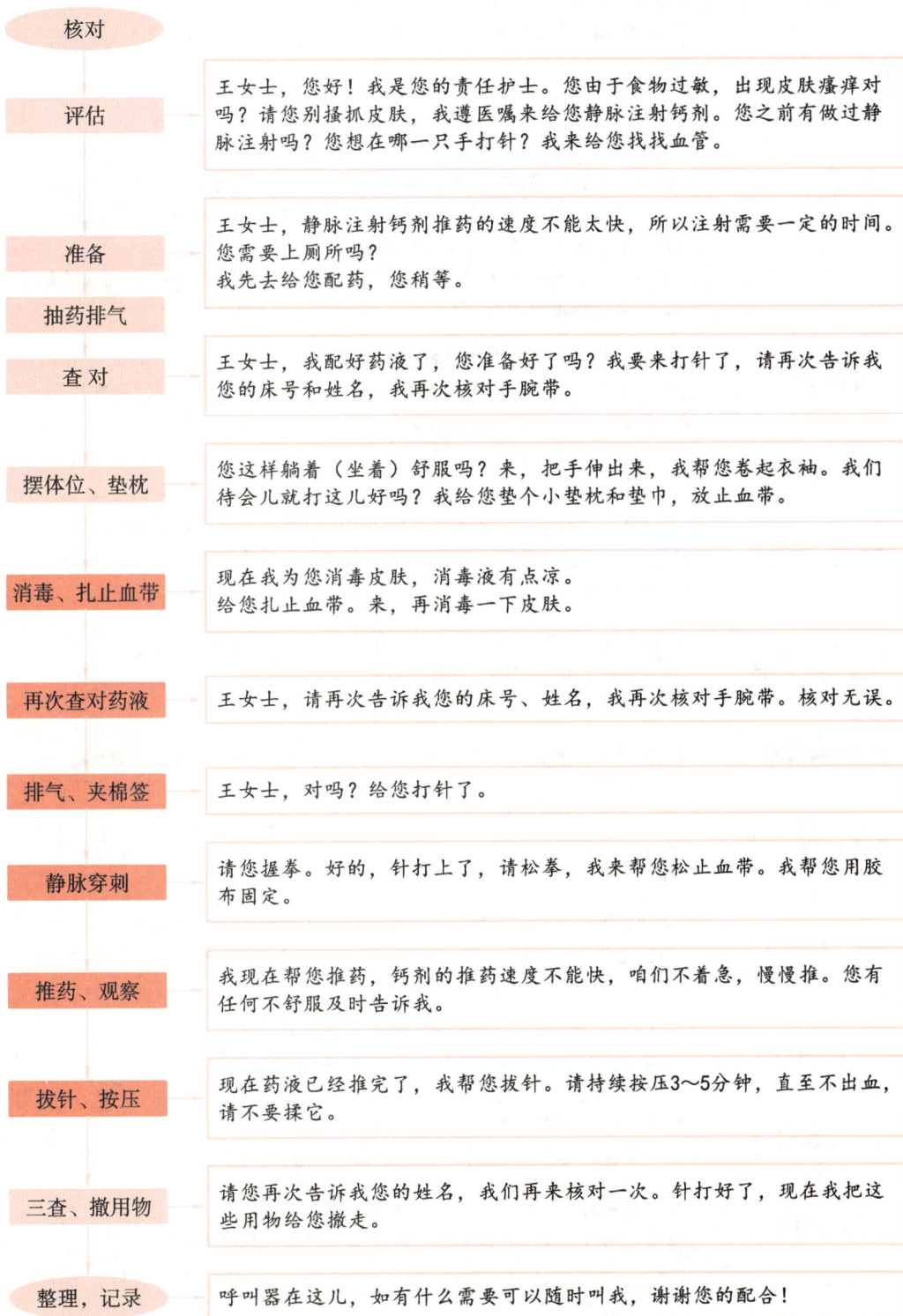

静脉注射操作流程

一、护患沟通

核对	
评估	王女士，您好！我是您的责任护士。您由于食物过敏，出现皮肤瘙痒对吗？请您别搔抓皮肤，我遵医嘱来给您静脉注射钙剂。您之前有做过静脉注射吗？您想在哪一只手打针？我来给您找找血管。
准备	王女士，静脉注射钙剂推药的速度不能太快，所以注射需要一定的时间。您需要上厕所吗？ 我先去给您配药，您稍等。
抽药排气	
查对	王女士，我配好药液了，您准备好了吗？我要来打针了，请再次告诉我您的床号和姓名，我再次核对手腕带。
摆体位、垫枕	您这样躺着（坐着）舒服吗？来，把手伸出来，我都您卷起衣袖。我们待会儿就打这儿好吗？我给您垫个小垫枕和垫巾，放止血带。
消毒、扎止血带	现在我为您消毒皮肤，消毒液有点凉。 给您扎止血带。来，再消毒一下皮肤。
再次查对药液	王女士，请再次告诉我您的床号、姓名，我再次核对手腕带。核对无误。
排气、夹棉签	王女士，对吗？给您打针了。
静脉穿刺	请您握拳。好的，针打上了，请松拳，我来帮您松止血带。我都您用胶布固定。
推药、观察	我现在帮您推药，钙剂的推药速度不能快，咱们不着急，慢慢推。您有任何不舒服及时告诉我。
拔针、按压	现在药液已经推完了，我都您拔针。请持续按压3～5分钟，直至不出血，请不要揉它。
三查、撤用物	请您再次告诉我您的姓名，我们再来核对一次。针打好了，现在我把这些用物给您撤走。
整理，记录	呼叫器在这儿，如有什么需要可以随时叫我，谢谢您的配合！

二、操作流程

核对	医嘱、药物、患者基本信息
评估	患者：病情、心肺功能、局部皮肤、血管情况、心理状态、合作程度、对静脉注射的认知 药物：医嘱、药物性质和量
准备	护士准备：衣帽整洁、洗手、戴口罩，必要时戴手套 环境准备：室内温、湿度适宜、光线适中 物品准备：常规注射盘内放置一次性使用注射器（根据药量选择型号）、一次性头皮针、遵医嘱备好药物、棉签、安尔碘消毒液、胶布、止血带、手套；弯盘、免洗手消毒液、注射卡；小垫枕（外包一次性治疗巾）、锐器盒、黄色医疗垃圾桶、生活垃圾桶等 患者准备：核对解释注射目的、药物作用、可能出现的不适，征得患者同意，宣教操作配合要点
抽药排气	1.抽吸药液：双人查对，按医嘱抽吸药液 2.排尽空气，核对后置于注射盘内备用（如采用头皮针穿刺，则排气后将注射器针头取下，更换头皮针）
查对	床边双人核对（一查）
摆体位、垫枕	1.选静脉：选取粗直、弹性好、易于固定的静脉，避开关节及静脉瓣 2.摆体位：为患者取舒适体位，上卷衣袖至合适部位 3.三放：放小垫枕（外包一次性治疗巾）、止血带、胶布
消毒、扎止血带	1.消毒皮肤：用安尔碘消毒皮肤，消毒直径大于5 cm 2.在穿刺点上方6～10 cm处扎止血带 3.再次消毒、待干
再次查对药液	再次核对（二查）：床号、姓名、药名、浓度、剂量、时间、方法等
排气、夹棉签	1.排尽空气，不浪费药液 2.准备干棉签 3.嘱患者握拳
静脉穿刺	左手绷紧固定皮肤，右手持注射器，使针尖斜面向上与皮肤成15°～30°角，沿静脉走向刺入静脉，见回血沿静脉方向推进少许，松止血带，嘱患者松拳。根据需要用胶布或输液贴固定头皮针
推药、观察	1.如未采用胶布固定的，推药过程中要用示指固定针栓 2.缓慢推药，观察患者反应、局部注射部位情况等
拔针、按压	1.注药完毕，快速拔针 2.用干棉签（或输液贴）按压针刺点至不出血
三查、撤用物	1.操作后核对（三查）：床号、姓名、药名 2.撤去小垫枕、止血带等用物，治疗巾丢于黄色医疗垃圾桶
整理，记录	1.协助患者取舒适体位，整理袖子、床单位 2.洗手 3.记录

静脉注射操作要点解析

操作要点	要点解析	示例图	二维码
用物准备	遵医嘱准备药液,根据药液量、注射部位的情况选择合适注射器、头皮针		
抽吸药液	1.消毒安瓿:75％乙醇消毒 2.掰开安瓿:无菌纱布包裹 3.抽吸药液:针尖斜面向下 4.排尽空气:将针头垂直向上,轻拉活塞,将针头中药液回抽到注射器内,使气泡集中于乳头根部,轻推动活塞,排出气体		 抽吸药液
排气	注射前排尽空气,以针尖斜面挂一滴药液为宜,不可浪费药液		
消毒 扎止血带 再消毒	1.以注射点为中心向周围呈螺旋式消毒,面积直径在5 cm以上 2.止血带一人一用一消毒,在注射点上6～10 cm处扎止血带,末端向上,松紧适宜		 消毒扎止血带
进针角度	与皮肤成15°～30°角进针,若患者过胖,皮下脂肪过多,注射角度宜加大;若患者过瘦,皮下脂肪过少,注射角度宜减小		 肘部静脉穿刺
两松三看	1.两松:松拳头、松止血带 2.三看:看推注是否通畅、看手背是否肿胀、看患者是否感觉疼痛		 手背静脉穿刺
垃圾分类 处置	1.包装袋放入生活垃圾桶 2.棉签放入医疗垃圾桶 3.注射器放入锐器盒内(针头无须分离)		

静脉注射操作评分标准

考生姓名：＿＿＿＿＿＿＿＿＿　考生学号：＿＿＿＿＿＿＿＿＿　主考老师：＿＿＿＿＿＿＿＿＿　考核分数：＿＿＿＿＿＿＿＿＿

项目总分	项目内容	技术要求	分值	扣分细则		扣分
素质要求 （6分）	报告内容	报告考生班级、姓名、考试项目时，语言流畅、态度和蔼、面带微笑	2	语言不流畅 面部表情不佳	−1 −1	
	仪表举止	仪表大方，举止端庄，步态轻盈	2	情绪紧张，状态低沉 精神不振，姿态不端正	−1 −1	
	服装头发	服装鞋帽整洁，着装符合职业要求，短发不过肩	2	衣服不整洁，着装不规范 头发凌乱，短发过肩	−1 −1	
操作前 准备 （15分）	评估	患者病情、意识、自理情况、合作程度、手部静脉状况，询问是否要上厕所；解释操作目的及相关事项并征得患者同意	6	未评估患者病情、意识、自理情况、合作程度、手部静脉状况，未询问是否需要如厕 各−1		
	环境	室内温、湿度适宜、安静整洁、光线适中（口述）	2	口述不全 未口述	−1 −2	
	用物	用物准备齐全、摆放合理、美观	2	用物摆放不规范 用物准备不齐全	−1 −1	
	护士	修剪指甲、洗手、戴口罩，报告开始操作（此步骤开始计时）	5	未洗手、未戴口罩 各−2 护士准备不符合要求 −1		
操作步骤 （61分）	核对检查	1.双人核对（医嘱、注射单、药物）无误后签名	3	未核对 未签名 未口述	−1 −1 −1	
		2.检查药物名称、浓度、剂量、有效期及质量（口述）	1	检查药液方法错误	−1	
	抽吸药液	1.将安瓿顶端的药液弹下 2.消毒安瓿颈部，用砂轮锯安瓿，并再次消毒砂轮锯过的部位 3.掰开安瓿，抽吸药液，然后排尽空气置于注射盘内	3 2 7	浪费药液 −3 消毒安瓿方法不正确 −2 抽吸药液手法不正确 −2 排气手法不正确 −2 操作违反无菌原则 −3		
	核对解释	1.携用物至患者床旁 2.核对医嘱、治疗单、患者 3.再次向患者及其家属解释	2 2 2	动作粗鲁、引起噪声 各−1 未核对或核对不严谨 各−1 未向患者及其家属解释 −2		
	消毒皮肤	1.协助患者取舒适体位→在穿刺静脉肢体下垫小垫枕（外包一次性治疗巾） 2.选静脉，避开关节和静脉瓣 3.常规消毒注射部位，直径大于5 cm，待干→在注射点上方6～10 cm处扎止血带，再次消毒注射部位	2 1 4	未协助患者取舒适体位 −1 未垫小垫枕 −1 静脉选择不合适 −1 未消毒 −2 消毒不规范 −1 扎止血带不规范 −1		
	注射	1.再次核对 2.排尽注射器空气 3.嘱患者握拳，以左手绷紧静脉下端皮肤，使其固定，另一手持注射器（或头皮针针柄），示指固定针栓，针头斜面向上，与皮肤成15°～30°角进针，见回血后降低角度，沿血管方向潜行少许 4.松止血带，嘱患者松拳，固定针头（如为头皮针用输液贴固定） 5.试抽有回血后缓慢推注药液	1 2 10 4 4	未核对 −1 未再次排气或浪费药液 各−1 未嘱患者握拳 −1 穿刺角度错误 −2 穿刺手法错误 −2 穿刺不成功 −5 未嘱患者松拳 −1 未松止血带 −1 固定手法不正确 −2 未试抽回血 −2 推注药液速度不当 −2		
	拔针按压	1.注射后用无菌棉签放于注射点的上方，快速拔针，按压片刻 2.再次核对	4 1	拔针手法不正确 −2 按压部位不正确 −2 未再核对 −1		
	整理记录	1.安置患者取舒适体位，整理床单位 2.整理用物 3.洗手、脱口罩 4.记录（此步骤计时结束）	2 1 2 1	未取舒适体位、整理床单位 各−1 未整理用物 −1 未洗手、脱口罩 各−1 未记录 −1		
综合评价 （13分）	护患沟通	护患沟通有效，解释符合临床实际，操作过程体现人文关怀	3	未沟通、缺少人文关怀、患者感到紧张 各−1		
	整体效果	1.操作熟练、程序正确、动作规范、遵守无菌操作原则 2.患者无不适，未沾湿衣被	6	操作不熟练、程序错误、违反无菌原则、患者不舒适 各−1 整体欠佳 −2		

续表

项目总分	项目内容	技术要求	分值	扣分细则	扣分
综合评价（13 分）	操作时间	操作时间不超过 8 分钟	4	操作时间每超 30 秒（超过 10 分钟停止操作） −1	
		操作时间：_____			
		相关知识	5	一项内容不全或回答错误 −1	
		总分	100	累计	

注：皮下退针一次扣 2 分，穿刺失败扣 12 分；严重污染仍操作，扣整体分 8 分。

应知应会，学以致用

一、应知应会

1. 进行外周静脉注射时，应如何选择静脉？

答：应选择粗、直、弹性好的静脉避开关节、静脉瓣，且易于固定的，一般从远心端向近心端选择。一般可选择上肢的肘部静脉（贵要静脉、正中静脉、头静脉）及腕部、手背静脉；下肢的大隐静脉、小隐静脉和足背部静脉也可以选择，但是由于下肢血液循环慢，易形成栓塞，临床上不主张使用；儿童还可以选择头部的静脉。

2. 静脉注射前，应充分地评估什么内容？

答：静脉注射前，应充分地评估患者的一般情况：年龄、病情、治疗经过；患者的认知反应：对注射药物的认识、心理状态、合作程度；注射部位的静脉情况，以及药物的性质、剂量情况等。

3. 静脉注射的操作目的有哪些？

答：药物不宜口服、皮下或肌内注射，又需要迅速产生药效时；做某些诊断性检查或试验，如静脉注入造影剂；静脉营养治疗；输液或输血的先驱步骤。

4. 列表对比四种注射法的操作要点。

答：四种注射法的操作要点如下。

四种注射法的操作要点对比表

项目	皮内注射（ID）	皮下注射（H）	肌内注射（im）	静脉注射（iv）
定义	将少量药液注入表皮和真皮间	将少量药液注入皮下组织	将一定量药液注入肌肉组织	将一定量药液自静脉注入体内
目的	药物过敏试验、预防接种、局部麻醉先驱步骤	药物治疗、预防接种、局部供药	不宜口服/静脉注射的药，要求药效比皮下注射更迅速；注射剂量较大或刺激性较强的药	药物不宜口服、皮下或肌内注射，又需迅速产生药效；做某些诊断性检查或试验；静脉营养治疗；输液或输血的先驱步骤
部位	前臂掌侧下段（内侧）、上臂三角肌下缘、局麻处	上臂三角肌下缘、两侧腹壁、后背、大腿前侧/外侧	臀大肌、臀中肌、臀小肌、股外侧肌、上臂三角肌	应选择粗、直、弹性好的静脉，避开关节、静脉瓣，且易于固定的，一般从远心端向近心端选择
药量	0.1 mL	少量	一定药量（一般少于 5 mL）	一定药量
角度	与皮肤成 5°角	与皮肤成 30°~40°角	与皮肤成 90°角	与皮肤成 15°~30°角，沿静脉走向进针
深度	针尖斜面全刺入皮内	快速刺入针梗的 2/3	刺入针梗的 1/2~2/3	见回血再进针少许

续表

项目	皮内注射(ID)	皮下注射(H)	肌内注射(im)	静脉注射(iv)
注意事项	①忌碘； ②忌角度过大； ③忌回抽； ④忌按压	①有计划更换注射部位； ②刺激性过强的药不宜皮下注射； ③药液不足1 mL选1 mL注射器； ④过瘦捏皮肤； ⑤生物制剂用乙醇	①2岁以下婴幼儿选臀中肌和臀小肌； ②注射时切勿将针梗全部刺入，以防断针； ③长期注射应更换部位； ④如出现硬结，可热敷理疗； ⑤注意配伍禁忌	①根据患者年龄、病情及药物性质，掌握推药速度； ②推注药液时应随时观察病情变化和注射局部情况，听取患者主诉； ③随时回抽有无回血，确定针头是否在静脉内； ④注射对组织有强烈刺激性的药物时，避免药液外溢而致组织坏死

二、学以致用

1. 注射对组织有强烈刺激性的药物时，为了避免药液外溢而致组织坏死，我们应该怎么做？

2. 如何做到根据患者年龄、病情及药物性质，掌握推药速度？

3. 静脉注射常见失败原因有哪些？请完成下表进行总结。

静脉注射常见失败原因和对策表

种类	药液溢出情况	抽吸回血	推药隆起	疼痛	处理
针尖斜面 没完全进入血管					
针尖斜面 未进入血管					
针尖斜面部分 刺破血管壁对侧					
针尖斜面完全 刺破血管壁对侧					

4. 请思考：面对不同患者(如肥胖、水肿、血管易活动、休克等)的血管，我们要如何提高穿刺成功率？

（庄佩燕）

技能 21　周围静脉输液法

扫码看课件

学习目标

1.操作中具有同理心,做到护患同心;有较强的沟通能力,能够针对患者个体差异做好人文关怀;具有观察、分析、解决问题的能力和团队合作精神。

2.熟练掌握静脉输液操作技能。

3.操作规范,确保安全。

临床案例

李某,男,59 岁,司机,3 小时前因两车相撞,上腹部被方向盘撞伤,出现腹部剧痛,不能行走,不能直立,头晕心慌,眼前发黑,并有呕吐。查体:T 36.0 ℃、P 130 次/分、R 24 次/分、BP 80/50 mmHg,神志清楚,表情痛苦,呻吟不止,面色苍白,出冷汗,腹式呼吸弱,全腹压痛、反跳痛,肌紧张以左上腹为明显,移动性浊音(+),肠鸣音减弱。诊断性腹腔穿刺抽出不凝固血液 30 mL。化验检查:血红蛋白 50 g/L,红细胞 2×10^{12}/L。

医嘱:静脉输液,止血、抗休克处理。

【临床思考】

请分析该患者主要护理诊断及护理要点。

护理诊断

1.循环血容量不足　与内脏出血有关。

2.疼痛　与腹部外伤有关。

3.焦虑、恐惧　与外伤有关。

护理要点

(1)首要解决的问题:补充足够的循环血容量,以维持重要器官的血液供应,纠正休克状态,护士首先要做的是迅速建立静脉通道,进行补液治疗。

(2)尚未明确患者出血的具体部位,不可盲目使用吗啡镇痛,以免掩盖病情。

护患同心

(1)操作中严格执行无菌操作原则和查对制度,防止差错事故发生。

(2)合理安排输液顺序:根据患者病情、用药原则和药物性质,合理安排输液顺序。

(3)合理使用静脉:对需长期输液的患者,要合理使用静脉,一般从远端小静脉开始(抢救时例外),下肢静脉不应作为成人穿刺血管的常规部位。对连续输液者,应 24 小时更换一次输液器。

(4)正确添加药液:遵医嘱添加液体时,注意控制分液袋上方调节器,保证剂量准确;加药时,注意不要污染插瓶针及分液袋加药管口,并混匀药液。

(5)加强巡视:注意倾听患者主诉和观察输液是否通畅,及时处理输液故障,并积极配合医生处理各种输液反应。发生留置针相关并发症,应拔管重新穿刺。

知识链接

植入式静脉输液港

植入式静脉输液港是一种完全植入患者体内的血管通道器材,它可以为长期及反复静脉输液的患者提供安全、可靠的静脉通道,减少患者重复做静脉穿刺的痛苦和风险。因为它的功能与我们经常提及的港口相类似,是静脉治疗的港口,故称为输液港。植入式静脉输液港的优点如下。

1.感染风险降低　因完全埋置于皮下,从而降低了感染风险。

2.提高生活质量　拔出针头后,可正常洗澡、淋浴,甚至游泳(小幅度)。

3.美观、隐私保密度高　可正常参加社交活动,没有心理压力。

4.减少反复穿刺血管的次数　保护血管。

5.维护简单　治疗间歇期每 4 周维护一次。

6.使用时间长　规范使用的情况下,通常可使用 10~20 年。

周围静脉输液法操作流程

一、护患沟通

核对

评估 → 李先生，我是您的责任护士小刘，准备给您进行周围静脉输液，请问您对什么药物过敏吗？来，我看看您的皮肤和血管情况。此次输液时间较长，您需要上洗手间吗？好的，您稍等，我准备用物马上就过来。

准备 → 用物已经准备好了，准备输液。您这样躺着舒服吗？

加药

初步排气

选取静脉 → 李先生，这条血管粗直、弹性好，一会就在这儿进针。来，我先给您扎上止血带，这样让血管更充盈，便于穿刺。

皮肤消毒 → 好，现在我给您消毒，有点凉。

静脉穿刺 → 李先生，请您轻握拳，准备给您打针了。再核对一下您的信息，请告诉我您的床号和姓名，您放松，我会轻些的。

固定针头 → 液体是通畅的，您先别动，我给您固定针头。

调节滴速 → 李先生，根据您的病情、年龄和药物的性质，我把液体的滴速已经调好了，请您不要自行调节。

查对 → 请您再次告诉我您的床号和姓名。谢谢！

交代事项 → 李先生，输液过程中要注意保护好输液针头，避免针头移动导致药液外渗，如出现胸闷、心慌、手背肿痛等不适或有其他需要，请按铃，呼叫器在这儿。您这样躺着舒服吗？还有什么需要帮忙的吗？

整理 → 您好好休息，谢谢您的配合。

二、操作流程

核对	→	双人核对医嘱、患者基本信息、药物

评估	→	患者的病情、年龄、意识状态、治疗目的、注射部位皮肤及静脉状况、过敏史、用药史、家族史等，药物作用及不良反应

准备	→	护士准备：着装规范、洗手、戴口罩 环境准备：符合无菌操作要求、职业防护要求 物品准备： (1) 治疗车上层：药物，瓶装液体1瓶、输液吊篮、药物；常规注射盘，包括输液管、头皮针、输液贴（胶布、小纱）、止血带、皮肤消毒剂、棉签、砂轮、治疗碗；其他：输液架、治疗执行单、输液卡、快速手消毒液等； (2) 治疗车下层：污物回收盘、锐器回收盒 患者准备：核对解释目的、操作配合

加药	→	核对并转抄医嘱，在输液瓶贴上瓶贴，检查药液→消毒瓶口→选择合适注射器（有效期、是否漏气）→抽取药液→加入输液瓶中→检查输液器（有效期、是否漏气）→关调节器→垂直插入输液管针头→加药后再次核对并签名

初步排气	→	核对（一查）→挂瓶→展开输液管→打开调节器→使液体流入茂菲式滴管→达1/2～2/3满时迅速倒转→待液体进入头皮针管内即可关闭调节器（首次排气原则为不滴出药液）→检查输液管内无气泡→将输液管放置妥当→备输液贴

选取静脉	→	选合适血管→垫上治疗巾、小垫枕→穿刺点上方6～10 cm扎止血带，末端向上

皮肤消毒	→	1.范围：直径在5 cm以上 2.方法：以穿刺点为中心，由内向外螺旋式消毒

静脉穿刺	→	1.再次排气→查对（二查），嘱患者轻握拳 2.进针：与皮肤成15°～30°角，见回血降低角度再进少许，松止血带，松拳，打开调节器

固定针头	→	输液贴粘贴顺序：针翼→穿刺点→头皮针软管

调节滴速	→	1.成年人：40～60滴/分 2.老年人、儿童：20～40滴/分，根据病情、年龄、药物、医嘱，调节速度

查对	→	（三查）签名→挂输液卡

交代事项	→	1.勿私自调滴速 2.如有不适请按呼叫铃

整理	→	1.整理：撤去用物，协助患者取舒适体位，整理床单位 2.用物按规定进行处理 3.洗手后记录

周围静脉输液法操作要点解析

操作要点	要点解析	示例图	二维码
用物准备	1.无菌物品及药物均在有效期内,包装无破损 2.根据患者的年龄、血管情况及所输入药物特殊要求等,确定一次性无菌输液器头皮针头的型号		
挂液排气	输液器从包装袋内取出,确保调节器已关闭再把输液瓶倒挂在输液架上		挂液排气
选取静脉	选择弹性好、较粗直的静脉,避开静脉瓣及关节的血管,穿刺点的皮肤表面无瘢痕、红肿、炎症、硬结、破损		
消毒皮肤	1.范围:直径在 5 cm 以上 2.方法:以穿刺点为中心,由内向外螺旋式消毒		
进针	针尖斜面向上,左手绷紧患者皮肤同时固定静脉,右手示指和拇指捏针柄,与皮肤成 15°～30°角刺入		消毒、进针、固定
固定	见回血后降低角度,沿血管方向潜行少许,要"三松三看"再固定 三松:松拳头、松止血带、松调节器 三看:看点滴是否通畅、看手背是否肿胀、看患者是否感觉疼痛		
调节滴速	根据患者年龄、病情和药物性质调节滴速,数 15 秒×4,一般成人 40～60 滴/分,老年人、儿童 20～40 滴/分		

周围静脉输液法操作评分标准

考生姓名:＿＿＿＿＿＿　　考生学号:＿＿＿＿＿＿　　主考老师:＿＿＿＿＿＿　　考核分数:＿＿＿＿＿＿

项目总分	项目内容	技术要求	分值	扣分细则		扣分
素质要求 (6分)	报告内容	报告考生班级、姓名、考试项目时,语言流畅、态度和蔼、面带微笑	2	语言不流畅 面部表情不佳	－1 －1	
	仪表举止	仪表大方,举止端庄,步态轻盈	2	情绪紧张,状态低沉 精神不振,姿态不端正	－1 －1	
	服装头发	服装鞋帽整洁,着装符合职业要求,短发不过肩	2	衣服不整洁,着装不规范 头发凌乱,短发过肩	－1 －1	
操作前准备 (15分)	评估	患者病情、意识、自理情况、合作程度、手部静脉状况,询问是否要上厕所;解释操作目的及相关事项并征得患者同意	6	未评估患者病情、意识、自理情况、合作程度、手部静脉状况,未询问是否需要如厕	各－1	
	环境	室内温、湿度适宜、安静整洁、光线适中(口述)	2	口述不全 未口述	－1 －2	
	用物	用物准备齐全、摆放合理、美观	2	用物摆放不规范 用物准备不齐全	－1 －1	
	护士	修剪指甲、洗手、戴口罩,报告开始操作(此步骤开始计时)	5	未洗手、未戴口罩 护士准备不符合要求	各－2 －1	
操作步骤 (61分)	核对检查	1.双人核对(医嘱、输液单、瓶签)无误后签名	2	未核对 未签名	－1 －1	
		2.检查溶液名称、浓度、剂量、有效期及对光检查溶液质量(口述)	2	未口述 检查药液方法错误	－1 －1	
		3.倒贴瓶签勿覆盖溶液标签	1	未贴瓶签	－1	
	准备药液	1.启溶液瓶盖→常规消毒2次待干	1	消毒不规范	－1	
		2.检查核对药物→遵医嘱加药	3	未检查药物及输液器 加药手法不规范 加药时药液漏出	－1 －1 －1	
		3.检查输液器包装、有效期与质量(口述)→关闭调节器→打开包装→将输液管和通气管针头插入瓶塞至根部	5	违反无菌原则 未关闭调节器 未将针头插至根部	－2 －2 －1	
	核对解释	1.携用物至患者床旁	1	动作粗鲁、引起噪声	－1	
		2.核对医嘱、治疗单、患者	1	未核对或核对不严谨	－1	
		3.再次向患者及其家属解释	1	未向患者及其家属解释	－1	
	初步排气	1.挂瓶,展开输液管	1	滴管液量不合理	－1	
		2.倒置茂菲式滴管,打开调节器→当液体充满滴管1/2～2/3时倒转→待液体进入头皮针管内关闭调节器(首次排气原则为不滴出药液)	5	排气手法不正确 排气一次不成功 排气浪费药液	－1 －2 －1	
		3.检查输液管内无气泡→将输液管放置妥当,备输液贴	2	输液管放置不妥当 未准备输液贴	－1 －1	
	消毒皮肤	1.协助患者取舒适体位→在穿刺静脉肢体下垫小垫枕与治疗巾	2	未协助患者取舒适体位 未垫小垫枕或治疗巾	－1 －1	
		2.选静脉,避开关节和静脉瓣	1	静脉选择不合适	－1	
		3.常规消毒注射部位,范围大于5 cm,待干→在穿刺点上方6～10 cm处扎止血带,再次消毒注射部位	4	未消毒 消毒不规范 扎止血带不规范	－2 －1 －1	
	静脉穿刺	1.再次核对	1	未查对	－1	
		2.排气至少量药液滴出→检查针头及输液管内有无气泡,取下护针帽	2	未再次排气或浪费药液	各－1	
		3.嘱患者握拳→固定血管→针尖斜面向上与皮肤成15°～30°角进针→见回血后降低角度→沿血管方向潜行少许	4	未嘱患者握拳 穿刺角度错误 穿刺手法错误	－1 －1 －2	
	固定针头	1.穿刺成功→一手固定针柄,另一手松开止血带→打开调节器,嘱患者松拳	4	穿刺不成功 固定手法不正确 未"三松"	－5 －2 －2	
		2.点滴通畅后用输液贴固定	1	输液贴固定不规范	－1	
	调节滴速	1.根据患者年龄、病情和药物性质调节滴速,至少计数15秒,并报告	2	未调节滴速 调节滴速不合理	－2 －1	
		2.填写输液单→再次核对→告知患者滴速及注意事项	3	未记录、未再次核对 未做宣教	各－1 －1	

续表

项目总分	项目内容	技术要求	分值	扣分细则	扣分
操作步骤 (61分)	整理记录	1. 安置患者舒适体位,整理床单位 2. 15～30分钟巡视病房一次(口述) 3. 整理用物、洗手、脱口罩 4. 记录(此步骤计时结束)	1 1 3 1	未取舒适体位、整理床单位 　－1 未口述 　　　　　　　　－1 未整理用物、洗手、脱口罩 　各－1 未记录 　　　　　　　　－1	
	拔针按压	核对解释,告知输液完毕需拔针→揭去输液贴→放于穿刺点上方→关闭调节器→迅速拔针,针尖未见血滴出→嘱患者按压片刻至无出血并告知注意事项→记录、签名	6	未核对、未解释 　　　　－1 未关闭调节器 　　　　　－1 拔针、按压方法不正确 　各－1 未记录、未签名 　　　　－1 未交代注意事项 　　　　－1	
综合评价 (13分)	护患沟通	护患沟通有效,解释符合临床实际,操作过程体现人文关怀	3	未沟通、缺少人文关怀,患者感到紧张 　　　　　　　　　各－1	
	整体效果	1. 操作熟练、程序正确、动作规范,遵守无菌操作原则 2. 患者无不适,未沾湿衣被	6	操作不熟练、程序错误、违反无菌操作原则、患者不舒适 　各－1 整体欠佳 　　　　　　　－2	
	操作时间	操作时间不超过11分钟	4	操作时间每超30秒(超过13分钟停止操作) 　　　　　　　　－1	
		操作时间:_____			
	相关知识		5	一项内容不全或回答错误 　－1	
	总分		100	累计	

注:皮下退针一次扣2分;穿刺失败扣12分;严重污染仍操作,扣整体分8分。

应知应会,学以致用

一、应知应会

1. 输液的目的有哪些?

答:①补充水分及电解质,预防和纠正水、电解质及酸碱平衡紊乱。②增加循环血量,改善微循环,维持血压。③输入药物,治疗疾病。④补充营养,供给热能,促进组织修复。

2. 发生静脉炎的原因有哪些?

答:①长期输注高浓度、刺激性较强的药液。②刺激性较强的塑料管在静脉内放置时间过长。③静脉输液过程中未严格执行无菌技术操作,导致局部静脉感染。

3. 静脉炎的护理措施包括哪些方面?

答:①立即停止在炎症部位的输液,抬高患肢并制动。局部可涂喜辽妥软膏,3次/天;或50%硫酸镁溶液或95%乙醇局部热湿敷,3次/天,每次20分钟。②超短波理疗每天1次,每次15～20分钟。③中药治疗。将如意金黄散加醋调成糊状,局部外敷,每天2次。④对合并感染者,遵医嘱给予抗生素治疗。

4. 输液过程中液体不滴的原因及处理方法是什么?

答:①针头滑出血管外:处理方法是应另选血管更换针头重新穿刺。②针头阻塞:处理方法是拔出针头后再重新更换针头穿刺。③针尖斜面紧贴血管壁:处理方法是调整针头位置或适当变换肢体位置。④压力过低:处理方法是抬高输液瓶位置或放低患者肢体位置。⑤静脉痉挛:处理方法是进行局部热敷。

二、学以致用

1. 王某,男,65岁,因慢性阻塞性肺气肿住院治疗。静脉输液过程中,私自将滴速调到100滴/分,护士来巡房时,发现患者咳嗽、咳粉红色泡沫样痰,呼吸急促,大汗淋漓。

　①根据该患者的临床表现,该患者可能出现了什么情况?

　②护士应立即采取的措施是什么?

2. 陈先生,66 岁,因肺炎入院,遵医嘱给予红霉素静脉滴注,用药 5 天后,输液部位组织红、肿、灼热、疼痛,沿静脉走向出现条索状红线。

　①该患者出现了什么输液反应?

　②护士应采取什么护理措施?

　③如何预防上述反应的发生?

3. 刘女士,55 岁,高血压病史 11 年。因为同学聚会外出用餐,3 小时后出现频繁呕吐,腹痛腹泻症状,诊断为急性胃肠炎,给予补充水、电解质及消炎治疗。医嘱需补总量为 1500 mL 液体,每分钟输入滴数为 60 滴,如果采用的输液器点滴系数为 15,需要多长时间滴完?

(张翠玉)

技能 22　静脉留置针输液

扫码看课件

学习目标

1.具有严谨求实的工作态度,严格执行无菌操作和查对制度,操作中具有同理心,做到护患同心;关心患者、沟通有效,操作规范、熟练,动作轻柔。

2.能学会静脉留置针输液方法;能说出静脉留置针输液的目的和注意事项;能运用外周静脉输液法的使用指征及穿刺部位。

3.掌握护理程序和静脉留置针输液相关理论知识。

临床案例

吕某,女,79岁,初中文化,个体户,自诉于2小时前无明显诱因出现左下肢无力,运动行走时需人扶持,伴轻度头痛、头晕、恶心呕吐症状,在家休息后无缓解,遂来医院就诊。门诊检查后行头颅CT示:①双侧基底节区多发腔隙性脑梗死;②脑白质变性;③脑萎缩。遂以"中风(脑梗死)"为诊断收住神经内科。既往未发现高血压病史。查体:T 36 ℃,P 82 次/分,R 20 次/分,BP 146/96 mmHg,左下肢肌力3级,左上肢及右侧肢体肌力5级,意识清醒,瞳孔等大等圆,直径约2.5 mm,对光反射灵敏。入院后第2天,患者主诉剧烈头痛,睡眠不好,精神差,烦躁,查体后诊断为视神经乳头水肿。

医嘱:①神经科护理常规;②一级护理;③低盐低脂饮食;④20%甘露醇125 mL,ivgtt,bid。

【临床思考】

请分析该患者主要护理诊断及护理要点。

护理诊断

1.舒适度改变　与颅内压增高有关。

2.肢体活动障碍　与脑血栓损伤神经引起肢体活动无力有关。

3.有跌倒的风险　与肢体活动无力有关。

4.睡眠型态紊乱　与头痛有关。

5.焦虑/恐惧　与担心疾病预后及用药费用有关。

6.潜在并发症:药物外渗　与药物浓度有关。

护理要点

1.患者颅内压增高　应严密观察病情,观察患者意识、精神状态及各项生命体征(包括体温、血压、脉搏及瞳孔的变化等),观察并记录头痛的性质、程度、时间、伴随症状,减少疼痛刺激,耐心倾听患者诉求,分散注意力,并做好记录。

2.制订肢体康复训练计划　准确评估患者患肢的活动能力,与患者共同制定护理计划。将患肢置于功能位,防止足下垂、爪形手等后遗症。鼓励患者积极锻炼患肢,对于所取得的成绩给予肯定和表扬。及时协助和督促患者进行功能锻炼,根据病情在床上按照被动运动→床上主动活动→床边活动→下床活动的次序进行锻炼,做到强度适中,循序渐进,持之以恒。被动运动的幅度由小到大,由大关节到小关节;按摩应以轻柔缓慢的手法进行。教会患者家属及陪护人员进行锻炼的方法(如桥式运动),尤其注意下肢运动(如直腿抬高、踝泵运动、深呼吸等),预防静脉血栓形成和肌肉萎缩,活动时需有人陪护,防止受伤。

3.预防患者跌倒 指导患者下地活动前"三步曲":床上先平躺30秒、再床上坐30秒,最后床边站立30秒后无头晕等不适并且有人陪伴在身边方可行走。呼叫器置于方便患者拿取的位置,有呼叫及时应答并帮助。活动时出现头晕、双眼发黑、下肢无力、步态不稳或不能移动等情况,立即原地坐(蹲)下或靠墙,呼叫他人帮助。

4.保证充足的睡眠 保持舒适的室温,穿棉质衣裤,保持病房安静,减少探视。头痛时服用镇痛药,观察用药效果。保持情绪稳定,心情愉悦,可倾听放松的助眠音乐。

5.心理护理 认识到患者的焦虑,承认患者的感受,对患者表示理解。主动向患者介绍环境和同病室的病友,消除由于医院环境造成的陌生和紧张感。建立良好的护患关系,了解患者的需要,关心和安慰患者,并设法为其解决实际需要,耐心解释病情,使其消除紧张心理,积极配合治疗。指导患者采取放松疗法,如缓慢地深呼吸、全身肌肉放松、听音乐、气功疗法等。必要时遵医嘱使用抗焦虑药。多与患者单位及家属联系,达成社会、家庭与医院的相互配合。尽量简化治疗方案,做到合理治疗,合理检查,合理收费。

6.预防药物外渗等潜在并发症 患者使用脱水药前须评估患者年龄、病情、自理及合作程度、药物性质、药物对血管的影响;在满足治疗需要的情况下,选择合适型号留置针,输入液体时,要注意观察患者的反应、尿量和滴速。宜选择上肢静脉作为穿刺部位,避开静脉瓣、关节部位及瘢痕、炎症、硬结等处的静脉。每次输液前后,均应检查穿刺部位及静脉走向有无红肿,并询问患者有无疼痛与不适。如有异常情况,应及时拔除导管并做相应处理;对使用静脉留置针的肢体应妥善固定,每次输液前先抽回血,再冲洗导管。如无回血,冲洗有阻力时,应考虑留置针导管堵管,此时应拔出静脉留置针,切记不能用注射器用力推注,以免将凝固的血栓推进血管,造成栓塞。

→ 护患同心

(1)穿刺留置针过程须严格遵守无菌技术操作规范;用物一旦污染,要立即更换。

(2)穿刺前要充分评估患者病情、心肺功能、意识、用药史和不良反应及过敏史;患者对留置针的认知程度、配合程度;血管粗细、血管弹性、用药目的及药物性质等;还要根据患者的不同心理状态,采取不同的方式及时与患者进行沟通。

(3)一般选择粗直、弹性好、无静脉瓣及方便固定和利于患者活动部位的静脉,首选前臂血管,避开关节、手指等皮下组织少的部位,长期输液者要考虑方便患者进餐、取物等。遇水肿患者可根据血管解剖部位用手指以压、推、揉的方法,使血管暴露出来;遇血管细小不易寻找者,先在患者上肢前、后、左、右仔细寻找,不要轻易放弃或盲目进针,一般24号留置针外套管长度为1.5 cm,只要寻找到血管可穿刺长度达到这个长度即可。

(4)穿刺留置针时,要用专业知识耐心向患者及其家属解释留置的原因、留置期间的维护及拔管的条件等,充分尊重患者的知情权,让患者主动参与到自身健康的维护中来。

知识链接

留置针型号适用范围选择技巧

留置针规格上的"G"即"Gauge"的缩写,代表的是国际型号,数字越大代表留置针头越细、型号越小。临床常见的留置针型号有18号、20号、22号、24号,应根据患者的年龄、病情、手术大小等情况选择合适型号的留置针。儿童、老年人多选用22号、24号;成人、常规手术多选用20号、22号;快速、大量输液或输血、重大复杂手术选用18号。

静脉留置针输液操作流程

一、护患沟通

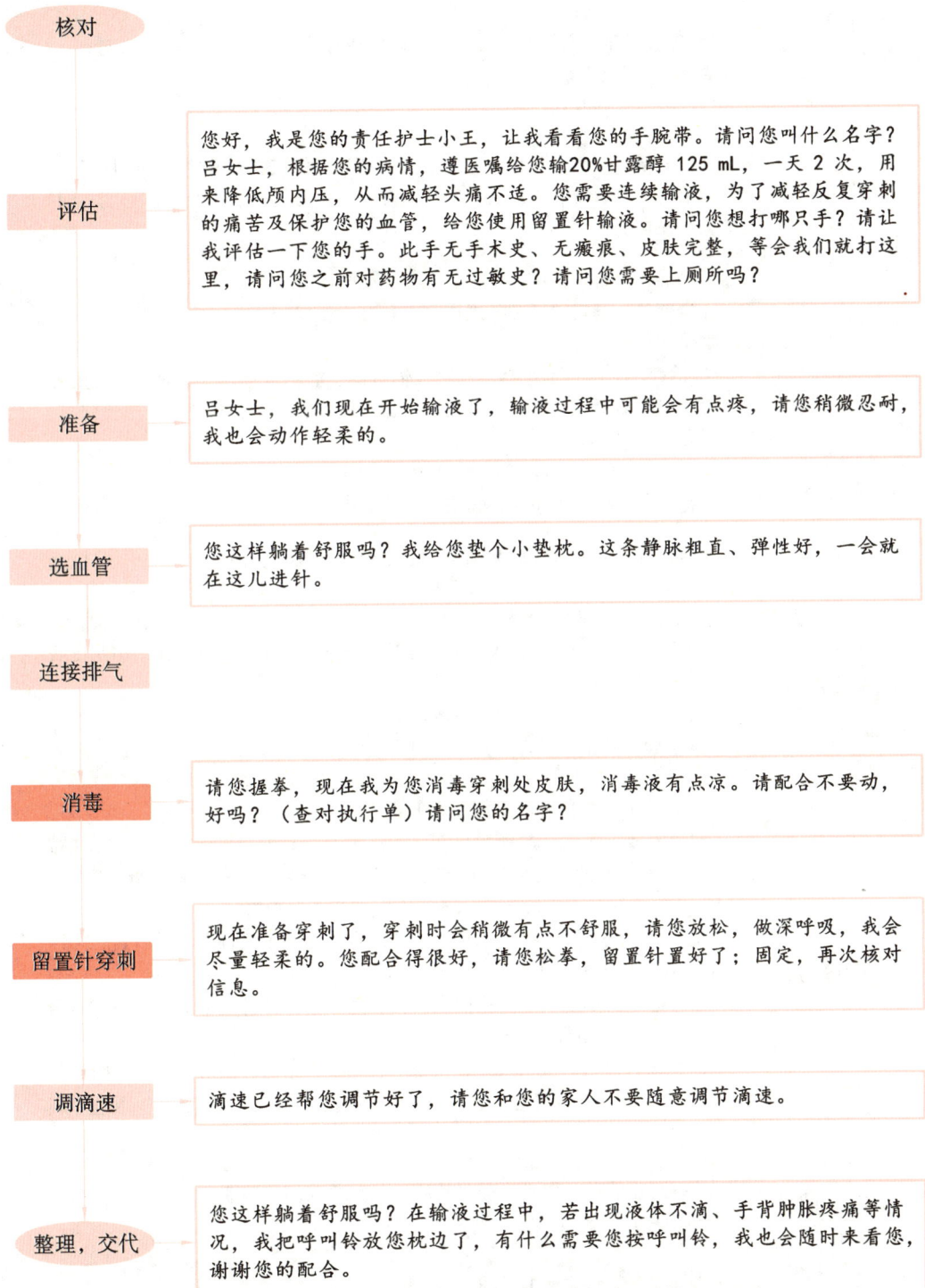

核对

评估 — 您好，我是您的责任护士小王，让我看看您的手腕带。请问您叫什么名字？吕女士，根据您的病情，遵医嘱给您输20%甘露醇 125 mL，一天 2 次，用来降低颅内压，从而减轻头痛不适。您需要连续输液，为了减轻反复穿刺的痛苦及保护您的血管，给您使用留置针输液。请问您想打哪只手？请让我评估一下您的手。此手无手术史、无瘢痕、皮肤完整，等会我们就打这里，请问您之前对药物有无过敏史？请问您需要上厕所吗？

准备 — 吕女士，我们现在开始输液了，输液过程中可能会有点疼，请您稍微忍耐，我也会动作轻柔的。

选血管 — 您这样躺着舒服吗？我给您垫个小垫枕。这条静脉粗直、弹性好，一会就在这儿进针。

连接排气

消毒 — 请您握拳，现在我为您消毒穿刺处皮肤，消毒液有点凉。请配合不要动，好吗？（查对执行单）请问您的名字？

留置针穿刺 — 现在准备穿刺了，穿刺时会稍微有点不舒服，请您放松，做深呼吸，我会尽量轻柔的。您配合得很好，请您松拳，留置针置好了；固定，再次核对信息。

调滴速 — 滴速已经帮您调节好了，请您和您的家人不要随意调节滴速。

整理，交代 — 您这样躺着舒服吗？在输液过程中，若出现液体不滴、手背肿胀疼痛等情况，我把呼叫铃放您枕边了，有什么需要您按呼叫铃，我也会随时来看您，谢谢您的配合。

二、操作流程

核对

1. 核对患者身份：至少同时使用床头牌、腕带、询问患者姓名等两种及以上方法
2. 双人核对医嘱：
(1) 患者医嘱、药物、消毒液、液体均在有效期内；
(2) 治疗单、输液卡、贴瓶签；
(3) 注意药物配伍禁忌

评估

评估病情、年龄、意识、心肺功能、穿刺部位皮肤完整性、静脉情况、肢体情况，过敏史、用药史、心理情况，对留置针的认识及合作程度，询问大小便情况

准备

护士准备：衣帽整洁、洗手、戴口罩
环境准备：室内温度和湿度适宜，符合无菌操作
物品准备：
(1) 治疗车上层：治疗盘、药物、输液器、静脉留置针、透明敷料、止血带、皮肤消毒剂、棉签、砂轮、弯盘、医嘱核对单、输液执行单、胶布、手套、垫单等；
(2) 治疗车下层：锐器盒、垃圾桶等

选血管

患者准备：排空大小便，知晓相关注意事项

连接排气

根据患者病情及血管情况选择合适型号的留置针连接、排气（不超过输液器与头皮针连接处），准备敷料

消毒

1. 范围：以穿刺点为中心，皮肤消毒范围直径大于8 cm×8 cm，小儿皮肤消毒应大于敷贴范围
2. 方法：以穿刺点为中心，由内向外螺旋式消毒
3. 戴手套、扎止血带，嘱握拳，再次消毒

留置针穿刺

1. 查对（至少两种身份识别方式）
2. 进针：嘱握拳，一手绷紧皮肤，另一手拇指和中指捏住回血腔，示指按住推送板，使针尖与皮肤成15°～45°角刺入静脉，见回血后压低角度（成5°～15°角），再进0.2～0.3 cm，确保针芯在血管内
3. 退针芯：松开两翼并用示指、中指固定，另一手退针芯0.5～1 cm，另一手将软管全部送入血管
4. 拔针芯：一手示指、中指固定两翼，另一手将针芯全部拔出，松止血带，嘱松拳，打开调节器，观察滴速
5. 固定辅料：透明敷料以穿刺点为中心无张力粘贴，塑形固定；注明穿刺日期、时间及操作者姓名；延长管与穿刺血管呈U形固定（勿压迫穿刺血管）

调滴速

1. 根据患者病情、年龄、药物性质、医嘱要求调节滴速
2. 再次核对、输液执行卡签名

整理，交代

1. 告知患者静脉输液的目的
2. 药物可能出现的副作用及不良反应，用药期间的注意事项，不可随意调节滴速等配合要点
3. 留置针日常护理要点

静脉留置针输液操作要点解析

操作要点	要点解析	示例图	二维码
用物准备	根据患者的年龄、病情等选择适当的留置针型号、液体、药物、输液器、透明敷料、冲封管、手套、止血带、皮肤消毒剂、棉签、垫单等	用物准备：留置针、液体、药物、输液器、透明敷料、冲封管、手套、止血带、皮肤消毒剂、棉签、垫单、一次性弯盘等	洗手
选择血管	选择穿刺静脉，首选前臂静脉，避开静脉瓣、关节部位及瘢痕、炎症、硬结等处的静脉，穿刺点上方 6～10 cm 处扎止血带		选择血管
备留置针	取出留置针，一手持针座，另一手持针翼部位，松动留置针针芯（左右旋转），垂直向上除去护针帽，防止污染输液接头部位		检查留置针
穿刺	1.绷紧皮肤进针，见回血后压低角度 5°～15°，再进 0.2～0.3 cm 2.松开两翼并用示指、中指固定，另一手退针芯 0.5～1 cm 3.手持针座将导管全部推送至血管内，松止血带 4.撤针芯，一手固定针座，另一手持针座末端，后撤针芯		皮肤消毒 穿刺
固定敷料	1.粘贴无菌透明敷料，单手持膜，敷料切口朝针座方向，将敷料中央对准穿刺点，无张力自然垂放，达到最大无菌屏障 2.塑形：用拇指及示指指腹捏导管突起部位及针座，排除空气 3.抚平：用拇指抚平整片透明敷料边框，排除透明敷料下空气，使透明敷料与皮肤充分黏合 4.按压：从预切口处移除边框，同时按压透明敷料，边撕边框边按压		固定透明敷料

操作要点	要点解析	示例图	二维码
标识	在记录纸上注明置管日期,将其横贴在针座尾端,封闭针座		
固定	延长管用高举平台法 U 形固定,输液接头高于导管尖端,且与血管平行		

静脉留置针输液操作评分标准

考生姓名:_____ 考生学号:_____ 主考老师:_____ 考核分数:_____

项目总分	项目内容	技术要求	分值	扣分细则		扣分
素质要求 (6分)	报告内容	报告考生班级、姓名、考试项目时,语言流畅、态度和蔼、面带微笑	2	语言不流畅 面部表情不佳	—1 —1	
	仪表举止	仪表大方,举止端庄,步态轻盈	2	情绪紧张,状态低沉 精神不振,姿态不端正	—1 —1	
	服装头发	服装鞋帽整洁,着装符合职业要求,短发不过肩	2	衣服不整洁,着装不规范 头发凌乱,短发过肩	—1 —1	
操作前准备 (12分)	评估	评估患者病情、意识、心肺功能情况,穿刺部位皮肤完整性、静脉、肢体情况,过敏史、用药史、心理反应;对使用留置针的认识及合作程度;询问大小便	5	未评估患者病情、意识、心肺功能情况;穿刺部位皮肤完整性、静脉、肢体情况;过敏史、用药史、心理反应;未评估对使用留置针的认识及合作程度;未询问大小便情况 各—1		
	环境	整洁安静、光线充足,温、湿度适宜,符合无菌技术操作要求(口述)	2	口述不全 未口述	—1 —2	
	用物	用物准备齐全、摆放合理、美观	2	用物摆放不规范 用物准备不齐全	—1 —1	
	护士	护士修剪指甲、洗手、戴口罩,报告开始操作(此步骤开始计时)	3	未洗手、未戴口罩 护士准备不符合要求	—2 —1	
操作步骤 (65分)	核对解释	1.携用物至患者床旁	1	动作粗鲁、引起噪声 未核对 核对不仔细	各—1 —2 —1	
		2.核对医嘱、治疗单、患者信息	2			
		3.向患者及家属解释留置针的作用、保留时间、注意事项和必要的个人防护;输注药物的性质、作用及不良反应	2	未向患者及家属解释 告知不全	—2 —1	
	连接排气	消毒瓶口两次;垂直插入输液管塑针;挂补液、排气、复查气泡,连接留置针	4	消毒瓶口不规范 插入输液管污染 未排气/未复查气泡	—1 —1 各—1	
	消毒排气	1.铺治疗巾于手臂下	1	未垫治疗巾	—1	
		2.扎止血带,再次确认穿刺血管	2	未扎止血带确认血管	—2	
		3.松开止血带,快速洗手	2	未松止血带/未洗手	各—1	
		4.消毒皮肤范围直径大于 8 cm,小孩应大于敷贴范围	2	消毒范围过小/可疑污染	—2	
		5.消毒液待干时,准备透明敷贴并写日期,准备好胶布	2	消毒液未待干 透明敷贴准备不充分	—1 —1	
		6.再次扎止血带,嘱患者握拳,再次消毒皮肤	2	未扎止血带/未嘱握拳 未消毒皮肤	各—1 —1	
		7.左右摆动留置针针心,持回血腔平行拔去针套,再次排气	4	摆动针芯方法错误/未摆动 未再次排气	—1 —1	
		8.穿刺前再次核对姓名	2	未再次核对	—2	

续表

项目总分	项目内容	技术要求	分值	扣分细则	扣分
操作步骤 (65分)	穿刺	1.告知患者准备穿刺,嘱握拳,一手绷紧皮肤,另一手拇指和中指捏住回血腔,示指按住推送板,使针尖与皮肤成15°～45°角刺入静脉	4	未嘱握拳 —1 未绷紧皮肤 —1 穿刺角度过大或过小 —2	
		2.见回血后降低角度,顺静脉方向继续进针0.2～0.3cm,确保针芯在血管内	3	操作方法不正确或穿刺失败 —3	
		3.右手单手送管,透明导管见二次回血,将导管完全推送入静脉内	2	未见回血或穿刺失败 —2	
	穿刺后整理	1.松止血带,嘱松拳,打开调节器(三松),观察滴速	4	未松止血带、未松拳 各—1 未开调节器、未调滴速 各—1	
		2.左手按压固定,右手撤出针芯,针芯放置于锐器盒内	2	撤除针芯手法错误 —1 针芯未丢进锐器盒 —1	
		3.固定:透明敷贴以穿刺点为中心,以无张力方式铺开固定,先塑形、再两边铺开、后敷贴边缘边压边撕纸,贴好标识	6	未以穿刺点为中心粘贴 —2 未使用无张力粘贴法 —2 未塑形 —1 标识粘贴不正确 —1	
		4.输液接头与穿刺血管呈U形固定(勿压迫穿刺血管),输液接头稍高于导管尖端	3	未U形固定 —2 输液接头未高于导管尖端 —1	
		5.再次核对患者及药物;整理用物;洗手	3	未核对或未整理用物或未洗手 各—1	
	调滴速	1.根据病情调节输液速度,签输液卡	4	未再次核对 —2 未调节速度/未签巡视卡 各—1	
		2.健康教育:告知患者静脉输液的目的;告知药物可能出现的副作用及不良反应及用药注意事项,不可随意调节滴速等配合要点;留置针日常护理要点	3	未进行健康教育 —3	
	整理	1.协助患者取舒适体位,整理床单元,快速洗手	2	未整理 —1 未洗手 —1	
		2.离开病房后,医疗废物按要求处理,洗手	1	未口述医疗废物处理/未洗手 —1	
	记录	在护理记录中做好记录	2	记录不全 —1 未记录 —2	
综合评价 (12分)	护患沟通	护患沟通有效,解释符合临床实际,操作过程体现人文关怀	2	未沟通、缺少人文关怀 各—1	
	整体效果	1.操作规范、熟练、患者无不适,未给患者造成不必要的损伤	2	动作粗鲁、操作不熟练、手法错误或患者不舒适 —2	
		2.操作过程中注意无菌原则严	2	无菌观念差 —2	
		3.根据病情完成操作,动态观察病情变化	2	操作过程中未动态观察病情 —2	
	操作时间	操作时间不超过13分钟	4	操作时间每超30秒(超过15分钟停止操作) —1	
		操作时间:_____			
相关知识			5	一项内容不全或回答错误 —1	
总分			100	累计	

应知应会,学以致用

一、应知应会

1. 什么是留置针及使用留置针有哪些好处?

答:①概念:留置针又称套管针,由生物材料制成,由铁针芯、软套管及塑料针座组成。穿刺时将外套管和针芯一起刺入血管中,当套管送入血管后,抽出针芯,仅将柔软的外套管留在血管中进行输液的一种输液工具。②使用留置针的好处:使用留置针能有效保护血管,减轻患者痛苦,保护血管,减少液体外渗;保持静脉通道通畅,有利于危重患者的紧急抢救;方便合理安排用药时间,保证药效效果。

2. 简述外周静脉留置针适用范围。

答:外周静脉留置针宜用于短期静脉输液治疗,不宜持续静脉输注具有刺激性或发疱性的药物。

3. 使用留置针选择穿刺部位的注意事项及血管选择要点是什么?

答:①穿刺部位选择注意事项:首先要对既往穿刺及静脉损伤的情况进行评估;选择穿刺部位时应避开

静脉瓣及肢体关节部位;应常规首选上肢前臂静脉,再次选择穿刺部位应位于上次穿刺点的近心端。②不宜穿刺的部位:关节部位,弹性差的静脉,已经有渗漏、静脉炎、感染及血肿发生的部位,静脉曲张部位,手术同侧肢体及患侧肢体,反复穿刺的部位,避免在下肢进行穿刺。③血管选择要点:应选择柔软而富有弹性且较直的静脉,成人可选择上肢的背面和桡侧面的静脉,新生儿和儿童可选择额正中静脉、额浅静脉及耳后静脉等。

4. 如何合理选择留置针型号?

答:原则上在满足输液治疗需要的情况下,尽量选择型号小的留置针,以保证血液充分回流,同时考虑患者年龄、静脉局部条件、输液目的和种类、治疗时间和患者活动需要。

5. 简述使用留置针穿刺前扎止血带的方法及皮肤消毒范围。

答:①扎止血带的方法:扎止血带松紧度以放入2横指,在进针点上方6~10 cm处,时间不超过2分钟,避免患者主诉肢体麻木,且静脉过度充盈导致穿刺失败。②皮肤消毒范围:使用留置针时皮肤消毒范围直径大于8 cm,并严格执行消毒规范,以穿刺点为中心由内向外、螺旋不间断式消毒。

6. 使用留置针的进针方法及进针角度不正确可能出现哪些不良后果?

答:①进针方法:待消毒液干后进行穿刺,穿刺时留置针针头与皮肤成15°~45°直刺血管,穿刺速度稍慢,注意观察回血,见回血后降低角度5°~15°再进入0.2~0.3 cm,以保证外套管留置在静脉内。②进针角度不正确可能出现的不良后果:进针角度过大易刺破静脉后壁,观察回血困难;进针角度过小容易划伤血管外膜,造成导管皱缩,进针有滞钝感,患者主诉疼痛。

7. 如何正确固定留置针? 固定不正确可能出现哪些不良后果?

答:①固定方法:以穿刺点为中心,透明敷料横贴固定留置针针座,不宜过紧;延长管U形固定,肝素帽(或接头)要高于导管尖端,且与血管平行,留在透明敷料外,方便连接输液。②固定不正确:患者主诉不舒适,护理操作不便,拉扯导管,导管堵塞。

8. 使用留置针为什么要进行冲管? 冲管液的常用量是多少?

答:①冲管原因:将导管内残留的药液冲入血液,以促进和保持管道通畅,避免刺激局部血管,防止不相溶药物和液体的混合,并减少药物之间的配伍禁忌。②冲管液的常用量:冲管液的最小量应为导管容量的2倍附加装置容量。一般情况下常用生理盐水3~5 mL冲管,输入特殊药物时需每6~8小时冲管1次。

9. 使用留置针时在什么情况下应冲管? 如何进行留置针冲管?

答:①冲管时机:导管置入后立即冲管、每次药物输注前后、多重药物输注间歇、输注流量变化时、持续输液到间歇输液、自留置针采血前后。②冲管方法:以生理盐水(或一次性冲管装置)脉冲式冲管(即用大鱼际肌推动注射器活塞柄,采用推一下、停一下的冲管方法),新生儿及儿童不能使用含防腐成分的生理盐水冲管。

10. 留置针的留置时间和使用期间的观察要点是什么?

答:①留置时间:成人一般留置72~96小时,儿童如无并发症的发生,可用至治疗结束。在使用过程中一定要结合具体情况考虑。②观察要点:一般留置不超过96小时,严密观察穿刺部位,如发现穿刺部位出现红、肿、热、痛或沿血管走向出现条索状发红,提示有静脉炎的发生,应拔除留置针并进行相应处理,透明敷料保持清洁干燥,黏性丧失或被污染时及时更换。③不输液期间肢体可以正常活动,但应避免用力过度或剧烈活动。④拔除时机:输液达72~96小时;置入的导管如怀疑被污染、出现并发症或治疗结束时应立即拔除。⑤拔除方法:拔除留置针时,应先除去透明贴膜,然后快速拔除,用指压法压迫穿刺点直至不出血为止,按压的力度要适中,切忌在按压处来回揉动,然后在穿刺处覆盖透明敷料。⑥拔除后的观察要点:留置针拔除后,护士应警惕导管拔除后的潜在并发症(如皮下瘀血、皮下出血、血肿、穿刺部位感染等)的发生,必要时采取紧急措施。

二、学以致用

1. 留置针穿刺成功的关键是什么？

2. 留置针使用期间有哪些注意事项？

3. 留置针常见的并发症有哪些？如何处理？

4. 怎样预防输液当中的液体外渗？

（赵长虹）

技能 23　静脉采血技术

学习目标

　　1.操作中具有同理心,做到护患同心;有较强的沟通能力,能够针对患者个体差异做好人文关怀;具有发现、分析、解决问题的能力和团队合作精神。
　　2.熟练掌握静脉采血技术操作技能。
　　3.掌握护理程序运用和静脉采血技术相关理论知识。

临床案例

　　陈某,女,29岁,大专文化,公司职员,主诉"乏力、颜面部红斑2年余,血小板下降1月"入院。入院时神志清,对答切题。医嘱:内科护理常规;一级护理;软食;完善血小板、肝、肾功能、感染筛查组合等检验项目。护士遵医嘱为该患者进行静脉采血。

　　【临床思考】
　　请分析该患者主要护理诊断及护理要点。

护理诊断

　　1.有出血的危险　与血小板低、凝血功能异常有关。
　　2.焦虑　与担心病程长、病情反复有关。

护理要点

　　1.静脉采血的护理
　　(1)备一次性无菌真空采血针,静脉采血过程严格执行查对制度及无菌技术操作规范。
　　(2)遵医嘱进行静脉采血,采血过程注意严格无菌操作。操作时动作轻柔;尽可能减少穿刺次数;静脉穿刺时,应避免用力拍打及揉擦局部,扎止血带不宜过紧和时间过长;穿刺部位拔针后需适当延长按压时间,必要时局部加压包扎。此外,穿刺部位应交替使用,以防局部血肿形成。
　　2.病情观察　观察患者全身及局部有无出血,出血的发生部位、主要表现形式、发展或消退情况;及时发现新的出血、严重出血及其先兆,并应结合患者的原有疾病及相关实验室或其他辅助检查结果,做出正确的临床判断。为了避免增加出血的风险,嘱患者注意休息并做好饮食指导,保持大小便通畅。若出血仅局限于皮肤、黏膜,无需严格限制;若血小板计数低于50×10^9/L,应减少活动,增加卧床休息时间;严重出血或血小板计数低于20×10^9/L者,应注意卧床休息,防止外伤和碰撞。
　　3.心理护理　善于观察,耐心倾听,加强与患者及其家属之间的沟通,及时了解其需求及心理困惑,并给予必要的解释与心理疏导,增强患者战胜疾病的信心,减轻焦虑甚至恐惧感。在关心和同情患者的同时,营造温馨舒适的住院环境,建立良好、互信的护患关系,促进患者与家属间的互相支持与帮助,尽可能避免不良刺激带来的负性影响。

→ 护患同心

（1）静脉采血过程严格遵守无菌技术操作规范，以防感染，用物一旦污染，要立即更换。

（2）护士与患者操作前的沟通可以有效缓解患者的紧张情绪，减轻采血过程中患者的紧张感。

（3）告知患者及其家属采血步骤和配合事项，减轻其焦虑情绪，减少晕针或晕血情况发生。

（4）静脉采血后，耐心向患者及其家属讲解按压方法及按压时长，指导观察局部皮肤有无瘀斑、皮下血肿，有无因扎止血带的时间过长而出现血液循环障碍，充分尊重患者的知情权，让患者主动参与医疗安全活动。

知识链接

静脉采血部位的选择技巧

宜选择直、粗大、充盈、弹性好、易固定的静脉血管。首选手臂肘前区静脉，优先顺序依次为肘正中静脉、头静脉及贵要静脉，避开静脉瓣、静脉结节、水肿或瘢痕部位。当无法在肘前区的静脉进行采血时，也可选择手背的浅表静脉。全身严重水肿、大面积烧伤等特殊患者无法在肢体找到合适的穿刺静脉时，可选择颈部浅表静脉、股静脉采血。紧急情况必须在输液时采血，宜在输液的对侧肢体或同侧肢体输液点的远端采血，并告知检验人员。

静脉采血技术操作流程

一、护患沟通

核对

评估 —— 陈女士，您好！我是您的责任护士小李。为了动态监测血小板等情况，遵医嘱为您紧急查血，我将对您进行静脉采血。

准备 —— 陈女士，现在给您评估一下穿刺部位及血管状况。

选择静脉 —— 请将肘部皮肤外露，我给您扎上止血带，请握拳。肘部血管充盈、弹性好，我将在这里采血。

备试管
消毒皮肤 —— 我再次核对您的信息，请问您叫什么名字？我现在帮您消毒皮肤，消毒液有点凉。

穿刺、固
定、采血 —— 现在为您采血，可能有点痛，请稍微忍耐一下。

拔针 —— 现在准备拔针，请您放松，我会尽量轻柔的。您配合得很好！已经拔针了，感觉还好吧？请按压棉签至少5分钟。

整理、交代 —— 您好好休息，呼叫铃在这儿，如有需要可以随时按铃，谢谢您的配合。

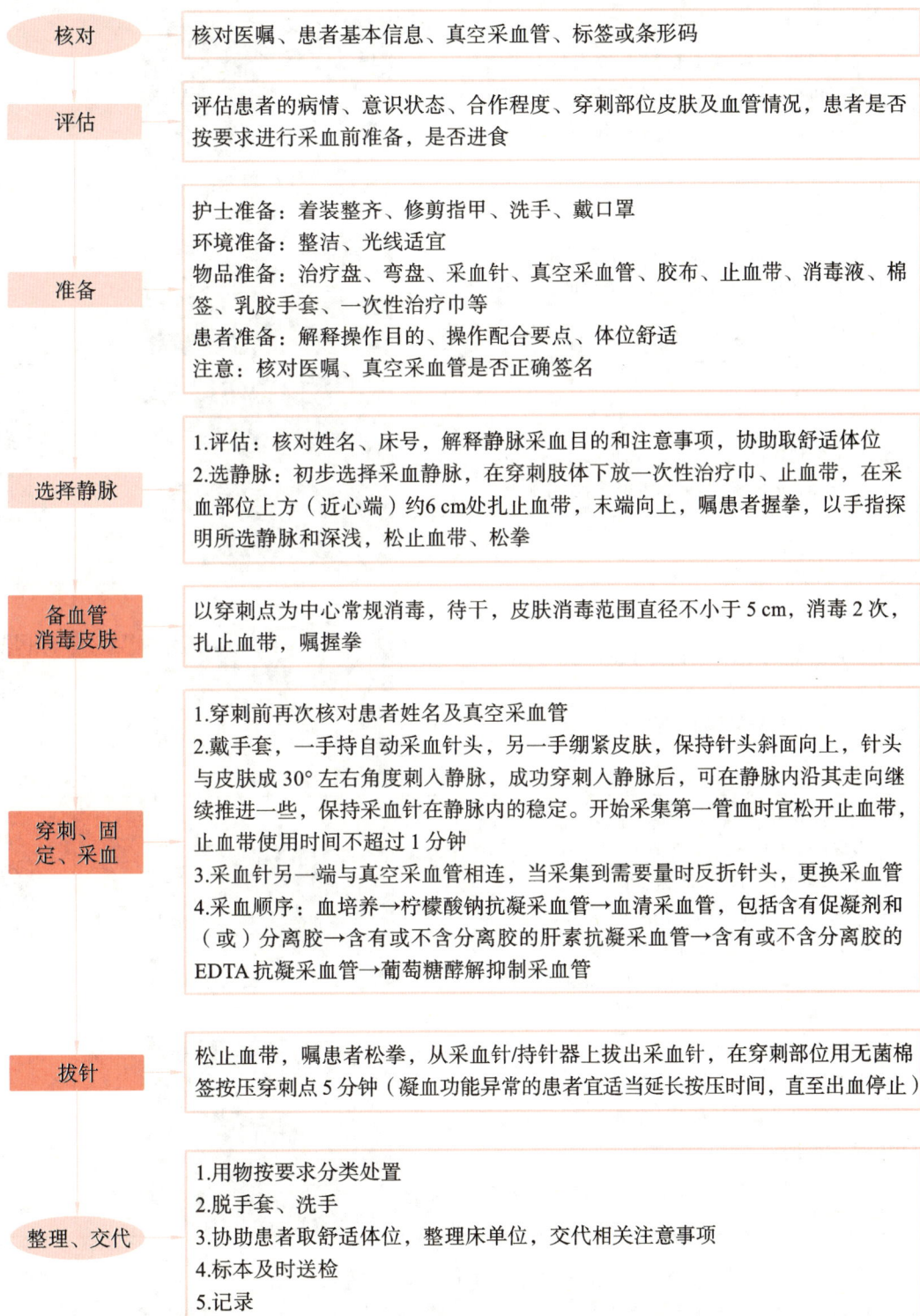

二、操作流程

核对	核对医嘱、患者基本信息、真空采血管、标签或条形码

评估	评估患者的病情、意识状态、合作程度、穿刺部位皮肤及血管情况，患者是否按要求进行采血前准备，是否进食

准备	护士准备：着装整齐、修剪指甲、洗手、戴口罩 环境准备：整洁、光线适宜 物品准备：治疗盘、弯盘、采血针、真空采血管、胶布、止血带、消毒液、棉签、乳胶手套、一次性治疗巾等 患者准备：解释操作目的、操作配合要点、体位舒适 注意：核对医嘱、真空采血管是否正确签名

选择静脉	1.评估：核对姓名、床号，解释静脉采血目的和注意事项，协助取舒适体位 2.选静脉：初步选择采血静脉，在穿刺肢体下放一次性治疗巾、止血带，在采血部位上方（近心端）约6 cm处扎止血带，末端向上，嘱患者握拳，以手指探明所选静脉和深浅，松止血带、松拳

备血管 消毒皮肤	以穿刺点为中心常规消毒，待干，皮肤消毒范围直径不小于5 cm，消毒2次，扎止血带，嘱握拳

穿刺、固定、采血	1.穿刺前再次核对患者姓名及真空采血管 2.戴手套，一手持自动采血针头，另一手绷紧皮肤，保持针头斜面向上，针头与皮肤成30°左右角度刺入静脉，成功穿刺入静脉后，可在静脉内沿其走向继续推进一些，保持采血针在静脉内的稳定。开始采集第一管血时宜松开止血带，止血带使用时间不超过1分钟 3.采血针另一端与真空采血管相连，当采集到需要量时反折针头，更换采血管 4.采血顺序：血培养→柠檬酸钠抗凝采血管→血清采血管，包括含有促凝剂和（或）分离胶→含有或不含分离胶的肝素抗凝采血管→含有或不含分离胶的EDTA抗凝采血管→葡萄糖酵解抑制采血管

拔针	松止血带，嘱患者松拳，从采血针/持针器上拔出采血针，在穿刺部位用无菌棉签按压穿刺点5分钟（凝血功能异常的患者宜适当延长按压时间，直至出血停止）

整理、交代	1.用物按要求分类处置 2.脱手套、洗手 3.协助患者取舒适体位，整理床单位，交代相关注意事项 4.标本及时送检 5.记录

静脉采血技术操作要点解析

操作要点	要点解析	示例图	二维码
用物准备	备齐用物,贴标签或条形码,双人核对医嘱、医嘱执行单、条形码及标本容器(或真空采血管),无误后贴条形码于标本容器(或真空采血管)外壁上		
核对解释	1.依据医嘱执行单查对患者信息及腕带 2.向患者及其家属解释标本采集的目的及配合方法		
选择静脉	1.取舒适体位,肘部外露,扎止血带 2.选择合适的静脉,嘱患者握拳,使静脉充盈		 选静脉
备血管 消毒皮肤	1.常规消毒皮肤,皮肤消毒范围直径不小于5 cm 2.按静脉注射法扎止血带		 消毒皮肤
穿刺、固定、采血	1.再次核对、戴手套 2.穿刺:取下真空采血针护针帽,手持采血针,按静脉注射法行静脉穿刺 3.采血:见回血,固定针柄,将采血针另一端刺入真空采血管,采血至需要量 4.拔针、按压:采血毕,迅速拔出针头,至少按压局部5分钟,再次核对		 穿刺
整理、交代	1.用物按要求分类处置 2.脱手套、洗手 3.协助患者取舒适体位,整理床单位,交代相关注意事项 4.标本及时送检 5.记录		

静脉采血技术操作评分标准

考生姓名:_____ 考生学号:_____ 主考老师:_____ 考核分数:_____

项目总分	项目内容	技术要求	分值	扣分细则		扣分
素质要求 (6分)	报告内容	报告考生班级、姓名、考试项目时,语言流畅、态度和蔼、面带微笑	2	语言不流畅 面部表情不佳	−1 −1	
	仪表举止	仪表大方,举止端庄,步态轻盈	2	情绪紧张,状态低沉 精神不振,姿态不端正	−1 −1	

项目总分	项目内容	技术要求	分值	扣分细则	扣分
素质要求 （6分）	服装头发	服装鞋帽整洁，着装符合职业要求，短发不过肩	2	衣服不整洁，着装不规范 —1 头发凌乱，短发过肩 —1	
操作前 准备 （15分）	评估	评估患者病情、穿刺部位皮肤、静脉状况、合作程度、自理能力、大小便需求	6	未评估患者病情、穿刺部位皮肤、静脉状况、合作程度、自理能力、大小便需求 各—1	
	环境	室内温度和湿度适宜、安静整洁、光线适中	2	口述不全 —1 未口述 —2	
	用物	用物准备齐全、摆放合理、美观	2	用物摆放不规范 —1 用物准备不齐全或采血试管不贴标签 —1	
	护士	护士修剪指甲、洗手、戴口罩，报告开始操作（此步骤开始计时）	5	未洗手、未戴口罩 各—2 护士准备不符合要求 —1	
操作步骤 （64分）	核对解释	1.携用物至患者床旁 2.核对医嘱、治疗单、试管、患者 3.再次向患者及其家属解释	2 2 1	动作粗鲁、引起噪声 各—1 未核对、核对漏项 各—1 未向患者及其家属解释 —1	
	选择静脉	1.协助取舒适体位 2.肘部外露，扎止血带 3.握拳，选择静脉，松止血带，松拳	1 1 2	未取舒适体位 —1 未外露肘部 —1 未正确选择静脉 —2	
	备血管 消毒皮肤	1.用消毒液消毒皮肤范围不小于直径5 cm 2.于穿刺部位上约6 cm处扎上止血带 3.再次消毒 4.嘱患者握拳 5.待干	3 2 2 1 1	消毒用物放置不合理 —1 消毒范围不足 —2 扎止血带方法不正确 —2 未再次消毒 —2 未嘱患者握拳 —1 未待干 —1	
	穿刺、 固定、 采血	1.穿刺前再次核对床号、患者姓名及采血管 2.戴手套 3.一手持自动采血针头，另一手绷紧皮肤，针头与皮肤成30°刺入，见血后再进少许，保持采血针在静脉内的稳定 4.采血针另一端与真空管相连，当采集到需要量时反折针头，更换采血管 5.根据项目抽取血量，根据采血管种类按顺序抽取血液 6.观察抽取血液时患者的反应	2 2 10 3 6 2	未再次核对或漏项 —2 未戴手套 —2 穿刺方式不正确 —2 穿刺角度不正确 —3 未固定针头 —2 污染无菌区域 —3 采血针与真空管连接方式不对 —3 采血管顺序不正确 —3 采血量不足 —3 未观察抽取血液时患者反应 —2	
	拔针观察	1.松止血带，松拳，迅速拔出针头，用干棉签按压穿刺点至少5分钟 2.观察局部、全身反应 3.告知查看结果时间、方法	8 4 2	未松止血带 —2 未嘱患者松拳 —2 拔针方式不正确 —2 按压方法不正确 —1 未观察拔针后患者反应 —2 未观察病情变化 —2 未告知查看结果时间、方法 —2	
	整理、 交代	1.再次核对患者床号、姓名、采血标本 2.按《医疗废物处理条例》处置用物 3.脱手套、洗手 4.整理床单位 5.交代注意事项，及时送检标本（此步骤计时结束）	2 2 1 1 1	未再次核对 —2 用物处置不正确 —2 未脱手套、洗手 —1 未整理床单位 —1 未交代注意事项 —1	
综合评价 （10分）	护患沟通	护患沟通有效，解释符合临床实际，操作过程体现人文关怀	2	未沟通、缺少人文关怀 各—1	
	整体效果	1.程序正确，操作熟练，动作轻柔 2.患者无不适，无菌观念强	4	操作不熟、动作粗鲁 各—1 患者不舒适、无菌观念差 各—1	
	操作时间	操作时间不超过10分钟	4	操作时间每超30秒（超过12分钟停止操作） —1	
		操作时间：_____			
	相关知识		5	一项内容不全或回答错误 —1	
	总分		100	累计	

应知应会,学以致用

一、应知应会

1. 如何选择常用的采血静脉?

答:常用的采血静脉包括如下三种。①四肢浅静脉:上肢常用肘部浅静脉(贵要静脉、肘正中静脉、头静脉)、腕部及手背静脉;下肢常用大隐静脉、小隐静脉及足背静脉。②颈外静脉:常用于婴幼儿的静脉采血。③股静脉:位于股三角区,在股神经和股动脉的内侧。

2. 空腹采血是指禁食多长时间?

答:患者在采血前不宜改变饮食习惯,24 小时内不宜饮酒。需要空腹采血的检测项目,要求至少禁食 8 小时,12~14 小时为宜,但不宜超过 16 小时,空腹期间可少量饮水。采血宜安排在上午 7:00—9:00 进行。

3. 常规消毒皮肤范围直径不小于多少?

答:常规消毒皮肤范围直径不小于 5 cm。

4. 不同采血管的采集顺序是什么?

答:不同采血管的采集顺序如下:①血培养管;②柠檬酸钠抗凝采血管;③血清采血管,包括含有促凝剂和(或)分离胶;④含有或不含分离胶的肝素抗凝采血管;⑤含有或不含分离胶的 EDTA 抗凝采血管;⑥葡萄糖酵解抑制采血管。

5. 扎止血带的时间不宜超过多长?

答:宜在开始采集第一管血时松开止血带,止血带使用时间不宜超过 1 分钟。

6. 血培养标本应在什么时候采集?

答:血培养标本在寒战或发热初起时、抗生素应用之前采集最佳;急性心内膜炎应立即采集血培养,宜在经验用药前 30 分钟内不同部位采集 2~3 套标本进行血培养;亚急性心内膜炎宜每隔 0.5~1 小时采集 1 套标本进行血培养,不同部位共采集 3 套标本进行血培养,如 24 小时培养阴性,宜加做 2 套标本血培养采集数据。

7. 标本采集后,多长时间内送检?

答:标本采集后,尽快送检(急查项目标本要求 1 小时内送检,普通项目要求 2 小时内送检),注意做好标本送检的交接。

8. 接到异常结果回报时如何处理?

答:接到异常结果回报时,依据危急值报告制度及处理流程,即时报告,并记录时间、回报人姓名、被通知的医生姓名、通知时间并协助给予处理。

二、学以致用

1. 静脉采血成功的关键是什么?

2. 如何防止标本溶血?

3.在抢救失血性休克患者时,如果患者静脉血管塌陷,应如何采血？可以从动脉采集吗？若从动脉采集血标本是否对检验结果产生影响？

4.哪些情况会影响检验结果？应如何避免？

（龙英华）

技能 24　超声雾化吸入

扫码看课件

学习目标

1.具有同理心,做到护患同心;有较强的沟通能力,能够针对患者个体差异做好人文关怀;具有发现、分析、解决问题的能力和团队合作精神。

2.熟练掌握超声雾化吸入操作技能。

3.掌握护理程序和超声雾化吸入相关理论知识。

临床案例

高某,女,68 岁,高中文化,退休职工。"因 3 天前受凉发热咳嗽,有多量黄脓痰,气急,发绀"收治入院。查体:T 36.8 ℃,R 22 次/分,P 121 次/分,BP 124/84 mmHg。双肺可闻及散在哮鸣音,双下肺可闻及粗大湿罗音。肺功能检查提示:以阻塞为主的中度混合性通气功能障碍,弥散功能正常;患者焦虑、烦躁不安。患者有吸烟史 30 余年,慢性咳嗽、咳痰 20 余年。近 5 年明显加剧,长年不断,伴喘息和呼吸困难,冬春更甚。

诊断:慢性支气管炎急性发作、Ⅱ型呼吸衰竭。

医嘱:生理盐水 30 mL+布地奈德 5 mg,超声雾化吸入,bid。

【临床思考】

请分析该患者主要护理诊断及护理要点。

护理诊断

1.低效型呼吸型态　与不能进行有效呼吸有关。

2.清理呼吸道无效　与患者不能自行咳痰有关。

3.有感染的风险　与患者呼吸道抵抗力下降有关。

4.焦虑　与呼吸困难、担心疾病预后有关。

护理要点

1.保持呼吸道通畅　给予翻身、拍背,遵医嘱给予超声雾化吸入,稀释痰液以利于痰液咳出。注意保持室内空气通风,温度和湿度适宜。

2.加强病情观察　如患者出现烦躁不安、心率加快、呼吸急促等情况,及时通知医生,按医嘱给予相应处理。

3.药物指导　在慢性支气管炎(简称慢支)急性发作期治疗的重点是消除病因、控制感染、祛痰、平喘,不宜单独使用镇咳药,因痰液不能及时咯出时可能加重病情。控制感染的同时查明原因,选择有效的抗生素,必要时做药物敏感试验。口服药疗效不佳时,应静脉滴注。抗生素要早用、足量、联合使用以彻底治疗。

4.心理护理　老年人慢支是慢性过程,且反复发作,严重影响老年人的日常生活,患者往往产生恐惧、焦虑、自卑等情绪,并对治疗缺乏信心,要指导患者树立战胜疾病的信心,不要急躁,要安心静养,保持良好的心理状态,对促进疾病康复和预防疾病将起到一定的作用。

5.健康指导

(1)加强对老年慢支患者的预防宣教指导工作,消除诱发因素,帮助患者建立良好行为习惯。

(2)季节变换及早、晚温差大时容易着凉,要及时增加衣服,预防感冒。寒冷天气外出时,酌情戴口罩、围巾,保暖颈部,防止支气管炎发作。

(3)向患者讲解吸烟与本病的关系,嘱其暂时隔绝与烟友的交往,采取系统的方法转移患者注意力,如戒烟中,患者想吸烟时,应分散注意力,逐渐减少吸烟,直至完全戒烟。

→ **护患同心**

(1)治疗前应耐心安抚患者紧张的情绪和焦虑的心理,嘱咐患者雾化过程中正常呼吸,间断配以深而慢的吸气即可。过度用力呼吸会引起吸气流量过快,容易使气溶胶互相撞击,并沉聚于口腔咽部和大气道,不利于进入深部呼吸道。如果用力呼吸,不仅加重本来就不佳的肺功能,而且吸入的药物还没来得及深入就已被呼出,导致药物在肺内沉积量显著下降。

(2)雾化后应指导患者及时漱口洗脸,减少咽部不适及药物在口腔中的残留。对于不会漱口的婴儿,用温开水棉签擦拭其口腔进行护理,防止药物在咽部聚集,洗脸时应注意清除残留在面部的药液,并注意避免药物进入眼睛。

知识链接

干粉吸入剂

干粉吸入剂(dry powder inhaler,DPI)是指吸附着药物微粉的载体,便于将药物微粉分装在胶囊或给药装置的储药室中,在吸气气流的作用下,药物微粉以气溶胶的形式被吸入肺内的制剂。临床上,干粉吸入剂在哮喘和慢性阻塞性肺疾病的治疗中应用很广泛,具有轻巧、便捷、对呼吸道刺激小、没有抛射剂等特点。目前,临床上常用的主要有单剂量胶囊型、多剂量储库型和囊泡型三类。

超声雾化吸入操作流程

一、护患沟通

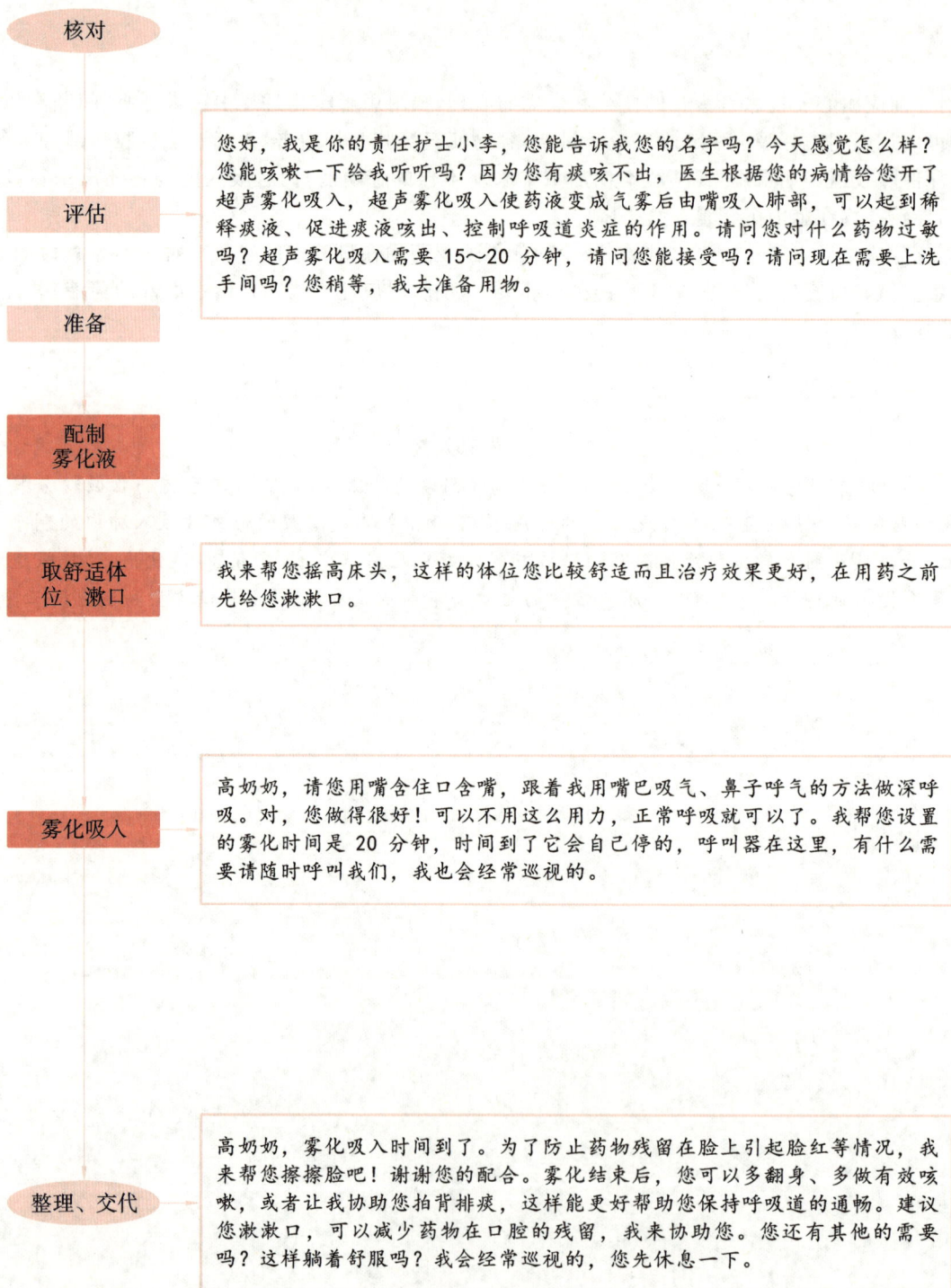

核对

评估 — 您好，我是你的责任护士小李，您能告诉我您的名字吗？今天感觉怎么样？您能咳嗽一下给我听听吗？因为您有痰咳不出，医生根据您的病情给您开了超声雾化吸入，超声雾化吸入使药液变成气雾后由嘴吸入肺部，可以起到稀释痰液、促进痰液咳出、控制呼吸道炎症的作用。请问您对什么药物过敏吗？超声雾化吸入需要 15～20 分钟，请问您能接受吗？请问现在需要上洗手间吗？您稍等，我去准备用物。

准备

配制雾化液

取舒适体位、漱口 — 我来帮您摇高床头，这样的体位您比较舒适而且治疗效果更好，在用药之前先给您漱漱口。

雾化吸入 — 高奶奶，请您用嘴含住口含嘴，跟着我用嘴巴吸气、鼻子呼气的方法做深呼吸。对，您做得很好！可以不用这么用力，正常呼吸就可以了。我帮您设置的雾化时间是 20 分钟，时间到了它会自己停的，呼叫器在这里，有什么需要请随时呼叫我们，我也会经常巡视的。

整理、交代 — 高奶奶，雾化吸入时间到了。为了防止药物残留在脸上引起脸红等情况，我来帮您擦擦脸吧！谢谢您的配合。雾化结束后，您可以多翻身、多做有效咳嗽，或者让我协助您拍背排痰，这样能更好帮助您保持呼吸道的通畅。建议您漱漱口，可以减少药物在口腔的残留，我来协助您。您还有其他的需要吗？这样躺着舒服吗？我会经常巡视的，您先休息一下。

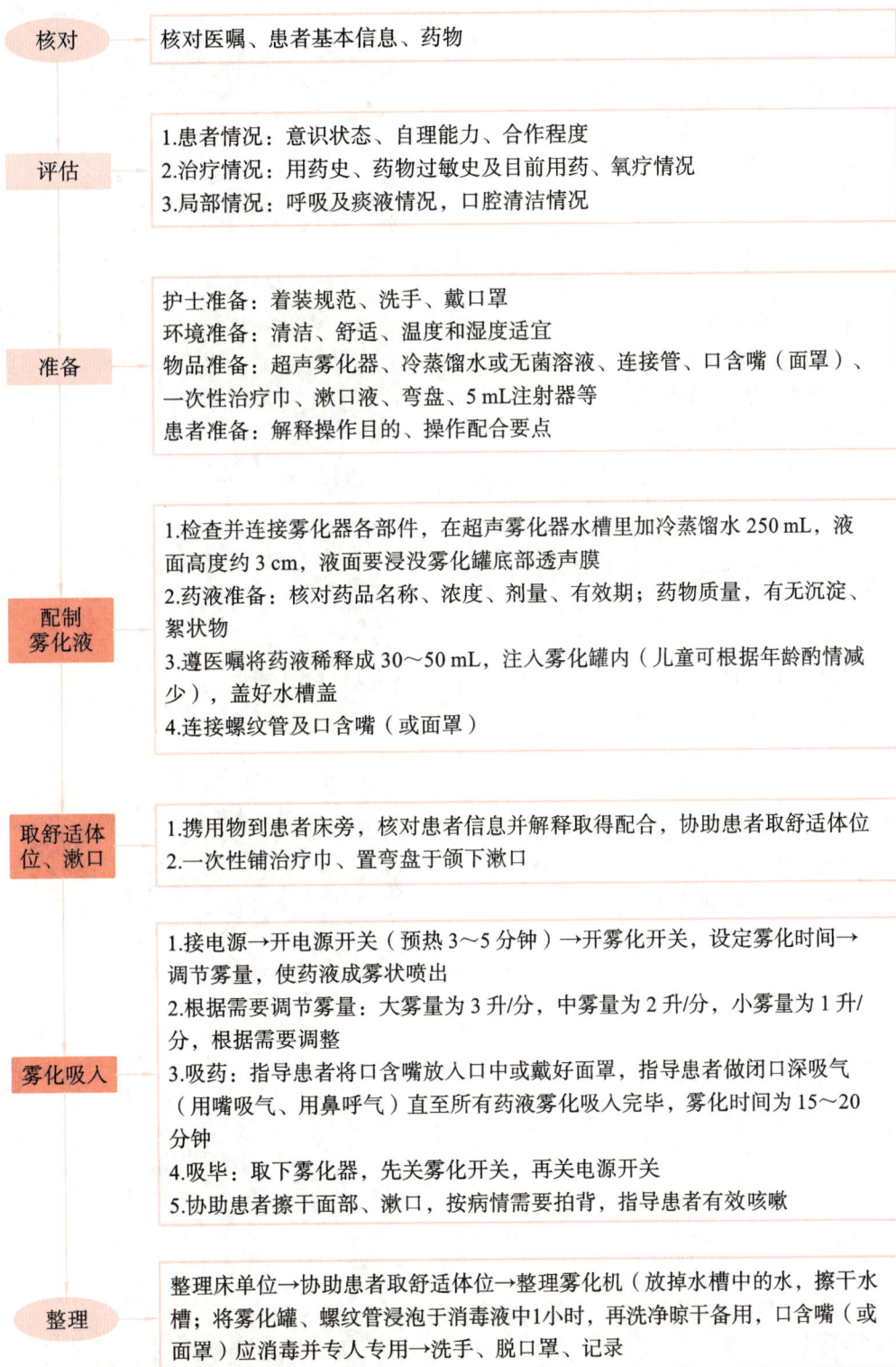

二、操作流程

核对 → 核对医嘱、患者基本信息、药物

评估 →
1.患者情况：意识状态、自理能力、合作程度
2.治疗情况：用药史、药物过敏史及目前用药、氧疗情况
3.局部情况：呼吸及痰液情况，口腔清洁情况

准备 →
护士准备：着装规范、洗手、戴口罩
环境准备：清洁、舒适、温度和湿度适宜
物品准备：超声雾化器、冷蒸馏水或无菌溶液、连接管、口含嘴（面罩）、一次性治疗巾、漱口液、弯盘、5 mL注射器等
患者准备：解释操作目的、操作配合要点

配制雾化液 →
1.检查并连接雾化器各部件，在超声雾化器水槽里加冷蒸馏水 250 mL，液面高度约 3 cm，液面要浸没雾化罐底部透声膜
2.药液准备：核对药品名称、浓度、剂量、有效期；药物质量，有无沉淀、絮状物
3.遵医嘱将药液稀释成 30～50 mL，注入雾化罐内（儿童可根据年龄酌情减少），盖好水槽盖
4.连接螺纹管及口含嘴（或面罩）

取舒适体位、漱口 →
1.携用物到患者床旁，核对患者信息并解释取得配合，协助患者取舒适体位
2.一次性铺治疗巾、置弯盘于颌下漱口

雾化吸入 →
1.接电源→开电源开关（预热 3～5 分钟）→开雾化开关，设定雾化时间→调节雾量，使药液成雾状喷出
2.根据需要调节雾量：大雾量为 3 升/分，中雾量为 2 升/分，小雾量为 1 升/分，根据需要调整
3.吸药：指导患者将口含嘴放入口中或戴好面罩，指导患者做闭口深吸气（用嘴吸气、用鼻呼气）直至所有药液雾化吸入完毕，雾化时间为 15～20 分钟
4.吸毕：取下雾化器，先关雾化开关，再关电源开关
5.协助患者擦干面部、漱口，按病情需要拍背，指导患者有效咳嗽

整理 →
整理床单位→协助患者取舒适体位→整理雾化机（放掉水槽中的水，擦干水槽；将雾化罐、螺纹管浸泡于消毒液中1小时，再洗净晾干备用，口含嘴（或面罩）应消毒并专人专用→洗手、脱口罩、记录

超声雾化吸入操作要点解析

操作要点	要点解析	示例图	二维码
用物准备	超声雾化器、冷蒸馏水或无菌溶液、连接管、口含嘴(面罩)、一次性治疗巾、漱口液、弯盘、5 mL注射器等		
检查连接	1.检查并安装部件 2.水槽内加冷蒸馏水 250 mL 或到浮标所需位置,应浸没罐底的透声膜 3.水槽内无水时不可开机		 检查连接雾化装置
配制药液	1.遵医嘱配制药液,将药液稀释成 30～50 mL,注入雾化罐内,雾化罐放入水槽中 2.盖好水槽盖,锁好 3.检查有无漏液		
接通电源	1.接电源→开电源开关(预热 3～5 分钟)→开雾化开关→调节雾量,使药液成雾状喷出 2.遵医嘱设置雾化时间为 15～20 分钟		
雾化吸入	1.根据患者情况调节雾量开关 2.将口含嘴放入患者口中,嘱其口含吸嘴,深吸气(用嘴吸气、用鼻呼气)		 深呼吸方法
观察处理	1.如发现水槽内水温超过 60 ℃,应关机更换冷蒸馏水 2.如发现雾化罐内药液过少,应从盖上小孔向内增加药液(不必关机)		

超声雾化吸入操作评分标准

考生姓名：_____　　考生学号：_____　　主考老师：_____　　考核分数：_____

项目总分	项目内容	技术要求	分值	扣分细则	扣分
素质要求（6分）	报告内容	报告考生班级、姓名、考试项目时，语言流畅、态度和蔼、面带微笑	2	语言不流畅　　　　　　　　　—1 面部表情不佳　　　　　　　　—1	
	仪表举止	仪表大方，举止端庄，步态轻盈	2	情绪紧张，状态低沉　　　　　—1 精神不振，姿态不端正　　　　—1	
	服装头发	服装鞋帽整洁，着装符合职业要求，短发不过肩	2	衣服不整洁，着装不规范　　　—1 头发凌乱，短发过肩　　　　　—1	
操作前准备（15分）	评估	1.患者的年龄、病情、意识状态、呼吸及痰液、过敏史；面部及口腔黏膜有无感染、溃疡等	2	未评估患者病情、药物过敏情况　—2	
		2.患者自理能力及自行排痰情况	2	未评估自理能力、未问排痰情况　各—1	
		3.患者对超声雾化吸入的认识及合作程度	2	未解释操作目的、未评估合作程度 　　　　　　　　　　　　　各—1	
	环境	室内温度和湿度适宜、安静整洁、光线适中（口述）	2	口述不全　　　　　　　　　　—1 未口述　　　　　　　　　　　—2	
	用物	用物准备齐全，摆放合理	2	用物摆放不规范　　　　　　　—1 用物准备不齐全　　　　　　　—1	
	护士	护士修剪指甲、洗手、戴口罩，报告开始操作（此步骤开始计时）	5	未洗手、未戴口罩　　　　　各—2 护士准备不符合要求　　　　　—1	
操作步骤（61分）	核对检查	1.核对医嘱，检查螺纹管	5	未核对医嘱　　　　　　　　　—3 未检查螺纹管　　　　　　　　—2	
		2.水槽内加入冷蒸馏水250 mL，不可超过最高水位线	5	水槽未加水　　　　　　　　　—3 水槽加水量不合理　　　　　　—2	
		3.遵医嘱配制药液，将药液稀释成30～50 mL，注入雾化罐内，盖好水槽盖	3	药物用量不准确　　　　　　　—3	
		4.连接螺纹管，接通电源，检查超声雾化器性能，取下电插头	2	未检查超声雾化器性能　　　　—2	
	核对解释	1.携用物至患者床旁	2	动作粗鲁、引起噪声　　　　各—1	
		2.核对医嘱、治疗单、患者信息	2	未核对或核对不严谨　　　　各—1	
		3.再次向患者及其家属解释	1	未向患者及其家属解释　　　　—1	
	漱口	1.协助患者漱口	2	未指导患者漱口　　　　　　　—2 漱口时弄湿衣服　　　　　　　—1	
		2.指导患者有效咳嗽和深呼吸	2	未指导有效咳嗽和深呼吸　　　—1	
		3.治疗巾置于患者颌下	2	未铺治疗巾　　　　　　　　　—1	
	开机准备	1.连接螺纹管和口含嘴（面罩）	2	连接导管错误　　　　　　　　—2	
		2.接电源→开电源开关（预热3～5分钟）→开雾化开关→调节雾量，使药液成雾状喷出	4	开关顺序错误　　　　　　　　—2 未预热或预热不足　　　　　　—1 未调节雾量或雾量不合理　　　—1	
	开始雾化	1.指导患者戴好面罩或将"口含嘴"放入患者口中，嘱其紧闭口唇深吸气（用嘴吸气、用鼻呼气）	2	未指导吸入方法　　　　　　　—2 指导吸入方法不正确　　　　　—1	
		2.如发现水槽内水温超过60℃，应关机更换冷蒸馏水	5	未及时观察水槽内水温　　　　—3 换水操作不当　　　　　　　　—2	
		3.如发现雾化罐内药液过少，应从盖上小孔向内增加药液（不必关机）	2	加药方法错误　　　　　　　　—2	
		4.雾化时间：15～20分钟/次，治疗毕，取出口含嘴→关雾化开关→关电源开关	8	雾化时间不合理　　　　　　　—4 关机顺序错误　　　　　　　　—4	
	协助处理	1.指导患者有效咳嗽咳痰，必要时协助排痰	2	未指导有效咳嗽、咳痰　　　　—1	
		2.对不能自行排痰者，需准备吸痰装置（口述）	2	未口述　　　　　　　　　　　—1	
	整理记录	1.整理用物	2	未分类放置　　　　　　　　　—2	
		2.洗手	2	未洗手或洗手不规范　　　　各—1	
		3.脱口罩	2	未脱口罩或方法错误　　　　　—1	
		4.记录（此步骤计时结束）	2	未记录　　　　　　　　　　　—1	
综合评价（13分）	护患沟通	护患沟通有效，解释符合临床实际，操作过程体现人文关怀	3	未沟通、缺少人文关怀、患者感到紧张 　　　　　　　　　　　　　各—1	
	整体效果	1.程序正确，操作熟练，动作轻柔，擦洗手法准确 2.患者无不适	6	动作粗鲁、操作不熟、手法错误、患者不舒适　　　　　　　　　　各—1 整体欠佳　　　　　　　　　　—2	
	操作时间	操作时间不超过10分钟	4	操作时间每超30秒（超过12分钟停止操作）　　　　　　　　　　　—1	

操作时间：_____

续表

项目总分	项目内容	技术要求	分值	扣分细则		扣分
		相关知识	5	一项内容不全或回答错误	−1	
	总分		100	累计		

应知应会,学以致用

一、应知应会

1. 进行超声雾化吸入时,应指导患者保持什么体位?

答:患者最好取坐位,保持上半身直立,更有利于吸入药物沉积到终末支气管及肺泡,平躺效果相对较差。另外,喷雾器应竖直向上,保持与地面垂直,避免药液倾斜流出。

2. 雾化结束后,应如何处理超声雾化器?

答:雾化结束后,应用 40 ℃温开水清洗超声雾化器,用无绒干布擦干或晾干,完全干燥后再组装。

3. 雾化前后应注意什么?

答:雾化吸入治疗前 1 小时不应进食,清洁口腔分泌物和食物残渣,以免雾化过程中因气流刺激引起呕吐。雾化前嘱患者不要抹油性面膏,雾化时避免药物进入眼睛,雾化完毕后应洗脸,以清除残留在面部的药物,嘱患者及时漱口,以减少药物在咽部的沉积。

4. 口含嘴或面罩应如何处理?

答:雾化用口含嘴或面罩专人专用,不可交叉使用。使用后可将空气导管外所有喷雾器配件一起用温开水冲洗干净,甩干、晾干。超声雾化器完全干燥后,组装雾化器放入干净的盒内备用。

5. 选择超声雾化吸入的液体有何注意事项?

答:可选用蒸馏水、0.45%盐水或生理盐水。气道干燥时可选用蒸馏水或 0.45%盐水,长期湿化则可用生理盐水,如果有心功能不全,应注意生理盐水可能会增加心脏负荷。

6. 如果需要进行多次雾化,如何安排?

答:如果患者需要多次雾化,间隔时间应不少于 2 小时。

7. 雾化过程中如果出现咳嗽气促等症状应如处理?

答:雾化过程中如果出现咳嗽气促等症状,可能为药物颗粒吸入引起的不适,这时可暂停雾化,给予拍背处理,待症状缓解后再继续完成治疗。若出现面色苍白、异常烦躁及缺氧症状,应立即停止并呼叫医护人员,如为痰液堵塞,应立即进行吸痰处理。

二、学以致用

1. 雾化吸入器有口含嘴式、面罩及头罩三种,应该如何选择?三者之间有何异同?

2. 常用雾化吸入药物有哪些?

(张笑琳)

常用急救护理技术

技能 25　吸氧法

学习目标

1.操作中具有同理心,做到护患同心;有较强的沟通能力,能够针对患者个体差异做好人文关怀;具有发现、分析、解决问题的能力和团队合作精神。

2.熟练掌握吸氧法操作技能。

3.掌握护理程序和吸氧法相关理论知识。

临床案例

李某,男,68 岁,有吸烟史 35 年。每天吸烟 1～2 包,20 年来反复咳嗽、咳痰,每年持续 2 个月以上,近 5 年来渐感呼吸急促、胸闷,活动时尤甚。一周前因受凉后咳嗽、咳痰加重,咳大量脓痰,食欲明显下降,呼吸急促,口唇发绀,自感疲乏无力,说话费力,测体温最高 39 ℃。辅助检查:动脉血气分析 PaO_2 为 78 mmHg,$PaCO_2$ 为 40 mmHg。患者诊断:慢性阻塞性肺疾病。

【临床思考】

请分析该患者主要护理诊断及护理要点。

护理诊断

1.气体交换受损　与气道管腔狭窄、肺组织弹性降低有关。

2.清理呼吸道无效　与呼吸道分泌物多、黏稠及支气管痉挛有关。

3.活动无耐力　与组织、器官缺氧有关。

4.体温过高　与痰液不易咳出、呼吸系统感染有关。

5.焦虑　与呼吸困难症状逐渐加重有关。

护理要点

1.吸氧护理

(1)备氧管及检查氧疗装置固定是否稳妥,为患者清洁鼻腔,调节氧流量为 2 升/分,协助患者佩戴双腔鼻导管。

(2)用氧过程中密切观察缺氧状况有无改善、呼吸道是否通畅。持续用氧者每周更换鼻导管 1 次。根据患者具体情况,给氧时必须采用低流量、低浓度持续给氧(氧流量:1～2升/分,持续时间＞15时/天)。原因如下:此类患者呼吸中枢兴奋性主要靠缺氧维持,对二氧化碳刺激已不敏感,若吸入高浓度氧,解除缺氧对呼吸中枢的刺激作用,可使呼吸中枢兴奋性降低,甚至呼吸停止。

2.病情观察 护士要注意观察患者咳嗽、咳痰、呼吸困难进行性加重的程度,全身症状、体征和并发症情况,尤其注意观察痰液的性质和量,监测血氧饱和度、动脉血气分析和水、电解质、酸碱平衡等。

3.对症处理 遵医嘱正确给予抗感染治疗。指导患者正确咳嗽,鼓励患者通过咳嗽促进排痰。协助患者呼吸训练(缩唇呼吸和腹式呼吸),改善肺功能。

4.高热护理 可采用乙醇擦浴、冰袋冷敷等措施物理降温,以逐渐降温为宜,防止虚脱。患者出汗时,及时协助擦汗、更换衣服,避免着凉。

5.饮食护理 满足患者机体营养的需要,给予高热量、高蛋白、高维生素饮食,少吃产气食品,防止产气影响膈肌运动。改善营养状态,提高机体免疫力。保证足够的饮水量,有助于痰液的稀释。

6.心理护理 患者由于长期呼吸困难,容易丧失信心,护士应聆听患者的叙述,做好患者与家属的沟通,疏导其心理压力,必要时请心理医生协助诊治。

7.康复指导 病情缓解期间,要注意全身运动锻炼。锻炼方式要根据患者的身体状况决定,做到量力而行、循序渐进,以患者不感到疲劳为宜,可进行散步、慢跑、太极拳、体操等。

→ **护患同心**

(1)护士需严守操作规程,注意用氧安全,做好"四防"(即防火、防震、防油、防热)。告知患者及同病室的相关人员"四防"的重要性,禁止吸烟、使用打火机等产生明火的行为,勿摆放大量油品,勿在周围使用高温产品等。用氧安全需要患者及病室相关人员的共同维护。

(2)用氧过程中护士要注意观察患者的感受,在给氧和停氧的时候注意操作程序,使用氧气前应先调节氧流量后应用,停氧时先取下导管后关闭氧流量开关,以免操作开关失误,大量氧气突然冲入呼吸道而损伤患者肺组织。同样,在调节氧流量的时候先取下鼻导管再调节,然后再给氧,告知患者及其家属勿随意调节氧流量,不可折叠、扭曲、压迫氧气管,不需要吸氧时,及时通知护士,保证患者的安全及舒适感。

(3)护士及时观察患者氧疗是否出现不良反应,密切观察缺氧状况有无改善、输氧装置有无漏气、氧气管是否通畅等。当吸氧浓度高于60%,持续时间超过24小时,可出现氧疗不良反应。要做好氧疗的宣教,以防患者及家属随意调节氧流量。

知识链接

给氧小细节

1.吸氧管一般多长时间更换?

(1)一体化吸氧装置:开启后使用时间≤72小时。

(2)非一体化装置:无论双腔或者单腔吸氧管,建议每天更换,连接的湿化瓶也建议每天更换。

2.氧流量读数怎么看?

临床上有很多不同形状的浮子,如球形或者带锐边的圆柱形,但不管浮子形状如何,调节氧流量时应以浮子的最大截面处所在的刻度线读数为准,特殊情况以制造厂的规定为准。

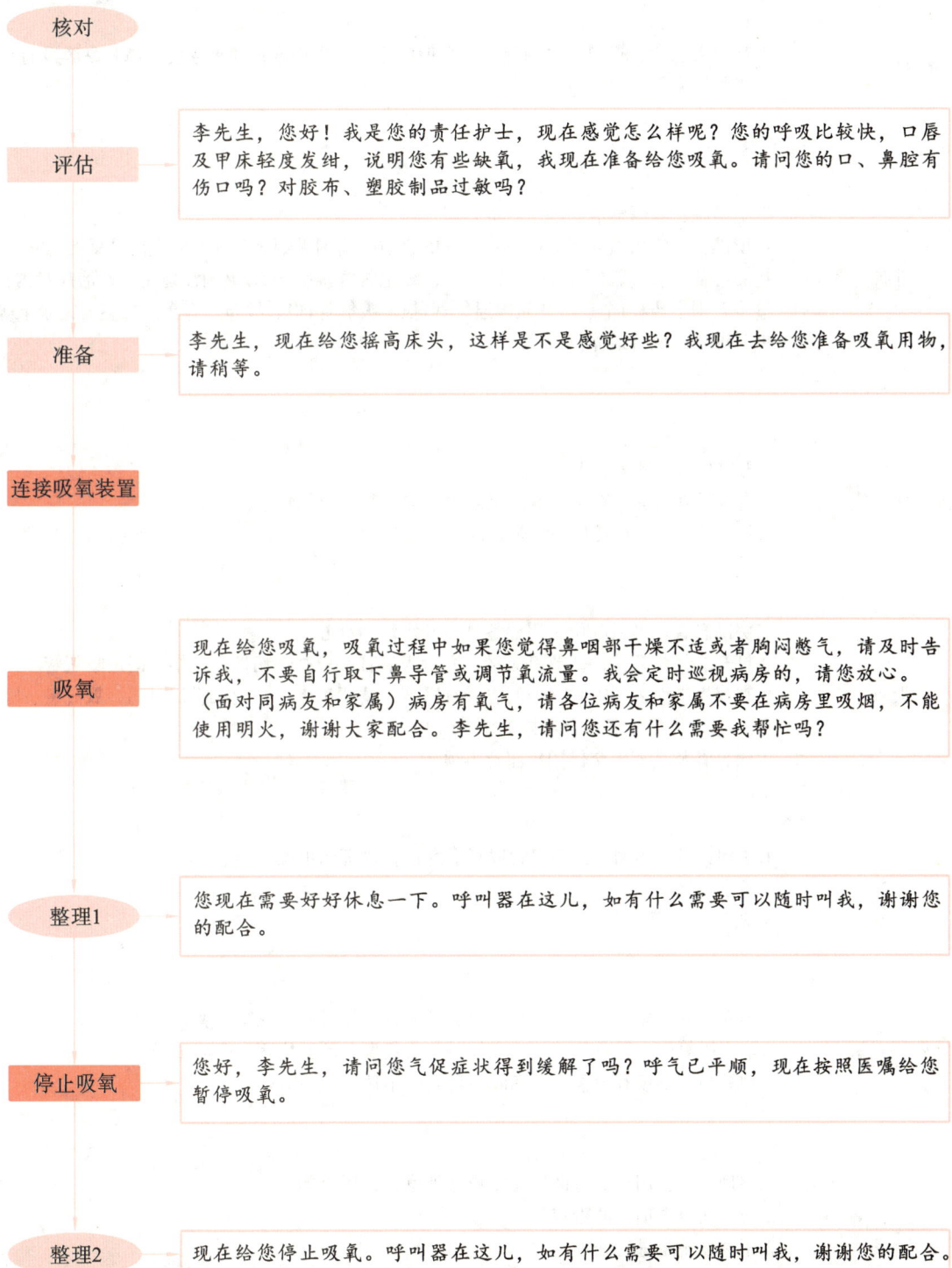

吸氧法操作流程

一、护患沟通

核对

评估 — 李先生，您好！我是您的责任护士，现在感觉怎么样呢？您的呼吸比较快，口唇及甲床轻度发绀，说明您有些缺氧，我现在准备给您吸氧。请问您的口、鼻腔有伤口吗？对胶布、塑胶制品过敏吗？

准备 — 李先生，现在给您摇高床头，这样是不是感觉好些？我现在去给您准备吸氧用物，请稍等。

连接吸氧装置

吸氧 — 现在给您吸氧，吸氧过程中如果您觉得鼻咽部干燥不适或者胸闷憋气，请及时告诉我，不要自行取下鼻导管或调节氧流量。我会定时巡视病房的，请您放心。（面对同病友和家属）病房有氧气，请各位病友和家属不要在病房里吸烟，不能使用明火，谢谢大家配合。李先生，请问您还有什么需要我帮忙吗？

整理1 — 您现在需要好好休息一下。呼叫器在这儿，如有什么需要可以随时叫我，谢谢您的配合。

停止吸氧 — 您好，李先生，请问您气促症状得到缓解了吗？呼气已平顺，现在按照医嘱给您暂停吸氧。

整理2 — 现在给您停止吸氧。呼叫器在这儿，如有什么需要可以随时叫我，谢谢您的配合。

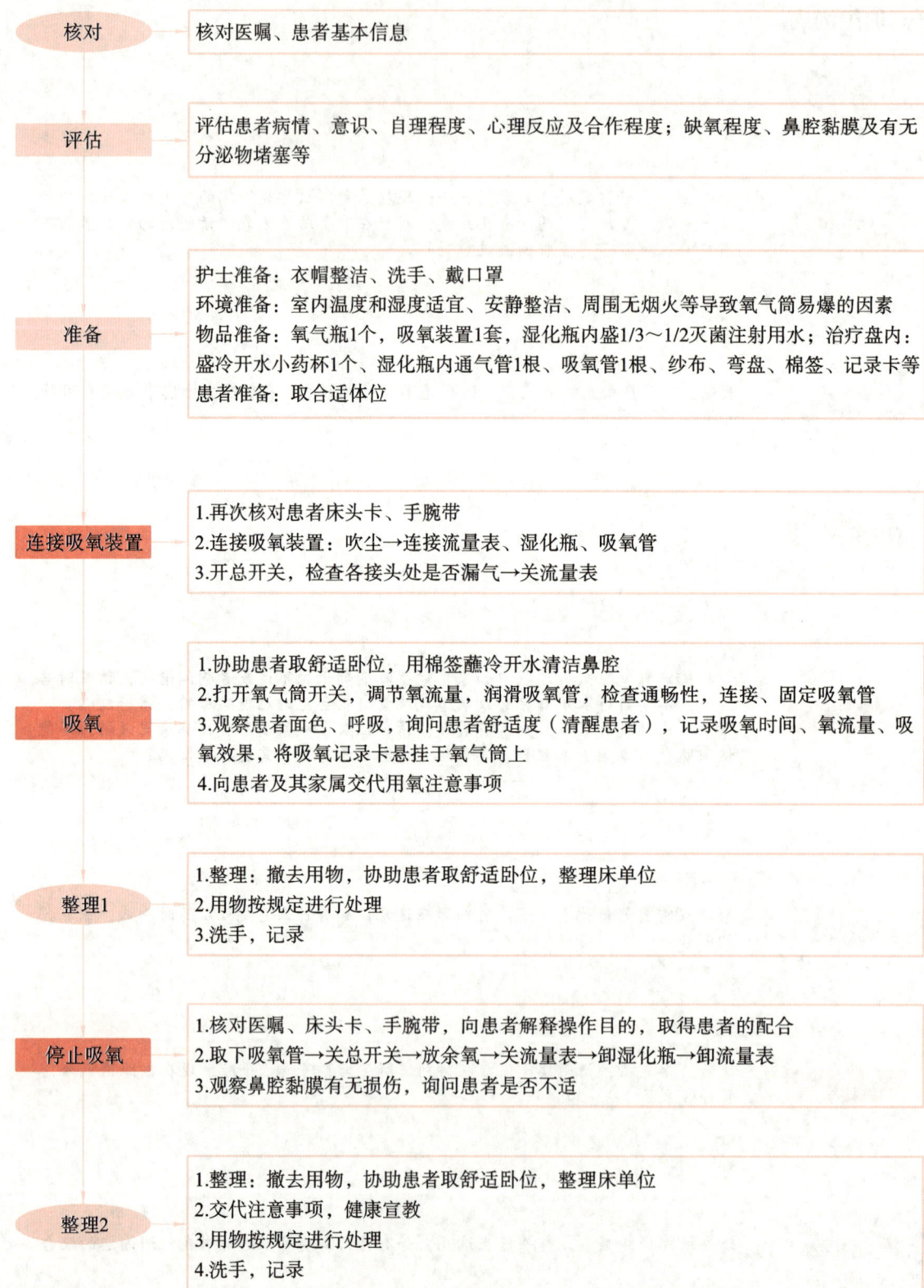

二、操作流程

| 核对 | → | 核对医嘱、患者基本信息 |

| 评估 | → | 评估患者病情、意识、自理程度、心理反应及合作程度；缺氧程度、鼻腔黏膜及有无分泌物堵塞等 |

| 准备 | → | 护士准备：衣帽整洁、洗手、戴口罩
环境准备：室内温度和湿度适宜、安静整洁、周围无烟火等导致氧气筒易爆的因素
物品准备：氧气瓶1个，吸氧装置1套，湿化瓶内盛1/3～1/2灭菌注射用水；治疗盘内：盛冷开水小药杯1个、湿化瓶内通气管1根、吸氧管1根、纱布、弯盘、棉签、记录卡等
患者准备：取合适体位 |

| 连接吸氧装置 | → | 1.再次核对患者床头卡、手腕带
2.连接吸氧装置：吹尘→连接流量表、湿化瓶、吸氧管
3.开总开关，检查各接头处是否漏气→关流量表 |

| 吸氧 | → | 1.协助患者取舒适卧位，用棉签蘸冷开水清洁鼻腔
2.打开氧气筒开关，调节氧流量，润滑吸氧管，检查通畅性，连接、固定吸氧管
3.观察患者面色、呼吸，询问患者舒适度（清醒患者），记录吸氧时间、氧流量、吸氧效果，将吸氧记录卡悬挂于氧气筒上
4.向患者及其家属交代用氧注意事项 |

| 整理1 | → | 1.整理：撤去用物，协助患者取舒适卧位，整理床单位
2.用物按规定进行处理
3.洗手，记录 |

| 停止吸氧 | → | 1.核对医嘱、床头卡、手腕带，向患者解释操作目的，取得患者的配合
2.取下吸氧管→关总开关→放余氧→关流量表→卸湿化瓶→卸流量表
3.观察鼻腔黏膜有无损伤，询问患者是否不适 |

| 整理2 | → | 1.整理：撤去用物，协助患者取舒适卧位，整理床单位
2.交代注意事项，健康宣教
3.用物按规定进行处理
4.洗手，记录 |

吸氧法操作要点解析

操作要点	要点解析	示例图	二维码
装流量表	打开总开关，放少量氧气吹尘后关好；连接流量表，旋紧螺帽（拧时先用手，后用扳手），使流量表与地面垂直		装流量表
装湿化瓶	湿化瓶内装 1/3～1/2 灭菌注射用水以湿化氧气，避免呼吸道过于干燥		装湿化瓶
检查装置	开总开关，用棉絮检查各接头处是否漏气；若漏气，则需重新安装		
吸氧	1.吸氧：调节氧流量→插鼻导管 2.停氧：拔鼻导管→关流量表 3.调节氧流量：分离鼻导管→调节氧流量→连接鼻导管，防止大量氧气突然冲入呼吸道而损伤肺组织（带氧插管，带氧拔管）		吸氧
记录	准确记录患者吸氧的时间和氧流量，签名，将吸氧卡悬挂于氧气筒上		
交代	向患者交代勿擅自停氧，调节氧流量时切实做好防火、防油、防热、防震，注意用氧安全		

吸氧法操作评分标准

考生姓名：_____ 考生学号：_____ 主考老师：_____ 考核分数：_____

项目总分	项目内容	技术要求	分值	扣分细则		扣分
素质要求（6分）	报告内容	报告考生班级、姓名、考试项目时，语言流畅、态度和蔼、面带微笑	2	语言不流畅 面部表情不佳	−1 −1	
	仪表举止	仪表大方，举止端庄，步态轻盈	2	情绪紧张，状态低沉 精神不振，姿态不端正	−1 −1	
	服装头发	服装鞋帽整洁，着装符合职业要求，短发不过肩	2	衣服不整洁，着装不规范 头发凌乱，短发过肩	−1 −1	
操作前准备（15分）	评估	评估患者病情、意识、自理程度、心理反应及合作程度；评估缺氧程度、鼻腔黏膜及有无分泌物堵塞等	6	未评估患者病情、意识、自理情况、合作程度、鼻腔黏膜及分泌物状况 各−1		
	环境	评估室内温度和湿度适宜、安静整洁、周围无烟火等易爆因素（口述）	2	口述不全 未口述	−1 −2	
	用物	用物准备齐全，摆放合理、美观	2	用物摆放不规范 用物准备不齐全	−1 −1	
	护士	护士修剪指甲、洗手、戴口罩，报告开始操作（此步骤开始计时）	5	未洗手、未戴口罩 各−2 护士准备不符合要求 −1		
操作步骤（61分）	核对解释	1.携用物至患者床旁 2.核对医嘱、治疗单、患者 3.再次向患者及其家属解释	2 2 1	动作粗鲁、引起噪声 各−1 未核对或核对不严谨 各−1 未向患者及其家属解释 −1		
	连接吸氧装置	1.轻轻拧开氧气筒总开关吹尘→迅速关总开关→依次装上流量表、通气管、湿化瓶、吸氧管→关流量表 2.开总开关，用棉絮检查各接头处是否漏气 3.关总开关，开流量表，放掉余气后关流量表	4 2 2	未吹尘 −1 安装顺序错误 −2 通气管漏装 −1 未检查是否漏气 −1 未按规定检查漏气 −1 未放余气或未关闭流量表 各−1		
	吸氧	1.协助患者取舒适卧位 2.用棉签蘸冷开水清洁鼻腔 3.打开流量表，调节氧流量 4.润滑吸氧管，检查通畅性（吸氧管末端置于冷开水中） 5.为患者连接、固定好吸氧管（鼻塞插入双侧鼻腔，往后绕双耳上方再回到颌下，最后系紧） 6.询问患者舒适度（清醒患者），记录吸氧时间、氧流量、吸氧效果，将吸氧记录卡悬挂于氧气筒上 7.向患者及其家属交代用氧注意事项（口述）	2 1 6 2 5 6 4	未协助患者取舒适卧位 −2 未清洁鼻腔 −1 未带氧插管 −2 未根据病情调节氧流量 −4 未润滑及检查吸氧管通畅性 各−1 吸氧管连接方式错误 −3 吸氧管固定不牢固 −2 未询问患者舒适度 −2 未记录吸氧时间等 −2 未将记录卡悬挂于氧气筒上 −2 注意事项交代不全 −2 未交代注意事项 −4		
	安置患者	1.协助患者取舒适卧位 2.整理床单位 3.用物按规定进行处理	2 2 2	未协助患者取舒适体位 −2 未整理床单位 −2 污物乱放或遗留病房内 −2		
	整理记录	1.整理用物 2.洗手、脱口罩 3.记录 4.报告操作完毕（此步骤计时结束）	2 2 1 1	未分类放置 −2 未洗手或洗手不规范 各−1 未脱口罩或脱口罩方法错误 各−1 未记录 −2 未报告操作完毕 −1		
	停止吸氧	1.核对，向患者解释 2.动作轻柔，拔出吸氧管 3.关总开关→放余氧→关流量表→卸湿化瓶→卸流量表 4.关心患者是否不适，检查鼻腔黏膜有无损伤	1 3 3 3	未核对 −1 动作粗鲁，患者感觉不适 −1 未带氧拔管 −2 停氧顺序错误 −2 未关总开关、放余氧 −2 未观察、询问患者停氧是否不适 −2 未检查鼻腔黏膜 −1		

项目总分	项目内容	技术要求	分值	扣分细则	扣分
综合评价	护患沟通	护患沟通有效,解释符合临床实际,操作过程体现人文关怀	3	未沟通、缺少人文关怀,患者感到紧张或不适　　　　　各－1	
	整体效果	1.程序正确,操作熟练,动作轻柔,擦洗手法准确 2.患者不舒适	6	动作粗鲁、操作不熟、手法错误、患者不舒适　　　　　各－1 整体欠佳　　　　　－2	
	操作时间	操作时间不超过7分钟	4	操作时间每超过30秒(超过9分钟停止操作)　　　　　－1	
		操作时间:＿＿＿＿			
		相关知识	5	一项内容不全或回答错误　　　　　－1	
		总分	100	累计	

应知应会,学以致用

一、应知应会

1.吸氧过程中,如果需要改变氧流量,应如何操作? 为什么?

答:中途改变氧流量时,先分离鼻导管与湿化瓶连接处,调好氧流量后再接上。原因:以免开错开关,大量氧气进入呼吸道而损伤肺组织。

2.在使用氧气筒时,"四防"是什么?

答:四防即防火、防震、防热、防油。氧气筒应放在阴凉处,在氧气筒的周围严禁烟火和放置易燃物品,离暖气1 m以上,离火炉5 m以上。筒上应标有"防火、防热、防油、防震"标志。搬运时,避免倾斜、撞击。氧气表及螺旋口上勿涂油,也不用带油的手装卸,避免燃烧。

二、学以致用

1.急性肺水肿的患者,应该如何吸氧?

2.Ⅱ型呼吸衰竭的患者,应如何吸氧? 为什么?

（张冬玲）

技能 26　电动吸引器吸痰法

扫码看课件

学习目标

1.操作中具有救死扶伤的人道主义精神;具有发现、分析、解决问题的能力和团队合作精神。
2.熟练掌握电动吸引器吸痰操作技能。
3.掌握护理程序和电动吸引器吸痰相关理论知识。

临床案例

李某,男,70 岁。咳痰、喘息 15 年,近日咳嗽加剧,痰呈黄色,不易咳出,咳痰不畅时,出现明显胸闷气急,不能入睡。

入院查体:T 38 ℃、P 120 次/分、R 30 次/分、BP 150/86 mmHg;烦躁不安;发绀,眼结膜充血,颈静脉怒张,桶状胸,肺底湿啰音。实验室检查:PaO_2 为 43 mmHg,$PaCO_2$ 为 72 mmHg。

初步诊断:慢性阻塞性肺疾病(COPD)、Ⅱ型呼吸衰竭。

【临床思考】

请分析该患者主要护理诊断及护理要点。

护理诊断

1.**体温过高**　与痰液不易咳出、呼吸系统感染有关。
2.**气体交换受损**　与气道堵塞、通气不足有关。
3.**清理呼吸道无效**　与呼吸道分泌物多、黏稠及无效咳嗽有关。
4.**焦虑**　与呼吸困难症状加重有关。
5.**睡眠型态紊乱**　与胸闷气急、呼吸困难有关。

护理要点

1.保持呼吸道通畅　协助患者进行有效排痰,协助患者拍背,嘱患者多饮水以湿化气道、稀释痰液;指导患者进行呼吸功能的锻炼(如缩唇呼吸、腹式呼吸等);必要时根据医院条件选择电动吸引器吸痰或中心负压吸痰。

2.氧疗护理　呼吸道通畅后,根据患者病情采取低流量持续鼻导管吸氧法,改善其缺氧症状。

3.心理护理　患者因病情的加重、呼吸不畅而产生焦虑情绪,护士在护理过程中遇到患者不配合时要沉着冷静、耐心、细心,要鼓励和安慰患者,尽量减轻患者的焦虑、抑郁、恐惧情绪。

4.其他护理　针对患者体温过高,可对其采取降温措施以促进舒适并密切监测体温的变化;指导患者家属睡前协助其完成擦洗、泡脚等日常生活护理,促进患者舒适。

护患同心

(1)吸痰过程严格遵守无菌技术操作规范,以防感染。吸痰管一次一换,用物一旦污染,要立即更换。

（2）每次吸痰时间应少于15秒，以免造成缺氧。吸痰时要注意电动吸引器的压力，如果压力过大，有可能会造成呼吸道损伤，部分患者还可能因此出现痰中带血或咯血等现象。

（3）操作时动作要准确，轻柔敏捷，防止呼吸道黏膜损伤，并且在吸痰过程中要注意观察患者的呼吸情况。

（4）根据患者情况，选择粗细合适的吸痰管，尤其对于儿童不宜过粗。

（5）吸痰前可根据患者病情，湿化气道以稀释痰液，可变换体位，配合叩击、雾化吸入等方法，通过振动和稀释，使痰液易于吸出体外。

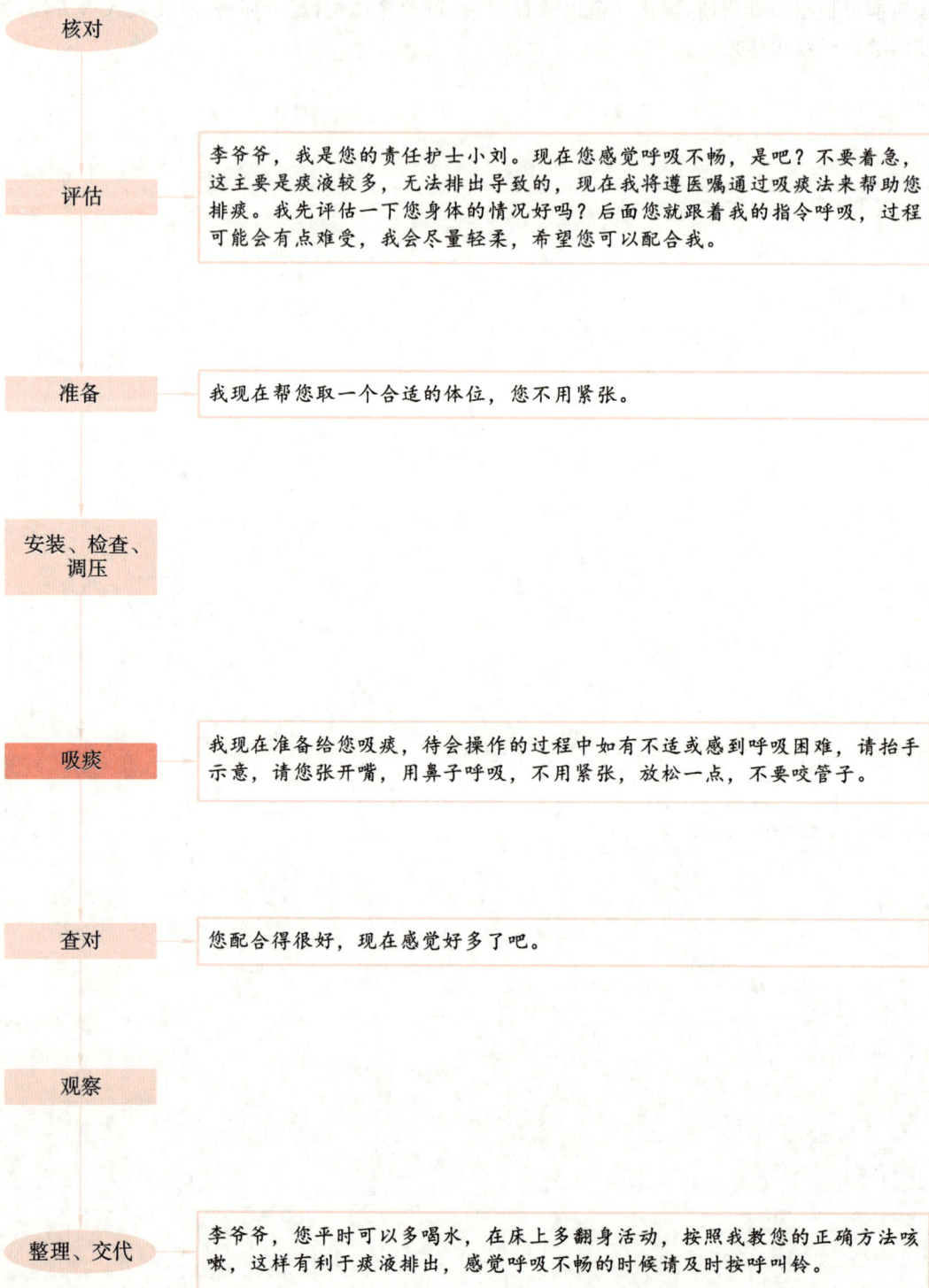

电动吸引器吸痰法操作流程

一、护患沟通

核对

评估 — 李爷爷，我是您的责任护士小刘。现在您感觉呼吸不畅，是吧？不要着急，这主要是痰液较多，无法排出导致的，现在我将遵医嘱通过吸痰法来帮助您排痰。我先评估一下您身体的情况好吗？后面您就跟着我的指令呼吸，过程可能会有点难受，我会尽量轻柔，希望您可以配合我。

准备 — 我现在帮您取一个合适的体位，您不用紧张。

安装、检查、调压

吸痰 — 我现在准备给您吸痰，待会操作的过程中如有不适或感到呼吸困难，请抬手示意，请您张开嘴，用鼻子呼吸，不用紧张，放松一点，不要咬管子。

查对 — 您配合得很好，现在感觉好多了吧。

观察

整理、交代 — 李爷爷，您平时可以多喝水，在床上多翻身活动，按照我教您的正确方法咳嗽，这样有利于痰液排出，感觉呼吸不畅的时候请及时按呼叫铃。

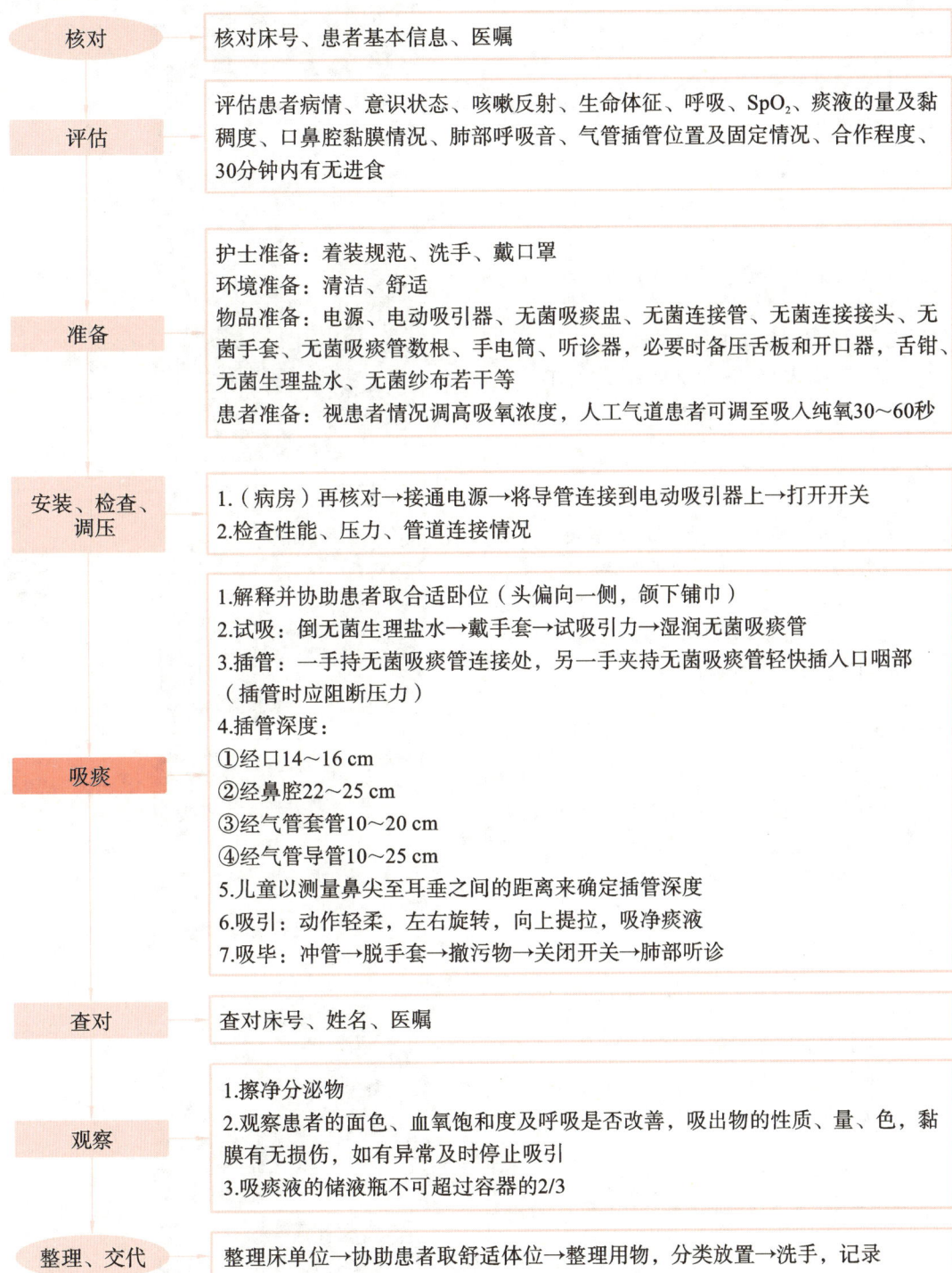

二、操作流程

核对	→	核对床号、患者基本信息、医嘱

评估	→	评估患者病情、意识状态、咳嗽反射、生命体征、呼吸、SpO_2、痰液的量及黏稠度、口鼻腔黏膜情况、肺部呼吸音、气管插管位置及固定情况、合作程度、30分钟内有无进食

准备	→	护士准备：着装规范、洗手、戴口罩 环境准备：清洁、舒适 物品准备：电源、电动吸引器、无菌吸痰盅、无菌连接管、无菌连接接头、无菌手套、无菌吸痰管数根、手电筒、听诊器，必要时备压舌板和开口器、舌钳、无菌生理盐水、无菌纱布若干等 患者准备：视患者情况调高吸氧浓度，人工气道患者可调至吸入纯氧30~60秒

安装、检查、调压	→	1.（病房）再核对→接通电源→将导管连接到电动吸引器上→打开开关 2.检查性能、压力、管道连接情况

吸痰	→	1.解释并协助患者取合适卧位（头偏向一侧，颌下铺巾） 2.试吸：倒无菌生理盐水→戴手套→试吸引力→湿润无菌吸痰管 3.插管：一手持无菌吸痰管连接处，另一手夹持无菌吸痰管轻快插入口咽部（插管时应阻断压力） 4.插管深度： ①经口14~16 cm ②经鼻腔22~25 cm ③经气管套管10~20 cm ④经气管导管10~25 cm 5.儿童以测量鼻尖至耳垂之间的距离来确定插管深度 6.吸引：动作轻柔，左右旋转，向上提拉，吸净痰液 7.吸毕：冲管→脱手套→撤污物→关闭开关→肺部听诊

查对	→	查对床号、姓名、医嘱

观察	→	1.擦净分泌物 2.观察患者的面色、血氧饱和度及呼吸是否改善，吸出物的性质、量、色，黏膜有无损伤，如有异常及时停止吸引 3.吸痰液的储液瓶不可超过容器的2/3

整理、交代	→	整理床单位→协助患者取舒适体位→整理用物，分类放置→洗手，记录

电动吸引器吸痰法操作要点解析

操作要点	要点解析	示例图	二维码
用物准备	用物准备齐全,包装无破损,均在有效期内,摆放整齐		
安装、检查、调压	1.安装流量表、储液瓶,将导管连接到电动吸引器上 2.检查性能、压力、导管连接情况 3.调压:成人 40.0~53.3 kPa,儿童低于 40.0 kPa(将吸引管反折,观察压力表数值)		
吸痰	1.一手将无菌吸痰管末端折叠(以免压力损伤黏膜),另一手用无菌镊子夹持无菌吸痰管插入口咽部,放松折叠处,吸净口咽部分泌物 2.手法:从深部向上提拉,左右旋转,每次吸痰时间少于 15 秒,动作轻柔		 吸痰
冲管	1.每次吸痰管拉出后用生理盐水冲洗,避免堵塞 2.分离吸痰管和连接管		
安置	1.协助患者取舒适卧位,注意保暖 2.记录吸痰时间,痰液性状、量及患者呼吸情况		
整理	1.正确处理垃圾 2.接触过患者分泌物的非一次性用物,如弯盘、持物钳、治疗碗应送消毒供应室进行清洁消毒		

电动吸引器吸痰法操作评分标准

考生姓名：_____　考生学号：_____　主考老师：_____　考核分数：_____

项目总分	项目内容	技术要求	分值	扣分细则		扣分
素质要求（6分）	报告内容	报告考生班级、姓名、考试项目时，语言流畅、态度和蔼、面带微笑	2	语言不流畅 面部表情不佳	−1 −1	
	仪表举止	仪表大方，举止端庄，步态轻盈	2	情绪紧张，状态低沉 精神不振，姿态不端正	−1 −1	
	服装头发	服装鞋帽整洁，着装符合职业要求，短发不过肩	2	衣服不整洁，着装不规范 头发凌乱，短发过肩	−1 −1	
操作前准备（15分）	评估	评估患者病情、意识状态、生命体征、SpO_2、检查鼻腔情况，解释操作目的及操作的相关事项，教会患者合作的方法	4	未评估患者病情、意识 未解释操作目的、方法 未指导患者合作的方法 未检查鼻腔情况	−1 −1 −1 −1	
		必要时听诊痰鸣音(部位:胸骨上窝→左右锁骨中线上、中、下)、翻身、叩背(手法:由外向内、自下而上)(口述)	2	口述不全 未口述	−1 −2	
	环境	评估室内温度和湿度适宜、安静整洁、光线适中(口述)	2	口述不全 未口述	−1 −2	
	用物	用物准备齐全，摆放合理、美观	2	用物摆放不规范 用物准备不齐全	−1 −1	
	护士	护士修剪指甲、洗手、戴口罩，报告开始操作(此步骤开始计时)	5	未洗手、未戴口罩　各−2 护士准备不符合要求　−1		
操作步骤（61分）	核对解释	1.携用物至患者床旁 2.核对医嘱、治疗单、患者 3.向患者说明操作的配合方法	2 2 1	动作粗鲁、引起噪声　各−1 未核对　−2 未告知配合方法　−1		
	检查调压	1.检查电动吸引器各处连接是否正确，有无漏气 2.接通电源，打开电动吸引器开关 3.反折连接管末端，按病情调节压力(成人40.0～53.3 kPa;小儿低于40.0 kPa)	2 1 3	未检查　−2 有漏气 未打开开关 压力调节方法错误 压力值选择不正确　−2		
	体位	根据患者病情安置合适体位治疗巾于患者颌下及胸前	2	未根据病情合理安置体位　−1 未放置治疗巾　−1		
	连接导管	戴无菌手套，连接吸痰管，抽吸生理盐水，湿润吸痰管并检查其是否通畅	8	未戴手套　−4 违反无菌操作原则　−2 未湿润吸痰管或未检查是否通畅　各−1		
	抽吸痰液	1.一手将吸痰管末端折叠(以免压力损伤黏膜)，另一手用无菌镊子夹持吸痰管插入口咽部，放松折叠处，吸净口咽部分泌物 2.更换吸痰管，在患者吸气时顺势将吸痰管插至气道约15 cm，吸出气管内分泌物 3.抽吸动作轻柔敏捷，从深部向上提拉，左右旋转，依次吸净分泌物，每次吸痰时间少于15秒 4.操作中严格遵循无菌操作原则	4 4 8 5	未折叠吸痰管末端　−2 夹持吸痰管方法错误　−2 吸痰顺序错误　−2 插管深度不正确　−2 吸痰手法错误　−4 吸痰时间错误　−2 动作粗鲁　−2 违反无菌操作原则　−5		
	冲管消毒	1.每次吸痰管拉出后用生理盐水冲洗，避免堵塞 2.分离吸痰管和连接管 3.擦净患者口鼻及面部分泌物，必要时做口腔护理	2 2 2	未冲洗吸痰管　−2 未分离管道　−2 未清洁患者口鼻及面部　−2		
	安置患者	1.协助患者取舒适体位，注意保暖 2.整理床单位	2 2	未协助患者取舒适体位　−1 未予以患者保暖　−1 未整理床单位　−2		
	关机清洁	1.关闭电动吸引器开关及电源开关 2.消毒连接管，晾干备用(口述)	2 1	未关闭开关　−2 未口述　−1		
	整理记录	1.整理用物 2.洗手 3.脱口罩 4.记录(此步骤计时结束)	1 2 2 1	未分类放置　−1 未洗手或洗手不规范　各−1 未脱口罩或脱口罩方法错误　各−1 未记录　−1		

续表

项目总分	项目内容	技术要求	分值	扣分细则	扣分
综合评价 (13分)	护患沟通	护患沟通有效,解释符合临床实际,操作过程体现人文关怀	3	未沟通、缺少人文关怀,患者感到紧张或不适　　　　　各-1	
	整体效果	1.程序正确,操作熟练,动作轻柔,擦洗手法准确 2.患者无明显不适	6	动作粗鲁、操作不熟、手法错误、患者不舒适　　　　　各-1 整体欠佳　　　　　　-2	
	操作时间	操作时间不超过6分钟	4	操作时间每超30秒(超过8分钟停止操作)　　　　　-1	
		操作时间:_____			
	相关知识		5	一项内容不全或回答错误　　　　　-1	
	总分		100	累计	

应知应会,学以致用

一、应知应会

1. 如何选择吸痰管型号?

答:成人可选择 12～14 号,小儿可选择 6～10 号。人工气道患者,所选吸痰管管径应小于气道的 1/2。患者血氧饱和度指标较差,或患有呼吸道传播疾病、被多重耐药菌感染等,可使用密闭式吸痰管。

2. 使用电动吸引器吸痰时,负压应该调节至什么范围?

答:成人为 40.0～53.3 kPa(300～400 mmHg);小儿低于 40.0 kPa(300 mmHg)。

3. 吸痰时的手法是怎样的?

答:向上提拉,左右旋转。

4. 每次吸痰时长不得超过多少? 两次吸痰应间隔多长?

答:每次吸痰时长不超过 15 秒,两次吸痰应间隔 3～5 分钟。

5. 如果患者痰液黏稠,难以吸出,可以采取什么措施?

答:患者痰液黏稠可配合叩背、雾化吸入,气管插管或气管切开者也可向气管内滴入少量等渗盐水或化痰药物。

6. 在操作时,怎样严格执行无菌原则?

答:治疗盘内吸痰用物每 4 小时更换一次,吸痰管每次更换,勤做口腔护理;储液瓶、安全瓶内的液体接近 2/3 时,应及时倾倒,做好消毒处理。

二、学以致用

1. 在吸痰的过程中,如何最大程度减轻患者的不适感?

2. 请简述吸痰法的适应证及吸痰的时机。

3. 吸痰可能出现哪些并发症? 应如何处理所发生的并发症?

(许沛琦)

技能 27　电动洗胃机洗胃法

扫码看课件

学习目标

1. 做到护患同心,操作中细心呵护患者,体现良好的人文关怀,尽量减少操作带给患者的痛苦,保障患者的安全。

2. 熟练掌握电动洗胃机洗胃法操作技能。

3. 掌握护理程序和电动洗胃机洗胃法相关理论知识。

临床案例

张某,女,50 岁,高中文化,工人。因"20 分钟前误服敌敌畏 15 mL"急诊入院治疗。查体:嗜睡状,大汗淋漓,全身皮肤湿冷,无肌肉震颤,双侧瞳孔直径 2 mm,对光反射存在;生命体征基本正常;双肺呼吸音较粗。实验室检查:白细胞计数 $14.2 \times 10^9/L$;中性粒细胞百分比 93%,余未见异常。

诊断:急性有机磷农药中毒。

医嘱:①2% 碳酸氢钠溶液洗胃;②阿托品 10 mg,iv,共 3 次;③山莨菪碱 10 mg,iv,st;④碘解磷定 1 g,iv,st。

【临床思考】

请分析该患者主要护理诊断及护理要点。

→ 护理诊断

1. 意识状态改变　与中毒导致嗜睡有关。

2. 有体液失调的危险　与大量出汗有关。

3. 无能性家庭应对　与家属对急诊环境和制度不了解、对诊疗过程不熟悉有关。

→ 护理要点

1. 洗胃相关护理

(1)为意识不清的患者洗胃时,采用去枕平卧位,头偏向一侧,防止误吸分泌物或呕吐物。

(2)整个洗胃过程中,要严格掌握每次的灌洗量,一般为 300～500 mL,还要注意灌入量和洗出量的平衡,防止将有毒物质推入十二指肠。

(3)向胃内置入胃管时动作要轻柔而敏捷,确认胃管在胃内后方能灌注洗胃液(以抽出胃液最为可靠),切忌将胃管插入呼吸道而进行灌洗。置管过程如发现患者剧烈呛咳、明显发绀、躁动不安,则表明误入气道,需立即拔出重新插管。

(4)洗胃过程中密切观察病情变化,严密监测患者心率、血压、呼吸、血氧饱和度等情况,配合医生做好抢救。若洗出液呈现淡红色,并伴血压下降等症状,立即停止洗胃,通知医生,积极处理。

2. 用药护理　使用阿托品要监测心率变化;碘解磷定需避光储存,且该药在碱性溶液中易水解为氰化物,切忌与碱性药物配伍。

3. 病情观察　严密观察病情,给予补液支持等治疗,尤其需注意患者是否发生低血钾等情况。

4. 心理支持 指导家属相关注意事项,嘱患者保持平和的心情,正确对待病情。告知家属要支持鼓励患者积极配合,避免对其施加压力。

→ **护患同心**

(1)洗胃术所选择的胃管比较粗,洗胃过程也比较长,给患者带来的痛苦比较强烈。如果患者能够正常沟通交流,护士在操作前要耐心地做好解释和安抚,让患者及家属明白洗胃的重要性和必要性,取得他们的配合。

(2)洗胃过程中患者如出现躁动或呕吐,要注意保持头偏向一侧,及时清理呕吐物,避免吸入气道导致窒息。

(3)护士要悉心指导清醒的患者配合,多鼓励他们忍耐和坚持,给予他们信心。操作时不可一味求快,要学会根据患者的感受来调整速度。

知识链接

活性炭吸附

口服中毒患者经洗胃或催吐后,仍有少量毒物残留在消化道内,为了彻底清除毒物,还需要进行活性炭吸附,以减少毒物的吸收。活性炭吸附可用于各种物质(如有机磷农药、除草剂、乙醇等)中毒。方法:取活性炭50~100 g,以200~400 mL温开水(30~35 ℃)搅拌成混悬液,清醒患者可分次口服,半小时服完;昏迷患者可用甘油注射器将配制好的混悬液通过胃管注入,4~6小时用注射器抽出,必要时可重复,3~4次/天,视病情轻重,连用1~3天。

电动洗胃机洗胃法操作流程

核对	核对医嘱（口头）、患者基本信息、用物
评估	评估患者病情、意识状态、合作程度，毒物性质、种类及服毒时间，既往病史和口、鼻腔黏膜状况，排除洗胃禁忌证
准备	护士准备：衣帽整洁，洗手，戴手套、口罩 环境准备：宽敞、整洁、明亮 物品准备：洗胃管、弯盘、钳、液体石蜡、纱布2块、棉签、胶布、压舌板及开口器、听诊器、注射器、电筒、治疗巾、小胶单、手套、皮尺、牙垫、标本瓶、按医嘱准备的洗胃液（25~38 ℃）、盛水桶、污物桶、一次性防水隔离衣、电动洗胃机等 患者准备：告知患者洗胃目的、方法，指导患者配合的方法
摆体位	1.尽快去除污染衣物，清洁皮肤。轻症患者取坐位或半坐卧位，头偏向一侧；中毒较重的患者取左侧卧位；昏迷者取去枕平卧位，头偏向一侧，必要时约束 2.铺治疗巾于洗胃操作侧，污物桶置于患者头侧床沿
插胃管	1.插管前置入牙垫，润滑胃管，经口腔或鼻腔插入55~60 cm 2.检查胃管是否在胃内，判断方法： ①抽吸胃液（留标本送检）； ②胃管末端置于水杯内，无气泡逸出； ③用注射器从胃管末端注入10 mL空气，在胃区能听到气过水声 3.用胶布或固定带固定好胃管，对于躁动的患者，护士可用手固定
洗胃	1.将电动洗胃机、洗胃液置于床边，接通电源，检查、调试 2.注射器接胃管，抽尽胃内容物并留标本送检 3.将洗胃机连接管与胃管连接，进水管末端置于洗胃液桶内，排水管末端置于污物桶内 4.调整电动洗胃机状态，液体毒物中毒时，设于"出胃"状态（固体毒物设于"进胃"状态），按"启动"按钮 5.记录洗胃液桶内的原始液体量，洗胃过程中严密观察患者反应及液体出入量 6.反复冲洗直至洗出液澄清无味，停止洗胃前最后一次应设为"出胃"状态，抽净胃内容物
拔胃管	1.洗至洗出液澄清，拔出胃管（需要留置胃管时，应妥善固定，并向患者交代注意事项），取下治疗巾，擦净患者口角水渍和污物 2.协助患者取舒适卧位，注意保暖；记录入量、出量、洗胃次数、引出液性状、颜色、气味和患者反应
整理	1.垃圾按分类原则处理 2.清洁和消毒电动洗胃机，先用清水循环冲洗电动洗胃机5次，再用含有效氯500~1000 mg/L的含氯消毒剂冲洗5次，再用清水循环冲洗5次，胃管用消毒液浸泡消毒30分钟后晾干备用

电动洗胃机洗胃法操作要点解析

操作要点	要点解析	示例图	二维码
评估	评估中毒的时间和途径、毒物的种类、性质、有无腐蚀性、患者的生命体征及配合度,根据毒物的性质选择合适的洗胃液(毒物不清时可选用生理盐水或温开水)		
摆体位	轻症患者取坐位或半坐卧位,头偏向一侧;中毒较重的患者取左侧卧位;昏迷者取去枕平卧位,头偏向一侧,必要时约束		
插胃管	经口腔插入 55~60 cm,灌入洗胃液前需确保胃管在胃内,判断方法:①抽吸胃液(留标本送检);②胃管末端置于水杯内,无气泡逸出;③用注射器抽 10 mL 空气从胃管末端注入,在胃区能听到气过水声		
洗胃	根据毒物性状调节电动洗胃机状态,记录洗胃液桶内的原始液体量,洗胃过程中严密观察患者反应及出入量情况,反复冲洗直至洗出液澄清、无色、无味,停止洗胃前最后一次,电动洗胃机应处于"出胃"状态,抽净胃内容物		
拔胃管	洗至洗出液澄清,反折胃管,拔至 20 cm 左右时在患者呼气时快速拔出,检查黏膜有无损伤(需要留置胃管时,应妥善固定,并向患者交代注意事项)		
整理用物	清洁和消毒洗胃机,先用清水循环冲洗电动洗胃机 5 次,再用含有效氯 500~1000 mg/L 的含氯消毒剂冲洗 5 次,再用清水循环冲洗 5 次;胃管用消毒液浸泡消毒 30 分钟后晾干备用		

电动洗胃机洗胃法操作评分标准

考生姓名：＿＿＿＿＿＿　　考生学号：＿＿＿＿＿＿　　主考老师：＿＿＿＿＿＿　　考核分数：＿＿＿＿＿＿

项目总分	项目内容	技术要求	分值	扣分细则		扣分
素质要求（6分）	报告内容	报告考生班级、姓名、考试项目时，语言流畅、态度和蔼、面带微笑	2	语言不流畅	−1	
				面部表情不佳	−1	
	仪表举止	仪表大方，举止端庄，步态轻盈	2	情绪紧张，状态低沉	−1	
				精神不振，姿态不端正	−1	
	服装头发	服装鞋帽整洁，着装符合职业要求，短发不过肩	2	衣服不整洁，着装不规范	−1	
				头发凌乱，短发过肩	−1	
操作前准备（15分）	评估	评估患者的病情、意识，解释操作目的及操作的相关事项，教会患者合作的方法	6	未评估患者病情、意识	各−1	
				未解释操作目的、方法	各−1	
				未指导患者合作的方法	−2	
	环境	评估室内宽敞、整洁、明亮（口述）	2	口述不全	−1	
				未口述	−2	
	用物	用物准备齐全，摆放合理、美观	2	用物摆放不规范	−1	
				用物准备不齐全	−1	
	护士	护士修剪指甲，洗手，戴口罩，报告开始操作（此步骤开始计时）	5	未洗手、未戴口罩	各−2	
				护士准备不符合要求	−1	
操作步骤（61分）	核对解释	1.携用物至患者床旁	2	动作粗鲁、引起噪声	各−1	
		2.核对患者	2	未核对或核对不严谨	各−1	
		3.再次向患者及家属解释	1	未向患者及家属解释	−1	
	安置体位	1.根据患者病情安置合适体位	1	未根据病情合理安置体位	−1	
		2.将一次性治疗巾铺于洗胃操作侧	2	未铺治疗巾	−2	
		3.污物桶置于患者头侧床沿	1	未将污物桶置于床沿	−1	
	插胃管	1.再次指导患者合作的方法	1	未指导患者合作的方法	−1	
		2.选择合适的胃管，润滑前端	2	胃管型号选择不合适		
				插管前未润滑胃管		
		3.插管前从臼齿置入牙垫或开口器，以防患者咬管	1	未置入牙垫或开口器		
		4.经口腔或鼻腔插入55～60 cm	2	胃管插入深度错误	−2	
		5.检查胃管是否在胃内，判断方法：①抽吸胃液（留标本送检）；②胃管末端置于水杯内，无气泡逸出；③用注射器抽10 mL空气从胃管末端注入，在胃部能听到气过水声，确认无误后，用胶布或固定带固定胃管	10	未确认胃管插入胃内	−4	
				确认胃管插入胃内方法错误	−2	
				未从臼齿插入牙垫或开口器	−1	
				未固定胃管	−2	
				胃管固定方法错误	−1	
	洗胃	1.将电动洗胃机、洗胃液置于床边，接通电源	2	未将电动洗胃机、洗胃液置于床边	−2	
		2.注射器接胃管抽尽胃内容物并留标本送检	4	未用注射器抽取胃内容物	−2	
				未留取标本送检	−2	
		3.将电动洗胃机连接管与胃管连接	2	电动洗胃机与胃管连接不正确	−2	
		4.进水管末端置洗胃液桶内，排水管末端置污物桶内	2	电动洗胃机各管道放置不合理	−2	
		5.根据毒物性质调整洗胃机状态，按"启动"按钮，同时记录洗胃液桶内原始液体量	4	未根据毒物性质调整状态		
				未记录洗胃桶内原始液体量		
		6.洗胃过程中确保出入量平衡	2	液量不平衡而处理方法错误	−2	
		7.反复冲洗至洗出液澄清，最后一次应设于"出胃"状态，抽净胃内容物	4	洗出液未澄清时拔管		
				最后未设于"出胃"状态		
	拔胃管	1.洗胃结束后，按需拔出胃管（需要留置胃管时，应妥善固定）	2	结束时胃管处理错误	−2	
		2.取下治疗巾，擦净患者口角水渍和污物	2	未擦净患者口角水渍和污物	−2	
	安置患者	1.协助患者取舒适卧位，注意保暖	2	未协助患者取舒适卧位	−1	
				未予以患者保暖	−1	
		2.记录入量、出量、洗胃次数、引出液体性状、颜色、气味和患者全身反应、口腔黏膜情况	2	未记录	−2	
	洗胃机处理	清洁和消毒电动洗胃机，先用清水循环冲洗洗胃机5次，再用含有效氯500～1000 mg/L的含氯消毒剂冲洗5次，再用清水循环冲洗5次；胃管用消毒液浸泡消毒30分钟后晾干备用（口述）	2	口述不全	−1	
				未口述	−2	
操作步骤（61分）	整理记录	1.整理用物	1	未分类放置一项	−1	
		2.洗手	2	未洗手或洗手不规范	各−1	
		3.脱口罩	2	未脱口罩或脱口罩方法错误	各−1	
		4.记录（此步骤计时结束）	1	未记录	−1	

项目总分	项目内容	技术要求	分值	扣分细则	扣分
综合评价 （13分）	护患沟通	护患沟通有效,解释符合临床实际,操作过程体现人文关怀	3	未沟通、缺少人文关怀、患者感到紧张或不适　　　　各一1	
	整体效果	1.程序正确,操作熟练,动作轻柔 2.患者无明显不适	6	动作粗鲁、操作不熟、手法错误、患者不舒适　　　　各一1 整体欠佳　　　　　　　　　　一2	
	操作时间	操作时间不超过15分钟	4	操作时间每超30秒(超过17分钟停止操作)　　　　　　　　一1	
		操作时间:_____			
	相关知识		5	一项内容不全或回答错误　　　一1	
	总分		100	累计	

应知应会,学以致用

一、应知应会

1.成人鼻饲与洗胃的主要区别有哪些?

答:成人鼻饲与洗胃的主要区别如下表所示。

项目	鼻饲置胃管	洗胃置胃管
胃管型号	14～16号	26～28号
置管途径	经鼻插管较常见	经口插管较常见
插入深度	45～55 cm	55～60 cm
一次灌入液体量	不超过200 mL	300～500 mL
液体温度	38～40 ℃	25～38 ℃

2.中毒物质不明时,如何洗胃?

答:洗胃前先抽取少量胃内容物送检。洗胃溶液可选用温开水或生理盐水,待毒物性质明确后,再选用拮抗剂进行洗胃。

3.洗胃过程中要注意观察什么?

答:护士要随时观察患者的面色、生命体征、意识及瞳孔变化,保持胃管通畅,灌入量与引出量平衡。如患者感到呛咳、呼吸困难或腹痛,若洗出液体呈血性或出现休克,应立即停止洗胃,并采取相应的急救措施。

4.洗胃的禁忌证有哪些?

答:①吞服强酸、强碱等腐蚀性物质者,禁忌洗胃,以免导致胃穿孔;②食管-胃底静脉曲张、胃穿孔、近期上消化道大出血的患者禁忌洗胃;③消化道溃疡、食管狭窄、胃癌等患者不宜洗胃。

二、学以致用

1.洗胃时,如何决定是先抽出胃内容物还是先注入洗胃液?

2.洗胃过程中出入量不平衡时,应如何处理?

3.如何预防在洗胃过程中胃管堵塞?

（王　科）

技能 28　徒手心肺复苏术

扫码看课件

学习目标

1.提升应急反应能力,时间就是生命,操作要体现快、准;要有同理心,具有发现、分析、解决问题的能力和团队合作精神。

2.熟练掌握心肺复苏术操作技能。

3.掌握心肺复苏术和其他急救技能相关理论知识。

临床案例

李某,男,65 岁,本科文化,干部,因"劳累后心前区压榨性疼痛"入院。体格检查:T 36.5 ℃、HR 70 次/分、R 20 次/分、SpO_2 95%;心电图结果提示"冠状动脉供血不足"。急诊以"心绞痛"收入院,入住心血管内科,行扩冠治疗后病情好转。凌晨 2 时,患者因"不想麻烦家属和护士",自行下地如厕,护士查房时在厕所找到患者时,患者倒地,呼之不应,触颈动脉搏动消失。

【临床思考】

请分析该患者主要护理诊断及急救措施。

护理诊断

1.组织灌注无效　与心搏骤停、心室缺血有关。

2.意识障碍　与心搏骤停、供血供氧不足有关。

3.有窒息的危险　与清理呼吸道无效及舌后坠有关。

护理要点

1.心肺复苏　立即行徒手心肺复苏术(CPR),同时启动应急医疗服务体系(EMSS),通知医生及值班护士参与抢救。

2.紧急抢救　护士赶到后,一名护士迅速建立两条或以上静脉通道,一名护士负责上心电监护仪、开放气道(必要时协助医生建立人工气道)并传递各种抢救用物。如出现室颤,经药物治疗无效,应尽快协助医生进行电除颤术,准备过程中要持续按压,尽量减少按压中断时间。

3.心理护理　与家属沟通,获得理解和支持。

4.后续护理　复苏成功后,将患者送至监护病房,连续密切监测,积极治疗心绞痛。

护患同心

(1)预防措施:①对待老年患者要细心、耐心,需反复叮嘱其不要独自如厕,强调如有意外发生,后果会非常严重;如无陪伴家属,可按床头铃呼叫护士;②护士要加强巡视病房,进一步掌握患者病情;③医院定期组织医护人员进行抢救培训,抢救时不慌乱,有条不紊。

(2)加强对患者家属的宣教,让家属协助与患者进行沟通。

(3)抢救的同时要做好人文关怀,尽可能保护患者隐私,做好解释和安抚家属的工作。

(4)及时做好抢救记录。

(5)及时检查、整理、补齐抢救用物。

知识链接

抢救药物的应用

心搏骤停患者首选注射肾上腺素,在心搏骤停时,每3~5分钟静注1 mg的肾上腺素。对于非可电击心律的心搏骤停,在可行的情况下应该尽快注射肾上腺素。对电除颤术无效的室颤或脉搏性室速,可以考虑使用胺碘酮或利多卡因;不推荐心搏骤停时常规使用大剂量肾上腺素;不推荐常规给予钙剂治疗心搏骤停;不推荐对心搏骤停患者常规使用碳酸氢钠;不推荐对心搏骤停患者常规使用镁剂。

徒手心肺复苏术操作流程

一、护患沟通

评估

已评估环境安全，现在的时间是×时×分。李先生，怎么了？李先生，怎么了？患者意识丧失。按床头铃，立即呼叫医生，推抢救车，准备除颤用品！1、2、3、…、6（计数在5～10秒内完成），患者无自主呼吸、无颈动脉波动时，协助患者卧于硬板床上，立即行心肺复苏。

操作准备

摆放体位

取仰卧位，头、颈、躯干平直、无扭曲，双手放于躯干两侧，松解衣领、腰带，暴露操作部位。

胸外心脏按压C

（一边按压一边计数，30次按压为一轮）1001、1002、1003、1004、1005、1006……1028、1029、1030。

开放气道A

检查：口腔无异物/清除口腔异物，无活动性义齿/取出活动性义齿。

人工呼吸B

（吹起后计数）1001、1002……

评价复苏效果

（计数：判断时间为10秒内）1001、1002、1003……1010。患者自主呼吸恢复，颈动脉搏动恢复，瞳孔由散大转为缩小，面色、口唇、甲床由发绀转为红润，复苏成功，记录时间。

二、操作流程

评估
1.评估环境：病房环境安全
2.巡房发现患者倒地，判断患者有无意识（此步骤开始计时），轻拍双肩，分别于双耳处各呼唤一次，"李先生，怎么了？"患者无动作或应答，即判断为无反应、无意识
3.立即按床头铃呼叫值班医生及护士抢救
4.判断呼吸
5.判断动脉搏动情况：一手示指与中指从颈部正中线向外滑行，置于气管与胸锁乳突肌内侧缘之间触及颈动脉搏动(5秒＜评估时间≤10秒)

操作准备
护士准备：衣帽整洁，着装符合要求，短发不过肩
环境准备：环境安全
物品准备：抢救车、除颤仪、吸痰吸氧装置、治疗盘、纱布2块、乙醇棉球、血压计、听诊器、弯盘、抢救记录单、笔、手电筒、治疗车、消手液、医疗垃圾桶、生活垃圾桶、手套等
患者准备：协助患者平卧于地板

摆放体位
1.患者：平卧于地板，头、颈、躯干在一条线上，双手放于躯干两侧
2.双腿与肩同宽跪于患者右侧
3.解开患者衣领、腰带，暴露胸腹部

胸外心脏按压C
1.定位：沿右侧肋弓往上滑至剑突上两横指（胸骨中下1/3交界）处
2.按压手法：手指上翘，右手扣紧左手，夹紧双臂，身体前倾使肩、肘、腕关节与地面垂直
3.技术要求：①按压频率：100~120次/分；②按压深度：5~6 cm，按压与放松时间比为1：1；③按压与吹气比为30：2；④胸廓充分回弹，掌根不抬离胸壁
4.每次按压均需重新定位

开放气道A
1.检查口腔：清除口腔异物，如有活动义齿则取出
2.常用方法：仰头举颏法，疑有颈部外伤者需采用托颌法
3.气道开放良好的标志：耳垂与下颌角的连线与地面垂直

人工呼吸B
1.用纱布或手帕覆盖患者口唇
2.用保持患者头后仰的手的拇指、示指捏住患者鼻孔
3.用口唇紧密包住患者的口唇吹气，吹气时间超过1秒，胸廓复原后再重复吹气1次，共2次

评价复苏效果
1.步骤CAB构成一个循环，共5个，按压与吹气比为30：2
2.若除颤仪到位应尽早除颤
3.复苏有效指征：①意识恢复；②颈动脉搏动恢复；③自主呼吸恢复；④瞳孔由散大转为缩小；⑤面色（口唇）红润
4.记录时间
5.取复苏体位→实施进一步救治→整理用物

徒手心肺复苏术操作要点解析

操作要点	要点解析	示例图	二维码
判断颈动脉	颈动脉定位：喉结旁开 2 cm，于胸锁乳突肌与气管所形成的凹陷内		
定位手法	定位手法：沿患者右侧肋弓往上滑，滑至剑突，取剑突上两横指（胸骨中下 1/3 交界）处或两乳头连线中点为按压部位		
按压手法	按压手法：手指上翘，右手扣紧左手，夹紧双臂，身体前倾使肩、肘、腕关节与地面垂直		胸外按压
开放气道	1.常用方法：仰头举颏法，疑有颈部外伤者需采用托颌法 2.气道开放良好的标志：耳垂与下颌角的连线与地面垂直		
人工呼吸	用保持患者头后仰的手的拇指、示指捏住患者鼻孔，口唇紧密包住患者的口唇吹气，吹气时间超过 1 秒，每分钟 8～10 次		

徒手心肺复苏术操作评分标准

考生姓名：_____　考生学号：_____　主考老师：_____　考核分数：_____

项目总分	项目内容	技术要求	分值	扣分细则		扣分
素质要求 （6分）	报告内容	报告考生班级、姓名、考试项目时，语言流畅	2	语言不流畅 面部表情不佳	−1 −1	
	仪表举止	仪表大方，举止端庄，步态轻盈	2	情绪紧张，状态低沉 精神不振，姿态不端正	−1 −1	
	服装头发	服装鞋帽整洁，着装符合职业要求，短发不过肩	2	衣服不整洁，着装不规范 头发凌乱，短发过肩	−1 −1	
操作步骤 （76分）	评估	1.评估环境安全 2.判断意识：轻拍患者双肩，分别于双耳各呼唤一次（"李先生，怎么了？"）患者无反应，立即呼救（此步骤开始计时） 3.取仰卧位，头、颈、躯干平直、无扭曲，双手放于躯干两侧，松解衣领、腰带，暴露操作部位 4.判断颈动脉搏动（喉结旁开2 cm）及呼吸（10秒内完成），如未触及，口述"无颈动脉搏动，无自主呼吸"	1 4 2 7	未评估环境 未判断意识 判断意识方法不正确 未呼救 未取合理体位 未暴露操作部位 未判断颈动脉搏动 判断颈动脉方法不正确 未判断呼吸 判断时间不正确 未口述	−1 −2 −1 −2 −1 −1 −4 −2 −1 −1 −1	
	心脏按压	1.定位：沿右侧肋弓往上滑至剑突上两横指（胸骨中下1/3交界）处 2.按压手法：手指上翘，右手扣紧左手，夹紧双臂，身体前倾使肩、肘、腕关节与地面垂直 3.技术要求： 按压频率为100～120次/分 按压深度为5～6 cm 按压与放松时间比为1∶1 按压与吹气比为30∶2 胸廓充分回弹，掌根不抬离胸壁 4.每次按压均需重新定位	5 4 15 2	未定位或定位不准确 按压手法不正确 按压频率不正确 按压深度不正确 按压节律不正确 按压与吹气比不正确 掌根抬离胸壁 未重新定位	−5 −4 −4 −4 −3 −2 −2 −2	
	开放气道	1.检查口腔：清除口腔异物，如有活动义齿则取出 2.常用方法：仰头举颏法，疑有颈部外伤则需采用托颌法 3.气道开放良好的标志：耳垂与下颌角的连线与地面垂直	2 2 2	未检查口腔 未清除口腔异物或义齿 气道开放手法不正确 气道开放不完全	−2 各−1 −2 −2	
	人工呼吸	1.用纱布或手帕覆盖患者口唇 2.用保持患者头后仰的手的拇指、示指捏住患者鼻孔 3.用口唇紧密包住患者的口唇吹气，吹气时间超过1秒，见胸廓抬起即可 4.吹气毕，松开口鼻，头稍抬起，侧转换气 5.观察胸廓复原情况，口鼻有无气体溢出，再重复吹气1次，共2次	1 1 5 3 3	未用纱布或手帕 未捏住鼻孔 吹气时有漏气 吹气时间不足 胸廓无明显抬起 未松开口鼻 未侧转换气 少吹1次	−1 −1 −2 −1 −2 −2 −1 −3	
	效果判断	1.5个循环完成后检查患者自主呼吸及颈动脉恢复情况（10秒完成），判断方法同心脏按压前判断 2.判断有效指征：颈动脉搏动恢复，自主呼吸恢复，瞳孔由散大转为缩小，口唇、面色、甲床转为红润（口述）	10 2	未完成5个循环 未判断恢复情况 口述不全 未口述	−8 −2 −1 −2	
	整理记录	1.安置复苏体位：仰卧头偏向一侧，注意保暖 2.整理用物（此步骤计时结束） 3.交代抢救情况	2 1 2	未摆复苏体位 未整理用物 未交代	−2 −1 −2	

项目总分	项目内容	技术要求	分值	扣分细则	扣分
综合评价 （13分）	人文关怀	操作符合临床实际,操作过程体现人文关怀	3	缺少人文关怀 　　　　　　　－3	
	整体效果	1.程序正确,操作熟练,动作迅速	4	操作流程不熟练 　　　　　　－2 动作粗鲁 　　　　　　　　　－2	
		2.未引起患者无明显并发症	2	导致明显并发症 　　　　　　－2	
	操作时间	操作时间不超过4分钟	4	操作时间每超30秒(超过6分钟停止 操作) 　　　　　　　　　　　－1	
		操作时间：_____			
		相关知识	5	一项内容不全或回答错误 　　－1	
		总分	100	累计	

应知应会,学以致用

一、应知应会

1.高质量徒手心肺复苏术应做好哪些操作要点？

答：①保证按压频率为100～120次/分,按压深度为5～6 cm;②减少胸外按压的中断;③保证胸部完全回弹;④避免过度通气。

2.何为胸外心脏按压时间比？如何增加这个比值？

答：胸外心脏按压时间比是实施胸外心脏按压的时间占总体复苏时间的比率;通过减少胸外心脏按压中断的次数及缩短每次中断的时间来增加这个比值。

3.心搏骤停患者为什么要强调早期除颤？

答：非创伤心搏骤停患者的最常见心律失常是室颤;除颤是终止室颤最有效、最快的治疗方法;除颤具有时间效应,每延迟除颤1分钟,复苏成功率下降7%～10%;室颤常在数分钟内转变为心搏骤停。

4.常见有可能引起心搏骤停的心电图有哪些？

答：室颤、无脉性室性心动过速、无脉性电活动、呈一直线。

二、学以致用

1.胸外心脏按压5个循环为一周期,若条件允许,多少分钟应换人按压？中断按压时间不得超过多少秒？

2.若徒手心肺复苏术有效,血压能马上恢复正常吗？

（林丹萍）

技能 29　简易呼吸气囊的使用

扫码看课件

学习目标

1.操作中具有同理心,做到护患同心;有较强的沟通能力,做好人文关怀;具有发现、分析、解决问题的能力、应急反应能力和团队合作精神。

2.熟练掌握简易呼吸气囊使用的操作技能。

3.掌握简易呼吸气囊使用的相关理论知识。

临床案例

郑某,男,55岁,大学文化,教师,因心肌梗死刚做完经皮冠状动脉腔内成形术(PTCA)送回病房。护士常规检查过程中突然发现其呼之不应,摸不到脉搏。查患者神志消失,瞳孔散大,脉搏、呼吸、血压均无法测到。

医嘱:立即心肺复苏。

【临床思考】

护士配合医生完成电除颤、心肺复苏、简易呼吸气囊辅助呼吸等抢救措施。

护理诊断

1.组织灌注无效　与突发心搏骤停有关。

2.意识障碍　与脑组织缺血、缺氧有关。

3.低效性呼吸型态　与脑组织受损有关。

4.潜在并发症　猝死等。

护理要点

(1)立即连接心电监护仪监测生命体征,同时严密监测意识、瞳孔大小、电解质和酸碱平衡等变化。如已经判断心搏骤停,立即开始 CPR。

(2)通过心电监护仪确认发生室颤,立即准备进行非同步电除颤,电除颤完成后观察效果。若室颤依然存在,则再次充电,准备进行下一次除颤,每次间隔时间为 3~5 分钟,连续电击除颤不超过 3 次。

(3)电击除颤后立即实施徒手心肺复苏术,配合简易呼吸气囊进行人工呼吸。

(4)复苏后密切观察病情,维持进一步生命支持。

①维持适宜的血压:患者复苏成功、心搏恢复后,可酌情使用血管活性药物,同时调整输液量及速度,以确保良好的脑灌注。

②遵医嘱予以脱水治疗并配合目标温度管理,以减轻脑水肿和降低颅内压,促进脑功能恢复;促进脑组织灌流;予以高压氧治疗,通过增加血液中氧含量及弥散功能,提高脑组织氧分压,改善脑组织缺氧。

③遵医嘱纠正酸中毒及电解质紊乱,控制血糖在正常范围内,监测尿量及肝、肾功能变化情况,防止多脏器功能衰竭。

(5)积极治疗原发病,加强对症支持疗法。

护患同心

(1)护士在使用简易呼吸气囊后应及时消毒、检查并做好封存标志,注明失效期,保证下一次能有效应用。

(2)为保持患者气道通畅,护士应及时清理呼吸道分泌物,防止发生窒息。

(3)患者有自主呼吸时,挤捏气囊应与之同步,即患者吸气初顺势挤压气囊,达到一定潮气量便完全松开气囊,让患者自行完成呼气动作。

(4)护士在操作过程中应密切观察患者胸廓有无起伏、发绀有无改善,及时测量血氧饱和度。

简易呼吸气囊的使用操作流程

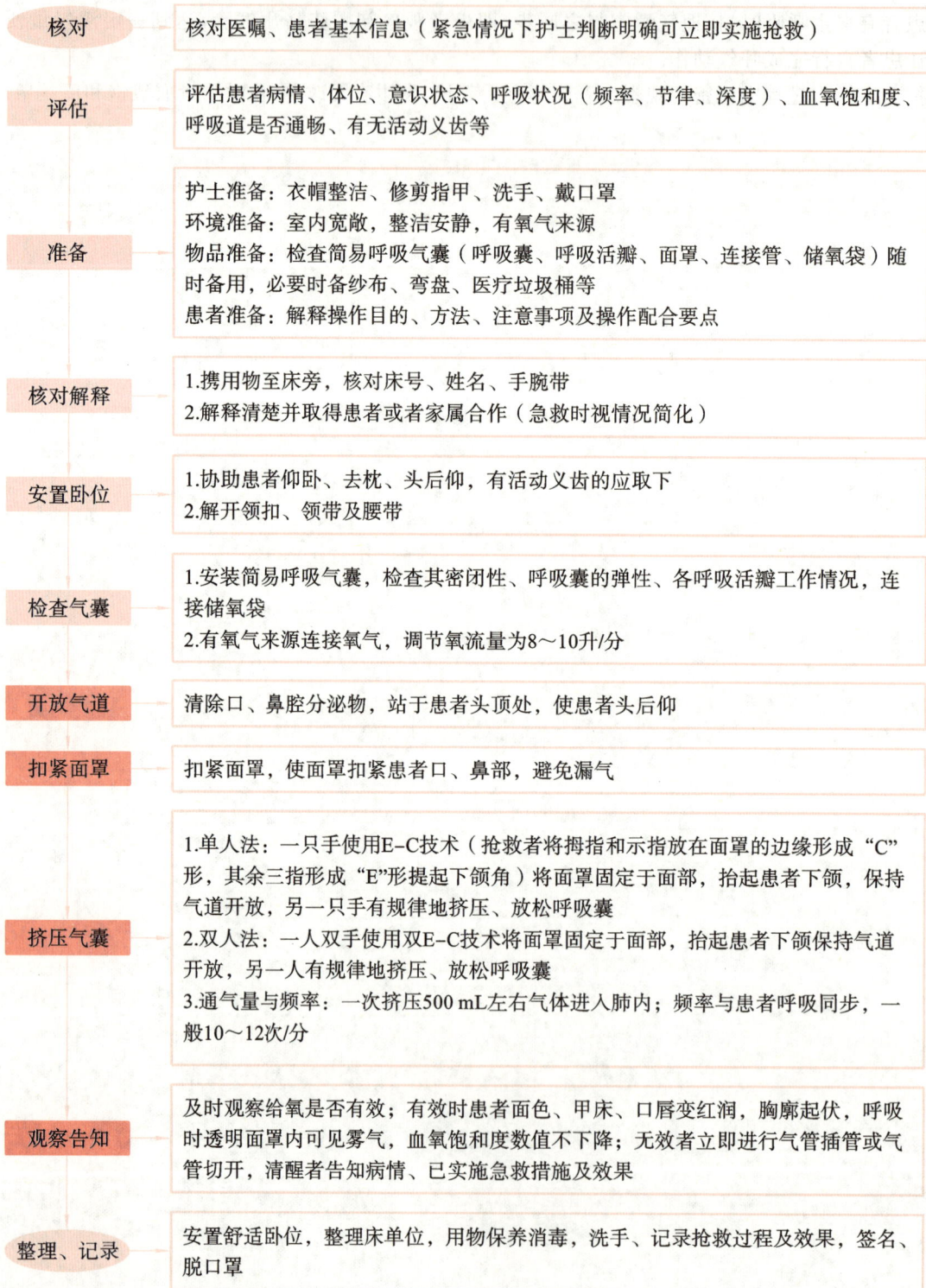

核对	核对医嘱、患者基本信息（紧急情况下护士判断明确可立即实施抢救）
评估	评估患者病情、体位、意识状态、呼吸状况（频率、节律、深度）、血氧饱和度、呼吸道是否通畅、有无活动义齿等
准备	护士准备：衣帽整洁、修剪指甲、洗手、戴口罩 环境准备：室内宽敞，整洁安静，有氧气来源 物品准备：检查简易呼吸气囊（呼吸囊、呼吸活瓣、面罩、连接管、储氧袋）随时备用，必要时备纱布、弯盘、医疗垃圾桶等 患者准备：解释操作目的、方法、注意事项及操作配合要点
核对解释	1.携用物至床旁，核对床号、姓名、手腕带 2.解释清楚并取得患者或者家属合作（急救时视情况简化）
安置卧位	1.协助患者仰卧、去枕、头后仰，有活动义齿的应取下 2.解开领扣、领带及腰带
检查气囊	1.安装简易呼吸气囊，检查其密闭性、呼吸囊的弹性、各呼吸活瓣工作情况，连接储氧袋 2.有氧气来源连接氧气，调节氧流量为8～10升/分
开放气道	清除口、鼻腔分泌物，站于患者头顶处，使患者头后仰
扣紧面罩	扣紧面罩，使面罩扣紧患者口、鼻部，避免漏气
挤压气囊	1.单人法：一只手使用E-C技术（抢救者将拇指和示指放在面罩的边缘形成"C"形，其余三指形成"E"形提起下颌角）将面罩固定于面部，抬起患者下颌，保持气道开放，另一只手有规律地挤压、放松呼吸囊 2.双人法：一人双手使用双E-C技术将面罩固定于面部，抬起患者下颌保持气道开放，另一人有规律地挤压、放松呼吸囊 3.通气量与频率：一次挤压500 mL左右气体进入肺内；频率与患者呼吸同步，一般10～12次/分
观察告知	及时观察给氧是否有效；有效时患者面色、甲床、口唇变红润，胸廓起伏，呼吸时透明面罩内可见雾气，血氧饱和度数值不下降；无效者立即进行气管插管或气管切开，清醒者告知病情、已实施急救措施及效果
整理、记录	安置舒适卧位，整理床单位，用物保养消毒，洗手、记录抢救过程及效果，签名、脱口罩

简易呼吸气囊操作要点解析

操作要点	要点解析	示例图	二维码
用物准备	备齐用物,简易呼吸气囊(呼吸囊、呼吸活瓣、面罩、连接管、储氧袋),必要时备纱布、弯盘、医疗垃圾桶等		
挤压呼吸囊	1.单人法:一只手使用 E-C 技术将面罩固定于面部,抬起患者下颌,保持气道开放,另一只手有规律地挤压、放松呼吸囊 2.双人法:一人双手使用双 E-C 技术将面罩固定于面部,抬起患者下颌,保持气道开放,另一人有规律地挤压、放松呼吸囊 3.通气量与频率:一次挤压 500 mL 左右气体进入肺内;频率与患者呼吸同步,一般 10～12 次/分		单人法 双人法

简易呼吸气囊的使用操作评分标准

考生姓名:＿＿＿＿＿＿　考生学号:＿＿＿＿＿＿　主考老师:＿＿＿＿＿＿　考核分数:＿＿＿＿＿＿

项目总分	项目内容	技术要求	分值	扣分细则		扣分
素质要求 (6分)	报告内容	报告考生班级、姓名、考试项目时,语言流畅、态度和蔼、面带微笑	2	语言不流畅 面部表情不佳	−1 −1	
	仪表举止	仪表大方,举止端庄,步态轻盈	2	情绪紧张,状态低沉 精神不振,姿态不端正	−1 −1	
	服装头发	服装鞋帽整洁,着装符合职业要求,短发不过肩	2	衣服不整洁,着装不规范 头发凌乱,短发过肩	−1 −1	
操作前 准备 (15分)	评估	评估患者病情、体位、意识状态、呼吸状况(频率、节律、深度)、血氧饱和度、呼吸道是否通畅、有无活动义齿等	6	未评估患者病情、体位、意识状态、呼吸状况(频率、节律、深度)、呼吸道是否通畅、有无活动义齿等 各−1		
	环境	室内宽敞、整洁、安静,有氧气来源(口述)	2	口述不全 未口述	−1 −2	
	用物	用物准备齐全,摆放合理	2	用物摆放不规范 用物准备不齐全	−1 −1	
	护士	护士洗手、戴口罩,报告开始操作(此步骤开始计时)	5	未洗手、未戴口罩 各−2 护士准备不符合要求 −1		
操作步骤 (64分)	核对解释	1.携用物至床旁,核对床号、姓名、手腕带 2.解释清楚并取得患者或者家属合作(急救时视情况简化)	2 2	未核对 −2 未向患者或者家属解释 −2		
	安置卧位	1.协助患者仰卧、去枕、头后仰,有活动义齿的应取下 2.解开领扣、领带及腰带	3 1	未安置合适卧位 −2 未取下活动义齿 −1 未解开领扣、领带及腰带 −1		
	检查气囊	1.安装、检查简易呼吸气囊的密闭性、呼吸囊的弹性、各呼吸活瓣工作情况,连接储氧袋 2.有氧气来源连接氧气,调节氧流量为8～10升/分	4 2	未正确安装简易呼吸气囊 −2 未正确检查简易呼吸气囊 −2 有氧气来源时未正确连接氧气 −2		
	开放气道	1.清除口、鼻腔分泌物 2.抢救者站于患者头顶处,使患者头后仰	4 6	未正确清除口、鼻腔分泌物 −4 抢救者站位不正确 −2 未开放气道 −4 未正确开放气道 −2		
	扣紧面罩	1.扣紧面罩 2.面罩扣紧患者口、鼻部,避免漏气	4 4	未扣紧面罩 −4 面罩未扣紧患者口、鼻部 −2 面罩漏气 −2		

续表

项目总分	项目内容	技术要求	分值	扣分细则		扣分
操作步骤 （64分）	挤压 呼吸囊	1.单人法：一只手使用E-C技术（抢救者将拇指和示指放在面罩的边缘形成"C"形，其余三指形成"E"形提起下颌角）将面罩固定于面部，提起患者下颌，保持气道开放，另一只手有规律地挤压、放松呼吸囊 2.双人法：一人双手使用双E-C技术将面罩固定于面部，提起患者下颌，保持气道开放，另一人有规律地挤压、放松呼吸囊	12	未正确固定、挤压呼吸囊	－6	
				通气时发生漏气	－6	
		3.通气量与频率：一次挤压500 mL左右气体进入肺内；频率与患者呼吸同步，一般10～12次/分	6	挤压频率不正确	－3	
				通气量不正确	－3	
	观察告知	1.及时观察给氧是否有效，患者胸廓是否起伏；无效者立即进行气管插管或气管切开（口述）	5	未及时观察	－3	
				未口述给氧无效时的处理方式	－2	
		2.清醒者告知病情、已实施急救措施及效果	3	清醒者未告知病情、已实施急救措施及效果	各－1	
	整理、记录	1.安置舒适卧位，整理床单位	2	未安置舒适卧位	－1	
				未整理床单位	－1	
		2.用物保养、消毒	1	用物处置不当	－1	
		3.洗手、记录抢救过程及效果并签名、脱口罩	3	未洗手、记录抢救过程及效果并签名、脱口罩	各－1	
综合评价 （10分）	护患沟通	护患沟通有效，解释符合临床实际，操作过程体现人文关怀	2	未沟通、缺少人文关怀	各－1	
	整体效果	1.程序正确，操作熟练，动作轻柔 2.患者无不适，关爱患者	4	动作粗鲁、操作不熟、手法错误、患者不舒适	各－1	
				未关爱患者	－2	
	操作时间	操作时间不超过5分钟	4	操作时间每超30秒（超过7分钟停止操作）	－1	
		操作时间：_____				
	相关知识		5	一项内容不全或回答错误	－1	
	总分		100	累计		

应知应会，学以致用

一、应知应会

1.请说出简易呼吸气囊的结构组成。

答：简易呼吸气囊由呼吸囊、呼吸活瓣、面罩、连接管、储氧袋组成。

2.挤压呼吸囊的频率及压入气体量是多少？

答：通常以10～12次/分的频率有规律地挤压呼吸囊，每次压入的气体稍大于患者的潮气量，约500 mL为宜（正常体形成人）。

3.使用简易呼吸气囊过程中要注意什么？

答：①切忌操作过急，骤然挤压呼吸囊影响腔静脉回心血流，使静脉压增高，血压下降。②对于肺气肿、哮喘、肺大疱患者，为防止肺泡破裂，氧流量不超过4升/分，保持呼吸囊量维持在1/2～3/4即可。③过大的氧流量和过度的呼吸囊膨胀会使气道压力增大，导致肺泡破裂和气胸，应选择适宜的氧流量。④使用简易呼吸气囊前应检查呼吸活瓣的功效是否良好，平时要定期拆开清洁呼吸活瓣。

4.使用简易呼吸气囊过程中应重点观察哪些？

答：①操作时密切观察患者胸廓是否随着挤压呼吸囊而起伏。②经由面罩透明部分观察患者嘴唇和面部颜色变化，呼气时观察面罩是否出现雾气。③密切注意神志、血压、脉搏、呼吸等变化，严密监测瞳孔大小、尿量等，观察患者血氧饱和度改善情况（如口唇、指甲发绀改善、末梢肤色、血氧饱和度数值上升等），综合判断给氧是否有效，根据患者年龄选用合适的呼吸囊、面罩。

二、学以致用

简易呼吸气囊使用成功的关键是什么？

（林　琳）

技能 30　基本止血与包扎技术

扫码看课件

学习目标

1.具有同理心,做到护患同心;有较强的沟通能力,体现良好的人文关怀,能够运用专业知识指导患者做好配合。

2.熟练掌握基本止血包扎技术操作技能。

3.掌握护理程序和基本止血包扎技术相关理论知识。

临床案例

刘某,男,65岁,大学文化,退休教师。患者于15年前无明显诱因出现反复咳嗽、咳痰,诊断为慢性支气管炎。3天前突发意识不清,伴有咳嗽、咳痰,痰液增多、黏稠,不能自行咳出。发病时摔伤右脚踝,右足背近踝关节处见一纵行伤口,创面约 4 cm×2 cm×0.5 cm,已清创处理妥当。拟以"慢性阻塞性肺疾病"收治入院。

医嘱:内科护理常规;一级护理;心电监护;补液治疗;吸痰,prn;伤口更换敷料。

【临床思考】

请分析该患者主要护理诊断及护理要点。

护理诊断

1.气体交换受损　与分泌物阻塞气道、肺泡呼吸面积减少有关。

2.清理呼吸道无效　与分泌物多而黏稠、无效咳嗽有关。

3.活动无耐力　与呼吸困难、氧供与氧耗失衡有关。

4.营养失调:低于机体需要量　与各种原因导致的摄入减少有关。

护理要点

1.呼吸道管理

(1)氧疗护理:采用持续低流量吸氧,氧流量 1～2 升/分,每天持续吸氧 15 小时以上。

(2)吸痰护理:备齐吸痰用物,调节吸引器负压数值为 0.040～0.053 MPa;吸痰前给予 2 分钟高氧流量;每次吸痰时间不超过 15 秒;吸痰管插入气道时不可带负压插管。若吸痰过程中患者出现发绀、心率减慢症状,立即停止吸痰并予吸氧。

(3)气道护理:痰液黏稠时可采用雾化吸入稀释痰液,定时给患者翻身叩背。

2.饮食护理　给予高热量、高蛋白、高维生素的饮食,少食多餐,避免进产气食物,如豆类、马铃薯等。

3.安全护理　保持皮肤清洁干燥,如患者不能自行翻身,则每 2 小时协助翻身一次;拉起床挡,防止患者坠床。

4.伤口护理　根据伤口情况,每 1～2 天更换敷料。包扎伤口时绷带的松紧度要适宜,如有脚踝肿胀,可采用弹力绷带包扎并抬高患肢,促进消肿。

5.心理支持　告知患者及家属各项护理措施的重要性,缓解其紧张情绪,取得配合。鼓励家属多陪伴患者,给予患者心理支持。

→ 护患同心

（1）包扎缠绕绷带时要结合伤口情况和患者的主观感受来施加合适的压力,避免压力过大导致患者疼痛或趾端血液循环障碍。

（2）护士要重视健康教育,将伤口护理和内科疾病护理结合起来做宣教,避免出现过度保护伤口影响疾病的治疗。

基本止血与包扎技术操作流程

一、护患沟通

核对

评估 → 刘先生，我是您的责任护士小王。您右脚踝的伤口缝合后有少量渗血，目前出血已经停止，为了避免伤口感染，我准备为您更换敷料，再重新包扎。您躺在床上稍等我一会儿，暂时不要下床活动，我去准备用物。

准备

安置卧位 → 麻烦您抬高右脚，我给您垫上治疗巾，以免污染床单。您这样躺着不要动，一会儿就好了。

止血、包扎 → 刘先生，麻烦您配合我把脚往上勾，包扎的时候要保持这个功能位，坚持一会就好。您感觉包得紧不紧？伤口痛不痛？如果有不舒服，请马上告诉我。

清理、摆位 → 伤口已经包扎好了，我帮您把脚上的消毒液擦干净，脚踝下再垫个枕头把脚抬高，这样有利于脚踝消肿。

检查确认 → 我再检查一下包扎情况。您感觉松紧度合适吗？脚趾麻不麻？有没有什么特殊的感觉？我再检查一下趾端血液循环情况。各方面都挺好的，请您放心。

健康教育 → 刘先生，接下来您要注意保护好伤口。第一，患肢要减少活动，以免再次出血；第二，伤口不要碰水，以免引起感染；第三，留意绷带的松紧度，如有不适，请及时按床头铃告知我们。

整理

二、操作流程

| 核对 | → | 核对医嘱、患者基本信息 |

| 评估 | → | 评估患者病情（年龄、意识状态、自理能力等）和伤口情况（伤口大小、深度、出血量、污染程度、有无神经损伤等） |

| 准备 | → | 护士准备：衣帽整洁、洗手、戴口罩
环境准备：整洁安静、光线充足，温度和湿度适宜，符合无菌技术操作要求
用物准备：治疗盘、弯盘、无菌纱布、无菌棉球、安尔碘、生理盐水、无菌手套、无菌持物钳、剪刀、胶布、手消毒凝胶等，必要时备好止血带、夹板、三角巾等
患者准备：了解操作目的、方法、注意事项及配合要点；体位舒适，伤口已清创缝合 |

| 安置卧位 | → | 协助患者取舒适卧位，暴露伤口，垫治疗巾保护床单位 |

| 止血、包扎 | → | 1.戴无菌手套，取无菌纱布数块覆盖于足脚踝损伤处
2.取绷带自患肢足背至足弓环形缠绕两圈，第1圈应斜行缠绕，第2圈做环形缠绕时，后一圈完全覆盖前一圈，将第1圈斜出圈外的绷带角折回圈内压住
3.经足背→足踝骨内侧、外侧→足背→足弓行"8"字形缠绕，如此再重复缠绕3圈，每一圈覆盖前一圈1/2～2/3
4.结尾处环形包扎2～3圈，于足踝骨上方、足腕部环绕2圈（勿压住足踝骨），固定好绷带
5.包扎后需露出趾端、足跟，便于观察 |

| 清理、摆位 | → | 清理伤口周围皮肤，抬高患肢制动 |

| 检查确认 | → | 询问患者感受，检查包扎是否牢固，松紧度是否合适，有无出血，趾端血液循环、温度、感觉是否正常；脱手套 |

| 健康教育 | → | 交代防跌倒、保护患肢等注意事项 |

| 整理 | → | 协助患者取舒适卧位，整理床单位→整理用物、分类放置→洗手，记录 |

基本止血与包扎技术操作要点解析

操作要点	要点解析	示例图	二维码
覆盖伤口	1.根据伤口大小选择合适的敷料(敷料厚度为8~12层,敷料边缘超过伤口边缘3~5 cm) 2.用胶布先固定好敷料,以防掉落		
摆位	包扎前协助患者摆好脚踝功能位,以免康复后影响运动功能		
环形包扎	环形包扎时,第1圈应斜行缠绕,第2圈做环形缠绕时,后一圈完全覆盖前一圈,将第1圈斜出圈外的绷带角折回圈内压住		 环形包扎
"8"字形包扎	经足背→足踝骨内侧、外侧→足背→足弓行"8"字形缠绕,如此再重复缠绕3圈,每一圈覆盖前一圈1/2~2/3		 "8"字形包扎
抬高患肢	包扎后抬高患肢,有利于静脉血液回流,促进消肿		

基本包扎止血技术操作评分标准

考生姓名:＿＿＿＿＿＿　　考生学号:＿＿＿＿＿＿　　主考老师:＿＿＿＿＿＿　　考核分数:＿＿＿＿＿＿

项目总分	项目内容	技术要求	分值	扣分细则		扣分
素质要求 (6分)	报告内容	报告考生班级、姓名、考试项目时,语言流畅、态度和蔼、面带微笑	2	语言不流畅 面部表情不佳	－1 －1	
	仪表举止	仪表大方,举止端庄,步态轻盈	2	情绪紧张,状态低沉 精神不振,姿态不端正	－1 －1	
	服装头发	服装鞋帽整洁,着装符合职业要求,短发不过肩	2	衣服不整洁,着装不规范 头发凌乱,短发过肩	－1 －1	

续表

项目总分	项目内容	技术要求	分值	扣分细则		扣分
操作前准备（14分）	评估	评估患者病情（年龄、意识状态、自理能力等）和伤口情况（伤口大小、深度、出血量、污染程度、有无神经损伤等）	5	未评估病情和伤口情况	−5	
				评估时不认真、不全面	−2	
	环境	整洁安静、光线充足，温度和湿度适宜，符合无菌技术操作要求（口述）	2	口述不全	−1	
				未口述	−2	
	用物	用物准备齐全、摆放合理、美观	2	用物摆放不规范	−1	
				用物准备不齐全	−1	
	护士	护士修剪指甲、洗手、戴口罩，报告开始操作（此步骤开始计时）	5	未洗手、未戴口罩	各−2	
				护士准备不符合要求	−1	
操作步骤（61分）	核对解释	1.携用物至患者床旁 2.核对医嘱、治疗单、患者信息 3.再次向患者及家属解释	1 2 1	动作粗鲁、引起噪声 未核对 未向患者及家属解释	−1 −2 −1	
	安置卧位	1.协助患者取舒适卧位 2.患肢下垫治疗巾，保护床单位 3.将患肢裤腿上卷，充分暴露伤口	2 1 2	摆放卧位不正确 未垫治疗巾 伤口暴露不恰当	−2 −1 −2	
	更换敷料	1.戴无菌手套 2.按无菌要求取出数块无菌敷料覆盖在伤口上 3.取3条胶布，初步固定敷料	4 2 2	未戴无菌手套 戴手套时污染 敷料厚度、宽度不合适 未初步固定敷料	−4 −2 各−1 −2	
	止血、包扎	1.取出绷带，左手持散边，右手持绷带卷，自下而上开始包扎 2.起始处环形包扎2～3圈，自患肢足背至足弓环形缠绕2圈，第1圈应斜行缠绕，第2圈做环形缠绕时，后一圈完全覆盖前一圈，将第1圈斜出圈外的绷带角折回圈内压住 3.脚踝处"8"字形包扎，经足背→足踝骨内侧、外侧→足背→足弓行"8"字形缠绕，如此再重复缠绕3圈，每一圈覆盖前一圈1/2～2/3 4.结尾处环形包扎2～3圈，于足踝骨上方、足腕部环绕2圈（勿压住足踝骨） 5.取3条胶布固定好绷带末端	4 4 7 2 2	持绷带手法错误 包扎顺序错误 环形包扎方法错误 环形包扎圈数不正确 "8"字形包扎方法错误 "8"字形包扎圈数不正确 "8"字形包扎不平整 包扎结尾位置不正确 包扎时压住足踝骨 胶布固定不牢固	−2 −2 −2 −2 −3 −2 −2 −1 −1 −2	
	清理、摆位	1.清理伤口周围皮肤 2.取另一枕头，垫上治疗巾，置于患肢足下，抬高患肢	2 3	未清理皮肤 未抬高患肢 枕上未垫治疗巾	−2 −2 −1	
	检查确认	1.询问患者包扎后感受 2.检查绷带松紧度和趾端血液循环、温度、感觉等 3.脱手套	2 4 2	未关注患者感受 未检查包扎后情况 检查不认真，每漏一项 脱手套时机不对 脱手套导致污染	−2 −4 −1 −1 −1	
	安置患者	1.协助取舒适卧位 2.整理床单位 3.健康宣教：交代防跌倒、保护患肢等注意事项	2 1 2	未协助取舒适卧位 未整理床单位 忘记进行健康宣教 未做防跌倒、保护患肢健康宣教	−2 −1 −2 各−1	
	整理记录	1.整理用物 2.洗手 3.脱口罩 4.记录（此步骤计时结束）	2 2 2 1	未分类放置用物一项 未洗手或洗手不规范 未脱口罩或脱口罩方法错误 未记录	−2 各−1 各−1 −1	
综合评价（14分）	护患沟通	护患沟通有效，解释符合临床实际，操作过程体现人文关怀	4	未沟通、缺少人文关怀	各−2	
	整体效果	1.程序正确，操作熟练，动作轻柔，患者无明显疼痛 2.患者无不适，无菌观念强	4 2	动作粗鲁、操作不熟、手法错误、患者不舒适 无菌观念差	各−1 −2	
	操作时间	操作时间不超过8分钟	4	操作时间每超30秒（超过10分钟停止操作）	−1	
		操作时间：_____				
	相关知识		5	一项内容不全或回答错误	−1	
	总分		100	累计		

应知应会，学以致用

一、应知应会

1. 绷带包扎的顺序是什么？

答：由低向高、自左向右、从下到上、从远心端向近心端。

2. 敷料的大小和厚度怎么确定？

答：敷料的大小要根据伤口情况而定，敷料边缘超出伤口边缘 3～5 cm；伤口已止血的情况下，敷料厚度为 8～12 层。

3. 包扎时要注意的事项有哪些？

答：①包扎时要保持患者体位舒适，被包扎肢体处于功能位；②包扎手法轻柔，松紧适宜，避免触及伤口；③四肢包扎时应露出指（趾）端，便于观察末梢血液循环；④病情许可的情况下，包扎后可以抬高患肢以促进静脉血液回流。

二、学以致用

四肢包扎时，肢体各关节的功能位分别是怎样的？

（王　科）

常用内科护理技术

技能 31　体位引流及拍背排痰

扫码看课件

学习目标

1.具有同理心和敏锐的观察力,能结合患者具体情况采取措施,促进舒适;体现良好的人文关怀和严谨的职业素养。

2.能协助安置正确、安全且舒适的体位,并能准确实施拍背排痰。

3.掌握体位引流及拍背排痰的原理、适用人群、原则、方法及时间。

临床案例

王某,女,65 岁,12 年前开始出现咳嗽咳痰,冬季明显,近 3 年出现呼吸困难,并逐渐加重。3 天前因受凉出现咳嗽,痰量增多,为白色黏痰,呼吸困难加重,手脚稍乏力,在家人陪伴下来院就诊。查体:T 38.5 ℃,P 108 次/分,R 26 次/分,BP 138/88 mmHg。行血常规和胸部 CT 检查。胸部 CT 提示左肺上叶较多分泌物淤积。入院初步诊断为慢性支气管炎,急性上呼吸道感染。医嘱:一级护理;流质饮食;低流量给氧;予抗感染、平喘、化痰治疗,予雾化、体位引流和拍背排痰。

【临床思考】

请分析该患者主要护理诊断及护理要点。

护理诊断

1.清理呼吸道无效　与呼吸道分泌物过多、痰液黏稠有关。

2.气体交换受损　与气道阻塞、通气不足、分泌物过多有关。

3.体温过高　与病毒或细菌感染有关。

4.活动无耐力　与呼吸困难、氧供与氧耗失衡有关。

护理要点

1.促进有效排痰

(1)遵医嘱给予雾化吸入。

(2)协助患者取头高足低右侧卧位、俯卧位或坐位,用软枕或软垫支撑身体空隙处以促进舒适。找到背部第 10 肋间隙,从腋中线开始,自下而上、由外至内叩击胸壁至肩部,注意避开肾区、脊柱、肩胛骨、引流管等,叩击时五指弯曲并拢,使掌侧呈空杯状,以手腕力量迅速而有节奏地叩击胸壁,震动气道。每一肺叶叩击1~3分钟,叩击频率为120~180次/分。拍背时机可选择雾化后、餐前30分钟、进餐2小时后或睡前。

(3)指导患者间歇深呼吸并用力咳嗽排痰,若患者自觉痰量较多、有痰液憋于喉部或出现剧烈咳嗽、呼吸困难等,应暂停操作。

2. 氧疗护理 鼻导管持续低流量(1~2升/分)吸氧。

3. 病情观察 观察咳嗽咳痰的情况;痰液的颜色、量及性状,咳痰是否顺畅,有无呼吸困难加重,血氧饱和度是否在正常范围。

4. 用药护理 注意观察抗生素、平喘化痰药的疗效及副作用。

5. 饮食护理 给予高蛋白、富含维生素、清淡易消化饮食,避免刺激性食物,鼓励患者多喝水。

6. 心理护理 帮助患者了解咳嗽咳痰的相关知识,增强患者战胜疾病的信心。指导患者家属翻身拍背的操作技巧,及时理解和满足患者的心理需求,给予心理支持。

7. 健康指导 嘱患者注意防寒、保暖,防止呼吸道感染;改善环境卫生,加强劳动保护,避免吸入烟雾、粉尘和刺激性气体;在呼吸道传染病流行期间,尽量少去公共场所。

→ 护患同心

(1)安置引流体位和拍背排痰过程中要注意观察患者的反应及倾听其主观感受,在保证安全、有效排痰的同时尽可能促进患者舒适。

(2)在指导患者学习有效咳嗽咳痰的过程中要耐心,同时鼓励患者平时要多深呼吸、多咳嗽,及时把痰液排出来。

(3)听诊器接触患者胸壁皮肤前,可先用手揉搓捂热,以减轻对患者的冷刺激。

(4)向患者家属耐心介绍翻身拍背排痰的操作技巧,必要时可帮助患者及时排出痰液。

知识链接

拍背(背心式)排痰仪

该仪器根据临床胸部物理治疗原理,在患者身体表面产生特定方向周期变化的作用力,其中垂直方向作用力产生的叩击和震颤可促使呼吸道黏膜表面黏液和分泌物松动,水平方向作用力产生的定向挤推和震颤可帮助已松动的痰液排出体外。该仪器不仅实现了不用人工辅助的全自动排痰,而且力量均匀、频率稳定,避免了人工拍背排痰随意性,是患者,特别是老人和儿童乐于接受的一种治疗方式。

临床上,该仪器适用于多种原因引起的呼吸道分泌物增多,可有效清除呼吸系统分泌物,减少细菌感染,预防呼吸道感染等并发症的发生,促进患者痰液的排出,改善肺部血液循环,预防静脉淤滞,增强呼吸肌力,产生咳嗽反射,有利于机体康复。

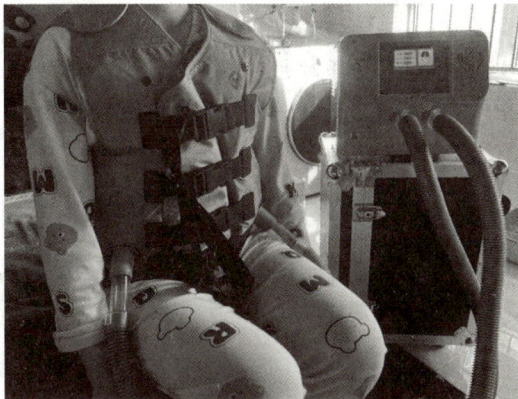

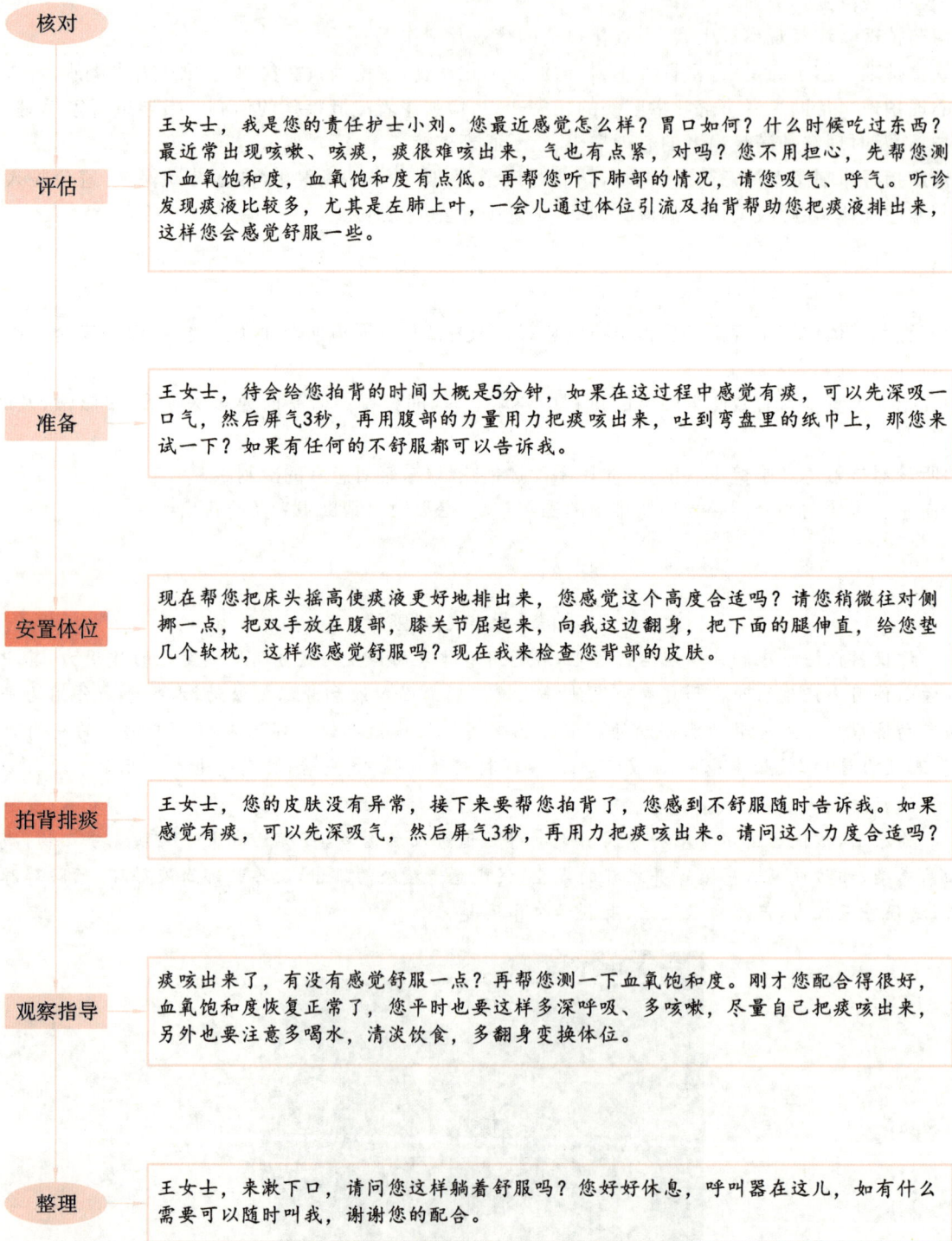

体位引流及拍背排痰操作流程

一、护患沟通

核对

评估

王女士，我是您的责任护士小刘。您最近感觉怎么样？胃口如何？什么时候吃过东西？最近常出现咳嗽、咳痰，痰很难咳出来，气也有点紧，对吗？您不用担心，先帮您测下血氧饱和度，血氧饱和度有点低。再帮您听下肺部的情况，请您吸气、呼气。听诊发现痰液比较多，尤其是左肺上叶，一会儿通过体位引流及拍背帮助您把痰液排出来，这样您会感觉舒服一些。

准备

王女士，待会给您拍背的时间大概是5分钟，如果在这过程中感觉有痰，可以先深吸一口气，然后屏气3秒，再用腹部的力量用力把痰咳出来，吐到弯盘里的纸巾上，那您来试一下？如果有任何的不舒服都可以告诉我。

安置体位

现在帮您把床头摇高使痰液更好地排出来，您感觉这个高度合适吗？请您稍微往对侧挪一点，把双手放在腹部，膝关节屈起来，向我这边翻身，把下面的腿伸直，给您垫几个软枕，这样您感觉舒服吗？现在我来检查您背部的皮肤。

拍背排痰

王女士，您的皮肤没有异常，接下来要帮您拍背了，您感到不舒服随时告诉我。如果感觉有痰，可以先深吸气，然后屏气3秒，再用力把痰咳出来。请问这个力度合适吗？

观察指导

痰咳出来了，有没有感觉舒服一点？再帮您测一下血氧饱和度。刚才您配合得很好，血氧饱和度恢复正常了，您平时也要这样多深呼吸、多咳嗽，尽量自己把痰咳出来，另外也要注意多喝水，清淡饮食，多翻身变换体位。

整理

王女士，来漱下口，请问您这样躺着舒服吗？您好好休息，呼叫器在这儿，如有什么需要可以随时叫我，谢谢您的配合。

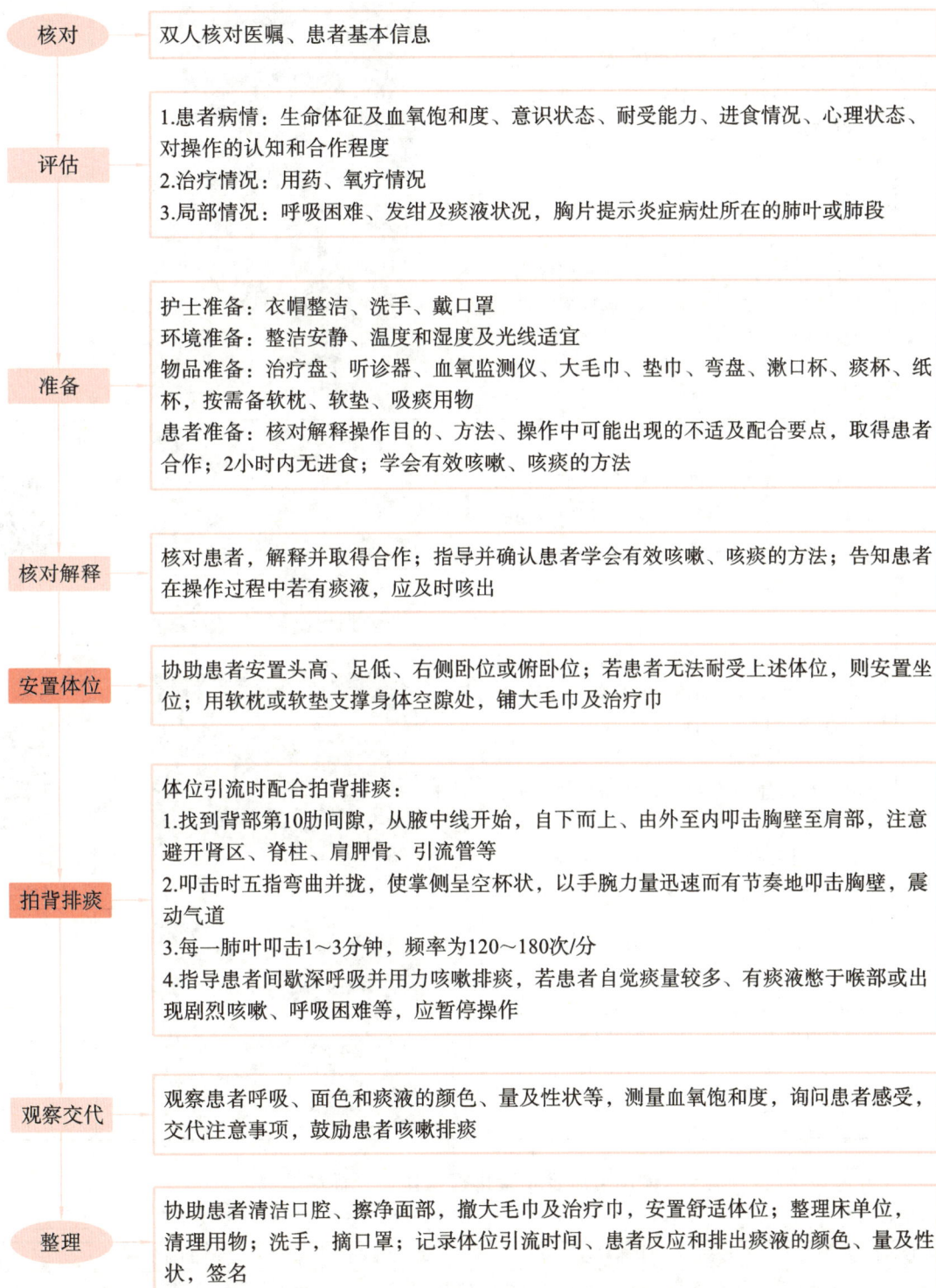

二、操作流程

核对 → 双人核对医嘱、患者基本信息

评估 →
1.患者病情：生命体征及血氧饱和度、意识状态、耐受能力、进食情况、心理状态、对操作的认知和合作程度
2.治疗情况：用药、氧疗情况
3.局部情况：呼吸困难、发绀及痰液状况，胸片提示炎症病灶所在的肺叶或肺段

准备 →
护士准备：衣帽整洁、洗手、戴口罩
环境准备：整洁安静、温度和湿度及光线适宜
物品准备：治疗盘、听诊器、血氧监测仪、大毛巾、垫巾、弯盘、漱口杯、痰杯、纸杯，按需备软枕、软垫、吸痰用物
患者准备：核对解释操作目的、方法、操作中可能出现的不适及配合要点，取得患者合作；2小时内无进食；学会有效咳嗽、咳痰的方法

核对解释 →
核对患者，解释并取得合作；指导并确认患者学会有效咳嗽、咳痰的方法；告知患者在操作过程中若有痰液，应及时咳出

安置体位 →
协助患者安置头高、足低、右侧卧位或俯卧位；若患者无法耐受上述体位，则安置坐位；用软枕或软垫支撑身体空隙处，铺大毛巾及治疗巾

拍背排痰 →
体位引流时配合拍背排痰：
1.找到背部第10肋间隙，从腋中线开始，自下而上、由外至内叩击胸壁至肩部，注意避开肾区、脊柱、肩胛骨、引流管等
2.叩击时五指弯曲并拢，使掌侧呈空杯状，以手腕力量迅速而有节奏地叩击胸壁，震动气道
3.每一肺叶叩击1~3分钟，频率为120~180次/分
4.指导患者间歇深呼吸并用力咳嗽排痰，若患者自觉痰量较多、有痰液憋于喉部或出现剧烈咳嗽、呼吸困难等，应暂停操作

观察交代 →
观察患者呼吸、面色和痰液的颜色、量及性状等，测量血氧饱和度，询问患者感受，交代注意事项，鼓励患者咳嗽排痰

整理 →
协助患者清洁口腔、擦净面部，撤大毛巾及治疗巾，安置舒适体位；整理床单位，清理用物；洗手，摘口罩；记录体位引流时间、患者反应和排出痰液的颜色、量及性状，签名

体位引流及拍背排痰操作要点解析

操作要点	要点解析	示例图	二维码
用物准备	治疗盘、听诊器、血氧监测仪、大毛巾、垫巾、弯盘、漱口杯、痰杯、纸杯,按需备软枕、软垫、吸痰用物		
肺部听诊	双侧肺尖、肺门、肺底(肺尖位于锁骨中线第2肋间,肺门位于胸骨旁第4肋间,肺底位于腋中线第6和第7肋间)		
安置体位	协助患者安置头高足低右侧卧位或俯卧位;若患者无法耐受上述体位,则安置坐位;用软枕或软垫支撑身体空隙处,铺大毛巾及治疗巾		 安置体位
拍背排痰	1.找到背部第10肋间隙,从腋中线开始,自下而上、由外至内叩击胸壁至肩部,注意避开肾区、脊柱、肩胛骨、引流管等 2.叩击时五指弯曲并拢,使掌侧呈空杯状,以手腕力量迅速而有节奏地叩击胸壁,震动气道 3.每一肺叶叩击1~3分钟,叩击频率为120~180次/分		 拍背排痰
有效咳痰	先深吸一口气,然后屏气3秒,再用腹部的力量用力把痰咳出来		

体位引流及拍背排痰操作评分标准

考生姓名:_____　　考生学号:_____　　主考老师:_____　　考核分数:_____

项目总分	项目内容	技术要求	分值	扣分细则		扣分
素质要求 (6分)	报告内容	报告考生班级、姓名、考试项目时,语言流畅、态度和蔼、面带微笑	2	语言不流畅 面部表情不佳	−1 −1	
	仪表举止	仪表大方,举止端庄,步态轻盈	2	情绪紧张,状态低沉 精神不振,姿态不端正	−1 −1	
	服装头发	服装鞋帽整洁,着装符合职业要求,短发不过肩	2	衣服不整洁,着装不规范 头发凌乱,短发过肩	−1 −1	

续表

项目总分	项目内容	技术要求	分值	扣分细则	扣分
操作前准备 （15 分）	评估	评估患者病情、治疗情况、痰液及炎症所在病灶部位、呼吸及血氧情况、进食情况、对操作的合作及认知程度	6	未评估患者病情、治疗情况、痰液及炎症所在病灶部位、呼吸及血氧情况、进食情况、对操作的合作及认知程度 各－1	
	环境	室内温度和湿度适宜、安静整洁、光线适中（口述）	2	口述不全 －1 未口述 －2	
	用物	用物准备齐全，摆放合理、美观	2	用物摆放不规范 －1 用物准备不齐全 －1	
	护士	护士修剪指甲、洗手、戴口罩，报告开始操作（此步骤开始计时）	5	未洗手、未戴口罩 各－2 护士准备不符合要求 －1	
操作步骤 （64 分）	核对解释	1.携用物至患者床旁 2.核对医嘱、治疗单、患者 3.指导并确认患者已学会有效咳嗽、咳痰方法	1 2 5	动作粗鲁、引起噪声 －1 未核对或核对不全 －2 未指导 －5 指导不当 －2	
	安置体位	1.根据痰液部位，安置合适体位 2.指导患者配合体位安置 3.用软枕或软垫支撑身体空隙处，促进患者舒适 4.铺大毛巾及治疗巾	3 2 3 2	未安置合适体位 －3 未指导或指导错误 －2 未垫软枕或软垫 －2 患者不舒适 －1 未铺大毛巾及治疗巾 －2	
	拍背排痰	1.找到背部第 10 肋间隙，从腋中线开始，自下而上、由外至内叩击胸壁至肩部，注意避开肾区、脊柱、肩胛骨、引流管等 2.叩击时五指弯曲并拢，使掌侧呈空杯状，以手腕力量迅速而有节奏地叩击胸壁，震动气道 3.每一肺叶叩击 1～3 分钟，叩击频率为 120～180 次/分 4.指导患者间歇深呼吸并用力咳嗽排痰，若患者自觉痰量较多、有痰液憋于喉部或出现剧烈咳嗽、呼吸困难等，应暂停操作	8 8 6 4	未准确定位叩击部位 －3 叩击方向错误 －3 未避开禁忌叩击部位 －2 叩击手法错误 －3 未使用手腕力量 －2 叩击力度不合适 －3 叩击时间不准确 －2 叩击频率不正确 －2 遗漏叩击肺叶 －2 未指导深呼吸和有效咳嗽方法 －2 出现不适未停止操作 －2	
	观察交代	1.观察患者呼吸、面色和排出痰液的颜色、量及性状（口述） 2.询问患者感受 3.交代注意事项，鼓励患者咳嗽排痰	3 3 4	未口述 －3 未询问患者感受 －3 未交代注意事项或未鼓励患者多咳嗽排痰 各－2	
	整理记录	1.协助患者清洁口腔、擦净面部 2.撤大毛巾及治疗巾，安置舒适体位 3.整理病床单位，清理用物 4.洗手，摘口罩 5.记录体位引流时间、病人反应和排出痰液的颜色、性质、气味、量等	2 2 2 2 2	未协助清洁口腔、擦净面部 各－1 未撤大毛巾及治疗巾、安置舒适体位 各－1 未整理床单位、清理用物 各－1 未洗手、未摘口罩 各－1 未记录 －2	
综合评价 （10 分）	护患沟通	护患沟通有效，解释符合临床实际，操作过程体现人文关怀	2	未沟通、缺少人文关怀 各－1	
	整体效果	1.操作熟练、准确、安全 2.患者无疲劳、无呼吸困难及发绀，安置体位适宜，有效排痰	4	动作粗鲁、操作不熟、手法错误、患者不舒适 各－1	
	操作时间	操作时间不超过 15 分钟	4	操作时间每超 30 秒（超过 17 分钟停止操作） －1	
		操作时间：＿＿＿＿＿＿＿＿			
	相关知识		5	一项内容不全或回答错误 －1	
	总分		100	累计	

应知应会,学以致用

一、应知应会

1. 简述体位引流的适应证及其选择体位的原则。

答:①适应证:痰液量较多排出不畅、呼吸功能尚好者,如支气管扩张症、肺脓肿患者。②选择体位原则:取决于分泌物潴留的部位和患者的耐受程度,原则是使病灶部位处于高处,引流管开口向下。

2. 如何选择体位引流及拍背排痰的操作时间?

答:一般选择餐前 30 分钟、进餐 2 小时后或睡前进行,最好在雾化吸入后进行;间隔时间根据痰量而定,痰量少者 1~2 次/天,痰量多者 3~4 次/天;每次体位引流、拍背排痰时间为 10~15 分钟。

3. 肺部叩击排痰的方法?

答:①找到背部第 10 肋间隙,从腋中线开始,自下而上、由外至内叩击胸壁至肩部,注意避开肾区、脊柱、肩胛骨、引流管等。②叩击时五指弯曲并拢,使掌侧呈空杯状,以手腕力量迅速而有节奏地叩击胸壁,震动气道。③每一肺叶叩击 1~3 分钟,叩击频率为 120~180 次/分。

4. 操作过程中要注意观察患者的哪些表现?

答:注意观察患者的呼吸节律与频率、心率与心律、血氧饱和度、舒适程度等,以了解患者的耐受程度。若患者出现呼吸困难、发绀等,应暂停操作。

5. 如何指导患者在拍背后进行有效咳嗽咳痰?

答:先深吸一口气,然后屏气 3 秒,立即进行短促有力的咳嗽,张口咳出痰液,咳嗽时收缩腹肌,或用手按压上腹部,帮助咳嗽。

二、学以致用

1. 对于痰液黏稠,体位引流及拍背排痰仍不易咳出者,可采取什么措施?

2. 怎样控制拍背力度,使患者感觉舒适且能有效促进排痰?

3. 如果胸腹部有伤口,可指导患者采取什么措施以减轻咳嗽时引起的疼痛?

(刁杏玲)

技能 32　动脉血标本的采集技术

扫码看课件

学习目标

1.具有同理心,做到护患同心;有较强的沟通能力,能够针对患者个体差异做好人文关怀;具有发现、分析、解决问题的能力和团队合作精神。

2.熟练掌握动脉血标本采集操作技能。

3.掌握护理程序和动脉血标本采集相关理论知识。

临床案例

何某,女,68 岁,初中文化,退休职工,因"反复咳嗽、咳痰,呼吸困难加重 3 天"于 1 小时前入院。查体:T 37 ℃,P 92 次/分,R 28 次/分,BP 128/66 mmHg,SpO_2 95%,神志清楚,体形消瘦,双肺呼吸音粗,可闻及大量干、湿啰音。肺功能测定示:通气功能严重限制性减退伴气道阻塞,弥散功能明显受损。

医嘱:内科护理常规;一级护理;行心电监护,动脉血气分析检查,st。

【临床思考】

请分析该患者主要护理诊断及护理要点。

护理诊断

1.气体交换受损　与气道阻塞、通气不足有关。

2.清理呼吸道无效　与呼吸道分泌物增多、无力咳痰有关。

3.恐惧　与病情反复、疾病严重性有关。

护理要点

1.一般护理　①生命体征:严密监测患者生命体征变化,密切观察与记录患者的生命体征与血氧饱和度情况。评估患者有无呼吸频率增快,有无心动过速、血压下降、心律失常等情况。②评估患者意识情况:有无精神错乱、躁狂、昏迷、抽搐等急性缺氧症状;是否出现嗜睡、淡漠、扑翼样震颤等急性二氧化碳潴留症状。③评估患者有无发绀及呼吸困难程度。

2.维持呼吸道通畅　①取半坐卧位或坐位,鼓励患者咳嗽、咳痰、多饮水。②指导家属每 2～3 小时翻身拍背一次,协助排痰。建立人工气道的患者应加强呼吸道管理,必要时进行吸痰操作。③遵医嘱给予雾化吸入。

3.合理用氧　因当前未明确患者呼吸衰竭的类型,可遵医嘱先给予低流量吸氧。当明确呼吸衰竭的类型后要特别注意,Ⅱ型呼吸衰竭患者应给予低浓度低流量持续吸氧。

护患同心

(1)动脉穿刺的疼痛感较强,为了减轻患者痛苦,提高穿刺成功率,操作时要协助患者摆好合适的体位,固定好位置。减轻穿刺痛苦的关键在于尽量一针见血,切忌盲目进针,找准动脉搏动最强处再进针。一次穿刺未成功时,不要反复穿刺,可拔出后更换注射部位或求助其他护士。

(2)皮下血肿是动脉穿刺常见的一种并发症。为了预防这一并发症,应避免短时间内在同一部位反复多次穿刺;穿刺成功后应固定好针栓,避免扎破动脉导致血管内渗血;拔针后应立即用无菌纱布块或无菌棉签按压穿刺点 5~10 分钟,特殊患者(高血压、凝血功能障碍等)可延长按压时间,待不出血方可停止按压。若出现皮下血肿,可采取加压止血、立即冰敷及抬高患肢、嘱患者避免过度活动、防止局部渗血等方法处理。

知识链接

改良 Allen 试验

采集动脉血前评估桡动脉及其侧支循环是否通畅,可减少因桡动脉穿刺造成的严重并发症,常用的检查方法就是改良 Allen 试验(modified Allen's test,MAT)。具体方法如下:检查者用手指阻断患者桡动脉和尺动脉血流使其手掌变白,然后放开阻断尺动脉血流的手指,观察患者手掌恢复正常颜色的时间(应在 5~15 秒内恢复正常)以判断尺动脉循环状况。若超过 15 秒手掌颜色仍不能恢复,认为改良 Allen 试验结果异常,提示尺动脉供血不足,该侧桡动脉不建议进行穿刺。

动脉血标本的采集技术操作流程

一、护患沟通

核对

评估

何阿姨，您好，我是您的责任护士小李，请问您叫什么名字？（核对信息）何阿姨您现在感觉怎么样？因为您有呼吸困难的症状，导致肺功能下降了，为了了解您的血氧饱和度及电解质情况，现在需要给您抽动脉血进行化验，可以吗？何阿姨，请您把手伸出来，让我检查一下您的皮肤和动脉情况。（检查后）好了，何阿姨您的侧支循环是畅通的，可以进行桡动脉的穿刺。为了检查结果更加准确，我现在协助您平躺一会儿，我先准备用物，请您稍等。

准备

选择动脉

何阿姨，您好，请问您叫什么名字？（操作前核对）现在我开始给您抽血了，请您把手伸出来，我给您垫一个小垫枕，请您保持这个位置不要乱动。因为动脉比较滑，我要摸一下您的手确定动脉的走向，一会抽血的时候有点痛，请您放松，我会尽量摸准动脉，再行抽血，请别紧张。

消毒

何阿姨，现在准备给您消毒了，消毒液可能会有点凉，请您不要紧张。请问您叫什么名字？（操作中核对）

穿刺采血

何阿姨，现在血抽好了，我来协助您用力按住针眼5~10分钟，直至不出血为止（必要时可用小沙袋加压止血）。还需要再核对一下，请问您叫什么名字？（操作后核对）

标本处理

好了，何阿姨，针眼不出血了，不用再按压了。我现在都您摇高床头，让您半坐卧着，这样感觉是不是好一些呢？

整理、交代

血气分析结果会在30分钟后出来，我会及时将化验结果告诉主管医生，请您放心，谢谢您的配合。

二、操作流程

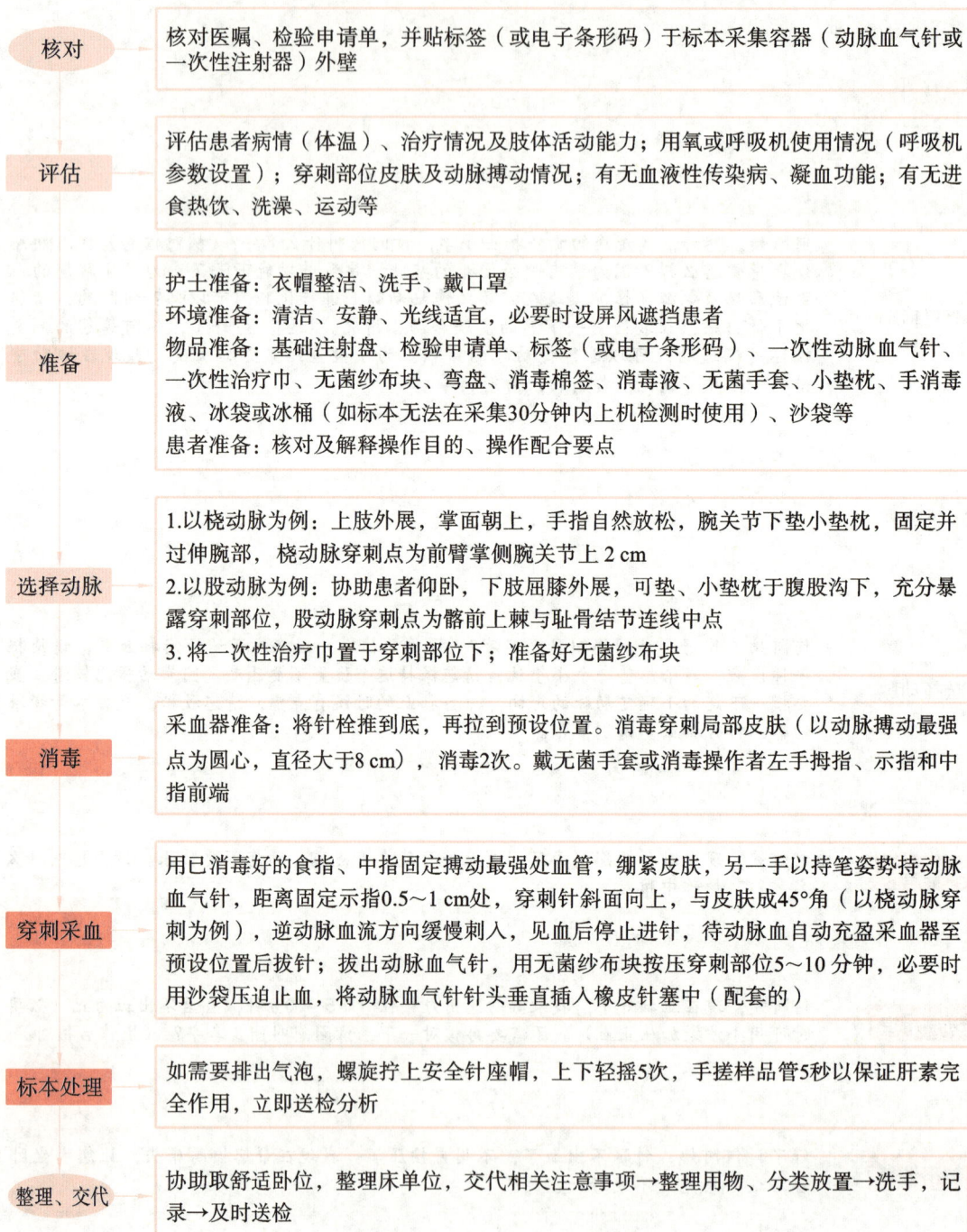

核对	核对医嘱、检验申请单，并贴标签（或电子条形码）于标本采集容器（动脉血气针或一次性注射器）外壁
评估	评估患者病情（体温）、治疗情况及肢体活动能力；用氧或呼吸机使用情况（呼吸机参数设置）；穿刺部位皮肤及动脉搏动情况；有无血液性传染病、凝血功能；有无进食热饮、洗澡、运动等
准备	护士准备：衣帽整洁、洗手、戴口罩 环境准备：清洁、安静、光线适宜，必要时设屏风遮挡患者 物品准备：基础注射盘、检验申请单、标签（或电子条形码）、一次性动脉血气针、一次性治疗巾、无菌纱布块、弯盘、消毒棉签、消毒液、无菌手套、小垫枕、手消毒液、冰袋或冰桶（如标本无法在采集30分钟内上机检测时使用）、沙袋等 患者准备：核对及解释操作目的、操作配合要点
选择动脉	1.以桡动脉为例：上肢外展，掌面朝上，手指自然放松，腕关节下垫小垫枕，固定并过伸腕部，桡动脉穿刺点为前臂掌侧腕关节上2 cm 2.以股动脉为例：协助患者仰卧，下肢屈膝外展，可垫、小垫枕于腹股沟下，充分暴露穿刺部位，股动脉穿刺点为髂前上棘与耻骨结节连线中点 3.将一次性治疗巾置于穿刺部位下；准备好无菌纱布块
消毒	采血器准备：将针栓推到底，再拉到预设位置。消毒穿刺局部皮肤（以动脉搏动最强点为圆心，直径大于8 cm），消毒2次。戴无菌手套或消毒操作者左手拇指、示指和中指前端
穿刺采血	用已消毒好的食指、中指固定搏动最强处血管，绷紧皮肤，另一手以持笔姿势持动脉血气针，距离固定示指0.5～1 cm处，穿刺针斜面向上，与皮肤成45°角（以桡动脉穿刺为例），逆动脉血流方向缓慢刺入，见血后停止进针，待动脉血自动充盈采血器至预设位置后拔针；拔出动脉血气针，用无菌纱布块按压穿刺部位5～10分钟，必要时用沙袋压迫止血，将动脉血气针针头垂直插入橡皮针塞中（配套的）
标本处理	如需要排出气泡，螺旋拧上安全针座帽，上下轻摇5次，手搓样品管5秒以保证肝素完全作用，立即送检分析
整理、交代	协助取舒适卧位，整理床单位，交代相关注意事项→整理用物、分类放置→洗手，记录→及时送检

动脉血标本的采集技术操作要点解析

操作要点	要点解析	示例图	二维码
用物准备	基础注射盘、检验申请单、标签(或电子条形码)、一次性动脉血气针、一次性治疗巾、无菌纱布块、弯盘、消毒棉签、消毒液、无菌手套、小垫枕、手消毒液、冰袋或冰桶(如标本无法在采集30分钟内上机检测时使用)、沙袋等		
选择动脉,以桡动脉为例	1.进行桡动脉穿刺前,须做改良Allen试验 2.掌面朝上,腕关节下垫小垫枕,固定并过伸腕部,夹取无菌纱布块放置于一次性治疗巾上,桡动脉穿刺点为前臂掌侧腕关节上2 cm		 改良Allen试验
穿刺采血	固定搏动最强处血管,穿刺针斜面向上,与皮肤成45°角,逆动脉血流方向缓慢刺入;待动脉血自动充盈采血器至预设位置后拔针。拔出动脉血气针,按压止血5～10分钟		
标本处理	如需要排出气泡,螺旋拧上安全针座帽,上下轻摇5次,手搓样品管5秒以保证肝素完全作用,立即送检分析		

动脉血标本的采集技术操作评分标准

考生姓名:_____　考生学号:_____　主考老师:_____　考核分数:_____

项目总分	项目内容	技术要求	分值	扣分细则		扣分
素质要求 (6分)	报告内容	报告考生班级、姓名、考试项目时,语言流畅、态度和蔼、面带微笑	2	语言不流畅 面部表情不佳	−1 −1	
	仪表举止	仪表大方,举止端庄,步态轻盈	2	情绪紧张,状态低沉 精神不振,姿态不端正	−1 −1	
	服装头发	服装鞋帽整洁,着装符合职业要求,短发不过肩	2	衣服不整洁,着装不规范 头发凌乱,短发过肩	−1 −1	

项目总分	项目内容	技术要求	分值	扣分细则	扣分
操作前准备（15分）	评估	评估患者病情、用氧情况、穿刺部位皮肤（改良 Allen 试验结果）、凝血功能、合作程度、自理能力	6	未评估病情、用氧情况、穿刺部位皮肤（改良 Allen 试验结果）、凝血功能、合作程度、自理能力　　各－1	
	环境	室内温度和湿度适宜、安静整洁、光线适中，符合无菌操作要求（口述）	2	口述不全　　　　　　　　　　　　－1 未口述　　　　　　　　　　　　　－2	
	用物	用物准备齐全、摆放合理、美观，备有抢救设备	2	用物摆放不规范　　　　　　　　　－1 用物准备不齐全　　　　　　　　　－1	
	护士	护士修剪指甲、洗手、戴口罩，报告开始操作（此步骤开始计时）	5	未洗手、未戴口罩　　　　　　　各－2 护士准备不符合要求　　　　　　　－1	
操作步骤（64分）	核对医嘱	核对医嘱、电子条形码	2	任一项未核对　　　　　　　　　　－1	
	核对解释	1.携用物至患者床旁，核对医嘱、治疗单、患者	4	动作粗鲁、引起噪声　　　　　　各－1 未核对或核对不严谨　　　　　　各－1	
		2.向患者及家属解释动脉采取的目的及穿刺方法，取得患者配合	2	未向患者及家属解释　　　　　　　－1 未取得配合　　　　　　　　　　　－1	
		3.协助患者安置舒适体位，充分暴露穿刺部位	2	未协助患者取舒适体位　　　　　　－1 未充分暴露穿刺部位　　　　　　　－1	
	消毒	1.快速手消毒	2	未快速手消毒　　　　　　　　　　－2	
		2.检查后打开动脉血气针，将针栓推至底部，拉到预设位置（3 mL 动脉血气针预设至1.6 mL）	3	未检查动脉血气针　　　　　　　　－1 未拉到预设位置　　　　　　　　　－2	
		3.消毒穿刺部位2遍，直径至少8 cm	4	未消毒　　　　　　　　　　　　　－4 消毒方法、范围错误　　　　　　　－2	
	穿刺过程	1.再次核对患者、检验项目	2	未核对　　　　　　　　　　　　　－2	
		2.指导患者配合（尽量放松，平静呼吸，避免影响血气分析结果）	2	未指导患者配合　　　　　　　　　－2	
		3.左手戴无菌手套或常规消毒左手的示指、中指	4	戴无菌手套污染　　　　　　　　　－4	
		4.确定动脉走向，指触摸动脉，找到动脉搏动最强处，食指微移位（不离开皮肤）	4	未确定动脉搏动点最强处　　　　　－4 动脉搏动点最强处不正确　　　　　－2	
		5.再次核对患者、检验项目	2	穿刺时前未核对　　　　　　　　　－2	
		6.右手持注射器与动脉成45°角迅速进针，待动脉血自动充盈采血器至预设位置后拔针	5	进针角度错误　　　　　　　　　　－3 进针深度错误　　　　　　　　　　－2	
		7.按压穿刺部位5~10分钟	4	按压力度不正确　　　　　　　　　－2 按压时间不正确　　　　　　　　　－2	
		8.拔针后立即将针尖斜面刺入橡皮塞或专用凝胶针帽隔绝空气，妥善处置用物	5	标本与空气隔离方法不正确　　　　－3 用物处置不当　　　　　　　　　　－2	
	标本处理	1.螺旋拧上安全针座帽，上下轻摇5次，手搓样品5秒，使血液与肝素充分混匀	4	标本处理方法不正确　　　　　　　－2 摇匀手法粗暴　　　　　　　　　　－2	
		2.操作后核对	2	操作后再次核对　　　　　　　　　－2	
		3.立即送检	4	未立即送检　　　　　　　　　　　－4	
	整理记录	1.协助患者取舒适体位，整理床单位	2	未协助取舒适体位或整理床单位　各－1	
		2.告知患者正确按压穿刺点，并保持穿刺点清洁、干燥	2	未告知注意事项　　　　　　　　　－2	
		3.整理用物、洗手、脱口罩	2	未洗手或洗手不规范　　　　　　　－1 未脱口罩或脱口罩方法错误　　　　－1	
		4.记录（此步骤计时结束）	1	未记录　　　　　　　　　　　　　－1	
综合评价（10分）	护患沟通	护患沟通有效，解释符合临床实际操作过程体现人文关怀	2	未沟通、患者感到紧张　　　　　各－1	
	整体效果	1.程序正确，操作熟练，动作轻柔，擦洗手法准确 2.患者无不适	4	动作粗鲁、操作不熟、手法错误、患者不舒适　　　　　　　　　　　　　　各－1 整体欠佳　　　　　　　　　　　　－2	
	操作时间	操作时间不超过12分钟	4	操作时间每超30秒（超过14分钟停止操作）　　　　　　　　　　　　　　－1	
		操作时间：_____			
		相关知识	5	一项内容不全或回答错误　　　　　－1	
		总分	100	累计	

应知应会，学以致用

一、应知应会

1. 为什么要进行动脉血标本采集？

答：通过动脉血标本采集，医护人员可以判断和衡量人体动脉血液中的 pH、氧分压（PO_2）和二氧化碳分压（PCO_2）等指标，从而对人体的呼吸功能和血液酸碱平衡状态做出较为准确的评估，是诊断呼吸衰竭和酸碱代谢失衡最可靠的指标和依据。

2. 如果没有一次性动脉血气针，能否用一次性注射器进行动脉采血？

答：可以，但是一次性注射器需要进行肝素化处理（抽取肝素溶液 0.5 mL，湿润内腔后排尽），采血过程中注意避免空气混入血液标本内。

3. 进行动脉采血时，应如何选择动脉？动脉选择的先后顺序是什么？

答：动脉穿刺首选桡动脉（桡动脉易触及、易压迫，但痛觉敏感），次选肱动脉（婴幼儿和儿童不推荐使用），以上两种动脉不能穿刺或穿刺失败时，选择足背动脉。只有当患者血容量不足、血压偏低、动脉搏动不明显时，才可选择股动脉。

4. 各动脉进行穿刺时，进针角度分别是多少？

答：①桡动脉：40°～45°。②肱动脉：45°。③足背动脉：15°～30°。④股动脉：90°。

5. 采血预设量是多少？为什么要预设？

答：采血预设量一般为 1.6 mL，或根据动脉采血器使用说明书设置。这是因为当采血预设量在 1.6 mL 时，采血器内的肝素浓度与血液中离子浓度达到平衡，不会进行离子交换，不会影响检验结果。现在市面上使用的一次性动脉采血针出厂设置 0.5 mL 预设量，使用前需要推动活塞混匀肝素后，再将预设量调整至 1.6 mL。

如果不进行预设，术者一边穿刺一边回抽，针头会不稳定，在患者动脉内来回活动，容易造成患者动脉痉挛，导致穿刺失败，且抽血量也无法严格控制。

6. 如果动脉采血过程中，不慎混入气泡，需要处理吗？

答：气泡形成是影响动脉血气分析准确性的问题之一，气泡越大，对血气分析结果的影响越大。有研究显示，即使气泡体积仅占标本体积的 0.5%～1.0%，也可能引起 PaO_2 结果明显偏差。因此若不慎引入气泡，应在取样后立即排出，操作过程中也应该谨慎操作避免空气混入。

二、学以致用

1. 动脉血标本采集的过程中要如何加强安全防护？

2. 如何判断抽到的是动脉血？

（张笑琳）

技能 33　心电监护仪的使用

扫码看课件

学习目标

1. 操作中做好护患沟通,告知操作目的、方法及监测过程中注意要点,取得合作;操作过程中做好人文关怀,注意保护患者的隐私,关注患者的感受等。

2. 熟练掌握心电监护仪操作技能,提高病情观察能力,密切观察各显示波,及时处理异常情况,提高临床护理质量。

3. 掌握护理程序和心电监护相关理论知识。

临床案例

李某,男,71岁,主诉"反复咳嗽、咳痰、喘息20余年,1周前感冒后出现痰量明显增多,发憋气短,咳嗽无力"入院,患者神志清醒,精神疲倦,对答切题,查体:T 36.9 ℃,P 112 次/分,R 31 次/分,BP 131/90 mmHg,SpO_2 80%,口唇发绀,桶状胸,皮肤潮红,多汗,颈静脉充盈,肝浊音界下移,双肺呼吸音减弱,可闻及明显湿啰音。X线示:肺动脉段凸出明显,右心室扩大。动脉血气分析结果示:pH 7.32,PaO_2 47 mmHg,$PaCO_2$ 70 mmHg。

医嘱:予床边心电血氧饱和度监测,持续双腔鼻导管低流量吸氧。

【临床思考】

请分析该患者主要护理诊断及护理要点。

护理诊断

1. 气体交换受损　与肺血管阻力增高引起肺淤血、肺血管收缩导致肺血流量减少有关。

2. 清理呼吸道无效　与呼吸道感染、痰多而黏稠有关。

3. 活动无耐力　与心、肺功能减退有关。

4. 潜在并发症　肺性脑病、心律失常等。

5. 焦虑/恐惧　与慢性呼吸道疾病进展、生活质量下降及对未知并发症的担忧有关。

6. 睡眠障碍　与呼吸困难、心理压力、仪器声光干扰等因素有关。

护理要点

1. 病情观察

(1)遵医嘱予床边心电血氧饱和度监测:①正确连接心电监护仪,动态观察心率、血氧饱和度、呼吸、血压情况及相关波形,必要时增加体温监测模块进行体温动态监测。②正确调节各参数监测报警值,参数设置以"按实际情况设置报警界限,保证患者安全"为原则,按患者病情动态调整心电监测参数范围。③排除影响心电血氧饱和度监测的相关干扰,如电磁干扰、电极脱落、光干扰、甲床增厚等。④严密监测并详细记录心电监护各参数的变化,一旦发现异常情况,立即向医生汇报并处理。

(2)预防并发症:定时观察患者电极片粘贴处及局部皮肤,定时更换电极片及粘贴位置,若患者电极片粘贴处皮肤出现红肿、破溃、水疱等过敏现象,改用抗过敏电极片;定时更换血氧饱和度监测部位,避免皮肤压疮;持续监测无创血压者,定时松解血压袖带,密切观察肢端血液循环情况,避免监测肢体肿胀。

(3)动态观察患者意识状态,咳嗽、咳痰情况,注意有无发绀及呼吸困难严重程度,动脉血气分析情况,详细记录痰液的颜色、咳痰频次和量及性质。

(4)关注患者进食情况及营养状态。

2.休息与活动

(1)为患者提供安静、舒适的病室环境,保持病室内空气清新,维持室温18～20 ℃和湿度50%～60%;保持床单位整洁,有序整理心电监护线路。

(2)卧床休息,减少机体耗氧,协助患者采取坐位或半坐卧位以改善呼吸和咳嗽排痰;床上协助患者更换体位,落实相关防压疮措施。

3.保持呼吸道通畅

(1)遵医嘱氧疗,给予低浓度、低流量持续吸氧。

(2)促进有效排痰,必要时给予气道内负压吸引。

4.饮食护理

(1)予以高热量、高蛋白、富含维生素饮食;避免油腻、辛辣刺激的食物。无禁忌证者多喝水,使痰液稀释容易排出。

(2)关注进食情况,及时识别隐性误吸发生。

5.心理护理　加强解释沟通,关注患者需求,尽量满足患者的合理要求,合理安排探视,降低监护音量,保持环境安静,确保空气流通,保持患者体位安全舒适。

→ 护患同心

(1)加强解释沟通:①操作前充分告知患者使用心电监护仪的目的,取得配合。②告知患者及家属使用心电监护仪时报警的处理方法;遇到异常情况报警时,根据具体情况进行判断,运用专业知识耐心向患者及家属解释报警的原因,并迅速妥善处理设备报警。③根据病情做好健康教育,避免患者及家属出现紧张焦虑情绪。

(2)提高患者舒适度:①护士操作规范熟练,动作轻巧,关爱患者。②根据患者病情,协助患者取舒适体位,整理心电监护线路,保持床单位整洁。③指导并协助患者床上大小便,做好生活护理。④降低监护音量,保持环境安静,保证患者睡眠。⑤定期观察患者有无皮肤过敏或破损、局部血液循环受阻、肋骨或胸骨骨折等并发症发生。

(3)保护患者隐私:粘贴电极片时注意拉上床帘,尤其是女性患者。

知识链接

四肢血压测量

随着血压测量技术的发展,四肢血压测量已经从科研工具逐步发展成为临床检查手段,有助于更全面地了解血压信息,避免单一血压指标可能导致的误差。平常我们测量上肢血压时常选择测量上臂血压,又称肱动脉血压。测量下肢血压时,测量踝部动脉血压较腘窝动脉血压结果更准确可靠,方法简便,为较好的测量下肢血压的方法。

(1)四肢血压测量方法。

类型	测量准备	测量定位	血压袖带	注意事项	
上肢血压	①测血压前30分钟内受检者禁止摄入咖啡或酒、不进行剧烈活动、情绪平稳；排空膀胱，在安静环境下充分休息5分钟以上 ②应在安静、温度适宜的环境中测量，测量时保持平静 ③充分暴露测量部位	袖带下缘应在肘窝上2.5 cm	袖带宽度需覆盖上臂长的37%~50%，长度达到上臂周长的75%~100%	采用仰卧位或坐位（椅子需有靠背），受检者的上臂高度应与心脏水平一致	连续测量2次，每次间隔1~2分钟，取后一次测量值或2次测量的平均值
下肢血压		双脚踝上方，袖带下缘距内踝上2~3 cm	使用约50 cm×14 cm的长方形袖带进行测量，袖带气囊宽度达小腿周长的40%，长度至少达到小腿周长的80%	测量时取仰卧位	

(2)四肢血压正常值。

①上臂血压：90~139/60~89 mmHg。

②踝部血压：青年人100~165/60~89 mmHg，中老年人110~170/60~89 mmHg。

心电监护仪的使用操作流程

一、护患沟通

核对 —— 李爷爷，我是您的责任护士小张。请问您叫什么名字？核对一下您的手腕带。为了进一步了解您的病情，现遵医嘱用心电监护仪监测您的生命体征，请您配合一下。

评估 —— 李爷爷，请问您现在这样平卧舒适吗？为了避免电磁波干扰仪器的使用，麻烦把手机等电子设备放在其他地方可以吗？

准备 —— 我现在打开心电监护仪电源，先设定一下数据，请您稍等一下。

血氧饱和度监测 —— 李爷爷，这个是血氧饱和度探头，可以监测您的血氧饱和度，需要套在您的手指上，如果觉得不适可告知我，我帮您更换监测部位。

无创血压监测 —— 这个是血压袖带，用来监测您的血压情况，测量的时候手臂会有轻微的肿胀感，这是正常的，请您不要紧张。我们会设置每隔60分钟自动测量血压。请您在测量时避免活动手臂。

心电、呼吸监测 —— 现在需要安放电极片，我先检查和清洁一下您胸前的皮肤。在监护过程中请不要自行移动或者摘除电极片，如皮肤出现瘙痒、疼痛等情况，请及时告诉我们。

设置参数 —— 李爷爷，我们会根据您的病情设置生命体征报警范围，如果出现报警声音，请您不要担心，呼叫器在这儿，请立即呼叫我们，我们会马上过来查看的。

观察记录 —— 目前您的生命体征都是在正常范围内，心电图波形无异常。您不要担心，我们会经常巡视，密切观察监测情况并做好记录的。

整理、交代 —— 心电监护已经给您用上了，请您尽量卧床休息，如有什么需要可以按铃呼叫我们，谢谢您的配合。

二、操作流程——上机

| 核对 | → | 双人核对医嘱、治疗单 |

| 评估 | → | 1. 患者病情、意识状态、配合程度、体位、大小便
2. 患者甲床情况、肢端血液循环情况
3. 胸前区皮肤情况，有无破损等
4. 患者有无动静脉造瘘、PICC管、外伤骨折等
5. 周围环境、有无电磁波干扰
6. 心电监护仪性能 |

| 准备 | → | 护士准备：着装整洁，洗手
物品准备：监护仪（性能良好）、监测插件（ECG、R、BP、SpO_2）、一次性心电极片，必要时备好清洁皮肤用物（无菌纱布块、75%乙醇）与电源
环境准备：清洁、安全、舒适
患者准备：根据病情取合适的平卧位或半坐卧位 |

| 开机 | → | 1. 携用物至患者床旁，解释操作目的、取得配合，协助取舒适体位
2. 连接电源，打开设备，系统自检
3. 监护仪设定，选择患者种类（成人/儿童/新生儿）
4. 选择监护屏幕，电源指示灯显示为绿色 |

| 血氧饱和度监测 | → | 1. 正确连接血氧饱和度导线
2. 将血氧探头套入患者示指或中指、无名指上，感应灯对着甲床（示指最常用），根据选用的探头不同，也可以选择耳垂、鼻尖等部位 |

| 无创血压监测 | → | 1. 选择合适的袖带，将袖带和充气管连接
2. 在患者上臂安放血压袖带（"ARTERIA!"正好位于患者动脉之上），松紧合适，以在患者动脉位置和袖带之间可以插入一个手指为宜
3. 测压上肢位置与患者心脏置于同一水平
4. 按模块上面的"开始"键，开始测压 |

| 心电、呼吸监测 | → | 1. 妥善安放电极（以三导联为例）：
LA（左上）电极（黑色）：左锁骨下第2肋间，靠左肩
RA（右上）电极（白色）：右锁骨下第2肋间，靠右肩
LL（左下）电极（红色）：左下腹或左锁骨下第6、7肋间或肋缘
2. 选择最佳监护导联（Ⅱ或V） |

| 设置参数 | → | 1. 根据病情设置HR、R、BP、SpO_2合适的报警范围
2. 根据病情设置血压监测频次 |

| 健康指导 | → | 1. 告知患者及家属心电监护仪各参数意义以及仪器报警的处理
2. 指导患者不要自行移动或者摘除电极片、传感器，如皮肤出现瘙痒、疼痛等情况，应及时告诉医护人员
3. 告知患者及家属避免在监测仪附近使用手机等电磁波设备，以免影响监测波形
4. 血压定时监测，在监测期间避免活动监测肢体
5. 床上活动指导，避免过度牵扯及压疮产生 |

| 观察记录 | → | 1. 至少每小时观察并记录HR、心律、R、BP和SpO_2的变化，判断显示屏显示结果
2. 判断ECG、R、BP、SpO_2波形有无异常
3. 发现异常及时报告医生处理 |

| 整理 | → | 1. 整理设备监测线路
2. 保持床单位整洁 |

三、操作流程——撤机

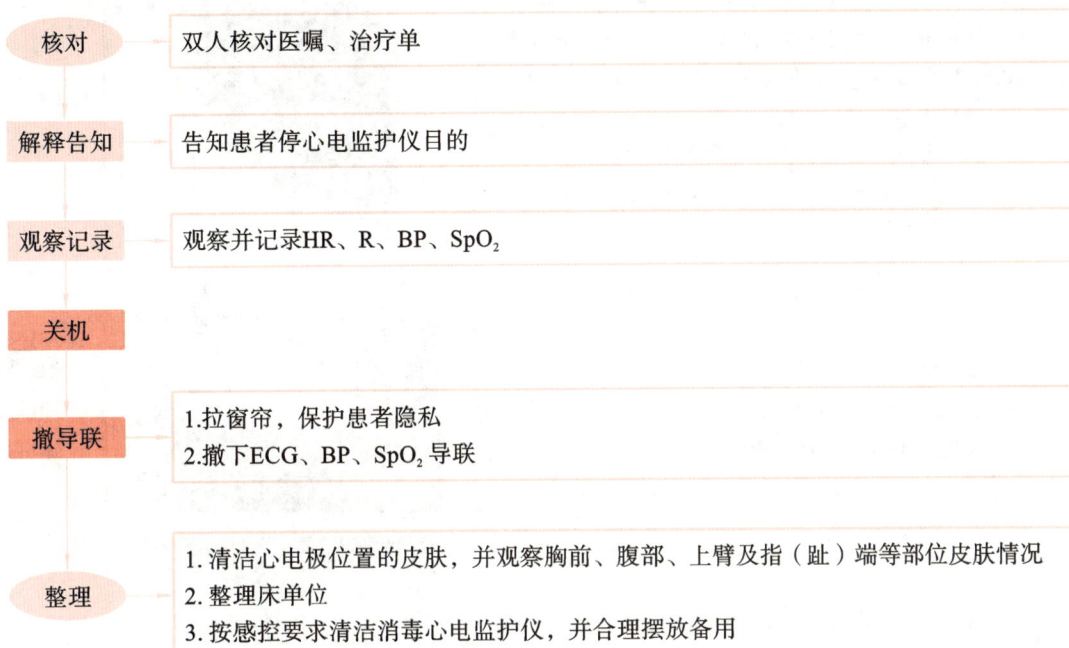

核对	双人核对医嘱、治疗单
解释告知	告知患者停心电监护仪目的
观察记录	观察并记录HR、R、BP、SpO_2
关机	
撤导联	1.拉窗帘，保护患者隐私 2.撤下ECG、BP、SpO_2导联
整理	1.清洁心电极位置的皮肤，并观察胸前、腹部、上臂及指（趾）端等部位皮肤情况 2.整理床单位 3.按感控要求清洁消毒心电监护仪，并合理摆放备用

心电监护仪的使用操作要点解析

操作要点	要点解析	示例图	二维码
用物准备	根据患者的年龄、病情等选择监护仪、监测插件（ECG、R、BP、SpO_2）、心电极，必要时备好清洁皮肤用物		
开机	1.打开电源,系统自检 2.监护仪设定,选择患者种类(成人/儿童/新生儿) 3.选择监护屏幕,电源指示灯显示为绿色		
血氧饱和度监测	将血氧饱和度探头套入患者示指、中指或无名指上,感应灯对着甲床		

操作要点	要点解析	示例图	二维码
无创血压监测	1.将袖带和充气管连接,在患者上臂安放血压袖带,松紧度合适,以在患者动脉位置和袖带之间可以插入一根手指为宜 2.测压上肢位置与患者心脏置于同一水平 3.按模块上面的"开始"键,开始测压,选择自动测量、重复测量时间		
心电、呼吸监测	1.先把导线与电极片相连,再把电极片贴在患者身上 2.安放电极位置(具体详见表33-1) 3.选择最佳监护导联(Ⅱ或V) 4.调整 ECG、R 波幅(呼吸监护波形走速为 6.25 毫米/秒)		贴电极片
设置报警参数	根据患者病情设置 HR、R、BP、SpO_2 合适的报警范围(具体详见表33-2)		
观察记录	1.观察并记录 HR、心律、R、BP 和 SpO_2 的变化,观察心电图波形变化,判断显示屏显示结果,及时处理异常情况 2.判断 ECG、R、BP、SpO_2 波形有无异常		
健康指导整理	1.指导患者不要自行移动或者摘除电极片、传感器,如皮肤出现瘙痒、疼痛等情况,应及时告诉医护人员 2.告知患者及家属避免在监测仪附近使用手机等电磁波设备,以免影响监测波形 3.告知患者及家属使用心电监护仪时报警的处理 4.整理床单位		

表33-1　心电、呼吸监测安放电极位置

三导联	
电极类别	安放位置
LA(左上)电极(黑色)	左锁骨下第2肋间,靠左肩
RA(右上)电极(白色)	右锁骨下第2肋间,靠右肩
LL(左下)电极(红色)	左下腹,或左锁骨下第6、7肋间或肋缘
五导联	
电极类别	安放位置
LA(左上)电极(黑色)	左锁骨中线第1肋间

五导联	
电极类别	安放位置
RA(右上)电极(白色)	右锁骨中线第1肋间
LL(左下)电极(红色)	左锁骨中线平剑突
RL(右下)电极(绿色)	右锁骨中线平剑突
V(胸部)电极(棕色)	胸骨左缘第4肋间

表33-2 设置报警参数

监测参数	设置
心率 (HR)	1. 正常心率:60~100 次/分,若无特殊情况,上限 100 次/分,下限 60 次/分 2. 异常心率:根据患者的具体情况设置 (1)心动过速:上限上浮 5%~10%,最高不超过 150 次/分;下限下浮 10%~20%,或遵医嘱设置警报阈值 (2)心动过缓:上限上浮 15%~20%,下限根据血流动力学情况,可调至 45~50 次/分,或遵医嘱设置警报阈值 (3)有心脏起搏器:上限上浮 10%~20%,或遵医嘱设置警报阈值;下限设置起搏器下限的频率
血压 (BP)	1. 正常血压((90~140)/(60~90) mmHg)患者,若无特殊情况,收缩压上限 140 mmHg,下限 90 mmHg,舒张压上限 90 mmHg,下限 60 mmHg 2. 异常血压患者: (1)需要严格控制血压或使用血管活性药物的患者(如主动脉夹层、液体复苏过程),遵医嘱设置警报阈值 (2)高血压患者:上限在现测血压上浮 5%~10%,下限在现测血压下浮 20%~30%,或遵医嘱设置警报阈值 (3)低血压患者:上限在现测血压上浮 20%~30%,下限在现测血压下浮 5%~10%,或遵医嘱设置警报阈值
呼吸 (R)	1. 呼吸频率正常(12~20 次/分)患者:下限 10 次/分,上限 24 次/分 2. 呼吸频率异常患者: (1)呼吸过缓(<10 次/分):下限不低于 8 次/分 (2)呼吸急促(>20 次/分):上限不高于 30 次/分 (3)呼吸暂停:呼吸警报设置中呼吸暂停时间的报警,建议设置 20 秒,某些特殊情况下遵医嘱高于 20 秒 3. 根据医嘱设置警报阈值
血氧饱和度 (SpO$_2$)	1. 轻度低氧血症患者,警报阈值上限 100%,下限 90%,Ⅱ型呼吸衰竭患者警报下限 85% 2. 高浓度氧气吸入时,SpO$_2$ 仍低于 95%,可根据患者的实际数据下浮 5% 作为警报下限,或根据医嘱设置警报阈值

心电监护仪的使用评分标准

考生姓名:_____ 考生学号:_____ 主考老师:_____ 考核分数:_____

项目总分	项目内容	技术要求	分值	扣分细则		扣分
素质要求 (6分)	报告内容	报告考生班级、姓名、考试项目时,语言流畅、态度和蔼、面带微笑	2	语言不流畅 面部表情不佳	−1 −1	
	仪表举止	仪表大方,举止端庄,步态轻盈	2	情绪紧张,状态低沉 精神不振,姿态不端正	−1 −1	
	服装头发	服装鞋帽整洁,着装符合职业要求,短发不过肩	2	衣服不整洁,着装不规范 头发凌乱,短发过肩	−1 −1	

续表

项目总分	项目内容	技术要求	分值	扣分细则		扣分
操作前准备（15分）	核对	双人核对医嘱及患者身份	2	未双人核对 核对不全	−1 −1	
	评估	患者病情、意识状态、配合程度、体位、大小便 患者甲床情况、末梢循环情况 胸前区皮肤情况，有无破损、汗毛等 患者有无动静脉造瘘、PICC管、外伤骨折等 周围环境、有无电磁波干扰 心电监护仪性能	6	评估不全	各−1	
	准备	用物准备齐全（心电监护仪、电极贴、方纱）	3	用物准备不齐全或型号不对	各−1	
		护士修剪指甲、洗手、戴口罩	2	未洗手、未戴口罩	各−1	
		环境舒适、患者取舒适卧位	2	环境不适宜操作 患者体位不适宜	−1 −1	
操作步骤（66分）	核对解释	1.核对医嘱、治疗单、患者 2.再次向患者及家属解释 3.洗手	1 1 1	未核对 未向患者及家属解释 未洗手	−1 −1 −1	
	开机	1.开机后进行心电监护仪自检 2.输入患者信息	1 1	未自检 未输入患者信息	−1 −1	
	血氧饱和度监测	1.正确选择监测位置 2.正确安放血氧探头	2 2	未正确选择监测位置 未正确安放血氧探头	−2 −2	
	无创血压监测	1.选择合适袖带 2.血压测量定位正确 3.袖带松紧度适宜（以可插入一根手指为宜） 4.摆放正确的体位：患者手应与心脏位置保持在同一水平	2 2 2 2	袖带选择错误 测量定位错误 袖带过松/过紧 体位摆放错误	−2 −2 −2 −2	
	心电、呼吸监测	1.清洁胸前区皮肤 2.正确安放电极	2 5	未清洁皮肤 未正确安放各导联电极（最高−5分） 各−2	−2	
	设置参数	1.根据病情设置血压监测频次 2.选择正确的导联（五导联或三导联），调整波幅 3.正确调节心率报警值 4.正确调节血氧饱和度报警值 5.正确调节血压报警值 6.正确调节呼吸报警值	2 2 2 2 2 2	未正确调节血压监测频次 未正确选择导联 未正确调整波幅 未正确调节心率报警值 未正确调节血氧饱和度报警值 未正确调节血压报警值 未正确调节呼吸报警值	−2 −1 −1 −2 −2 −2 −2	
	健康指导	1.指导患者不要自行移动或者摘除电极片、传感器，如皮肤出现瘙痒、疼痛等情况，应及时告诉医护人员 2.告知患者及家属避免在监护仪附近使用手机等电磁波设备，以免影响监测波形 3.告知患者及家属使用心电监护仪时报警的处理 4.告知患者血压定时监测，在监测期间避免活动监测肢体 5.床上活动指导，避免过渡牵扯及压疮产生	2 2 2 2 2	健康宣教内容不全	各−2	
	观察记录	1.至少每小时观察并记录HR、心律、R、BP和SpO$_2$的变化，判断显示屏显示结果 2.判断ECG、R、BP、SpO$_2$波形有无异常 3.发现异常及时报告医生处理	2 2 2	未记录 未判断 未处理异常	−2 −2 −2	
	整理	1.整理设备监测线路 2.保持床单位整洁	2 2	未整理监测线路 床单位杂乱	−2 −2	
	撤机操作	1.洗手，观察并记录HR、RR、BP、SpO$_2$ 2.关机 3.撤下ECG、BP、SpO$_2$导联 4.清洁心电极位置的皮肤，并观察胸前、腹部、上臂及指（趾）端等部位皮肤情况 5.注意保护患者隐私 6.仪器及导线处理正确	2 1 2 2 1 2	未洗手 未记录 未关机 未正确撤下ECG、BP、SpO$_2$导联 未观察及清洁皮肤 未注意保护患者隐私 未正确处理仪器及导线	−1 −1 −1 −2 −2 −1 −2	

续表

项目总分	项目内容	技术要求	分值	扣分细则	扣分
综合评价 (8分)	护患沟通	护患沟通有效,解释符合临床实际,操作过程体现人文关怀	2	未沟通、缺少人文关怀　　　各－1	
	整体效果	程序正确,操作熟练,动作轻柔	2	动作粗鲁,操作不熟　　　各－1	
	操作时间	操作时间不超过15分钟	4	操作时间每超30秒(超过17分钟停止操作)　　　－1	
		操作时间:			
	相关知识		5	一项内容不全或回答错误　　　－1	
	总分		100	累计	

应知应会,学以致用

一、应知应会

1.心电监护的适应证有哪些?

答:各种危重患者;急性心肌梗死、不稳定心绞痛;各种病因所致心律失常;置入人工心脏起搏器术后、心脏大手术后。

2.上肢无创血压测量如何选择合适的袖带?

答:瘦型成人或少年——超小号袖带(尺寸12 cm×18 cm);

上臂围22~26 cm——成人小号袖带(尺寸12 cm×22 cm);

上臂围27~34 cm——成人标准号袖带(尺寸16 cm×30 cm);

上臂围35~44 cm——成人大号袖带(尺寸16 cm×36 cm);

上臂围45~52 cm——成人超大号袖带或大腿袖带(尺寸16 cm×42 cm)。

3.使用心电监护仪的患者如何正确做好健康指导?

答:①指导患者不要自行移动或者摘除电极片、传感器,如皮肤出现瘙痒、疼痛等情况,应及时告诉医护人员。②告知患者及家属避免在监测仪附近使用手机等电磁波设备,以免影响监测波形。③告知患者及家属使用心电监护仪时报警的处理。④血压定时监测,在监测期间避免活动监测肢体。⑤床上活动指导,避免过度牵扯及压疮产生。

4.如何保养与清洁心电监护仪?

答:心电监护仪放置于通风、干燥处。接净化电源保持电压为(220±22)V,减少与高功率电器一起使用。避免频繁开关仪器,患者非长时间而只是暂停仪器时,摘除监护电极扣,调至待机状态即可,不必关机。保持仪器外部清洁无尘,定期用清水或0.05%健之素、肥皂水清洁仪器的外壳和电缆线,注意勿让液体流入机器内部。显示屏用干净软布擦净,动作要轻柔,以免损坏。

二、学以致用

1.哪些情况下需要调整多参数心电监护仪警报参数?

2.安装电极导联装置时,为什么需要避开心尖部和心底部?

3.连续监测心电监护的患者,应采取哪些措施避免给患者造成不必要的皮肤损伤?

4.心电监护仪常见故障分析有哪些?应该如何处理?

(吕林华)

技能 34　微量血糖测定

扫码看课件

学习目标

1.操作中具有同理心,做到护患同心;有较强的沟通能力,能够针对患者个体差异做好人文关怀;具有发现、分析、解决问题的能力和团队合作精神。

2.熟练掌握微量血糖测定的操作技能。

3.掌握护理程序和微量血糖测定的相关理论知识。

临床案例

李某,女,63岁,教师,2型糖尿病病史12年,近日出现视物不清、足部疼痛等症状,现来院就诊。查体:T 36.9 ℃,BP 159/98 mmHg,身高159 cm,体重69 kg。

医嘱:微量血糖监测。

【临床思考】

1.请分析该患者的主要护理诊断及护理要点。

2.请准确使用电子血糖仪监测血糖。

→ 护理诊断

1.营养失调:低于机体需要量　与机体代谢紊乱有关。

2.有感染的危险　与血糖增高,脂代谢紊乱,营养不良,微循环障碍等因素有关。

3.潜在并发症　糖尿病性视网膜病变、糖尿病足。

→ 护理要点

1.饮食护理　这是糖尿病治疗的最基本措施。食物组成:糖尿病患者为糖类50%～60%,蛋白质15%,脂肪<30%(糖尿病患儿为糖类50%、蛋白质20%、脂肪30%)。三餐热量分配:1/3、1/3、1/3,或1/5、2/5、2/5。

2.运动锻炼　最佳运动时间是餐后1小时,运动量的简易计算方法:脉率＝170－年龄。

3.用药护理

(1)口服降糖药物护理。

①指导患者按时按剂量服药,不可随意增量或减量。

②观察药物的疗效及不良反应。通过监测血糖水平、糖化血红蛋白水平等评价药物疗效。口服磺脲类药物应观察有无低血糖反应。

(2)胰岛素治疗的护理。胰岛素治疗的不良反应包括低血糖反应、胰岛素过敏和注射部位皮下脂肪萎缩或增生。低血糖多见于1型糖尿病患者。发生低血糖时,患者会出现头昏、心悸、多汗、饥饿甚至昏迷。一旦发生,应及时监测血糖,并根据病情摄入糖类食物或静脉推注50%葡萄糖液。胰岛素过敏的主要表现为注射部位局部瘙痒、出现荨麻疹。为避免因注射部位皮下脂肪改变而导致胰岛素吸收不良,应有计划地改换注射部位。

4. 血糖监测　指导患者掌握电子血糖仪的使用方法,能规范化进行血糖测试并记录血糖监测结果。通过教育使糖尿病患者认识到血糖监测的重要性。使血糖监测成为其有效的糖尿病自我管理工具。

5. 健康教育　让患者认识疾病的发生和控制,熟悉饮食管理、运动、用药和血糖监测的重要性和正确方法。

6. 并发症防治

(1)糖尿病性视网膜病变:患者已经出现视物模糊,要立即预约眼科医师诊治,采取防治措施。同时教育患者控制血糖、监测血糖对保护视网膜的重要性,引起患者重视并配合相应措施。

(2)足部护理:勤换鞋袜,每天检查与清洁足部,不要赤脚走路,预防外伤,选择轻巧、前端宽大的鞋子,不宜购买窄脚鞋、尖头鞋及高跟鞋。

→ 护患同心

(1)揉擦或按摩准备采血的部位(如指腹侧面),用75%乙醇消毒待干或用肥皂水将手洗干净,并用清洁的纸巾或棉球擦干双手(尤其是采血部位),将采血部位所在的手臂自然下垂,使用适当的采血器获得足量的血样,切勿以过度挤压采血部位的方式获得血样,以免挤压疼痛引起患者紧张,也防止大量组织间液混入血样而影响血糖测试结果。

(2)测试时建议一次性吸取足量的血样。在测试中不要按压或移动血糖试纸和血糖仪。

(3)测试后记录血糖测试结果,如果测试结果可疑,可以在得到患者同意后重新测试一次。若仍有疑问,及时报告医生。

(4)与患者一起分析血糖监测结果,并纵向比较血糖水平,根据结果调整生活方式和治疗方案;及时消除患者因一、两次不良结果所引起的焦虑情绪。

知识链接

血糖监测方法

　　血糖监测是糖尿病管理的重要内容,血糖监测结果可以反映糖尿病患者糖代谢紊乱的程度,用于制订合理的降糖方案,评价降糖治疗效果,指导调整治疗方案。临床常用的血糖监测方法包括毛细血管血糖监测、糖化血红蛋白(HbA1c)监测、糖化白蛋白(GA)监测和连续葡萄糖监测(CGM)等,其中毛细血管血糖监测包括患者自我血糖监测(SMBG)及在医院内进行的即时检测(POCT),是血糖监测的基本形式。HbA1c是反映既往2~3个月血糖水平的公认指标,糖化白蛋白和连续葡萄糖监测可以反映短期血糖水平,是上述监测方法的有效补充。

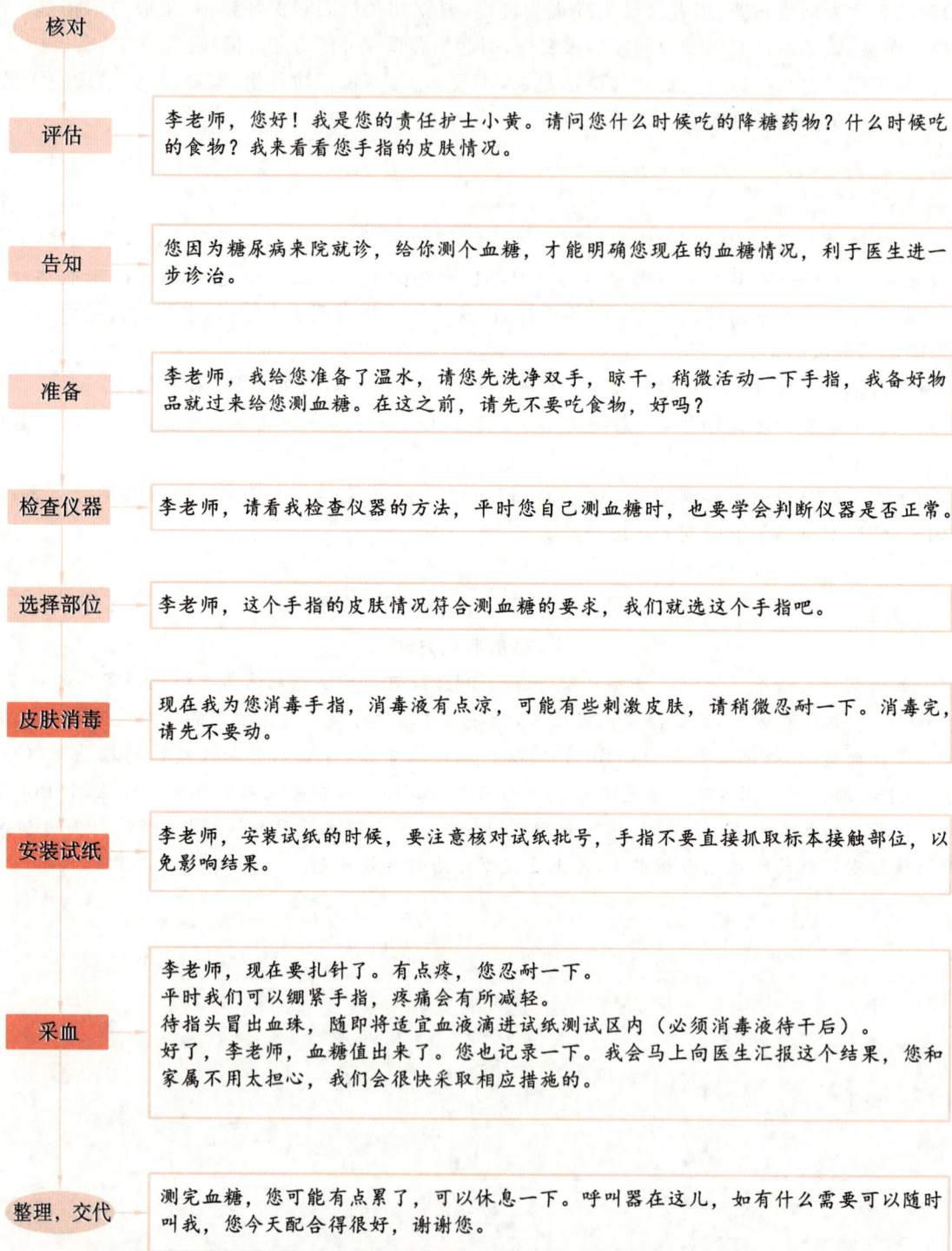

微量血糖测定操作流程

一、护患沟通

核对

评估 → 李老师，您好！我是您的责任护士小黄。请问您什么时候吃的降糖药物？什么时候吃的食物？我来看看您手指的皮肤情况。

告知 → 您因为糖尿病来院就诊，给你测个血糖，才能明确您现在的血糖情况，利于医生进一步诊治。

准备 → 李老师，我给您准备了温水，请您先洗净双手，晾干，稍微活动一下手指，我备好物品就过来给您测血糖。在这之前，请先不要吃食物，好吗？

检查仪器 → 李老师，请看我检查仪器的方法，平时您自己测血糖时，也要学会判断仪器是否正常。

选择部位 → 李老师，这个手指的皮肤情况符合测血糖的要求，我们就选这个手指吧。

皮肤消毒 → 现在我为您消毒手指，消毒液有点凉，可能有些刺激皮肤，请稍微忍耐一下。消毒完，请先不要动。

安装试纸 → 李老师，安装试纸的时候，要注意核对试纸批号，手指不要直接抓取标本接触部位，以免影响结果。

采血 → 李老师，现在要扎针了。有点疼，您忍耐一下。
平时我们可以绷紧手指，疼痛会有所减轻。
待指头冒出血珠，随即将适宜血液滴进试纸测试区内（必须消毒液待干后）。
好了，李老师，血糖值出来了。您也记录一下。我会马上向医生汇报这个结果，您和家属不用太担心，我们会很快采取相应措施的。

整理，交代 → 测完血糖，您可能有点累了，可以休息一下。呼叫器在这儿，如有什么需要可以随时叫我，您今天配合得很好，谢谢您。

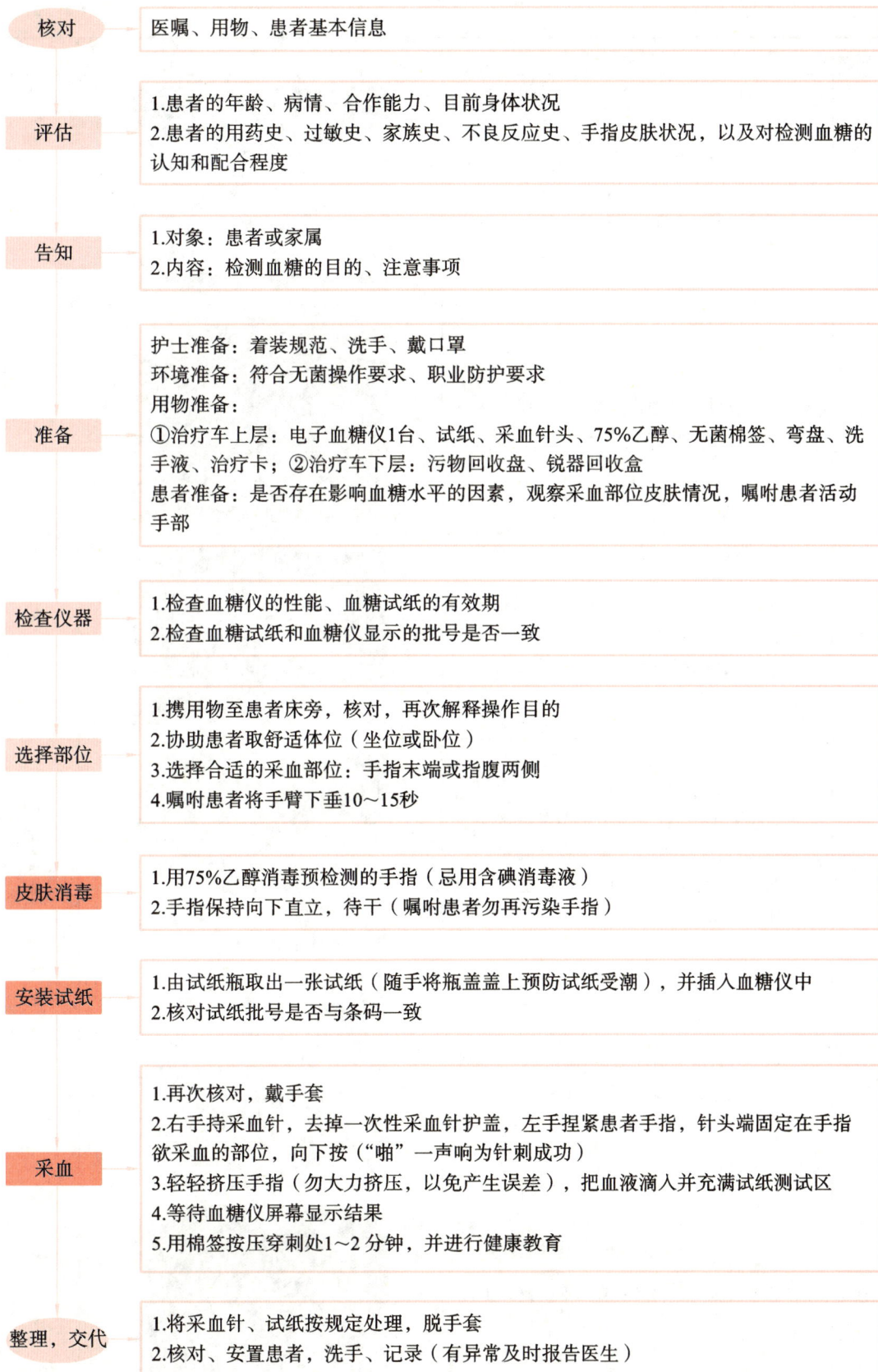

二、操作流程

核对	医嘱、用物、患者基本信息
评估	1.患者的年龄、病情、合作能力、目前身体状况 2.患者的用药史、过敏史、家族史、不良反应史、手指皮肤状况，以及对检测血糖的认知和配合程度
告知	1.对象：患者或家属 2.内容：检测血糖的目的、注意事项
准备	护士准备：着装规范、洗手、戴口罩 环境准备：符合无菌操作要求、职业防护要求 用物准备： ①治疗车上层：电子血糖仪1台、试纸、采血针头、75%乙醇、无菌棉签、弯盘、洗手液、治疗卡；②治疗车下层：污物回收盘、锐器回收盒 患者准备：是否存在影响血糖水平的因素，观察采血部位皮肤情况，嘱咐患者活动手部
检查仪器	1.检查血糖仪的性能、血糖试纸的有效期 2.检查血糖试纸和血糖仪显示的批号是否一致
选择部位	1.携用物至患者床旁，核对，再次解释操作目的 2.协助患者取舒适体位（坐位或卧位） 3.选择合适的采血部位：手指末端或指腹两侧 4.嘱咐患者将手臂下垂10~15秒
皮肤消毒	1.用75%乙醇消毒预检测的手指（忌用含碘消毒液） 2.手指保持向下直立，待干（嘱咐患者勿再污染手指）
安装试纸	1.由试纸瓶取出一张试纸（随手将瓶盖盖上预防试纸受潮），并插入血糖仪中 2.核对试纸批号是否与条码一致
采血	1.再次核对，戴手套 2.右手持采血针，去掉一次性采血针护盖，左手捏紧患者手指，针头端固定在手指欲采血的部位，向下按（"啪"一声响为针刺成功） 3.轻轻挤压手指（勿大力挤压，以免产生误差），把血液滴入并充满试纸测试区 4.等待血糖仪屏幕显示结果 5.用棉签按压穿刺处1~2分钟，并进行健康教育
整理，交代	1.将采血针、试纸按规定处理，脱手套 2.核对、安置患者，洗手、记录（有异常及时报告医生）

微量血糖测定操作要点解析

操作要点	要点解析	示例图	二维码
用物准备	1.无菌物品及试纸均在有效期内,包装完好无破损 2.血糖仪及采血针性能良好		
安装试纸	沿箭头方向将试纸插入血糖仪中,血糖仪自动开机,核对试纸批号是否与条码一致		
消毒皮肤	1.选择手指末端或指腹两侧为采血部位(不选皮肤角质较厚的手指) 2.用75％乙醇消毒皮肤,晾干		
采血	1.右手持采血针,去掉一次性采血针护盖,左手捏紧患者手指,针头端固定在手指欲采血的部位,向下按("啪"一声响为针刺成功) 2.轻轻挤压手指(勿大力挤压,以免产生误差),使血液充满试纸测试区		 微量血糖测定
结果显示	试纸取样后轻放于桌面上,不能晃动,数秒钟后数值出现,正确读取并告知患者		
按压止血	指导患者按压1～2分钟,直至不出血为止		

微量血糖测定操作评分标准

考生姓名：_____　　考生学号：_____　　主考老师：_____　　考核分数：_____

项目总分	项目内容	技术要求	分值	扣分细则		扣分
素质要求 （6分）	报告内容	报告考生班级、姓名、考试项目时，语言流畅、态度和蔼、面带微笑	2	语言不流畅	－1	
				面部表情不佳	－1	
	仪表举止	仪表大方，举止端庄，步态轻盈	2	情绪紧张，状态低沉	－1	
				精神不振，姿态不端正	－1	
	服装头发	服装鞋帽整洁，着装符合职业要求，短发不过肩	2	衣服不整洁，着装不规范	－1	
				头发凌乱，短发过肩	－1	
操作前准备 （20分）	评估	患者手指状况，解释操作目的及操作相关事项，征得同意使之愿意合作，并协助患者清洁双手	6	未评估患者病情、意识、手指皮肤状况、合作程度，未做解释，未协助清洁双手 各－1		
	环境	室内温湿度适宜、安静整洁、光线适中（口述）	2	口述不全	－1	
				未口述	－2	
	用物	用物准备齐全、摆放合理、美观	2	用物摆放不规范	－1	
				用物准备不齐	－1	
	护士	护士修剪指甲、洗手、戴口罩、报告开始操作（此步骤开始计时）	5	未洗手、未戴口罩 各－2		
				护士准备不符合要求	－1	
	检查仪器	检查血糖仪的性能、血糖试纸的有效期，以及试纸和血糖仪显示的批号是否一致	5	未检查血糖仪	－1	
				未检查血糖试纸	－1	
				未校对血糖试纸并调码	－3	
操作步骤 （56分）	核对解释	1.携用物至患者床旁	2	动作粗鲁、引起噪声 各－1		
		2.核对医嘱、治疗单、患者	1	未核对或核对不严谨	－1	
		3.询问患者进食时间	2	未询问患者进食时间	－2	
	选取部位	1.协助更换体位（坐位或卧位）	1	未协助患者更换卧位	－1	
		2.采血部位：手指末端或指腹两侧	2	未选择合适的采血部位	－2	
		3.嘱咐患者将手臂下垂10～15秒	2	未嘱咐患者下垂手臂	－2	
	皮肤消毒	1.用75%乙醇消毒预检测的手指（忌用含碘消毒液）	4	未消毒	－2	
				消毒不规范	－1	
				消毒液选择错误	－1	
		2.消毒时保持患者手指向下直立	1	消毒时手指非直立	－1	
		3.晾干（消毒液完全蒸发）	1	未待干	－1	
		4.嘱咐患者勿再污染手指	2	手指被污染	－2	
	安装试纸	1.从试纸瓶内取出试纸，并快速盖紧瓶盖，查看试纸表面有无受潮或污染，禁用手触摸试纸两端	5	未立即将试纸瓶盖盖紧	－2	
				未检查试纸	－1	
				手触摸试纸两端	－2	
		2.沿箭头方向将试纸插入血糖仪中，血糖仪自动开机，核对试纸批号是否与条码一致	3	试纸插入方法不正确	－1	
				未核对试纸批号	－1	
				试纸条码不一致未调节	－1	
	采血	1.再次核对，戴手套	2	未核对	－1	
				未戴手套	－1	
		2.右手持采血针，去掉一次性采血针护盖，左手捏紧患者手指，针头端固定在手指欲采血的部位，向下按（"啪"一声响为针刺成功）	2	采血部位不准确	－1	
				采血手法不正确	－1	
		3.轻轻挤压手指（勿大力挤压，以免产生误差），使血充满试纸测试区	6	挤压手法不正确	－2	
				血量不够或采血不成功	－2	
				未拭去第一滴血	－2	
		4.棉签按压穿刺处1～2分钟	1	未按压止血	－1	
		5.读取血糖仪屏幕显示结果	1	未读取结果	－1	
		6.记录患者血糖值，并关机	3	未记录血糖值	－2	
				未关机	－1	
		7.进行健康教育，交代注意事项	3	未进行健康教育	－3	
	处置	1.核对药物、患者	1	操作后未核对	－1	
		2.将采血针、试纸按感染性废物进行处理	2	未正确处理污物	－2	
		3.脱手套	1	未脱手套	－1	
		4.患者的安置（体位、床单位）	2	未协助患者取舒适体位、整理床单位 各－1		
	整理记录	1.整理用物	1	未分类放置	－1	
		2.洗手	2	未洗手或洗手不规范 各－1		
		3.脱口罩	2	未脱口罩或方法错误 各－1		
		4.记录（此步骤计时结束）	1	未记录	－1	

续表

项目总分	项目内容	技术要求	分值	扣分细则	扣分
综合评价	护患沟通	护患沟通有效,解释符合临床实际,操作过程体现人文关怀	3	未沟通、缺少人文关怀、患者感到紧张　　　　各－1	
	整体效果	1.操作熟练、方法正确、动作轻稳、遵守无菌操作原则	4	动作粗鲁、操作不熟、违反无菌操作原则、患者不舒适　　　　各－1	
		2.患者无不适	2	整体欠佳　　　　－2	
	操作时间	操作时间不超过8分钟	4	操作时间每超30秒(超过10分钟停止操作)　　　　－1	
		操作时间:			
	相关知识		5	一项内容不全或回答错误　　　　－1	
	总分		100	累计	

应知应会,学以致用

一、应知应会

1.正常血糖值及范围是多少?

答:血糖达标的三个标准是空腹血糖、餐后2小时血糖及糖化血红蛋白均达标。空腹血糖:3.9～6.1 mmol/L。餐后2小时血糖:5.0～7.8 mmol/L。糖化血红蛋白<6.5%。

2.为什么监测血糖很重要?

答:糖尿病作为一种常见的慢性代谢性疾病,持续高血糖可能导致多种并发症,如心血管疾病、肾脏疾病、神经病变和视网膜病变等。糖尿病的治疗强调综合管理,包括饮食控制、运动锻炼、药物治疗以及自我监测等。定期进行血糖测定对于了解个体的糖代谢状态具有重要意义。通过监测血糖变化,可以帮助早期发现糖代谢异常,及时采取干预措施,预防或延缓糖尿病及其并发症的发生,这也是指导医生调整治疗方案的重要依据。

3.血糖测定前要注意哪些事项?

答:在进行血糖测定时,需注意采血前应避免剧烈运动,保持空腹状态,并确保采血过程严格无菌,以避免感染。同时,解读血糖结果时应结合患者个体情况(如年龄、性别、种族、遗传背景等)进行综合考虑。此外,对于糖尿病患者,除了定期监测血糖外,还要关注血脂、血压、体重等方面的综合管理。

4.微量血糖测定的原理是什么?

答:血糖的测定方法主要有静脉血浆血糖测定和毛细血管血糖测定两种。静脉血浆血糖的测定采用氧化酶法,而毛细血管血糖的测定通常采用试纸法。原理是基于酶与底物的专一性反应,通过测定葡萄糖氧化酶与葡萄糖反应产生的过氧化氢的量来计算血糖浓度。

5.如何保证末梢血糖测定的准确性?

答:每天使用前,完成室内质控检测,使用血糖仪之前要校正;必须保证血糖仪和试纸条是同一厂家;对于有代码的血糖仪,还要确保代码与血糖试纸一致;血糖仪正常工作的温度是10～40 ℃,湿度是20%～80%。环境温度过低或过热都会影响血糖值的准确,冬季室外测血糖,容易不准确;应注意保持血糖仪的清洁,灰尘、血迹、水果汁等污染血糖仪可能影响测得的血糖值;瓶装试纸打开后,有效期为3个月,应保证试纸条未过期;试纸取出后,手指不可触及血糖试纸测试区,否则可能引起污染,影响准确性;采血前,患者要洗净双手,保持双手清洁。患者如服用高剂量维生素C或伴低氧血症,也会影响血糖准确性。

二、学以致用

1.血糖仪和血糖试纸使用的注意事项与维护方法有哪些?

2.血糖监测的时机有哪些?

(曾丽智)

技能 35　胰岛素笔注射

扫码看课件

学习目标

1.操作中具有同理心,做到护患同心;有较强的沟通能力,能够针对患者个体差异做好人文关怀;具有发现、分析、解决问题的能力和团队合作精神。

2.熟练掌握胰岛素笔注射的操作技能。

3.掌握胰岛素笔注射的相关理论知识。

临床案例

张某,男,65 岁,农民。患者自述 3 年前体检时发现血糖高,未重视。5 天前出现多饮、多尿,伴咽痛、烦渴、乏力,自己在家用药未见好转,来院住院治疗。患者体形消瘦,此次发病以来精神一般、睡眠差、食欲不佳。入院后测得随机血糖高达 19.4 mmol/L。查体:T 36.8 ℃,P 98 次/分,R 20 次/分,BP 90/60 mmHg。

医嘱:精蛋白生物合成人胰岛素 28 IU,H,每日 2 次,饭前 30 分钟。

【临床思考】

请分析该患者的主要护理诊断及护理要点。

护理诊断

1.知识缺乏　缺乏糖尿病防治和自我护理的知识。

2.营养失调:低于机体需要量　与胰岛素分泌或作用缺陷引起糖、蛋白质、脂肪代谢紊乱有关。

3.有感染的危险　与血糖高、脂代谢紊乱、营养失调等有关。

4.有皮肤完整性受损的危险　与消瘦、抵抗力下降有关。

5.潜在并发症　糖尿病酮症酸中毒。

护理要点

1.饮食护理　严格遵守糖尿病饮食,可采用低糖食物,如全麦面包、糙米饭、豆类、苹果等以维持血糖稳定。

2.病情观察　严密监测生命体征、意识状态、皮肤弹性、四肢温度,监测并记录血糖、尿糖等指标,注意观察有无发生糖尿病酮症酸中毒等并发症。

3.皮肤护理　做好皮肤护理,给予气垫床,定时翻身,必要时用 50%乙醇进行全背部及受压局部皮肤按摩,预防压疮。

4.健康指导　指导患者及家属学会血糖仪的使用和胰岛素笔注射的方法,熟悉糖尿病常见急性并发症(如低血糖反应、糖尿病酮症酸中毒)的主要临床表现、观察方法及应急处理等。

护患同心

1.护理原则　严格执行查对制度、遵循无菌技术与标准预防原则。

2.注意用药安全

(1)进针角度、深度适宜,避免因注射方法不当造成疼痛、血肿和硬结等,引起患者不适。

(2)注射剂量准确,避免浪费药液。

(3)注射部位合适,长期注射者应有计划地选择、更换注射部位,以保证药液充分吸收。

知识链接

胰岛素无针注射器

　　胰岛素无针注射器的原理是通过注射器内的弹簧释放产生强大的动力,快速推动注射器前端安瓿内的药液,药液通过安瓿前端直径为 0.17 mm 的微孔,以"液体针"的形式瞬间穿过表皮细胞,渗透皮下组织,完成注射。它的优点是消除被注射者对针头的恐惧,消除疼痛。与胰岛素笔相比,胰岛素无针注射器更舒适、更安全,非常适合长期注射胰岛素者和老年患者。

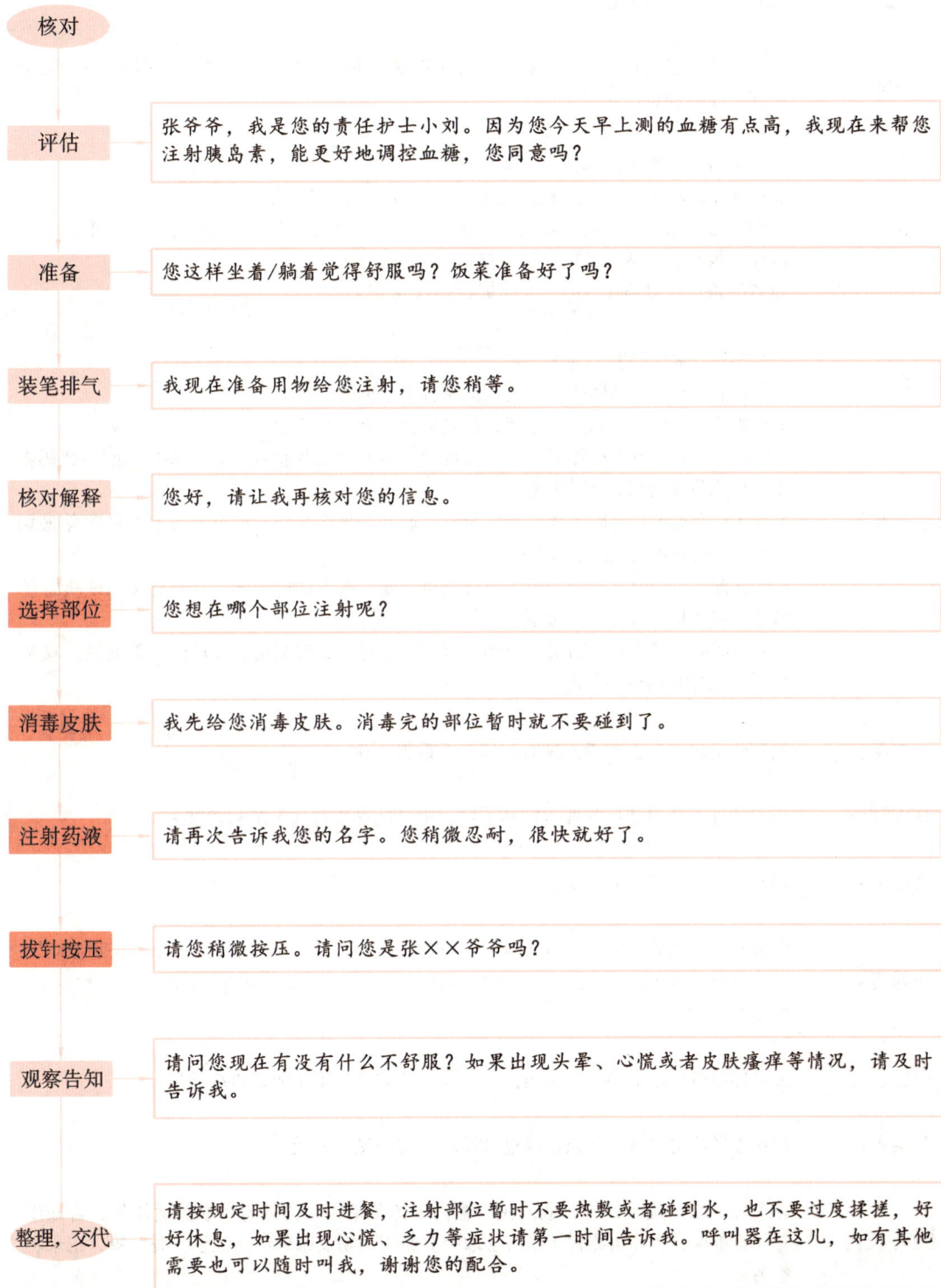

胰岛素笔注射操作流程

一、护患沟通

核对

评估 —— 张爷爷，我是您的责任护士小刘。因为您今天早上测的血糖有点高，我现在来帮您注射胰岛素，能更好地调控血糖，您同意吗？

准备 —— 您这样坐着/躺着觉得舒服吗？饭菜准备好了吗？

装笔排气 —— 我现在准备用物给您注射，请您稍等。

核对解释 —— 您好，请让我再核对您的信息。

选择部位 —— 您想在哪个部位注射呢？

消毒皮肤 —— 我先给您消毒皮肤。消毒完的部位暂时就不要碰到了。

注射药液 —— 请再次告诉我您的名字。您稍微忍耐，很快就好了。

拔针按压 —— 请您稍微按压。请问您是张××爷爷吗？

观察告知 —— 请问您现在有没有什么不舒服？如果出现头晕、心慌或者皮肤瘙痒等情况，请及时告诉我。

整理，交代 —— 请按规定时间及时进餐，注射部位暂时不要热敷或者碰到水，也不要过度揉搓，好好休息，如果出现心慌、乏力等症状请第一时间告诉我。呼叫器在这儿，如有其他需要也可以随时叫我，谢谢您的配合。

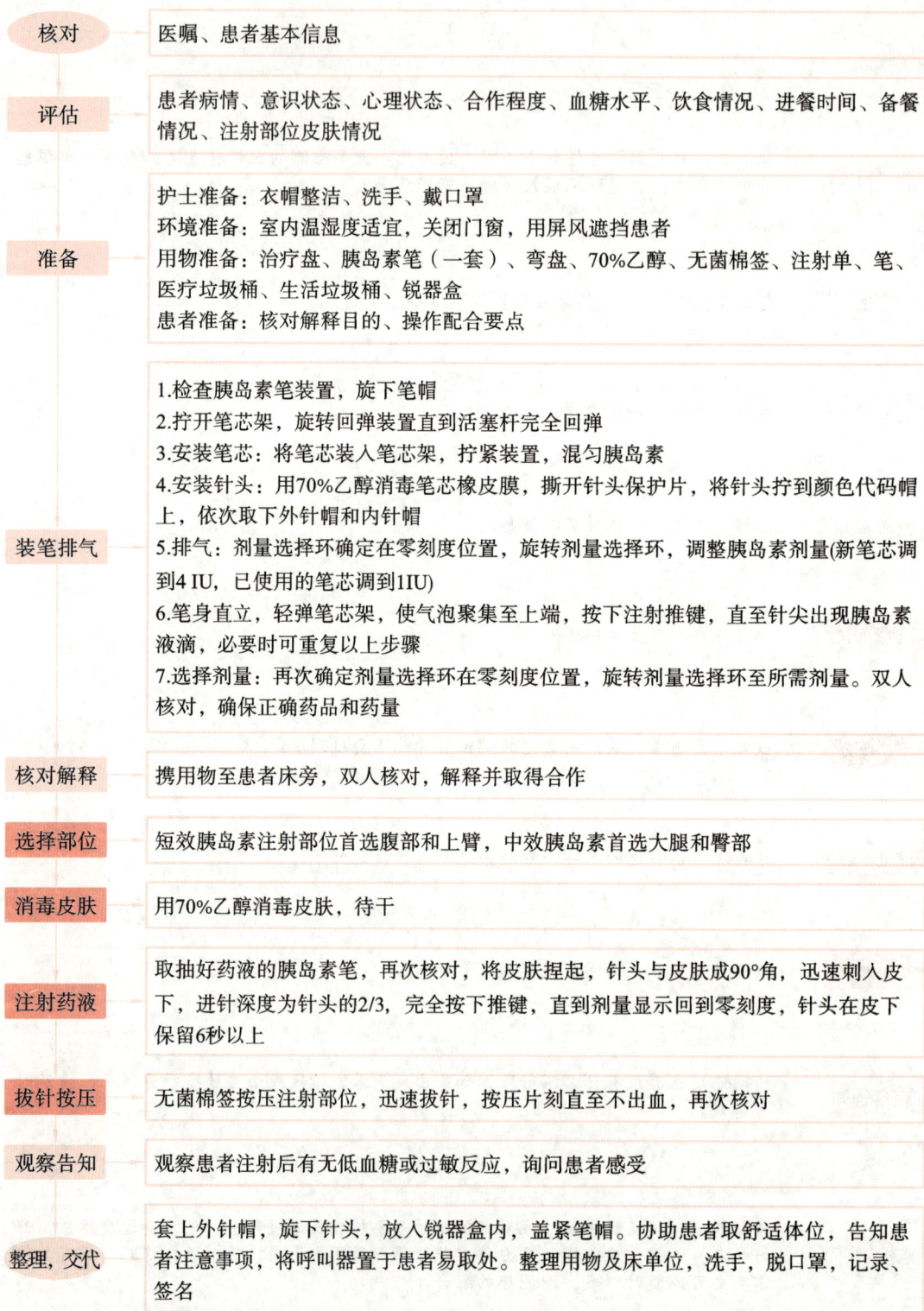

二、操作流程

核对	医嘱、患者基本信息

评估	患者病情、意识状态、心理状态、合作程度、血糖水平、饮食情况、进餐时间、备餐情况、注射部位皮肤情况

准备	护士准备：衣帽整洁、洗手、戴口罩 环境准备：室内温湿度适宜，关闭门窗，用屏风遮挡患者 用物准备：治疗盘、胰岛素笔（一套）、弯盘、70%乙醇、无菌棉签、注射单、笔、医疗垃圾桶、生活垃圾桶、锐器盒 患者准备：核对解释目的、操作配合要点

装笔排气	1.检查胰岛素笔装置，旋下笔帽 2.拧开笔芯架，旋转回弹装置直到活塞杆完全回弹 3.安装笔芯：将笔芯装入笔芯架，拧紧装置，混匀胰岛素 4.安装针头：用70%乙醇消毒笔芯橡皮膜，撕开针头保护片，将针头拧到颜色代码帽上，依次取下外针帽和内针帽 5.排气：剂量选择环确定在零刻度位置，旋转剂量选择环，调整胰岛素剂量(新笔芯调到4 IU，已使用的笔芯调到1IU) 6.笔身直立，轻弹笔芯架，使气泡聚集至上端，按下注射推键，直至针尖出现胰岛素液滴，必要时可重复以上步骤 7.选择剂量：再次确定剂量选择环在零刻度位置，旋转剂量选择环至所需剂量。双人核对，确保正确药品和药量

核对解释	携用物至患者床旁，双人核对，解释并取得合作

选择部位	短效胰岛素注射部位首选腹部和上臂，中效胰岛素首选大腿和臀部

消毒皮肤	用70%乙醇消毒皮肤，待干

注射药液	取抽好药液的胰岛素笔，再次核对，将皮肤捏起，针头与皮肤成90°角，迅速刺入皮下，进针深度为针头的2/3，完全按下推键，直到剂量显示回到零刻度，针头在皮下保留6秒以上

拔针按压	无菌棉签按压注射部位，迅速拔针，按压片刻直至不出血，再次核对

观察告知	观察患者注射后有无低血糖或过敏反应，询问患者感受

整理，交代	套上外针帽，旋下针头，放入锐器盒内，盖紧笔帽。协助患者取舒适体位，告知患者注意事项，将呼叫器置于患者易取处。整理用物及床单位，洗手，脱口罩，记录、签名

胰岛素笔注射操作要点解析

操作要点	要点解析	示例图	二维码
用物准备	备齐用物:胰岛素笔(一套),内含笔芯、笔芯架、针头		
装笔排气	1.检查胰岛素笔装置,旋下笔帽 2.拧开笔芯架,旋转回弹装置直到活塞杆完全回弹 3.将笔芯装入笔芯架,拧紧装置,混匀胰岛素 4.用70%乙醇消毒笔芯橡皮膜,撕开针头保护片,将针头拧到颜色代码帽上,依次取下外针帽和内针帽 5.剂量选择环确定在零刻度位置,旋转剂量选择环,调整胰岛素剂量(新笔芯调到4IU,已使用的笔芯调到1IU)		安装笔芯 安装针头 排气
注射药液	取抽好药液的胰岛素笔,再次核对,将皮肤捏起,针头与皮肤成90°,迅速刺入皮下,进针深度为针头的2/3,完全按下推键,直到剂量显示回到零刻度,针头在皮下保留6秒以上		

胰岛素笔注射操作评分标准

考生姓名:＿＿＿＿＿＿＿＿ 考生学号:＿＿＿＿＿＿＿＿ 主考老师:＿＿＿＿＿＿＿＿ 考核分数:＿＿＿＿＿＿＿＿

项目总分	项目内容	技术要求	分值	扣分细则		扣分
素质要求 (6分)	报告内容	报告考生班级、姓名、考试项目时,语言流畅、态度和蔼、面带微笑	2	语言不流畅 面部表情不佳	−1 −1	
	仪表举止	仪表大方,举止端庄,步态轻盈	2	情绪紧张,状态低沉 精神不振,姿态不端正	−1 −1	
	服装头发	服装鞋帽整洁,着装符合职业要求,短发不过肩	2	衣服不整洁,着装不规范 头发凌乱,短发过肩	−1 −1	
操作前准备 (15分)	患者	患者病情、合作程度、血糖水平、饮食情况、进餐时间、注射部位皮肤情况	6	未评估其中任何一项	各−1	
	环境	室内温湿度适宜、安静整洁、光线适中,注意保护患者隐私(口述)	2	口述不全 未口述	−1 −2	
	用物	用物准备齐全,摆放合理、美观	2	用物摆放不规范 用物准备不齐或型号不对	−1 −1	
	护士	护士修剪指甲、洗手、戴口罩,报告开始操作(此步骤开始计时)	5	未洗手、未戴口罩 护士准备不符合要求	各−2 −1	

续表

项目总分	项目内容	技术要求	分值	扣分细则		扣分
操作步骤 （64 分）	首次核对	1.携用物至患者床旁 2.核对医嘱、治疗单、患者 3.向患者及家属解释操作目的	2 1 1	动作粗鲁、引起噪音	各-1	
				未核对	-1	
				未向患者及家属解释	-1	
	装笔排气	1.检查胰岛素笔装置,旋下笔帽 2.拧开笔芯架,旋转回弹装置直到活塞杆完全回弹 3.将笔芯装入笔芯架,拧紧装置,混匀胰岛素 4.用70%乙醇消毒笔芯橡皮膜,撕开针头保护片,将针头拧到颜色代码帽上,依次取下外针帽和内针帽 5.剂量选择环确定在零刻度位置,旋转剂量选择环,调整胰岛素剂量 6.笔身直立,轻弹笔芯架,使气泡聚集至上端,按下注射推键,直至针尖出现胰岛素液滴,必要时可重复以上步骤 7.再次确定剂量选择环在零刻度位置,旋转剂量选择环至所需剂量	2 4 4 4 2 2 2	检查胰岛素笔方法不正确	-2	
				拧开笔芯架方法不正确	-2	
				推回活塞杆方法不正确	-2	
				笔芯装入笔芯架方法不正确	-2	
				混匀胰岛素方法不正确	-2	
				消毒笔芯橡皮膜方法不正确	-2	
				安装针头、取针帽方法不正确	-2	
				调整胰岛素剂量方法不正确	-2	
				排气方法不正确,浪费药液	-2	
				选择所需注射的剂量不正确	-2	
	再次核对	再次核对医嘱、治疗单、患者 解释清楚,取得合作	1 1	未进行双人核对	-1	
				未跟患者解释清楚并取得配合	-1	
	选择部位	短效胰岛素注射部位首选腹部和上臂,中效胰岛素首选大腿和臀部	2	选择注射部位不正确	-2	
	消毒皮肤	用70%乙醇消毒皮肤	4	消毒皮肤方法不正确	-2	
				消毒范围不正确	-2	
	注射药液	1.取抽好药液的胰岛素笔,再次核对 2.将皮肤捏起,针头与皮肤成90°角,迅速刺入皮下,进针深度为针头的2/3,完全按下推键,直到剂量显示回到零刻度 3.针头在皮下保留6秒以上	2 8 2	进针前未进行核对	-2	
				持针、进针手法不正确	-4	
				进针角度、深度不合适	-4	
				针头在皮下保留时间不正确	-2	
	拔针按压	1.无菌棉签按压注射部位,迅速拔针,按压片刻直至不出血 2.再次核对	2 2	拔针、按压注射部位不正确	-2	
				未进行再次核对	-2	
				核对不全面	-1	
	观察告知	1.观察患者注射后有无低血糖或过敏反应 2.询问患者感受	2 2	未观察局部及全身反应	-2	
				未询问患者感受	-2	
	整理交代	1.套上外针帽,旋下针头,放入锐器盒内,盖紧笔帽 2.协助患者取舒适体位,告知患者注意事项,将呼叫器置于患者易取处 3.整理用物及床单位 4.洗手、脱口罩,记录注射胰岛素时间、剂型、剂量和患者反应,签名(此步骤计时结束)	2 5 1 4	针头、胰岛素笔处置不正确	-2	
				未给患者安置舒适体位	-1	
				未交代进食时间及注意事项	-3	
				呼叫器放置不正确	-1	
				未整理用物及床单位	-1	
				未洗手、脱口罩	-2	
				未签名,记录内容不规范	-2	
综合评价 （10 分）	护患沟通	护患沟通有效,解释符合临床实际,操作过程体现人文关怀	2	未沟通、缺少人文关怀	各-1	
	整体效果	1.程序正确,操作熟练,动作轻柔 2.患者无不适,无菌观念强	2 2	动作粗鲁、操作不熟、手法错误、患者不舒适	各-1	
				无菌观念差	-2	
	操作时间	操作时间不超过10分钟	4	操作时间每超30秒(超过12分钟停止操作)	-1	
		操作时间:_____				
	相关知识		5	一项内容不全或回答错误	-1	
	总分		100	累计		

应知应会,学以致用

一、应知应会

1. 胰岛素应该如何保存?

答:未开封的胰岛素放于冰箱4~8 ℃冷藏保存,注射时需提前30分钟取出。正在使用的胰岛素无须放入冰箱,在常温下(不超过28 ℃)可使用28天。胰岛素保存时应注意避免剧烈晃动、过冷、过热和太阳直射等。

2. 胰岛素应该在哪个时间注射?

答:一般采用皮下注射治疗1型或2型糖尿病。皮下注射时间如下:速效胰岛素于饭前5分钟进行注射,短效胰岛素于饭前15~30分钟进行注射,中、长效胰岛素于餐前1小时注射,长效胰岛素于睡前或早上注射,每天同一时间注射,可以使胰岛素浓度保持稳定。

3. 胰岛素笔使用的注意事项有哪些?

答:胰岛素笔使用时应注意:①胰岛素笔应与胰岛素配套,专人专用;②笔芯上的色带提示胰岛素的不同剂型,注射前应确认剂型无误后方可注射;③每次注射前,混匀胰岛素悬液,笔身针尖朝上排尽空气;④注射完毕及时取下针头,以免温度变化引起药液外溢,或导致笔芯中剩余胰岛素浓度发生改变。

4. 患者注射完胰岛素后要观察哪些不良反应?

答:患者注射完胰岛素后要重点观察有无出现低血糖反应、过敏反应、注射部位皮下脂肪萎缩或增生等不良反应。

二、学以致用

1. 胰岛素笔注射成功的关键是什么?

2. 胰岛素笔注射前测得患者血糖正常,还需要注射当次胰岛素吗? 为什么?

(林 琳)

常用外科护理技术

技能 36　手术人员无菌准备

扫码看课件

1. 培养良好的无菌观念和操作习惯,提高医护人员的专业素养和综合能力。
2. 学习并掌握手术人员无菌准备的具体操作步骤和方法。
3. 掌握手术人员无菌准备的相关理论知识。

临床案例

　　王某,男,46岁,2年前无明显诱因出现右上腹疼痛不适,可耐受,在当地医院行腹部超声检查提示胆囊结石,未做特殊治疗。今患者为求进一步治疗,遂来我院门诊就诊,门诊遂以"胆囊结石伴慢性胆囊炎"收入院。患者目前精神好,体力正常,食欲正常,睡眠正常,体重无明显变化,大便正常,排尿正常。术前检查完善,有手术适应证,拟行腹腔镜胆囊切除术。

　　【临床思考】
　　手术人员的无菌准备包括哪些?

护理诊断

1. 焦虑　与担心预后有关。
2. 知识缺乏　与缺乏手术相关知识有关。
3. 潜在并发症　有术中感染的风险。

护理要点

　　1. 外科手消毒　手术人员应在进入手术室前,按照规定的外科洗手流程洗手,以清除手和手臂皮肤表面的暂居菌。洗手后,应使用无菌毛巾擦干,并避免再次触摸非无菌物品。此外,手术人员在手术过程中还应定期进行手部消毒,以减少细菌的数量。

　　2. 穿戴手术衣和手套　手术人员应穿戴符合规定的手术衣和手套,确保手术区域的清洁和无菌状态。穿戴手术衣时,应避免接触到手术衣的外部,手套应穿戴在手术衣的袖口外,并确保手套的完整性。

　　3. 保护无菌区域　在手术过程中,手术人员应始终保持手术区域的无菌状态。避免触摸非手术区域,避免咳嗽或打喷嚏等可能污染手术区域的动作。同时,应尽量减少手术室内的人员流动和参观人数,以减少空气中的细菌数量。

4.手术器械和物品的消毒 手术器械和物品应在使用前应充分消毒,确保无菌状态。对于不能耐受高温的物品,应使用适当的消毒剂进行浸泡或擦拭消毒。在手术过程中,应保持手术器械和物品的干燥和无菌,避免污染。

5.监督和管理 医院应加强对手术人员无菌操作的监督和管理,确保手术过程的安全性和患者的满意度。同时,手术人员也应自觉遵守无菌原则,提高无菌操作的意识和能力。

→ 护患同心

(1)参加手术的巡回护士应术前1天到相应科室访视患者,主动向患者介绍自己,包括手术内容及担任的任务,使患者在情绪和形式上有所依托,提高患者的安全感和信任度,取得患者合作。

(2)提前了解患者所选择的手术方式、手术体位要求及可能出现的问题。提前准备好手术器械及用物,以便在改变式时及时应对,为患者提供安全、可靠的手术保障。

(3)患者进入手术室后,护士应主动交流,使患者放松,减轻焦虑。因此,根据不同患者的年龄、性别和性格,交流的形式可以多样化、生动化。将口头的、书面的内容生动化,必要时采用当地的方言,使患者有种亲切感,尽量减少患者的紧张与不安。交流的过程中,可以介绍手术室的环境、手术体位、麻醉方式、手术程序和规范要求及注意事项,必要时轻卧患者的手,予以心理支持。

知识链接

手术室细菌培养监测

1.空气细菌监测 每月对洁净手术部空气、物体表面进行细菌培养,对空气灰尘粒子数、噪声、湿度、温度进行监测1次。世界卫生组织规定进行Ⅰ类手术包括器官移植、心血管、矫形外科手术的手术室空气细菌含量应小于 $10\ cfu/m^3$。普通手术室空气细菌含量标准为小于或等于 $200\ cfu/m^3$。手术室空气中细菌的含量与手术切口感染的发生率呈正相关,浮游菌达 $700\sim1800\ cfu/m^3$,感染率显著增大;若降低至 $180\ cfu/m^3$ 以下时,感染率就显著减小。加强室内空气洁净度的监测是减少手术感染的重要措施。

2.手术人员的手及刷手消毒液的细菌监测 定期对手术人员的手进行监测。用无菌棉签蘸无菌生理盐水在手术者手指的四面做"之"字形擦拭,然后放入培养试管进行培养,带菌者不超过 $5\ cfu/m^3$ 为合格。对刷手消毒液进行细菌监测,无菌生长为合格。

3.器械、敷料的监测 对已消毒灭菌的器械、敷料应每日进行微生物监测1次,从而确保物品的绝对灭菌。应注意器械包不宜过大,物品包体积不得超过 $30\ cm\times30\ cm\times50\ cm$。灭菌包每个包内放置化学指示剂,物品包捆扎不宜过紧,外用化学指示胶带贴封。在灭菌后或开包使用前应检查是否达到灭菌的色泽或状态,未达到或有疑点者不可作为无菌包使用。合格的灭菌物品,应有灭菌日期、合格标志。

手术人员无菌准备操作流程

要求	着装整洁，无菌观念强，态度严谨，动作利落，反应敏捷
操作准备	护士准备：更换洗手衣、裤，摘下首饰、手表，修剪指甲，戴好口罩、圆帽；卷袖过肘15 cm以上 环境准备：洗手间、手术间用物摆放整齐，符合要求；水温、室温、光线适宜；了解手术间温湿度及光线是否适宜，是否连台手术、前一台手术否为污染或感染手术 用物准备：①洗手设施准备：刷手池、非手触式水龙头、脚踩取液器、皮肤清洁液、手消毒液、擦手纸等。②器械台、无菌手术衣包、无菌手套
入洗手间	检查手消毒液有效期
洗手	1.清洁洗手：采用七步洗手法洗手，清洁前臂和上臂下1/3，认真揉搓 2.冲洗：用流动水冲洗双手前臂和上臂下1/3 3.擦干：用擦手纸擦干双手、前臂和上臂下1/3
手消毒	1.右上肢快速进行手消毒：取一泵（约2 mL）手消毒液于左手掌心；将右手指尖浸泡在手消毒液中≥5秒；将手消毒液涂抹在右手、前臂直至上臂下1/3，确保通过环形运动环绕前臂至上臂下1/3，将手消毒液完全覆盖皮肤区域持续揉搓10～15秒，至手消毒液干燥 2.左上肢快速手消毒：取一泵手消毒液于右手掌心，消毒左手指至左上臂下1/3，方法同右上肢消毒 3.再次手消毒：采用七步洗手法进行手消毒
入手术间	保持拱手姿势，通过自动感应门，进入手术间
穿手术衣	1.取手术衣：从打开的无菌包抓取手术衣 2.开手术衣：选择较宽敞处，手提衣领，正面向外使手术衣下端自然下垂打开手术衣 3.穿手术衣：将手术衣向上轻轻抛起，两臂向前平伸、双手顺势插入袖中，不可高举过肩，也不可向两侧展开 4.协助系带：巡回护士在器械护士背后抓住手术衣后襟内面向后拉平衣袖，器械护士屈曲肘部保持拱手姿势，衣袖口裹住指尖，巡回护士从内面翻平衣领，协助系好衣领口和后襟上部系带
戴手套	1.戴手套：巡回护士打开无菌手套外包装，用无菌持物钳夹取手套内袋放于无菌台上。器械护士采用无接触式戴手套法：检查手套号码，手指向下打开内层纸袋，左手隔衣袖取左手套，将手套拇指在下、指端朝向手臂，放于左手衣袖上，右手指隔衣袖抓手套反折部并将之翻转于左袖口；同法戴右手套；戴好手套，十指交叉，使手套指端充实 2.系带整理：器械护士戴好手套后，解开并撑起后襟斜角一侧腰带，巡回护士用无菌持物钳夹住腰带末端绕过后方，再递给器械护士自行系好；巡回护士在后方半蹲，抓住手术衣前侧方下摆内面，向斜下后方牵拉使手术衣平整、舒适
脱手术衣	脱手术衣：术毕，器械护士解开腰带在前面打结，巡回护士协助解开后襟上部系带；器械护士双手胸前交叉抓住手术衣肩部，向前牵拉翻转脱下
脱手套	脱手套：抓手套外侧面翻转脱去，不可触及手臂以免造成污染
整理，交代	1.手术室清洁：协助清洁人员清理手术室 2.器械整理：将使用过的器械进行清洗、消毒和整理 3.患者护理：护理人员将患者送回病房，交接患者的病情和术后护理要点

手术人员无菌准备操作要点解析

操作要点	要点解析	示例图	二维码
开手术衣	选择较宽敞处，手提衣领，正面向外使手术衣下端自然下垂打开手术衣		
穿手术衣	将手术衣向上轻轻抛起，两臂向前平伸、双手顺势插入袖中，不可高举过肩，也不可向两侧展开		穿手术衣
无接触式戴手套	戴手套前，手不能露出手术衣		无接触式戴手套
拱手姿势	穿戴完毕后需保持拱手姿势于肩以下、腰以上		

手术人员无菌准备操作评分标准

考生姓名：＿＿＿＿＿＿＿＿　考生学号：＿＿＿＿＿＿＿＿　主考老师：＿＿＿＿＿＿＿＿　考核分数：＿＿＿＿＿＿＿＿

项目总分	项目内容	技术要求	分值	扣分细则		扣分
素质要求（6分）	报告内容	报告考生班级、姓名、考试项目时，语言流畅、态度和蔼、面带微笑	2	语言不流畅 面部表情不佳	−1 −1	
	仪表举止	仪表大方，举止端庄，步态轻盈	2	情绪紧张，状态低沉 精神不振，姿态不端正	−1 −1	
	服装头发	服装鞋帽整洁，着装符合职业要求，短发不过肩	2	衣服不整洁，着装不规范 头发凌乱，短发过肩	−1 −1	
操作前准备（15分）	评估	评估洗手设施 评估手术环境	2 2	未评估洗手设施 未评估手术环境	−2 −2	
	环境	符合手术无菌要求，温湿度适宜（口述）	2	口述不全 未口述	−1 −2	
	用物	用物准备齐全，摆放合理	3	用物摆放不规范 用物准备不齐或型号不对	−1 各−1	

项目总分	项目内容	技术要求	分值	扣分细则	扣分
操作前准备 (15分)	护士	洗手更换衣裤,剪指甲,摘除饰物,戴圆帽、口罩 报告开始操作(此步骤开始计时)	6	未洗手更换衣裤　　　　　　　　－2 指甲过长、佩戴饰物　　　　　　－2 圆帽、口罩佩戴不正确　　　　　－2	
操作步骤 (64分)	外科洗手	1.入洗手间,检查消毒液有效期	2	未检查消毒液有效期　　　　　　－2	
		2.清洗双手及手臂	3	清洗双手及手臂不正确　　　　　－3	
		3.冲洗时污水从肘部流下,衣裤干燥	4	冲洗时污水未从肘部流下,衣裤被打湿 　　　　　　　　　　　　　　各－2	
		4.擦干顺序、范围,手及手臂干燥	5	擦干顺序不正确、范围不正确　　－3 手及手臂未干燥　　　　　　　　－2	
		5.取适量手消毒液	3	取手消毒液方法不正确　　　　　－2 手消毒液量过多或过少　　　　　－1	
		6.手消毒方法、顺序、范围、时间	4	手消毒方法、顺序、范围、时间不正确 　　　　　　　　　　　　　　各－1	
		7.手消毒液完全覆盖皮肤区域,无遗漏	2	消毒液未完全覆盖皮肤区域,有遗漏 　　　　　　　　　　　　　　各－1	
		8.再次手消毒方法、范围	2	再次手消毒方法、范围不正确　　－2	
		9.手消毒液揉搓至干燥	1	手消毒液未揉搓至干燥　　　　　－1	
	穿手术衣及戴手套	1.保持正确手姿势进入手术间	2	手姿势不正确、有污染　　　　　－2	
		2.取手术衣	2	取手术衣方法错误　　　　　　　－2	
		3.打开手术衣,手术衣正面向外	2	打开手术衣方法不正确,手术衣未正面 向外　　　　　　　　　　　　　－2	
		4.抛起手术衣幅度适当	2	抛起手术衣幅度过高或过低　　　－2	
		5.双手插入衣袖,深度适宜	2	双手插入衣袖不当,深度不适宜　－2	
		6.两手臂外展不超过腋前线,手术衣无污染	2	两手臂外展超过腋前线,手术衣有污染－2	
		7.巡回护士在背后抓手术衣	2	巡回护士在背后抓手术衣不正确,有污 染　　　　　　　　　　　　　　－2	
		8.协助衣领系带,无污染	2	协助衣领系带有污染　　　　　　－2	
		9.打开、取出手套方法	2	打开、取出手套方法不正确　　　－2	
		10.戴手套	3	戴手套方法不正确,有污染　　　－3	
		11.手套腕部遮盖手术衣袖口	3	手套腕部未完全遮盖手术衣袖口　－3	
		12.手套平展、充实,便于操作	2	手套戴好后不便于操作　　　　　－2	
		13.器械护士解开、传递、系腰带	2	器械护士解开、传递、系腰带方法不正 确　　　　　　　　　　　　　　－2	
		14.巡回护士用无菌持物钳夹住腰带末端绕过后方,再 递给器械护士自行系好	2	巡回护士传递腰带方法不正确,有污染 　　　　　　　　　　　　　　　－2	
		15.保持拱手姿势,确保双手处于无菌状态	2	双手超出无菌区域　　　　　　　－2	
	脱手术衣及脱手套	1.解开腰带在前面打结,巡回护士解开后襟上部系带; 器械护士双手胸前交叉抓住手术衣肩部,向前牵拉翻转 脱下	3	脱手术衣方法不正确,有污染　　－3	
		2.抓手套外侧面翻转脱去,不可触及手臂以免造成污染	3	脱手套方法不正确,有污染　　　－3	
综合评价 (10分)	整体效果	1.操作熟练、准确,顺序正确	4	动作粗鲁、操作不熟、手法错误、患者不 舒适　　　　　　　　　　　　各－1	
		2.无菌观念强,无污染	2	无菌观念差　　　　　　　　　　－2	
综合评价 (10分)	操作时间	操作时间不超过12分钟	4	操作时间每超30秒(超过14分钟停止 操作)　　　　　　　　　　　　－1	
		操作时间:＿＿＿＿＿			
相关知识			5	一项内容不全或回答错误　　　　－1	
总分			100	累计	

应知应会,学以致用

一、应知应会

1.外科手消毒的注意事项有哪些?

答:①刷洗原则:先指后掌、先掌面后背侧,并注意指尖、指蹼、甲缘、甲沟的刷洗。②冲洗原则:先手部后前臂再上臂,指尖始终处于最高位,肘部处于最低位,避免水逆流向手部。刷洗时动作规范,用力恰当;洗手刷应灭菌;洗手时应控制水流,以防水溅到洗手服上,若有潮湿,及时更换。

2. 穿无菌手术衣的重点事项是什么?

答:穿无菌手术衣时将手术衣向上轻轻抛起,双手顺势插入袖中,两臂前伸,不可高举过肩,也不可向两侧展开;穿好手术衣后,穿衣者双手需保持在肩以下、腰以上、胸前,并在视线范围内。

3. 穿无菌手术衣及戴无菌手套的注意事项有哪些?

答:①手术衣大小、长短合适,要求无污染、潮湿、破损。②拿取手术衣时只可触碰手术衣内面。③穿好手术衣、戴好手套后,双手置于胸前,不可将双手置于腋下或上举过肩,下垂过腰,不得离开手术间,不触摸非无菌物品。④手术衣如有血液及体液污染应及时更换。⑤已戴手套之手不可触及手套的内面,未戴手套之手不可触及手套的外面。⑥参加手术前,应用无菌生理盐水冲净手套上的滑石粉。⑦协助他人戴手套时,洗手护士应戴好手套,避免触及他人皮肤。

二、学以致用

手术中的无菌范围有哪些?

(唐顺胜)

技能 37　更换胸腔闭式引流瓶

扫码看课件

1. 操作中具有同理心,做到护患同心;有较强的沟通能力,能够针对患者个体差异做好人文关怀;具有发现、分析、解决问题的能力。
2. 熟练掌握更换胸腔闭式引流瓶的操作技能。
3. 掌握护理程序和更换胸腔闭式引流瓶的相关理论知识。

临床案例

李某,男,58岁,一天前因外伤导致"胸痛、气促、呼吸困难 6 小时"来院就诊。入院查体:T 36.7 ℃,P 105 次/分,R 26 次/分,BP 115/96 mmHg。胸片检查示:左肺上野外带肺纹理消失,见肺压缩边缘影,肺组织被压缩约 25%,胸廓对称,两肺纹理清晰,肺内未见明显异常密度影。既往体健,无烟酒嗜好。已行胸腔闭式引流术。护士现遵医嘱进行胸腔闭式引流瓶更换。

【临床思考】

请分析该患者的主要护理诊断及护理要点。

护理诊断

1. **气体交换障碍**　与胸部损伤、胸廓运动受限、疼痛、肺萎缩有关。
2. **疼痛**　与组织损伤有关。
3. **焦虑**　与意外损伤及担忧预后有关。
4. **潜在并发症**　胸腔感染、呼吸功能衰竭。

护理要点

1. **一般护理**　协助患者调整舒适体位。舒适的体位通常以半坐卧位为主,将床头抬高 45°更加利于胸腔引流,还可有效缓解患者呼吸困难的症状。

2. **病情观察**　护理人员要密切监测患者的心率、血压、呼吸等各项生命体征的变化。

3. **加强引流管护理**　①保持引流装置密闭,长玻璃管直立并没入水封瓶水中 3～4 cm。②更换引流瓶或患者搬动时用止血钳双向夹闭引流管,以防空气进入;若引流管滑脱,用手立即捏闭伤口处皮肤,消毒后用凡士林纱布封闭伤口。③严格无菌操作规程,防止逆行感染,引流瓶应低于引流口平面超过 60 cm。④保持引流管通畅,患者取半坐卧位,定时挤压引流管,嘱患者多做咳嗽、深呼吸运动等,密切观察玻璃管中的水柱波动,防止存在引流管被血块堵塞而引流不畅、肺不张,观察并准确记录引流液体的量、性质、颜色。⑤拔管:置管引流 48～72 小时,无气体逸出,24 小时引流液<50 mL,且颜色变浅,可夹闭胸腔引流管 24 小时后复查胸片,若肺膨胀良好无漏气,患者无呼吸困难,即可拔管,拔管时嘱患者先深吸气,在吸气末迅速拔管,立即用凡士林纱布和厚敷料封闭伤口,包扎固定。

4. **心理护理**　因患者胸痛、气促等临床症状严重,患者易产生焦虑、抑郁、恐惧等负面情绪,且存在不自觉的抵触心理,会增加治疗难度。护理人员需及时鼓励患者倾诉心中的困惑,耐心解答患者的困惑,并向其讲解气胸的基本疾病知识及胸腔闭式引流的效果和安全性,从而缓解患者的恐惧和焦虑等负面情绪,提升患者的治疗依从性。

5.饮食指导 患者的饮食应以清淡为主,忌酸辣、刺激性食物,忌烟忌酒,严格遵循少食多餐原则。医护人员要督促患者多饮水,防止便秘,帮助患者做好保暖工作,鼓励患者适当锻炼,预防感冒,增强肺功能。

→ 护患同心

(1)在准备更换引流瓶之前,详细向患者解释操作的目的、步骤和可能的不适感,以消除患者的恐惧和焦虑。在操作过程中,时刻关注患者的反应和舒适度,通过温和的语言和细致的动作传递关怀和安慰。同时应保护患者隐私,注意疼痛护理。

(2)气胸患者因组织损伤和气体交换障碍会有较为明显的疼痛,因此医护人员须主动关怀患者,取得患者的积极配合和信任是工作得以顺利进行的关键。在更换引流瓶时,护理人员应正确指导患者保持合适的体位。护理人员应主动询问患者的感受,以便及时调整操作或采取必要的措施来尽量减轻不适。

(3)护士须密切观察引流液的情况和患者的病情变化,及时向医生报告任何异常。患者则通过遵守医嘱、保持良好的生活习惯和积极的心态来助力康复。患者应相信,在护理人员的专业护理下,自己能够早日战胜疾病。

知识链接

胸腔闭式引流在微创手术中的应用拓展

随着医疗技术的飞速发展,微创手术在胸外科领域的应用日益广泛,胸腔闭式引流作为重要的治疗手段,也在微创手术中得到了进一步的应用和拓展。

(1)在胸腔镜手术中,胸腔闭式引流发挥着关键作用。对于肺部结节的切除,尤其是早期肺癌的微创手术,术后通过置入胸腔闭式引流管,可以有效地排出胸腔内残留的气体和渗出液,促进肺组织的膨胀和恢复。同时,实时监测胸腔内压力变化,有助于及时发现潜在的出血、气胸等并发症。

(2)在纵隔微创手术中,如纵隔肿瘤的切除,胸腔闭式引流能够及时引流出纵隔区域的积血和积液,防止纵隔移位,保障心肺功能的正常运行。而且,通过对引流液的观察,可以早期判断有无术后活动性出血等异常情况。

(3)其应用拓展还体现在引流装置的创新上。新型的微型胸腔闭式引流系统体积更小、更轻便,与微创手术的切口小、创伤轻的特点相匹配。这些装置采用更柔软、灵活的材料,便于在狭小的胸腔空间内操作和安置,减少对周围组织的刺激和损伤。

此外,胸腔闭式引流在微创手术中的应用还结合了数字化监测技术。通过在引流管上安装传感器,可以实时获取引流液的流量、压力等数据,并传输至医疗监护系统,实现远程、动态的监测,使医护人员能够更精准地评估患者的恢复情况,及时调整治疗方案。

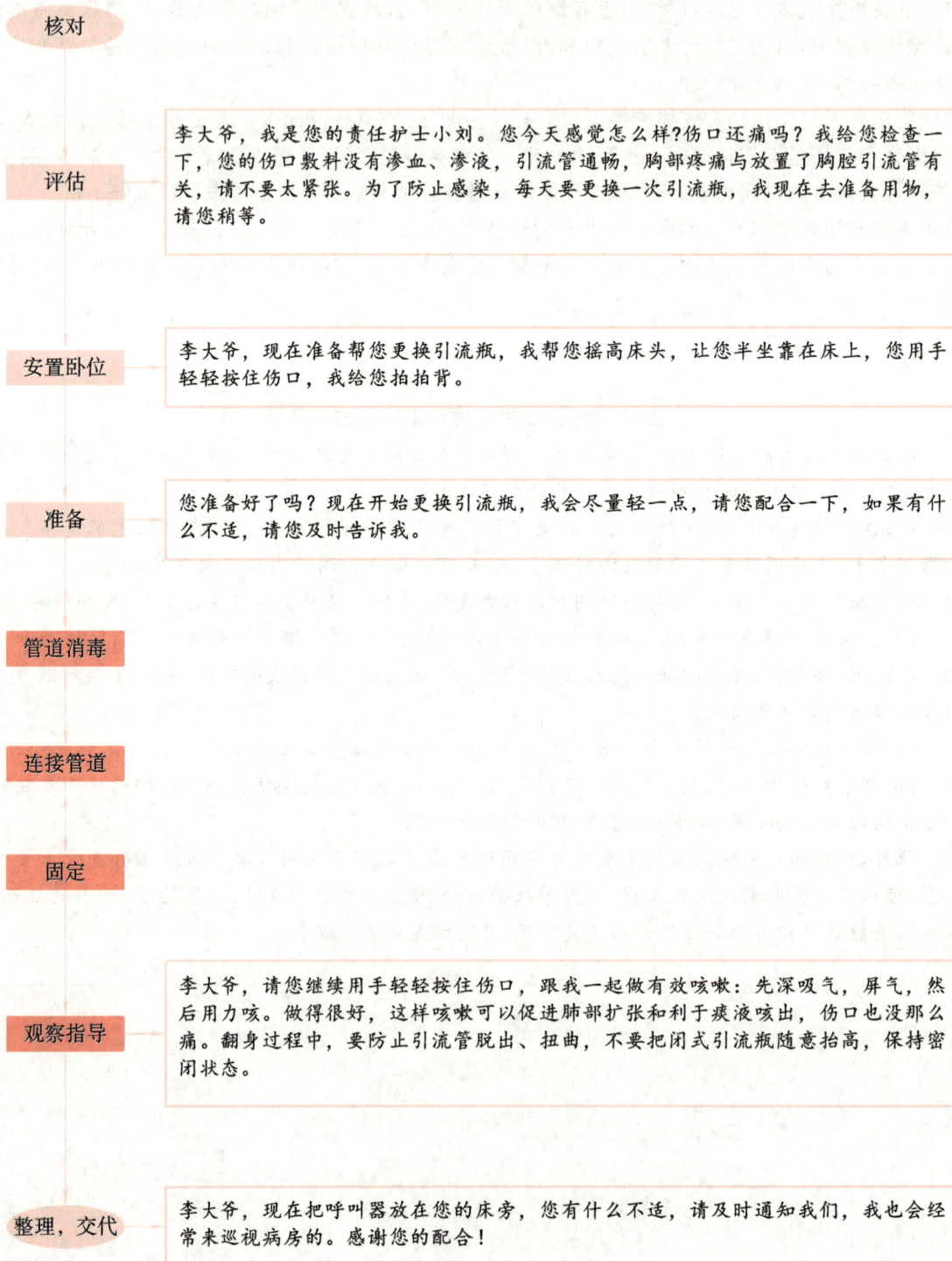

更换胸腔闭式引流瓶操作流程

一、护患沟通

核对

评估 — 李大爷，我是您的责任护士小刘。您今天感觉怎么样？伤口还痛吗？我给您检查一下，您的伤口敷料没有渗血、渗液，引流管通畅，胸部疼痛与放置了胸腔引流管有关，请不要太紧张。为了防止感染，每天要更换一次引流瓶，我现在去准备用物，请您稍等。

安置卧位 — 李大爷，现在准备帮您更换引流瓶，我帮您摇高床头，让您半坐靠在床上，您用手轻轻按住伤口，我给您拍拍背。

准备 — 您准备好了吗？现在开始更换引流瓶，我会尽量轻一点，请您配合一下，如果有什么不适，请您及时告诉我。

管道消毒

连接管道

固定

观察指导 — 李大爷，请您继续用手轻轻按住伤口，跟我一起做有效咳嗽：先深吸气，屏气，然后用力咳。做得很好，这样咳嗽可以促进肺部扩张和利于痰液咳出，伤口也没那么痛。翻身过程中，要防止引流管脱出、扭曲，不要把闭式引流瓶随意抬高，保持密闭状态。

整理，交代 — 李大爷，现在把呼叫器放在您的床旁，您有什么不适，请及时通知我们，我也会经常来巡视病房的。感谢您的配合！

二、操作流程

核对	医嘱、患者基本信息
评估	患者病情、呼吸情况、血氧饱和度、配合程度；切口敷料情况；引流装置的固定情况、密闭性和通畅性；引流液的色、量、质
准备	护士准备：衣帽整洁、洗手、戴口罩 环境准备：温湿度适宜、安静整洁、光线适中 用物准备：一次性胸腔引流瓶、换药碗（内装无齿止血钳2把、碘伏棉球若干、纱布1块）、手套2双、弯盘1个、一次性中单、500 mL无菌生理盐水、标签、胶布、别针、洗手液 患者准备：核对，解释目的、操作配合要点
安置体位	核对解释，协助患者取半坐卧位
洗手检查	消毒双手，检查胸腔闭式引流瓶是否在有效期内，有无漏气、破裂，无菌生理盐水是否符合要求
备引流瓶	打开无菌胸腔闭式引流瓶，按要求正确连接，按无菌要求将无菌生理盐水倒入胸腔引流瓶内，使长管埋入水下3~4 cm，做好液平面的标记
核对解释	再次核对患者信息，告知患者配合要点；再次评估患者胸部伤口及胸腔引流情况，暴露胸腔闭式引流管及前胸部
夹管断管	戴手套→将治疗巾铺于引流管接头的下方→用两把无齿止血钳在接头上端双重对向夹闭胸腔闭式引流管→弯盘置于胸腔闭式引流管与闭式引流瓶的下方→断开胸腔引流管与闭式引流瓶接口，引流瓶接口置于弯盘上
接管、固定	再次消毒手→戴手套→由内向外消毒引流管口三遍→用无菌纱布包裹置于无菌弯盘内→取新引流瓶管与引流管连接紧密后，松开止血钳，妥善固定，挂在床边，保持引流瓶低于胸腔60~100 cm
观察交代	嘱患者咳嗽，观察水柱波动情况，一般波动幅度在4~6 cm表示通畅，观察患者情况，然后用胶布固定接头处。交代患者注意事项
撤巾记录	移去治疗巾，做好记录，记录更换日期、切口情况、通畅情况，引流液的颜色、性质、量，患者情况
整理，交代	整理床单位，协助患者取舒适体位，询问需要。整理用物、分类放置，洗手，记录

更换胸腔闭式引流瓶操作要点解析

操作要点	要点解析	示例图	二维码
用物准备	根据操作需要，备齐用物		
连接引流装置	检查引流装置有效期，确认装置完好。打开无菌胸腔闭式引流瓶，按要求正确连接		
夹管断管	用两把无齿止血钳双重对向夹紧引流管，确保不会漏气、漏液，再次消毒手，戴手套。消毒引流管口，接头处连接引流管		更换胸腔闭式引流瓶

更换胸腔闭式引流瓶操作评分标准

考生姓名：_____ 考生学号：_____ 主考老师：_____ 考核分数：_____

项目总分	项目内容	技术要求	分值	扣分细则		扣分
素质要求（6分）	报告内容	报告考生班级、姓名、考试项目时，语言流畅、态度和蔼、面带微笑	2	语言不流畅 面部表情不佳	－1 －1	
	仪表举止	仪表大方，举止端庄，步态轻盈	2	情绪紧张，状态低沉 精神不振，姿态不端正	－1 －1	
	服装头发	服装鞋帽整洁，着装符合职业要求，短发不过肩	2	衣服不整洁，着装不规范 头发凌乱，短发过肩	－1 －1	
操作前准备（15分）	评估	患者病情；呼吸情况；检查切口敷料有无渗出；引流口周围有无皮下气肿；引流管是否固定妥当，无脱出；嘱咳嗽，观察胸腔引流通畅及水柱波动情况	6	未评估患者病情；未评估呼吸情况；未检查切口敷料有无渗出；未检查引流口周围有无皮下气肿；未检查引流管是否固定妥当，无脱出；未嘱咳嗽，观察胸腔引流通畅及水柱波动情况　各－1		
	环境	室内温湿度适宜、安静整洁、光线适中，注意保护患者隐私（口述）	2	口述不全 未口述	－1 －2	
	用物	用物准备齐全、型号正确 物品摆放规范	2	用物准备不齐或型号不对 用物摆放不规范	－1 －1	
	护士	护士修剪指甲、规范洗手、戴口罩，报告开始操作（此步骤开始计时）	5	未洗手、未戴口罩 护士准备不符合要求	各－2 －1	

续表

项目总分	项目内容	技术要求	分值	扣分细则		扣分
操作步骤 (64分)	核对解释 检查	1.携用物至患者床旁 2.核对医嘱、治疗单、患者 3.再次向患者及家属解释 4.检查胸腔闭式引流瓶是否在有效期内,有无漏气、破裂	1 2 1 2	动作粗鲁、引起噪声 未核对 未向患者及家属解释 未检查胸腔闭式引流瓶	—1 —2 —1 —2	
	准备 胸腔闭式 引流瓶	1.外科手消毒 2.查对引流瓶的质量、有效期 3.拆外包装,拧开引流瓶盖。检查无菌生理盐水,消毒瓶口,冲洗瓶口 4.按无菌要求将无菌生理盐水倒入无菌胸腔引流瓶内,使长管埋入水下 3~4 cm并连接管道	2 2 2 4	未进行外科手消毒 未查对引流瓶质量、有效期 拆外包装,拧开引流盖不正确 未检查无菌生理盐水,消毒、冲洗瓶口 未规范进行各项操作	—2 —2 —1 —1 各—2	
	再次核对 解释评估	1.再次核对患者信息 2.告知患者配合要点 3.再次评估患者胸部伤口及胸腔引流情况,暴露胸腔闭式引流管及胸壁	1 2 3	未再次核对 未告知患者配合要点 未再次评估 暴露不充分	—1 —2 —1 —2	
	管道消毒	1.戴手套,将治疗巾铺于引流管接头的下方,用两把无齿止血钳在距接头 8 cm处双重对向夹闭胸腔闭式引流管,弯盘置于胸腔闭式引流管与闭式引流瓶的下方 2.消毒、断开胸腔引流管和引流瓶接口,放置于弯盘上,将手套反折包裹引流管头端,放入医疗垃圾桶	4 5	未戴手套 治疗巾、弯盘铺放不正确 无齿止血钳夹闭不正确 未消毒、断开接口不规范,未将近端断口放置于弯盘上,未将手套反折包裹引流管头端,未放入医疗垃圾桶 各—1	—1 —1 —2	
	洗手、 戴手套	1.再次消毒手 2.戴手套	2 2	未洗手 未戴手套	—2 —2	
	接管固定	1.消毒引流管口,一手用纱布包裹引流管,另一手持接头处连接引流管,连接紧密后,松开无齿止血钳 2.妥善固定,挂在床边,保持引流瓶低于胸腔 60~100 cm	5 5	未消毒引流管口 未正确连接 固定不正确 引流瓶未低于胸腔 60 cm	—2 —3 —2 —3	
	观察指导	1.嘱患者咳嗽,观察水柱波动情况,一般波动幅度在 4~6 cm表示引流通畅,观察患者情况,然后用胶布固定接头处 2.指导患者注意事项	6 4	未观察水柱波动情况 水柱波动幅度不在 4~6 cm 未正确用胶布固定接头 未正确指导患者注意事项 各—2	—2 —2 —2	
	撤巾记录	1.移去治疗巾 2.做好记录:记录更换日期、切口情况、通畅情况,引流液的颜色、性质、量,患者情况	2 2	治疗巾移去不当 未正确记录	—2 —2	
	整理	整理床单位,协助患者取舒适体位,询问需要,整理用物,规范洗手,将呼叫器放于患者易取处(此步骤计时结束)	5	未整理床单位 未协助取舒适卧位 未将呼叫器放于患者易取处	—2 —2 —1	
综合评价 (10分)	护患沟通	护患沟通有效,解释符合临床实际,操作过程体现人文关怀	2	未沟通、缺少人文关怀 各—1		
	整体效果	程序正确,操作熟练,动作轻柔;患者无不适;无菌观念强	4	动作粗鲁、操作不熟、手法错误 各—1 患者不舒适 无菌观念差	—1 —2	
	操作时间	操作时间不超过 12 分钟	4	操作时间每超 30 秒(超过 14 分钟停止操作)	—1	
		操作时间:_____				
		相关知识(5分)	5	一项内容不全或回答错误	—1	
		总分	100	累计		

应知应会,学以致用

一、应知应会

1.胸腔闭式引流术适用于气胸、脓胸等疾病,对疾病治疗有很大作用,其护理要点包括哪些?

答:①固定引流管:用纱布覆盖引流管出口,上下固定,中间绕管。②引流管下端入水:保持管道直立,避免外界空气进入。③水封瓶置于低位:应低于胸腔出口的平面。④搬运时夹闭:外出检查或者搬运时,需夹闭引流管。⑤更换引流瓶:更换时需先夹闭引流管,防止空气等进入。

2. 更换胸腔闭式引流瓶的操作要点有哪些?

答:①密闭:管道无漏气,近患者端双重对向夹闭,管道末端位于水位线以下 3～4 cm。②通畅:管道通畅,无扭曲、打结或堵塞,引流高度大于 60 cm。③固定:固定妥善,防牵拉。④无菌:严格无菌操作。⑤观察:观察引流液的颜色、性质及量。

3. 如果胸腔闭式引流瓶的引流管脱出,该如何处理?

答:①立即用无菌凡士林纱布置于胸壁引流口处,用手压紧使其密闭,同时通知医生。②密切观察患者呼吸、胸廓形态、生命体征,给予氧气吸入,做好抢救准备。③如患者需重新置管,准备胸腔引流用物。④安慰患者,做好患者及家属的心理护理。⑤做好记录。

二、学以致用

胸腔闭式引流患者如何进行功能锻炼?

(唐顺胜)

技能 38　胃肠减压

扫码看课件

学习目标

1.做到护患同心,运用良好的沟通技巧做好人文关怀;展现良好的职业素养,具有发现、分析和解决问题的能力。

2.熟练掌握胃肠减压的操作技能。

3.掌握胃肠减压的相关理论知识。

临床案例

陈某,男,68 岁,因吃隔夜海鲜食物导致腹泻伴脐周持续性胀痛不适。入院后进行胃肠减压,置入胃管深度约 45 cm,持续吸引 22 小时后吸出咖啡色液体约 20 mL,腹胀仍未明显改善。第 2 天增加胃管置入深度至 55 cm,6 小时内引流出淡咖啡色液体约 150 mL,患者诉腹胀减轻。

【临床思考】

请分析该患者的主要护理诊断及护理要点。

护理诊断

1.疼痛　与持续胃肠减压使胃管对咽喉部的持续摩擦和刺激有关。

2.营养失调:低于机体需要量　与丢失大量胃液,影响营养吸收有关。

3.知识缺乏　与缺乏胃肠减压相关知识有关。

4.潜在并发症　咽喉部不适、吸入性肺炎、导管堵塞等。

5.焦虑　与禁食及疾病发展产生心理负担有关。

护理要点

1.确保胃管处于正确位置　护士可以通过抽吸胃液等方法来验证胃管是否在胃内。如果胃管位置不正确,可能会影响减压效果,甚至造成并发症。

2.禁饮、禁食　在进行胃肠减压期间,患者应禁饮、禁食不禁药。如果需要胃内注药,注药后应夹管并暂停减压 0.5～1 小时。

3.妥善固定　胃管必须固定牢固,防止移位或脱出。可以使用透明敷料或胶布进行固定。同时,应定期检查减压管的固定情况,确保其处于正确的位置。

4.保持胃管通畅　为了维持有效的负压,需要保持胃管通畅。每隔 2～4 小时用生理盐水冲洗胃管一次,以防止胃管阻塞。同时,应加压关闭引流管,负压引流器需要及时排空里面的气体及液体。

5.观察引流物　应密切观察引流物的颜色、量、性质,并记录 24 小时引流总量。密切观察患者的病情变化和治疗效果。

6.口腔护理　加强口腔护理,预防口腔感染和呼吸道感染。口腔护理包括定期清洁口腔,保持口腔湿润等。

7.预防并发症　应注意观察患者的呼吸、血压、心率等生命体征变化,以及是否存在呕吐、腹痛、胸闷等并发症。如发现异常情况,应及时报告医生并采取相应的措施。

8.心理护理　患者可能会因为疾病和治疗过程而感到焦虑或不安。因此,护理人员应关注患者的心理状态,提供必要的心理支持和安慰。

→ 护患同心

在护理实践中,胃肠减压是一个常见的治疗手段,但其实施的成功与否并不仅仅依赖于医护人员的技能和经验,更依赖于医护人员与患者之间的合作与理解。

(1)护士在实施胃肠减压之前,需要与患者进行充分的沟通。这包括解释操作的目的、过程和可能的不适感,同时也需要倾听患者的担忧和顾虑。通过有效的沟通,护士可以帮助患者理解并接受这个治疗方式,从而减少他们的焦虑和不安。

(2)护士在操作过程中需要关注患者的感受和需求。这包括确保操作的安全和舒适度,及时处理患者的不适感,尽可能地减少患者的痛苦。

(3)护士还需要关注患者的心理状态。胃肠减压可能会给患者带来一定的心理压力和不适感,护士需要提供心理支持和安慰,帮助患者克服恐惧和焦虑。

知识链接

胃肠减压的主要适应证

1.腹部手术　特别是胃肠道手术,通过胃肠减压可以降低胃肠道内压力,减少术后并发症,如腹胀、呕吐等,促进术后恢复。

2.肠梗阻　肠梗阻是指肠道内容物无法正常通过肠道,导致肠道扩张和压力增加。胃肠减压能够减轻肠道压力,缓解腹痛、呕吐等症状。

3.急性胰腺炎　胰腺分泌的消化酶可能导致胃肠道黏膜损伤,胃肠减压可以减少消化酶对胃肠道的刺激,缓解疼痛和呕吐。

4.胃肠道出血　胃肠减压可以降低出血的速度和量,有助于止血和观察病情。

5.胃肠道穿孔　胃肠减压可以减少胃肠道内的液体和气体,降低腹腔内压力,缓解疼痛和炎症。

胃肠减压操作流程

一、护患沟通

核对

评估
> 陈伯，我是您的责任护士小刘。现在您还是感觉到肚子胀得厉害，有没排大便和排气呢？不要着急，接下来我们准备给您插胃管进行胃肠减压，以便缓解您以上的症状，好吗？

告知
> 陈伯，胃肠减压主要是从鼻孔插入一条导管到胃里，连接一个负压装置，将胃肠内的液体气体引出，可减轻腹胀。插管的时候会有一点不舒服，不过我会尽量动作轻柔，插管前我教您深呼吸和吞咽来减轻不适。现在您跟我学学深呼吸和吞咽，好吗？

准备
> 陈伯，现在让我检查一下您的鼻腔情况，看看有没有炎症、阻塞等不能插管的情况。另外您的眼镜和义齿需要取下来放置好。接下来我要去准备插管用物。

铺巾及体位
> 陈伯，我准备帮您插管了，先给您摇高床头，这样可以减轻您的不适，请您将头偏向我这边，再给您铺一个治疗巾。

清洁插管
> 现在我为您清洁鼻腔。马上要插管了，插管过程中听到我喊吞咽，您就像吞面条一样往下咽。您先配合我做吞咽。
> 好的，就这样。您配合得很好，胃管已经插好了！现在感觉怎么样？

撤巾标记

整理、交代
> 陈伯，胃肠减压期间需要保持引流的通畅，还要注意口腔卫生，预防口腔感染。您先暂时不要吃东西，我们会给您输液补充足够的营养和水分。另外在插管期间，会给您带来一些不便，起床、翻身的时候请您留意胃管，防止胃管脱出。如果您需要帮忙，请随时呼叫我们，谢谢您的配合。

二、操作流程

核对	→	医嘱、患者基本信息

评估	→	意识状态、生命体征，对留置管道的心理反应和认知，自理能力及合作程度

准备	→	护士准备：衣帽整洁、洗手、戴口罩 环境准备：整洁安静、温湿度及光线适宜 用物准备：胃管、负压抽吸装置、治疗盘、液体石蜡、治疗巾、弯盘、20 mL注射器、血管钳、镊子、听诊器、纱布数块、棉签、胶布、水杯内盛温开水、一次性手套、手电筒，必要时备压舌板 患者准备：了解胃肠减压的目的、方法、注意事项及配合要点，愿意合作

安置体位	→	核对患者，解释并取得合作，协助患者取半坐卧位，铺治疗巾于颌下，置弯盘于口角旁

插管	→	1.观察鼻腔，选择其通畅的一侧，用湿棉签清洁鼻腔 2.测量插管的长度，插入长度一般为前额发际至胸骨剑突处，或由耳垂经鼻尖至胸骨剑突的距离。成人为45~55 cm，婴幼儿为14~18 cm，并做好标记 3.戴手套，将少许液体石蜡倒于纱布上，润滑胃管前段 4.一手持纱布托住胃管，另一手持镊子夹住胃管前段，自一侧鼻腔轻轻插入10~15 cm，嘱患者吞咽，顺势将胃管向前推进，直至预定的长度 5.插管过程中患者若出现恶心、呕吐，可暂停插入，嘱患者做深呼吸；插入不畅时，检查胃管是否盘曲于口中；呛咳、呼吸困难、发绀时，则可能是将胃管插入气管，应立即拔管

验证固定	→	1.用注射器抽吸，有胃液被抽出 2.用注射器从胃管内注入10 mL空气，同时置听诊器于胃部，能听到气过水声 3.将胃管末端放入盛水碗内，无气泡逸出 4.用胶布固定导管于鼻翼及面颊部

连接胃肠减压器	→	1.脱手套 2.根据患者病情调节胃肠减压器的负压，并与胃管末端连接，妥善固定 3.保持引流通畅，观察引流物的颜色、性状、量

观察告知	→	1.观察腹部体征（腹胀、呕吐、腹痛症状是否减轻） 2.协助患者取舒适体位 3.告知患者注意事项

整理、交代	→	整理床位，询问患者需要→整理用物、分类放置→洗手，记录

胃肠减压操作要点解析

操作要点	要点解析	示例图	二维码
用物准备	备齐用物,根据引流目的选择合适型号的胃管和负压引流装置		
确定插管长度	检查胃管,测量插胃管长度,成人为 45～55 cm,婴幼儿为 14～18 cm,即从鼻尖到耳垂再至剑突的距离,做好标记		
固定插管	确认胃管位置后,用胶布固定好胃管		
连接胃肠减压器	接胃肠减压器,固定		连接胃肠减压器

胃肠减压操作评分标准

考生姓名:_____ 考生学号:_____ 主考老师:_____ 考核分数:_____

项目总分	项目内容	技术要求	分值	扣分细则		扣分
素质要求 (6分)	报告内容	报告考生班级、姓名、考试项目时,语言流畅、态度和蔼、面带微笑	2	语言不流畅 面部表情不佳	−1 −1	
	仪表举止	仪表大方,举止端庄,步态轻盈	2	情绪紧张,状态低沉 精神不振,姿态不端正	−1 −1	
	服装头发	服装鞋帽整洁,着装符合职业要求,短发不过肩	2	衣服不整洁,着装不规范 头发凌乱,短发过肩	−1 −1	

续表

项目总分	项目内容	技术要求	分值	扣分细则	扣分
操作前准备（15分）	核对评估	核对医嘱、患者信息 评估患者的病情、合作能力、鼻腔/腹部症状、有无上消化道狭窄/食管静脉曲张	6	未核对医嘱、患者基本信息　各—1 未评估患者的病情、合作能力、鼻腔/腹部症状、有无上消化道狭窄/食管静脉曲张　各—1	
	环境	室内温湿度适宜、安静整洁、光线适中（口述）	2	口述不全　—1 未口述　—2	
	用物	用物准备齐全，摆放合理、美观	2	用物摆放不规范　—1 用物准备不齐或型号不对　—1	
	护士	护士修剪指甲、洗手、戴口罩，报告开始操作（此步骤开始计时）	5	未洗手、未戴口罩　各—2 护士准备不符合要求　—1	
操作步骤（64分）	核对告知	1.携用物至患者床旁 2.核对医嘱、治疗单、患者 3.再次向患者及家属告知操作配合要点：目的、方法、可能出现的不适、护理配合、注意事项	1 1 5	动作粗鲁、引起噪声　—1 未核对　—1 未告知操作配合要点：目的、方法、可能出现的不适、护理配合、注意事项　各—1	
	操作前准备	1.协助患者取适宜体位 2.颌下铺垫巾 3.把弯盘置于颌下 4.戴手套 5.清洁鼻腔	2 1 1 1 1	体位不舒适　—2 颌下未铺垫巾　—1 未将弯盘置于颌下　—1 未戴手套　—1 未清洁鼻腔　—1	
	确定插胃管长度	检查胃管，测量插管长度（成人为45~55 cm，婴幼儿为14~18 cm），即从鼻尖到耳垂再到剑突的距离，做好标记	5	未测量插管长度　—3 一处不符合要求　—2	
	插胃管方法	用液体石蜡润滑胃管前端，将胃管前端沿一侧鼻孔轻轻插入，到咽喉部（插入10~15 cm）时，指导患者做吞咽动作，随后迅速将胃管插入	12	插管前不润滑胃管　—2 插管方法不正确　—2 插入不畅时未检查　—2 患者呛咳仍继续插管　—3 插管长度不符合要求　—3	
	验证固定	证实胃管在胃内： (1)胃管末端接注射器抽吸，有胃液抽出 (2)置听诊器于胃部，用注射器从胃管注入10 mL空气，听到气过水声 (3)当患者呼气时，将胃管末端置于治疗碗的液体中，无气泡逸出，妥善固定胃管	8 4	未证实胃管在胃内　—5 检查方法不对　—3 未妥善固定　—4	
	连接胃肠减压器并固定	使胃肠减压器形成负压，连接胃管，妥善固定	6	负压不正确　—2 连接胃管不正确　—2 未妥善固定　—2	
	收拾物品	拭去口角分泌物，撤去弯盘，脱手套，撤去治疗巾	2	未拭去口角分泌物、撤去弯盘　—1 未脱手套、撤去治疗巾　—1	
	安置患者	1.协助患者取舒适体位，整理床单位 2.询问患者对操作的感受，告知其注意事项；告知患者插胃管可能造成的不良反应。指导患者带管过程中的注意事项，避免胃管脱出	2 3	未协助患者取舒适体位　—1 未整理床单位　—1 未询问患者的感受　—1 未告知注意事项　—2	
	洗手观察记录	七步洗手法 观察、记录引流液的颜色、性质、量、观察记录患者情况 记录操作时间（此步骤计时结束）	9	未洗手或洗手不正确　—2 未观察、记录引流物情况　—5 未观察患者情况　—1 未记录操作时间　—1	
综合评价（10分）	护患沟通	护患沟通有效，解释符合临床实际，操作过程体现人文关怀	2	未沟通、缺少人文关怀　各—1	
	整体效果	1.程序正确，操作熟练，动作轻柔，消化道黏膜无损伤 2.患者无不适	4	动作粗鲁、操作不熟、手法错误、患者不舒适　各—1	
	操作时间	操作时间不超过8分钟	4	操作时间每超30秒（超过10分钟停止操作）　—1	
		操作时间：_____			
		相关知识（5分）	5	一项内容不全或回答错误　—1	
		总分	100	累计	

应知应会,学以致用

一、应知应会

1. 胃肠减压的原理是什么?

答:胃肠减压是利用负压吸引和虹吸的原理,将胃管自口腔或鼻腔插入,通过胃管将积聚于胃肠道内的气体及液体吸出,可降低胃肠梗阻患者胃肠道内的压力和膨胀程度,防止胃肠内容物经破口继续漏入腹腔,并有利于胃肠吻合术后吻合口的愈合。

2. 应在何时拔出胃肠减压管?

答:一般在留置胃肠减压管 3 天后,当引流液减少,腹胀消失,肠蠕动恢复,肛门排气、肠鸣音正常时,可根据医嘱拔出胃管。拔管前先将吸引装置与胃管分离,捏闭胃管末端,嘱患者深吸气并屏气,迅速拔出,以免在拔管中胃液反流入气管内,应防止患者误吸,引起吸入性肺炎。

3. 胃肠减压的注意事项有哪些?

答:①插管时应注意胃管插入的长度是否适宜:传统法插入深度为 45～55 cm。当插入胃管后,只能抽出少量胃液,有时仅抽出少量黏液而无胃液抽出,听诊有气过水声,证明减压效果不好,症状缓解不明显。此时可将胃肠减压管插入深度增加 10 cm,达到 55～65 cm,能使胃液引流增加,患者腹胀明显减轻,效果明显。②胃肠减压期间,应停止饮食和口服药物,若需从胃管内注入药物,应夹管 1～2 小时,以免注入药物被吸出。③要随时保持胃管的通畅和持续有效的负压,引流不通畅时,可用少量生理盐水低压反复冲洗胃管,负压引流器应低于头部。④妥善固定胃肠减压管,避免受压、扭曲,留有一定的长管,以免翻身或活动时胃管脱出。胃管脱出后应严密观察病情,不应再盲目插入,以免戳穿吻合口。⑤观察引流液的颜色、性质和量,并正确记录。

二、学以致用

患者胃肠减压期间,医护人员应做好哪些方面的健康教育?

(唐顺胜)

常用妇产科护理技术

技能 39　腹部四步触诊法

扫码看课件

学习目标

1. 操作中动作轻柔,具有同理心;有较强的沟通能力,能够针对孕妇个体差异做好人文关怀;具有发现、分析、解决问题的能力和团队合作精神。
2. 熟练掌握腹部四步触诊法的操作技能。
3. 掌握护理程序和腹部四步触诊法的相关理论知识。

临床案例

　　王某,女,25 岁,G_1P_0,停经 32 周,前来医院进行产前检查。末次月经 2023 年 2 月 1 日,停经 40 余天自觉恶心、呕吐以及食欲欠佳,未做任何处理,持续 1 个月余自然消失。停经 50 天外院 B 超检查确诊为"早期妊娠"。停经 4 个多月起自觉胎动。停经后无阴道出血、无腹痛。既往体健。平时月经周期 28～30 天,量中,无痛经。结婚 1 年,婚后有正常性生活,未避孕。无药物过敏史及输血史,无手术外伤史,家族史无特殊。

【临床思考】
　　请分析该孕妇的主要护理诊断及护理要点。

护理诊断

1. 知识缺乏　与孕妇缺乏妊娠期保健知识有关。
2. 舒适度减弱　与妊娠引起腰背痛、便秘等有关。
3. 焦虑　与担心胎儿健康、分娩疼痛或难产有关。

护理要点

1. 孕期保健指导
(1)建立孕期档案,定期产前检查。
(2)营养指导与体重管理:监测与控制孕妇体重变化,帮助孕妇制订合理的饮食计划,同时注意避免营养过剩引起巨大胎儿。每日补充 400～800 μg 叶酸,防止胎儿神经管畸形及早产。
(3)生活方式指导。

(4)乳房护理:每天用温水清洗乳头,除去污垢,并涂油脂,以防产后哺乳发生乳头皲裂。

(5)性生活指导:妊娠12周内与妊娠28周后,应避免性生活,以防发生流产、早产。

2.对症护理 缓解不适。

3.心理护理 孕妇因体型改变、身体不适,可能会产生不良情绪,了解孕妇对妊娠的适应程度,提供心理支持。鼓励孕妇抒发内心感受和想法,保持轻松、愉悦的心情,避免不良情绪影响胎儿脑部发育或诱发妊娠并发症。

4.加强围生期保健 指导孕妇通过胎动监测来自我监护胎儿宫内情况;指导孕妇通过音乐、语言、抚摸等形式,主动给胎儿有益的信息刺激。

5.健康指导

(1)初步识别异常妊娠,发现异常,立即就诊。

(2)学习对先兆临产和临产的判断。

(3)分娩准备:指导孕妇准备足够的分娩所需物品;指导孕妇做产前运动,讲解应对分娩不适的技巧,帮助其增强自信,减轻心理压力,促进顺产;采用产前宣教等形式,讲解新生儿喂养及护理知识,学习新生儿沐浴及换尿布的方法等。

→ 护患同心

(1)孕妇在怀孕期间可能会有很多疑虑和担忧,耐心倾听她们的问题,并提供详细的解答,可以帮助孕妇缓解焦虑,增强对医护人员的信任。

(2)准备操作环境时要注意保护孕妇隐私,耐心安慰孕妇,如果是男护士操作,要多找一名女性医务工作者陪同。

(3)在孕妇分享自己的经历、担忧或喜悦时,医护人员可以通过语言或行为表达出对她们情感的理解和支持。

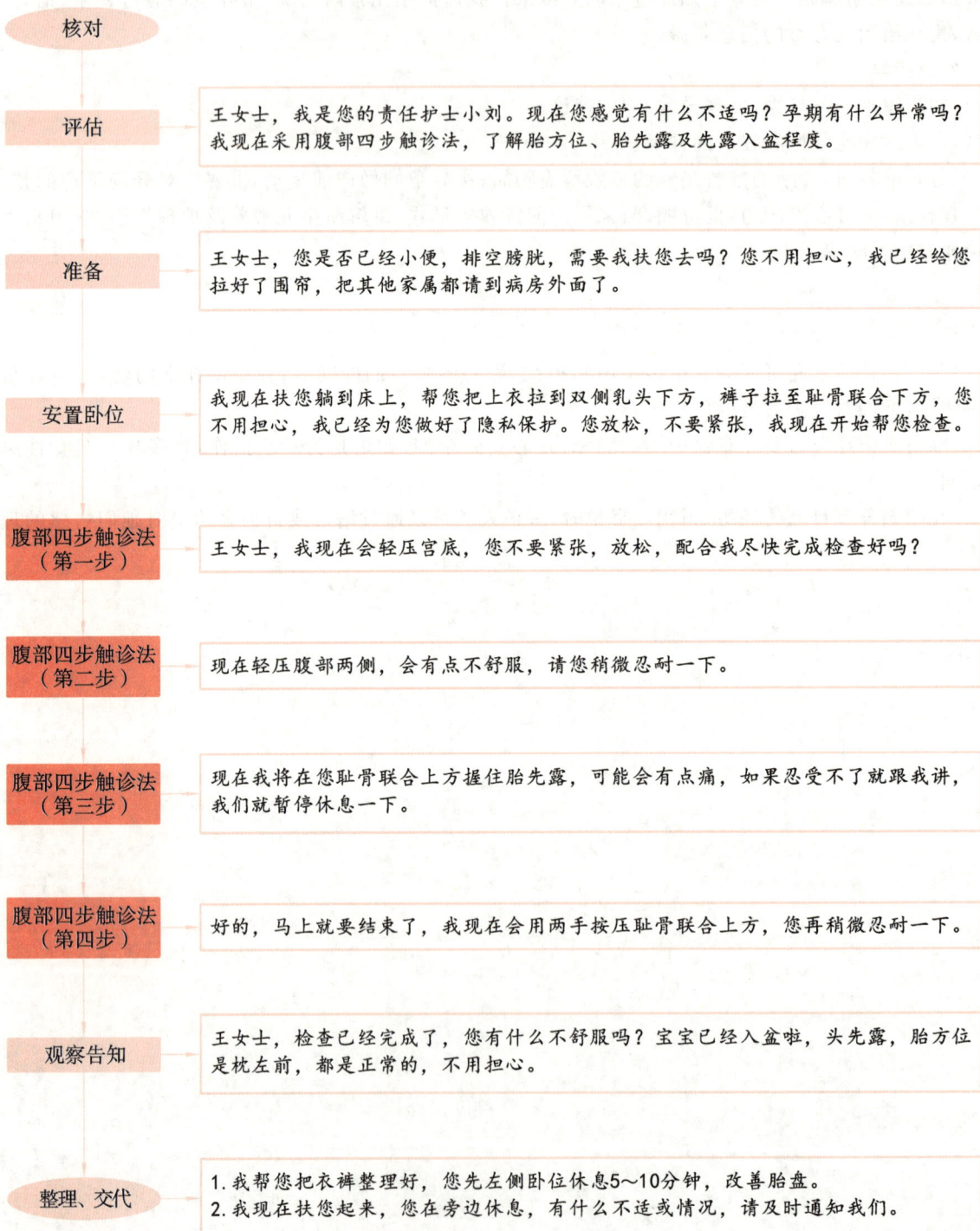

腹部四步触诊法操作流程

一、护患沟通

核对

评估 → 王女士，我是您的责任护士小刘。现在您感觉有什么不适吗？孕期有什么异常吗？我现在采用腹部四步触诊法，了解胎方位、胎先露及先露入盆程度。

准备 → 王女士，您是否已经小便，排空膀胱，需要我扶您去吗？您不用担心，我已经给您拉好了围帘，把其他家属都请到病房外面了。

安置卧位 → 我现在扶您躺到床上，帮您把上衣拉到双侧乳头下方，裤子拉至耻骨联合下方，您不用担心，我已经为您做好了隐私保护。您放松，不要紧张，我现在开始帮您检查。

腹部四步触诊法（第一步）→ 王女士，我现在会轻压宫底，您不要紧张，放松，配合我尽快完成检查好吗？

腹部四步触诊法（第二步）→ 现在轻压腹部两侧，会有点不舒服，请您稍微忍耐一下。

腹部四步触诊法（第三步）→ 现在我将在您耻骨联合上方握住胎先露，可能会有点痛，如果忍受不了就跟我讲，我们就暂停休息一下。

腹部四步触诊法（第四步）→ 好的，马上就要结束了，我现在会用两手按压耻骨联合上方，您再稍微忍耐一下。

观察告知 → 王女士，检查已经完成了，您有什么不舒服吗？宝宝已经入盆啦，头先露，胎方位是枕左前，都是正常的，不用担心。

整理、交代 → 1.我帮您把衣裤整理好，您先左侧卧位休息5~10分钟，改善胎盘。
2.我现在扶您起来，您在旁边休息，有什么不适或情况，请及时通知我们。

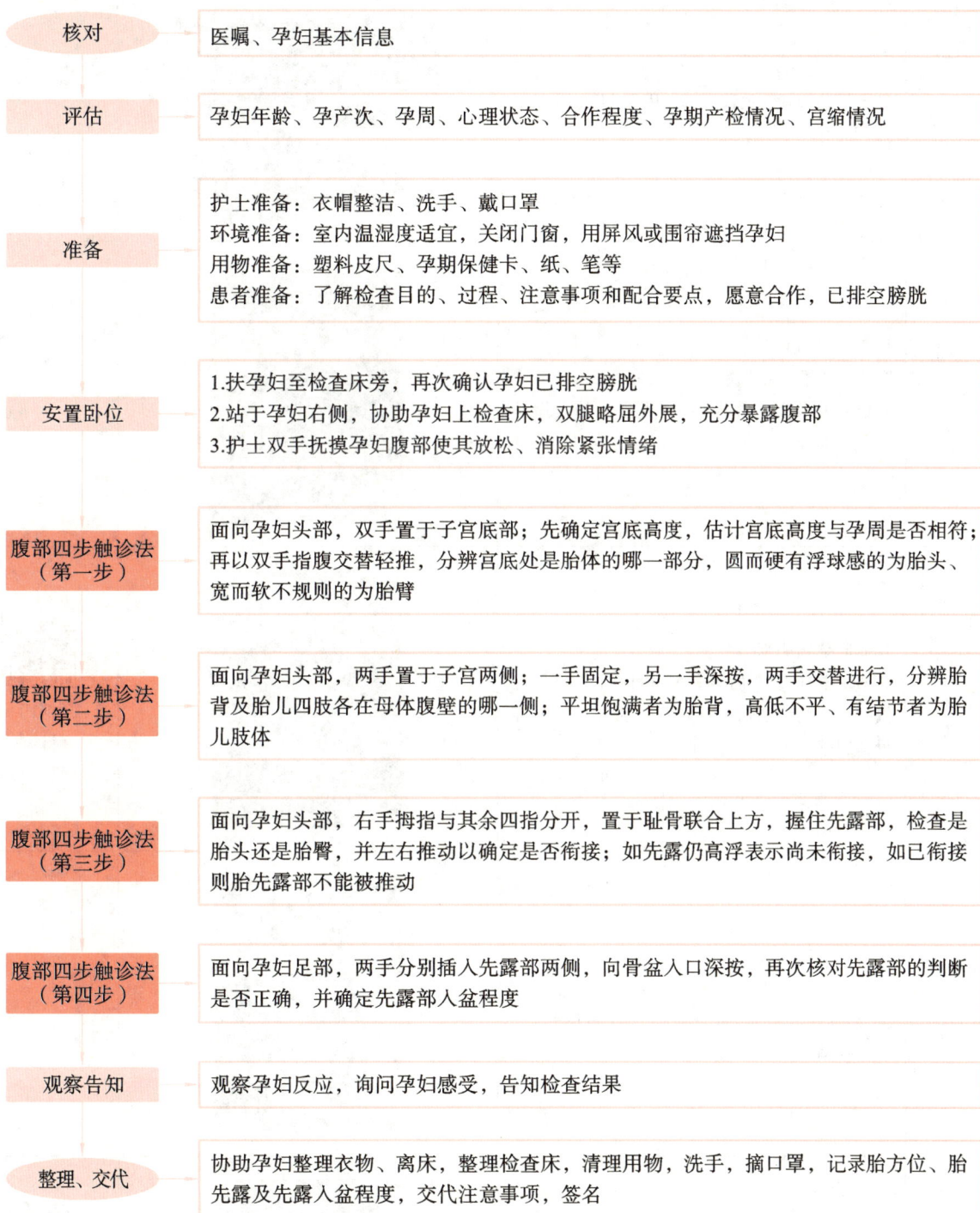

二、操作流程

| 核对 | 医嘱、孕妇基本信息 |

| 评估 | 孕妇年龄、孕产次、孕周、心理状态、合作程度、孕期产检情况、宫缩情况 |

| 准备 | 护士准备：衣帽整洁、洗手、戴口罩
环境准备：室内温湿度适宜，关闭门窗，用屏风或围帘遮挡孕妇
用物准备：塑料皮尺、孕期保健卡、纸、笔等
患者准备：了解检查目的、过程、注意事项和配合要点，愿意合作，已排空膀胱 |

| 安置卧位 | 1.扶孕妇至检查床旁，再次确认孕妇已排空膀胱
2.站于孕妇右侧，协助孕妇上检查床，双腿略屈外展，充分暴露腹部
3.护士双手抚摸孕妇腹部使其放松、消除紧张情绪 |

| 腹部四步触诊法（第一步） | 面向孕妇头部，双手置于子宫底部；先确定宫底高度，估计宫底高度与孕周是否相符；再以双手指腹交替轻推，分辨宫底处是胎体的哪一部分，圆而硬有浮球感的为胎头、宽而软不规则的为胎臀 |

| 腹部四步触诊法（第二步） | 面向孕妇头部，两手置于子宫两侧；一手固定，另一手深按，两手交替进行，分辨胎背及胎儿四肢各在母体腹壁的哪一侧；平坦饱满者为胎背，高低不平、有结节者为胎儿肢体 |

| 腹部四步触诊法（第三步） | 面向孕妇头部，右手拇指与其余四指分开，置于耻骨联合上方，握住先露部，检查是胎头还是胎臀，并左右推动以确定是否衔接；如先露仍高浮表示尚未衔接，如已衔接则胎先露部不能被推动 |

| 腹部四步触诊法（第四步） | 面向孕妇足部，两手分别插入先露部两侧，向骨盆入口深按，再次核对先露部的判断是否正确，并确定先露部入盆程度 |

| 观察告知 | 观察孕妇反应，询问孕妇感受，告知检查结果 |

| 整理、交代 | 协助孕妇整理衣物、离床，整理检查床，清理用物，洗手，摘口罩，记录胎方位、胎先露及先露入盆程度，交代注意事项，签名 |

腹部四步触诊法操作要点解析

操作要点	要点解析	示例图	二维码
用物准备	备齐用物,注意关闭门窗,用屏风或围帘遮挡,保护孕妇隐私		
腹部四步触诊法(第一步)	1.面向孕妇头部 2.双手置于子宫底部,确定宫底高度 3.以双手指腹交替轻推,分辨宫底处是胎体的哪一部分		
腹部四步触诊法(第二步)	1.面向孕妇头部 2.两手置于子宫两侧;一手固定,另一手深按,两手交替进行,分辨胎背及胎儿四肢各在母体腹壁的哪一侧		腹部四步触诊法(第二步)
腹部四步触诊法(第三步)	1.面向孕妇头部 2.右手拇指与其余四指分开,置于耻骨联合上方,握住先露部,检查是胎头还是胎臀,并左右推动以确定是否衔接		
腹部四步触诊法(第四步)	1.面对孕妇足部 2.两手分别插入先露部两侧,向骨盆入口深按,再次核对先露部的判断是否正确,并确定先露部入盆程度		腹部四步触诊法(第四步)

腹部四步触诊法操作评分标准

考生姓名：_____ 考生学号：_____ 主考老师：_____ 考核分数：_____

项目总分	项目内容	技术要求	分值	扣分细则	扣分
素质要求 （6分）	报告内容	报告考生班级、姓名、考试项目时,语言流畅、态度和蔼、面带微笑	2	语言不流畅 —1 面部表情不佳 —1	
	仪表举止	仪表端庄大方,态度认真和蔼	2	情绪紧张,状态低沉 —1 精神不振,姿态不端正 —1	
	服装头发	服装鞋帽整洁,着装符合职业要求,短发不过肩	2	衣服不整洁,着装不规范 —1 头发凌乱,短发过肩 —1	
操作前准备 （14分）	评估	孕妇年龄、孕产次、孕周、心理状态、合作程度、孕期产检情况、宫缩情况	7	未评估孕妇年龄、孕产次、孕周、心理状态、合作程度、孕期产检情况、宫缩情况 各—1	
	环境	室内光线充足、温暖、安静、隐蔽,必要时设置屏风或隔帘遮挡孕妇,相关人员在场（口述）	3	口述不全 —1 未口述 —3	
	用物	用物准备齐全、摆放合理、美观	2	用物摆放不规范 —1 用物准备不齐 —1	
	护士	修剪指甲,洗手（七步洗手法）、戴口罩	2	未洗手、未戴口罩 —1 护士准备不符合要求 —1	
操作步骤 （65分）	护士位置	站在孕妇右侧	2	位置站错 —2	
	核对解释	1.携用物至孕妇床旁 2.核对医嘱、治疗单、孕妇基本信息 3.再次向孕妇及家属解释腹部四步触诊法的目的、内容、方法,并告知孕妇排空膀胱、直肠	8	动作粗鲁、引起噪声 各—1 未核对 —2 未向孕妇及家属解释 —2 未告知孕妇排空膀胱、直肠 —2	
	安置卧位	1.扶孕妇至检查床旁,协助孕妇上检查床、双腿略屈外展,充分暴露腹部 2.护士双手抚摸孕妇腹部使其放松、消除紧张情绪	4 1	未取正确体位 —4 未安抚孕妇 —1	
	腹部四步触诊法 （第一步）	1.操作者面向孕妇头部,双手五指并拢,用手指指腹及手掌尺侧面实施操作 2.首先双手置于宫底部,了解宫底高度及子宫外形,同时评估胎儿大小与孕周是否相符 3.双手指腹相对轻推,判断宫底部的胎儿部分。如圆而硬且有浮球感,则为胎头;如软而宽且形状不规则,则为胎臀	2 3 5	未面向孕妇头部 —1 触诊手法错误 —1 双手放置错误 —2 未评估胎儿大小与孕周是否相符 —1 触诊手法错误 —2 判断错误 —3	
	腹部四步触诊法 （第二步）	1.操作者两手置于孕妇腹部两侧,一手固定,另一手轻轻下按检查,互相交替 2.辨别胎背及胎儿四肢:若平坦饱满则为胎背,高低不平有可变性则为四肢;评估胎背或四肢是向前、向侧还是向后,进一步确定胎方位	5 5	两手放置错误 —2 未一手固定 —1 未互相交替检查 —2 辨别胎背及胎儿四肢错误 —5	
	腹部四步触诊法 （第三步）	1.操作者右手置于孕妇耻骨联合上方,拇指与其余四指分开,暴露虎口 2.握住胎先露部轻柔对推,判断先露是胎头还是胎臀,以及先露部是否衔接:若胎先露部高浮表示胎头未进入骨盆腔,若胎先露部固定不能推动则说明已经衔接	3 7	左右手错误 —1 放置位置错误 —1 触诊手法错误 —1 动作粗鲁 —2 先露判断错误 —3 是否衔接判断错误 —2	
	腹部四步触诊法 （第四步）	1.操作者面向孕妇足部,两手分别置于胎先露两侧 2.双手向骨盆入口方向下压,进一步判断胎先露,并判断胎先露的入盆程度 3.检查结束后协助孕妇取左侧卧位5~10分钟,以改善胎盘血供	2 5 3	未面向孕妇足部 —2 触诊手法错误 —3 判断错误 —2 未协助孕妇取左侧卧位 —3	
	整理、记录及宣教	1.观察孕妇反应,询问孕妇感受,告知检查结果,交代注意事项 2.协助孕妇整理衣物、离床,整理检查床,清理用物,洗手,摘口罩,记录胎方位、胎先露及先露入盆程度,签名	5 7	未观察、询问 各—1 未告知检查结果及注意事项 —3 未协助孕妇整理衣物、离床 —2 未整理检查床、清理用物 —2 未正确记录 —2 未签名 —1	
综合评价 （10分）	护患沟通	护患沟通有效,解释符合临床实际,操作过程体现人文关怀	2	未沟通、缺少人文关怀 各—1	
	整体效果	1.程序正确,操作熟练,动作轻柔,尿道无损伤 2.孕妇无不适	4	动作粗鲁、操作不熟 各—1 孕妇出现不适 —2	

续表

项目总分	项目内容	技术要求	分值	扣分细则	扣分
综合评价 （10分）	操作时间	操作全程不超过5分钟	4	操作时间每超30秒（超过7分钟停止操作）　　　　　　　　－1	
		操作时间：_____			
	相关知识		5	一项内容不全或回答错误　　－1	
	总分		100	累计	

应知应会，学以致用

一、应知应会

1. 腹部四步触诊法的作用是什么？

答：腹部四步触诊法可以用来判定胎产式、胎先露、胎方位、胎先露是否衔接、子宫大小是否与孕周相符，及估计胎儿的大小和羊水量的多少。

2. 简述腹部四步触诊法一般适用对象。

答：腹部四步触诊法一般适用于24周后的中、晚期孕妇。

3. 腹部四步触诊在操作过程中护士有何站位变化？

答：腹部四步触诊法的第一步到第三步，护士面向孕妇头部；在第四步时，改为面向孕妇足部。

二、学以致用

1. 某孕妇做产前检查，采用腹部四部触诊法发现：宫底位于脐上三横指，头先露，胎背朝向母体腹壁左前方，胎心音听诊于脐左下方最清楚。如何判断孕妇孕周及胎方位？

2. 当孕妇腹部脂肪太厚，腹部四步触诊法难以摸清胎儿情况时，该如何处理？

（刘雪婷）

技能 40 骨盆外测量

扫码看课件

学习目标

1. 操作中动作轻柔,具有同理心;有较强的沟通能力,能够针对孕妇个体差异做好人文关怀;具有发现、分析、解决问题的能力和团队合作精神。
2. 熟练掌握骨盆外测量的操作技能。
3. 掌握护理程序和骨盆外测量的相关理论知识。

临床案例

张某,女,30 岁,G_1P_0,孕期 40 周。规律宫缩 3 小时,于 2:20 在家属陪同下就诊,立即收住产科。入院后精神紧张,反复追问医护人员能否顺产,诉疼痛难忍,哭闹。

【临床思考】

请分析该产妇的主要护理诊断及护理要点。

→ 护理诊断

1. 分娩疼痛 与逐渐加强的子宫收缩有关。
2. 焦虑 与缺乏分娩知识和担心能否顺利分娩有关。
3. 潜在并发症 胎儿窘迫。

→ 护理要点

1. 监测生命体征 每日 2 次监测体温、脉搏、呼吸。产程中每隔 4～6 小时测量一次血压并记录,异常者遵医嘱增加测量次数。宫缩时血压可升高 5～10 mmHg,应在宫缩间歇时测量血压。

2. 饮食指导 临产后产妇胃肠功能弱,加之宫缩疼痛,多不愿意进食,部分产妇还会出现恶心、呕吐等情况,应鼓励产妇在宫缩间歇期少量多次地摄入高热量、易消化、清淡食物,并注意补充足够水分,保持水、电解质平衡。

3. 活动与休息 临产后,若胎膜未破、宫缩不强,产妇可在室内适当活动,以加速产程的进展。若胎膜破裂,应指导产妇卧床休息,取左侧卧位,并抬高臀部预防脐带脱垂。

4. 排尿与排便 鼓励产妇 2～4 小时排尿 1 次,以免膀胱充盈影响宫缩及胎先露下降。产妇有便意时,需协助阴道检查,若由宫口开全所致,应做好接生准备;若由枕后位引起,应及时处理,避免长时间屏气用力导致宫颈水肿;如直肠有大便,应有人陪伴去卫生间。

5. 产程观察与胎心监测

(1)观察宫缩:通过腹部触诊法或电子胎心监护仪观察子宫收缩的持续时间、间歇时间及强度。潜伏期每 2～4 小时观察 1 次,活跃期每 1～2 小时观察 1 次,触诊法一般需连续观察 3 次宫缩。

(2)监测胎心:胎心听诊应在宫缩间歇期进行,潜伏期每 1～2 小时听胎心 1 次,活跃期每 15～30 分钟听胎心 1 次,每次听诊 1 分钟并记录,或用电子胎心监护仪持续监测胎心率变化及其与宫缩、胎动的关系。正常情况下子宫收缩时胎心率暂时性加速,宫缩过后胎心率可迅速恢复。若宫缩后胎心率不能恢复或长时间持续胎心率＞160次/分或＜110次/分,提示胎儿窘迫,应及时处理。

(3)通过阴道检查了解宫口扩张及胎先露下降程度。一般临产初期每4小时检查1次,于宫缩时进行,经产妇或宫缩较频者适当缩短检查的间隔时间。

(4)胎膜多在宫口近开全时自然破裂。一旦破膜,应立即听胎心音,观察羊水的性状、颜色和流出量,并记录破膜时间。保持外阴清洁。若胎头未入盆或臀先露,应立即嘱产妇卧床并抬高臀部,预防脐带脱垂。

6.疼痛的护理

(1)提供安静、舒适的待产环境,协助产妇采取舒适的体位,补充能量和水分,尽量减少不必要的检查。

(2)告知产妇分娩疼痛的特点及原因,增加分娩自控感及疼痛的耐受性。

(3)缓解疼痛:可采用非药物镇痛、全身阿片类药物麻醉、椎管内麻醉镇痛等。

7.心理护理 产妇对环境和医护人员的陌生感、对分娩过程缺乏了解、对分娩结局的未知以及阵痛影响等因素,会出现焦虑、烦躁甚至恐惧。护士应主动向产妇介绍产房环境,加强与产妇沟通,消除其紧张情绪。

→ **护患同心**

了解产妇的社会角色、性格、文化素质等特点,耐心听取产妇的问题并给予适当回答,主动关心产妇的需求,获取她们的信任。教授产妇一些放松技巧,如深呼吸、渐进性肌肉松弛等,帮助她们在分娩过程中缓解紧张和焦虑情绪。

分娩过程中多鼓励或赞扬产妇,让其获得更多心理支持。产程中帮助产妇进行全身或局部按摩亦有助于缓解分娩疼痛。条件许可情况下,可以根据胎位、胎先露下降情况、产妇舒适度等采取自由体位分娩,如侧卧位姿势、跪趴姿势、直立式姿势等。

知识链接

无痛分娩

为了提高分娩体验、降低剖宫产率、提高自然分娩率,国家卫生健康委员会自2018年开始开展分娩镇痛试点工作。分娩镇痛,也被称为“无痛分娩”,是一种通过镇痛技术降低产妇在分娩过程中疼痛的方法。分娩镇痛主要可以分为两大类:非药物性镇痛和药物性镇痛。

非药物性镇痛方法包括产前训练、指导子宫收缩时的呼吸等,如音乐分娩、导乐分娩和针灸等。这些方法虽然可以在一定程度上缓解部分产痛,但不能实现真正的“无痛”分娩。

药物性镇痛方法则主要应用麻醉药或镇痛药来达到镇痛效果,如连续硬膜外镇痛、产妇自控硬膜外镇痛、腰麻-硬膜外麻醉、微导管连续腰麻镇痛等。其中,最常用的药物性镇痛方法是椎管内麻醉镇痛法,即在产妇腰段脊柱硬膜外放置一根导管,连接注射泵持续给药,阻断痛觉神经的传导,起到镇痛作用。这种方法的优点是镇痛效果确切,对母婴耐受良好,且药物剂量小,风险低。值得注意的是,分娩镇痛并不是完全无痛,而是可以显著减轻疼痛,使产妇能够更舒适地度过分娩过程。同时,分娩镇痛并不会对母婴产生不良影响,因为药物通过椎管给药后,经过母亲体内的循环代谢后,药物经胎盘吸收的量微乎其微,不会对胎儿造成影响。

骨盆外测量操作流程

一、护患沟通

核对

评估
> 张女士，我是您的责任护士小刘。现在您感觉有什么不适吗？孕期有什么异常吗？
> 我现在帮您做一个骨盆外测量，估计骨盆大小。

准备
> 张女士，您是否已经小便，排空膀胱，需要我扶您去吗？您不要担心，我已经给您拉好了围帘，把其他家属都请到病房外面了。

安置卧位
> 我现在扶您躺到床上，帮您脱掉右裤腿，您不要担心，我已经为您做好了隐私保护。您放松，不要紧张，我现在开始帮您检查。

测髂棘间径
> 张女士，这个检查很简单，您不要紧张，放松一点，配合我尽快完成检查好吗？

测髂嵴间径

测骶耻外径
> 现在要改变体位，我协助您取左侧卧位，把右腿伸直、左腿屈曲，您坚持一下，有不舒服随时跟我讲。

测坐骨结节间径
> 好了，最后一项了，我先扶您躺回来，然后您两腿屈曲、双手抱膝，这个姿势可能有点难受，您再稍微忍耐一下，我尽快检查。

观察告知
> 张女士，检查已经完成了，您有不舒服的吗？您的骨盆条件还是不错的，都在正常范围内，您分娩时可以阴道试产。

整理、交代
> 我都您把衣裤整理好，您先左侧卧位躺5～10分钟，改善胎盘。
> 我现在扶您起来，您在旁边休息，有什么不适或情况，请及时通知我们。

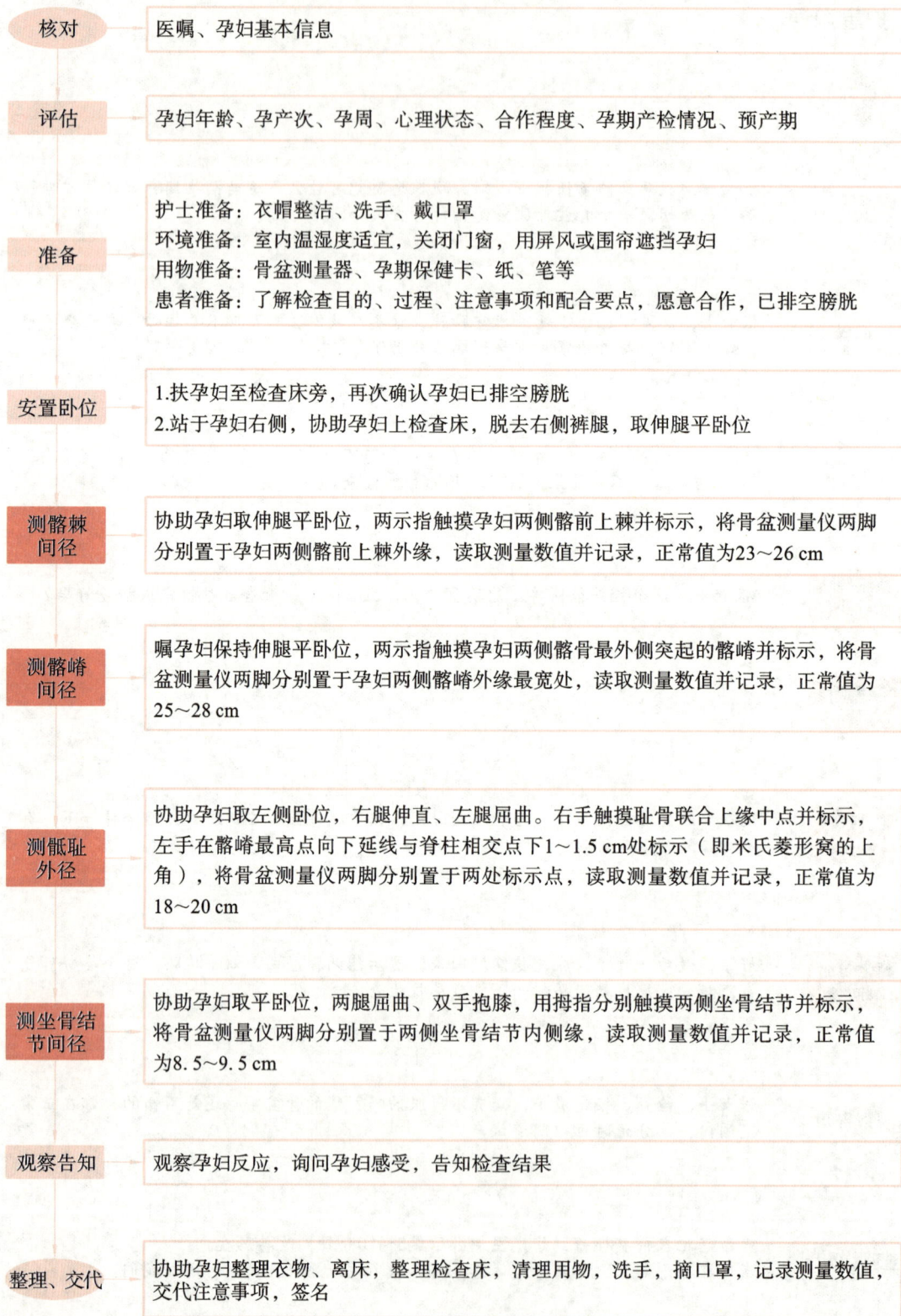

二、操作流程

核对	医嘱、孕妇基本信息
评估	孕妇年龄、孕产次、孕周、心理状态、合作程度、孕期产检情况、预产期
准备	护士准备：衣帽整洁、洗手、戴口罩 环境准备：室内温湿度适宜，关闭门窗，用屏风或围帘遮挡孕妇 用物准备：骨盆测量器、孕期保健卡、纸、笔等 患者准备：了解检查目的、过程、注意事项和配合要点，愿意合作，已排空膀胱
安置卧位	1.扶孕妇至检查床旁，再次确认孕妇已排空膀胱 2.站于孕妇右侧，协助孕妇上检查床，脱去右侧裤腿，取伸腿平卧位
测髂棘间径	协助孕妇取伸腿平卧位，两示指触摸孕妇两侧髂前上棘并标示，将骨盆测量仪两脚分别置于孕妇两侧髂前上棘外缘，读取测量数值并记录，正常值为23~26 cm
测髂嵴间径	嘱孕妇保持伸腿平卧位，两示指触摸孕妇两侧髂骨最外侧突起的髂嵴并标示，将骨盆测量仪两脚分别置于孕妇两侧髂嵴外缘最宽处，读取测量数值并记录，正常值为25~28 cm
测骶耻外径	协助孕妇取左侧卧位，右腿伸直、左腿屈曲。右手触摸耻骨联合上缘中点并标示，左手在髂嵴最高点向下延线与脊柱相交点下1~1.5 cm处标示（即米氏菱形窝的上角），将骨盆测量仪两脚分别置于两处标示点，读取测量数值并记录，正常值为18~20 cm
测坐骨结节间径	协助孕妇取平卧位，两腿屈曲、双手抱膝，用拇指分别触摸两侧坐骨结节并标示，将骨盆测量仪两脚分别置于两侧坐骨结节内侧缘，读取测量数值并记录，正常值为8.5~9.5 cm
观察告知	观察孕妇反应，询问孕妇感受，告知检查结果
整理、交代	协助孕妇整理衣物、离床，整理检查床，清理用物，洗手，摘口罩，记录测量数值，交代注意事项，签名

骨盆外测量操作要点解析

操作要点	要点解析	示例图	二维码
用物准备	备齐用物,注意关闭门窗,用屏风或围帘遮挡,保护孕妇隐私		
测髂棘间径	1.协助孕妇取伸腿平卧位 2.两示指触摸孕妇两侧髂前上棘并标示 3.将骨盆测量仪两脚分别置于孕妇两侧髂前上棘外缘,读取测量数值并记录		 测髂棘间径
测髂嵴间径	1.嘱孕妇保持伸腿平卧位 2.两示指触摸孕妇两侧髂骨最外侧突起的髂嵴并标示 3.将骨盆测量仪两脚分别置于孕妇两侧髂嵴外缘最宽处,读取测量数值并记录		 测髂嵴间径
测骶耻外径	1.协助孕妇取左侧卧位,右腿伸直、左腿屈曲 2.右手触摸耻骨联合上缘中点并标示,左手在髂嵴最高点向下延线与脊柱相交点下1~1.5 cm处标示(即米氏菱形窝的上角) 3.将骨盆测量仪两脚分别置于两处标示点,读取测量数值并记录		
测坐骨结节间径	1.协助孕妇取平卧位,两腿屈曲、双手抱膝 2.用拇指分别触摸两侧坐骨结节并标示 3.将骨盆测量仪两脚分别置于两侧坐骨结节内侧缘,读取测量数值并记录		

骨盆外测量操作评分标准

考生姓名：_____　考生学号：_____　主考老师：_____　考核分数：_____

项目总分	项目内容	技术要求	分值	扣分细则	扣分
素质要求 （6分）	报告内容	报告考生班级、姓名、考试项目时，语言流畅、态度和蔼、面带微笑	2	语言不流畅　　　　　　　　－1 面部表情不佳　　　　　　　－1	
	仪表举止	仪表端庄大方，态度认真和蔼	2	情绪紧张，状态低沉　　　　－1 精神不振，姿态不端正　　　－1	
	服装头发	服装鞋帽整洁，着装符合职业要求，短发不过肩	2	衣服不整洁，着装不规范　　－1 头发凌乱，短发过肩　　　　－1	
操作前 准备 （14分）	评估	孕妇年龄、孕产次、孕周、心理状态、合作程度、孕期产检情况，正确推算孕妇的预产期	7	未了解孕妇年龄、孕产次、孕周、心理状态、合作程度、孕期产检情况、预产期 　　　　　　　　　　　　　各－1	
	环境	室内光线充足、温暖、安静、隐蔽，必要时设置屏风或围帘遮挡孕妇（口述）	3	口述不全　　　　　　　　　－1 未口述　　　　　　　　　　－3	
	用物	用物准备齐全，摆放合理、美观	2	用物摆放不规范　　　　　　－1 用物准备不齐　　　　　　　－1	
	护士	修剪指甲，洗手（七步洗手法）、戴口罩	2	未洗手、未戴口罩　　　　　－1 护士准备不符合要求　　　　－1	
操作步骤 （65分）	核对解释	1. 携用物至孕妇床旁 2. 核对医嘱、治疗单、孕妇基本信息 3. 再次向孕妇及家属解释骨盆外测量的目的、内容、方法，并告知孕妇排空膀胱、直肠	2 2 6	动作粗鲁、引起噪声　　　各－1 未核对　　　　　　　　　　－2 未向孕妇及家属解释　　　　－3 未告知孕妇排空膀胱、直肠　－3	
	安置体位	扶孕妇至检查床旁，协助孕妇上检查床，脱去右侧裤腿，取伸腿平卧位	3	未协助孕妇脱去右侧裤腿，未取正确体位　　　　　　　　－3	
	骼棘间径	1. 两示指触摸孕妇两侧骼前上棘并标示 2. 将骨盆测量仪两脚分别置于孕妇两侧骼前上棘外缘 3. 读取测量数值并记录，正常值为23～26 cm	3 3 4	测量点定位不正确　　　　　－3 测量方法不正确　　　　　　－3 测量数值不准确　　　　　　－4	
	骼嵴间径	1. 嘱孕妇保持伸腿平卧位 2. 两示指触摸孕妇两侧骼骨最外侧突起的骼嵴并标示 3. 将骨盆测量仪两脚分别置于孕妇两侧骼嵴外缘最宽处 4. 读取测量数值并记录，正常值为25～28 cm	1 3 3 3	未协助孕妇取正确体位　　　－1 测量点定位不正确　　　　　－3 测量方法不正确　　　　　　－3 测量数值不准确　　　　　　－3	
	测骶耻 外径	1. 协助孕妇取左侧卧位，右腿伸直、左腿屈曲 2. 右手触摸耻骨联合上缘中点并标示，左手在骼嵴最高点向下延线与脊柱相交下1～1.5 cm处标示（即米氏菱形窝的上角） 3. 将骨盆测量仪两脚分别置于两处标示点 4. 读取测量数值并记录，正常值为18～20 cm	1 3 3 3	未协助孕妇取正确体位　　　－1 测量点定位不正确　　　　　－3 测量方法不正确　　　　　　－3 测量数值不准确　　　　　　－3	
	测坐骨 结节间径	1. 协助孕妇取平卧位，两腿屈曲、双手抱膝 2. 用拇指分别触摸两侧坐骨结节并标示 3. 将骨盆测量仪两脚分别置于两侧坐骨结节内侧缘 4. 读取测量数值并记录，正常值为8.5～9.5 cm	1 3 3 3	未协助孕妇取正确体位　　　－1 测量点定位不正确　　　　　－3 测量方法不正确　　　　　　－3 测量数值不准确　　　　　　－3	
	整理、 记录 及宣教	1. 观察孕妇反应，询问孕妇感受，告知检查结果，交代注意事项 2. 协助孕妇整理衣物、离床，整理检查床，清理用物，洗手，摘口罩，记录骨盆外测量值，签名	5 7	未观察、询问　　　　　　各－1 未告知检查结果及注意事项　－3 未协助孕妇整理衣物、离床　－2 未整理检查床、清理用物　　－2 未正确记录　　　　　　　　－2 未签名　　　　　　　　　　－1	
综合评价 （10分）	护患沟通	护患沟通有效，解释符合临床实际，操作过程体现人文关怀	4	未沟通、缺少人文关怀　　各－2	
	整体效果	1. 程序正确，操作熟练，动作轻柔 2. 孕妇无不适	6	动作粗鲁、操作不熟、孕妇不适　各－2	
	操作时间	操作全程不超过5分钟	4	操作时间每超30秒（超过7分钟停止操作）	
		操作时间：_____			
		相关知识	5	一项内容不全或回答错误　　－1	
		总分	100	累计	

应知应会，学以致用

一、应知应会

1. 骨盆外测量的意义是什么？

答：①髂棘间径：两侧髂前上棘外缘的距离，可间接推测骨盆入口横径长度。②髂嵴间径：两侧髂嵴外缘最宽的距离，也可间接推测骨盆入口横径长度。③骶耻外径：第5腰椎棘突下凹陷处（相当于腰骶部米氏菱形窝的上角）至耻骨联合上缘中点的距离，可间接推测骨盆入口前后径的长度，是骨盆外测量中最重要的径线。④坐骨结节间径：两侧坐骨结节内侧缘之间的距离，为出口横径。

2. 骨盆的骨性标志有哪些？

答：髂前上棘、髂前下棘、髂嵴、髂耻线、骶骨岬、坐骨棘、坐骨结节、耻骨降支、耻骨弓角度（弓状线）、耻骨联合上缘和耻骨联合下缘。

3. 测骶耻外径时，孕妇应该取什么样的体位？

答：孕妇应取左侧卧位，右腿伸直、左腿屈曲。

二、学以致用

1. 使用骨盆测量仪时需要注意哪些事项？

2. 若某孕妇坐骨结节间径小于 8 cm 正常吗？是否可以阴道试产？

（刘雪婷）

技能 41　新生儿沐浴

扫码看课件

学习目标

　　1.操作中注意保护新生儿安全,注意保暖;有较强的沟通能力,与新生儿进行情感沟通;指导家长采取合适的保健措施促进新生儿健康成长;具有发现、分析、解决新生儿问题的能力。

　　2.熟练掌握新生儿沐浴的操作技能。

　　3.掌握护理程序和新生儿沐浴的相关理论知识。

临床案例

　　新生儿李某之女,足月活婴,自然分娩,出生体重 2880 g,身长 50 cm,Apgar 评分 10 分,无畸形,无产伤,无药物过敏史,无家族特殊疾病史。该新生儿出生后第 2 日,全身皮肤略黄染,口唇红润,哭声响亮,食奶吸吮有力,无呛咳及呕吐,大小便正常。查体:T 36.5 ℃,HR 108 次/分,R 40次/分,心肺听诊无异常,腹软,肝脾无肿大。脐带残端干燥,未脱落,无红臀。

　　【临床思考】

　　小刘作为责任护士,应该如何给该新生儿制订护理计划及开展护理措施?

护理诊断

1.有窒息的危险　与呛奶、呕吐有关。

2.有感染的危险　与新生儿免疫功能不足及皮肤黏膜屏障功能差有关。

3.有体温异常的危险　与体温调节中枢发育不完善有关。

护理要点

1.沐浴前的准备

　　(1)操作者:接触新生儿要衣帽整洁,戴好口罩;修剪指甲,手指及手腕不戴饰品,洗手。

　　(2)用物准备:每个新生儿准备一套沐浴用品,且用后消毒浸泡;同时备有磅秤、沐浴装置、室内温度计、护理篮等且规范放置。禁用刺激性肥皂。

　　(3)预防交叉感染:房间内备有洗手设备或放有手消毒液,医护人员或探视者接触新生儿时可洗手或消毒双手。工作人员必须身体健康,定期体检。

　　(4)安全措施:沐浴前 1 小时禁喂奶或喂奶 1 小时后进行,以防呕吐和溢奶引起窒息。

　　(5)环境:调节室温至 26～28 ℃,水温至 38～42 ℃,关好门窗,但采光要好,以便对新生儿进行观察。浴台合理舒适。

　　(6)调试水温:将水温调至所需温度,再用热水淋热浴台床垫,操作者用手腕及肘部试水温并保持水温适宜,以免新生儿受凉或烫伤。

　　(7)观察新生儿:观察新生儿皮肤颜色、体温、呼吸、肌张力;查看手腕上的手腕带、母亲姓名、出生时间、床号、性别、体重、包被和住院号等,以免错抱;观察精神状态和呼吸情况、皮肤颜色等。若患儿体温不稳定,一般情况差,则不能沐浴。如果新生儿生活能力差或为早产儿、双胎儿,根据情况可酌情推迟沐浴时间。

2.沐浴时的注意事项

(1)防止损伤:动作轻柔、快捷,沐浴过程中一手始终接触和保护并抬高新生儿头部,保持呼吸道通畅,预防窒息。防止水进入口、眼及外耳道,以免引起不适。

(2)皮肤的护理:洗净皮肤皱褶处,若胎脂较多不要用力洗去和擦拭,因胎脂有保护皮肤、防止感染和保暖的功能,否则易诱发感染。

(3)脐部的护理:保持脐部清洁干燥。每次沐浴后用75%乙醇消毒脐带残端及脐轮周围,然后用无菌纱布包扎。使用和抽取尿布时注意勿超过脐部,不要用力过大,要轻放轻取,以免伤及脐部。

(4)臀部的护理:新生儿的臀部易受尿液、粪便的侵害,肛门周围皱褶较多,特别是女婴外阴部会有白色分泌物,如果不是太多,周围皮肤没有红肿,不要过度清洁以免造成黏膜损伤引起感染,皱褶处可涂爽身粉或痱子粉。

3.沐浴后护理 沐浴结束时,及时擦干皮肤,垫上尿布,穿上衣服,注意保暖,不要受凉,用干棉签清洁耳鼻。宝宝不要裹得太紧,应放松手脚,自由活动,这有利于呼吸和血液循环,以促进生长发育。检查手腕带,核对床号抱入病房,母婴同室,产妇及家属确认无误。

4.心理护理 部分产妇及家属对新生儿沐浴认识不够,担心新生儿受冷着凉、烫伤、抱错及出现其他状况。为此,要耐心讲解沐浴的必要性及目的,让产妇及家属对沐浴有一个初步认识,取得家属的理解与支持。

→ **护患同心**

(1)通过温柔的话语和表情与新生儿及其家属进行沟通,传递关爱和安抚的信息,减轻家属担心的情绪和新生儿的紧张、恐惧情绪,使新生儿更加放松地接受沐浴。在沐浴过程中,运用适当的安抚技巧,如轻柔的抚摸、拍打等,来帮助新生儿缓解不适和紧张情绪。

(2)严格执行新生儿沐浴室工作管理制度,避免出现摔伤、抱错等意外情况出现。

知识链接

新生儿沐浴安全管理

为了做好新生儿沐浴的安全工作,需做好以下内容:①新生儿沐浴前必须检查新生儿腕带、胸卡是否齐全,若发现缺失,应完善后再行沐浴。②新生儿的身份识别必须实施2种以上的识别方法,并遵循先体检后沐浴的原则。③沐浴时注意保护新生儿的耳朵、眼睛,避免水进入耳朵,沐浴后务必用干棉签擦干耳朵。④游泳前再次检查游泳圈性能,并根据新生儿颈部粗细选择合适的型号,妥善固定,调试好水温,将新生儿放入水中,并再次检查游泳圈是否固定妥善,游泳过程中必须有一名家属全程陪同,预防溺水或者溢奶。⑤新生儿沐浴、游泳、抚触过程中,工作人员务必抱紧新生儿,避免绊倒、撞倒、滑倒。⑥按正确的方法做好脐部护理,预防脐部感染。⑦新生儿沐浴期间,仅限一名家属全程陪同以保证安全,预防感染。⑧沐浴间工作人员严格落实手卫生制度,所有新生儿用物一婴一用一消毒,防止交叉感染。

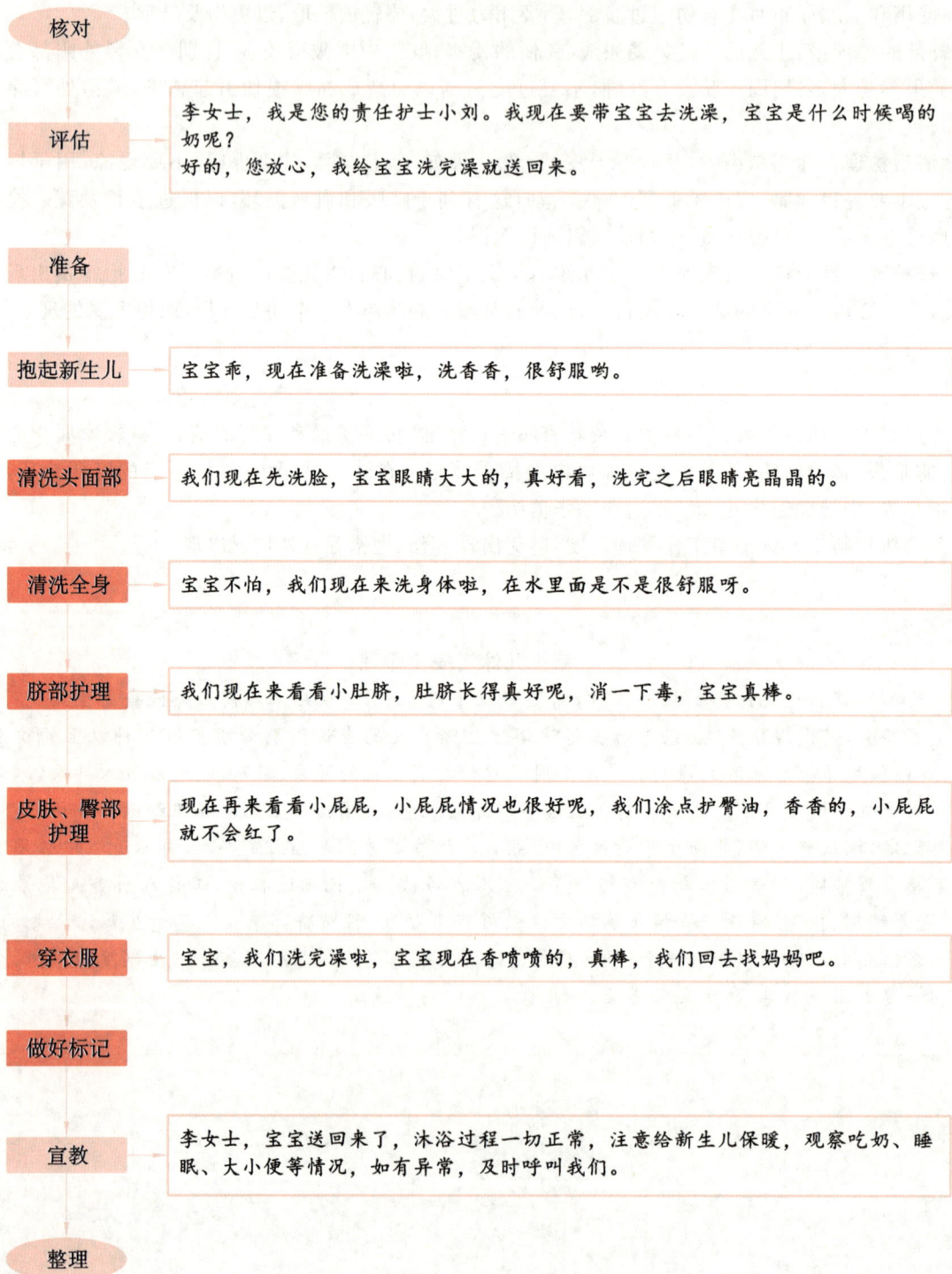

新生儿沐浴操作流程

一、护患沟通

核对

评估 → 李女士，我是您的责任护士小刘。我现在要带宝宝去洗澡，宝宝是什么时候喝的奶呢？
好的，您放心，我给宝宝洗完澡就送回来。

准备

抱起新生儿 → 宝宝乖，现在准备洗澡啦，洗香香，很舒服哟。

清洗头面部 → 我们现在先洗脸，宝宝眼睛大大的，真好看，洗完之后眼睛亮晶晶的。

清洗全身 → 宝宝不怕，我们现在来洗身体啦，在水里面是不是很舒服呀。

脐部护理 → 我们现在来看看小肚脐，肚脐长得真好呢，消一下毒，宝宝真棒。

皮肤、臀部护理 → 现在再来看看小屁屁，小屁屁情况也很好呢，我们涂点护臀油，香香的，小屁屁就不会红了。

穿衣服 → 宝宝，我们洗完澡啦，宝宝现在香喷喷的，真棒，我们回去找妈妈吧。

做好标记

宣教 → 李女士，宝宝送回来了，沐浴过程一切正常，注意给新生儿保暖，观察吃奶、睡眠、大小便等情况，如有异常，及时呼叫我们。

整理

二、操作流程

核对	核对母亲的姓名、床号、住院号及新生儿的胸牌、腕带（手腕带、脚腕带）信息
评估	1.查阅病案、记录单，了解新生儿的一般情况：新生儿出生时间、精神状况、喂奶时间、体温、睡眠、大小便等 2.查看新生儿眼耳鼻口腔情况，注意皮肤及脐部情况，有无红臀等
准备	护士准备：衣帽整洁、修剪指甲、洗手、戴口罩 环境准备：安静整洁，关闭门窗，室温26～28 ℃，光线充足，水温38～42 ℃ 用物准备： (1)沐浴包：浴垫1块、外包被1件、内衣裤1套、尿布1块、大浴巾2条、小毛巾2条 (2)消毒方盘：婴儿沐浴露1瓶、洗发露1瓶、婴儿爽身粉1盒、护肤柔湿巾1包、指甲刀1把、75%乙醇1瓶、5%鞣酸软膏（护臀油）1瓶、眼药水1瓶、消毒棉签1包、木梳1把、水温计1支 (3)被服处理篮1个、污物桶若干 (4)病历夹1个、婴儿推车1辆
抱起新生儿	1.将新生儿抱至沐浴准备台上，核对新生儿胸牌、腕带信息：床号、姓名、住院号、性别 2.抱起新生儿，将其身体夹在左侧腋下，左手托住新生儿头背部，抱至沐浴池上方
清洗头面部	1.试温后用浸湿小毛巾擦洗新生儿双眼（内眦到外眦），再到鼻、口、头、面部 2.用拇指及示指堵住新生儿双耳孔，取适量新生儿洗发露，轻柔按摩头部，用清水洗净，擦干
清洗全身	1.取适量免冲洗沐浴露至水中搅拌均匀 2.松解新生儿衣服，检查脐部及全身情况；松解尿布，核对外生殖器，查看大小便及臀部情况 3.将一次性浴垫铺于磅秤上，将新生儿放于磅秤上称重记录 4.沐浴床垫上铺一次性浴垫，用手腕内侧试温并温热床垫 5.新生儿头部枕于左前臂，一置于新生儿腋下，握住其肩部，另一手托住新生儿腰臀部，轻放新生儿于水中。清洗顺序依次为：颈部→腋下→上肢→胸腹部→腹股沟→会阴部→下肢，调转新生儿卧在右前臂，左手洗净背部及臀部 6.将新生儿抱回沐浴准备台上，迅速用浴巾包裹擦干全身的水渍，注意保暖
脐部护理	1.充分暴露脐部，用消毒棉签蘸取75%乙醇由内向外消毒脐轮、脐带残端及脐周2次 2.必要时用无菌纱布覆盖保护脐部，绷带包扎
臀部护理	握住新生儿双脚，轻轻上抬臀部，查看臀部情况，涂护臀霜，将干净尿布展开平铺于新生儿臀下，穿好衣服，包好毛毯
穿衣服	核对新生儿性别，兜好尿布，穿上衣裤，裹好小毛毯，用消毒干棉签吸净外鼻孔及外耳道可能残存的水渍，必要时双眼滴眼药水
做好标记	检查核对新生儿胸牌、腕带信息，如字迹不清晰者仔细核对后给予补上
沐浴后护理、宣教	1.抱新生儿回母婴室，核对产妇与新生儿信息准确无误后，将新生儿交给产妇 2.将新生儿放入婴儿床，体位安置妥当，告知产妇新生儿沐浴情况 3.向产妇宣教，告知给新生儿保暖，观察食奶、睡眠、大小便等情况，如有异常，及时报告
整理	按要求分类处理用物，洗手，填写新生儿观察表

新生儿沐浴操作要点解析

操作要点	要点解析	示例图	二维码
用物准备	根据操作需要,备齐用物		
抱起新生儿	抱起新生儿,将其身体夹在左侧腋下,左手托住新生儿头背部,抱至沐浴池上方		
清洗头面部	1.注意试温 2.注意擦洗顺序,先洗新生儿双眼(内眦到外眦),再到鼻、口、头、面部 3.洗头时用拇指及示指堵住新生儿双耳孔,防止水进入耳道引起感染		 清洗头面部
清洗全身	1.注意保护眼耳口鼻,防止水进入 2.注意清洗顺序 3.注意清洗皮肤褶皱处、会阴部及臀部 4.沐浴过程中不能离开新生儿,做好保护措施 5.操作中注意观察新生儿面色及精神反应 6.动作轻柔敏捷,防止新生儿受伤		 清洗全身
脐部护理	1.注意脐部局部有无红肿及分泌物 2.注意脐部消毒的顺序和方式		
穿衣服	使用尿布勿超过脐部,以防尿粪污染脐部		

新生儿沐浴操作评分标准

考生姓名：_____ 考生学号：_____ 主考老师：_____ 考核分数：_____

项目总分	项目内容	技术要求	分值	扣分细则	扣分
素质要求 （6分）	报告内容	报告考生班级、姓名、考试项目时，语言流畅、态度和蔼、面带微笑	2	语言不流畅 —1 面部表情不佳 —1	
	仪表举止	仪表端庄大方，态度认真和蔼	2	情绪紧张，状态低沉 —1 精神不振，姿态不端正 —1	
	服装头发	服装鞋帽整洁，着装符合职业要求，短发不过肩	2	衣服不整洁，着装不规范 —1 头发凌乱，短发过肩 —1	
操作前 准备 （14分）	评估	1.了解新生儿的一般情况	4	未了解新生儿的一般情况 —4	
		2.查看新生儿眼耳鼻口腔情况，注意皮肤及脐部情况，有无红臀等	4	未查看新生儿眼耳鼻口腔、皮肤、脐部等情况 —4	
	环境	安静整洁，关闭门窗，室温26～28℃，光线充足，室内保暖措施安全（口述）	2	口述不全 —1 未口述 —2	
	用物	用物准备齐全，摆放有序，检查物品消毒时间	2	用物摆放不规范 —1 用物准备不齐 —1	
	护士	修剪指甲，洗手（七步洗手法）、戴口罩	2	未洗手、未戴口罩 —1 护士准备不符合要求 —1	
操作步骤 （65分）	抱起 新生儿	1.将新生儿抱至沐浴准备台上，核对新生儿胸牌、腕带信息	3	未核对新生儿信息 —3	
		2.将新生儿身体夹在左侧腋下，左手托住新生儿头背部，抱至沐浴池上方	3	抱新生儿姿势错误 —3	
	清洗 头面部	1.试温后用浸湿小毛巾擦洗新生儿双眼（内眦到外眦），再到鼻、口、头、面部	5	未试温 —2 擦洗顺序错误 —3	
		2.用拇指及示指堵住新生儿双耳孔，取适量新生儿洗发露，轻柔按摩头部，用清水洗净，擦干	5	未堵住新生儿双耳孔 —2 动作粗鲁 —3	
	清洗全身	1.取适量新生儿免冲洗沐浴露至水中搅拌均匀	3	未取沐浴露 —2 未在水中搅拌均匀 —1	
		2.松解衣服，检查脐部及全身情况；松解尿布，核对外生殖器，查看大小便及臀部情况	3	未检查脐部及全身情况 —1 未核对外生殖器、大小便及臀部情况 —2	
		3.将一次性浴垫铺于磅秤上，将新生儿放于磅秤上称重，记录	2	未称重 —2	
		4.沐浴床垫上铺一次性浴垫，用手腕内侧试温并温热床垫	3	未铺一次性浴垫 —1 未试温 —2	
		5.新生儿头部枕于左前臂，一手置于新生儿腋下，握住其肩部，另一手托住新生儿腰臀部，轻放新生儿于水中。清洗顺序依次为：颈部→腋下→上肢→胸腹部→腹股沟→会阴部→下肢，调转新生儿卧在右前臂，左手洗净背部及臀部	12	抱新生儿姿势错误 —3 清洗顺序错误 —5 调转新生儿姿势错误 —2 未清洗背部及臀部 —2	
		6.将新生儿抱回沐浴准备台上，迅速用浴巾包裹擦干全身的水渍，注意保暖	2	未注意保暖 —2	
	脐部护理	充分暴露脐部，用消毒棉签蘸取75%乙醇由内向外消毒脐轮、脐带残端及脐周2次，必要时用无菌纱布覆盖保护脐部，绷带包扎	8	消毒顺序不正确 —4 消毒方法不正确 —4	
	臀部护理	握住新生儿双脚轻轻上抬臀部，查看臀部情况，涂护臀霜，将干净尿布展开平铺于新生儿臀下	4	未查看臀部皮肤情况 —2 动作粗鲁 —2	
	穿衣服	核对新生儿性别，兜好尿布，穿上衣裤，裹好小毛毯，用消毒干棉签吸净外鼻孔及外耳道可能残存的水渍，必要时双眼滴眼药水	4	未核对新生儿性别 —2 未用消毒干棉签吸净外鼻孔及外耳道可能残存的水渍 —2	
	做好标记	检查核对新生儿胸牌、腕带信息，如字迹不清晰者核对后给予补上	2	未核对补充 —2	
	沐浴后 护理、 宣教	1.抱新生儿回母婴室，核对产妇与新生儿信息准确无误后，将新生儿交给产妇	2	未核对产妇与新生儿信息 —2	
		2.将新生儿放入新生儿床，体位安置妥当，告知产妇新生儿沐浴情况	2	未告知产妇新生儿沐浴情况 —2	
		3.向产妇宣教，告知给新生儿保暖，观察食奶、睡眠、大小便等情况，如有异常，及时报告	2	未向产妇宣教 —2	
综合评价 （10分）	护患沟通	与产妇沟通有效，解释符合临床实际，产妇信任	2	未沟通、缺少人文关怀 各—1	

续表

项目总分	项目内容	技术要求	分值	扣分细则		扣分
综合评价 （10分）	整体效果	程序正确,操作熟练,动作轻柔,新生儿无损伤	4	操作不熟、新生儿损伤	各－2	
	操作时间	操作时间不超过6分钟	4	操作时间每超30秒(超过8分钟停止操作)	－1	
		操作时间:				
		相关知识	5	一项内容不全或回答错误	－1	
		总分	100	累计		

应知应会,学以致用

一、应知应会

1.新生儿沐浴时室温应设置为多少? 水温应设置为多少?

答:室温26～28 ℃,光线充足,水温38～42 ℃。

2.清洗新生儿全身时,应该如何抱起新生儿?

答:新生儿头部枕于左前臂,一手置于新生儿腋下,握住其肩部,另一手托住新生儿腰臀部。

3.清洗新生儿全身的顺序是什么?

答:颈部→腋下→上肢→胸腹部→腹股沟→会阴部→下肢,调转新生儿卧在右前臂,左手洗净背部及臀部。

4.如何做好新生儿脐部护理?

答:保持脐部清洁干燥,每次沐浴后用75％乙醇清毒脐带残端及脐轮周围,然后用无菌纱布包扎脐带脱落处;如有红色肉芽组织增生,可用25％硝酸银溶液烧灼,再用生理盐水棉签擦洗局部;脐部分泌物若有臭味要立即通知医生,并用乙醇消毒后涂1％甲紫溶液并使其干燥。使用和抽取尿布时注意勿超过脐部,不要用力过大,要轻放,以免伤及脐部。

二、学以致用

1.给新生儿放洗澡水时,先放热水还是先放冷水? 为什么?

2.给新生儿沐浴时发现新生儿出现了红臀,该怎么处理?

（刘雪婷）

常用儿科护理技术

技能 42　新生儿体格检查

学习目标

1. 操作中注意保护新生儿安全，注意保暖；有较强的沟通能力，与新生儿进行情感沟通；指导家长采取合适的保健措施，促进新生儿健康成长；具有发现、分析、解决新生儿问题的能力。

2. 熟练掌握新生儿体格检查的操作技能。

3. 掌握护理程序和新生儿体格检查的相关理论知识。

临床案例

李某之女，足月顺产，8 天。出生体重为 3 kg，因"羊水吸入性肺炎"入院治疗，现疾病痊愈，医生准予出院，为及时了解孩子生长发育情况，出院前为其进行体格检查。

【临床思考】

请分析该新生儿体格发育的情况。

护理诊断

有感染的危险　与新生儿体内来自母体的免疫抗体逐渐减少有关。

护理要点

1. 体格检查护理

（1）操作中注意保暖，防止受凉。若在天气寒冷或为低体重儿、病重儿等情况下测量体重，可先把衣服、尿布、毛毯等称重，给新生儿穿上衣服、包好毛毯后再次称重，将所得数值减去衣物重量即为新生儿体重。

（2）保证测量数值准确：测量体重时，不可摇晃或接触其他物品。若测得数值与前次测量差异较大时应重新测量，体重变化过大应报告医生。测量身长时，要保证头顶轻贴测量板顶端，身正、腰平、腿直，滑测板与足底成 90°角，读数时眼睛与滑测板在同一水平面上，准确读数至小数点后 1 位。测量胸围时，将软尺"0"点固定于一侧乳头下缘，动作要轻。测量前囟时，先准确找出前囟的四边，若边界模糊，需多人检查确定。

2. 心理护理　操作过程中注重与新生儿情感沟通，要更耐心、细心，语言语气要温柔，在病情许可的情况下，耐心指导家属参与帮助检查，提高对新生儿照顾的参与度。

3. 健康指导　嘱新生儿家属按时接种疫苗，按时体检了解新生儿生长发育情况。

→ **护患同心**

(1)体格检查过程中注意保护新生儿安全,注意保暖。

(2)操作时巧妙利用语言及肢体语言与新生儿进行情感交流。

(3)操作时及时与家属解释互动,取得配合和信任。

(4)提倡母乳喂养,注意及时增减衣物,及时保暖,按照计划免疫程序做好预防接种。

知识链接

新生儿体格检查值的正常范围

新生儿出生体重平均为 3.25 kg,身长平均为 50 cm,胸围平均为 32 cm,头围平均为 33～34 cm,前囟直径平均为 1.5～2.0 cm,后囟出生已闭合或很小。

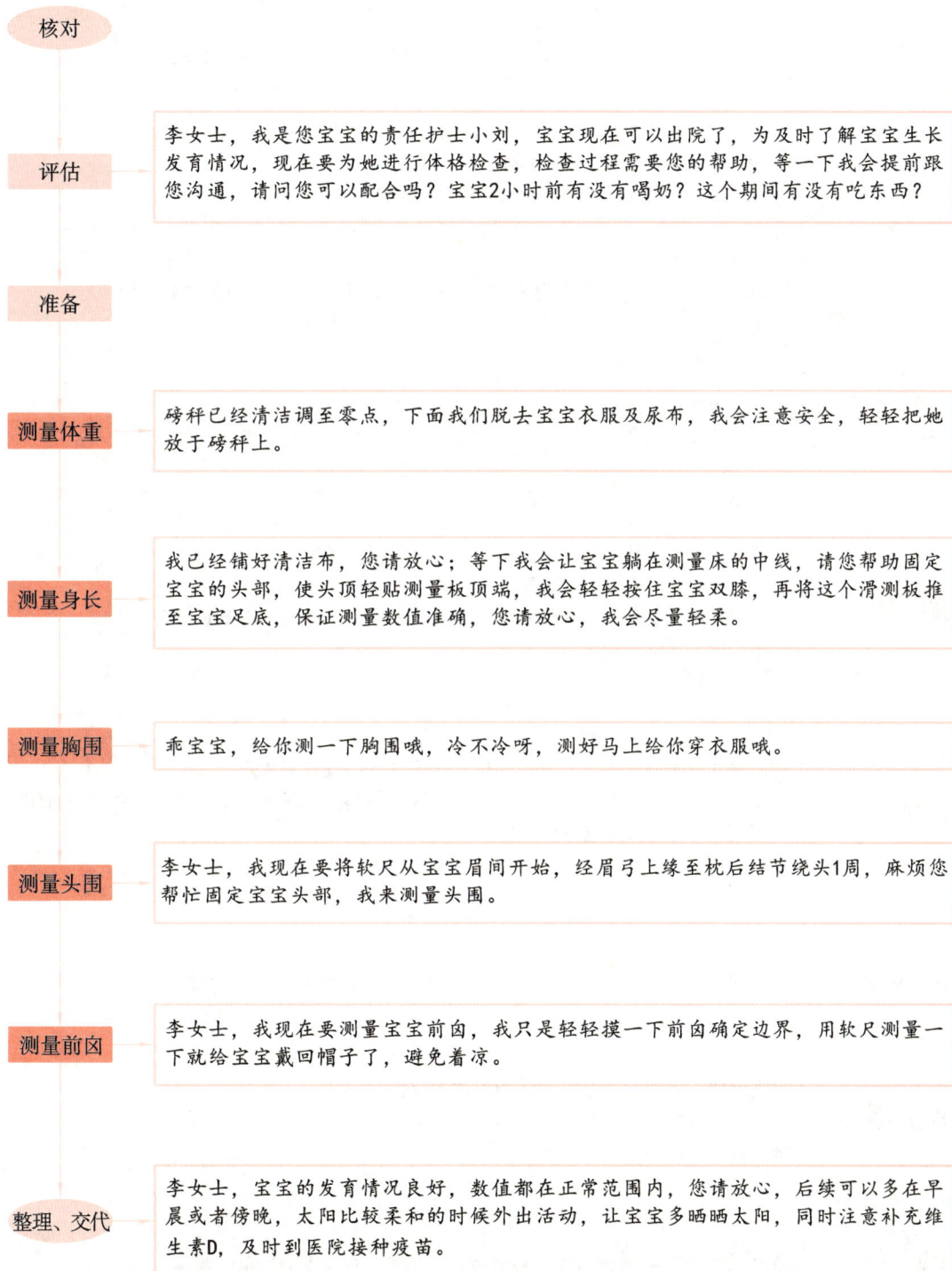

新生儿体格检查操作流程

一、护患沟通

核对

评估 — 李女士，我是您宝宝的责任护士小刘，宝宝现在可以出院了，为及时了解宝宝生长发育情况，现在要为她进行体格检查，检查过程需要您的帮助，等一下我会提前跟您沟通，请问您可以配合吗？宝宝2小时前有没有喝奶？这个期间有没有吃东西？

准备

测量体重 — 磅秤已经清洁调至零点，下面我们脱去宝宝衣服及尿布，我会注意安全，轻轻把她放于磅秤上。

测量身长 — 我已经铺好清洁布，您请放心；等下我会让宝宝躺在测量床的中线，请您帮助固定宝宝的头部，使头顶轻贴测量板顶端，我会轻轻按住宝宝双膝，再将这个滑测板推至宝宝足底，保证测量数值准确，您请放心，我会尽量轻柔。

测量胸围 — 乖宝宝，给你测一下胸围哦，冷不冷呀，测好马上给你穿衣服哦。

测量头围 — 李女士，我现在要将软尺从宝宝眉间开始，经眉弓上缘至枕后结节绕头1周，麻烦您帮忙固定宝宝头部，我来测量头围。

测量前囟 — 李女士，我现在要测量宝宝前囟，我只是轻轻摸一下前囟确定边界，用软尺测量一下就给宝宝戴回帽子了，避免着凉。

整理、交代 — 李女士，宝宝的发育情况良好，数值都在正常范围内，您请放心，后续可以多在早晨或者傍晚，太阳比较柔和的时候外出活动，让宝宝多晒晒太阳，同时注意补充维生素D，及时到医院接种疫苗。

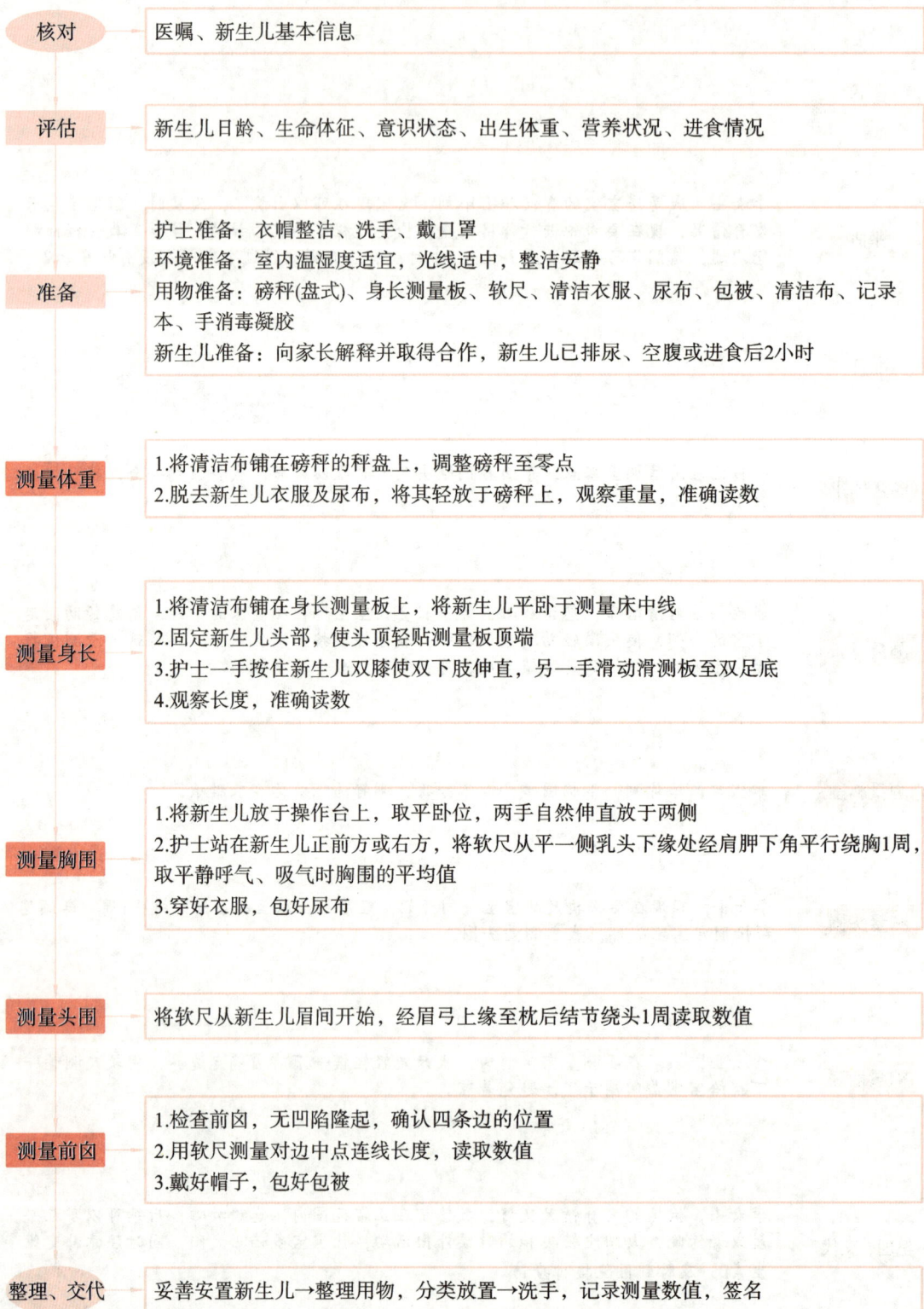

二、操作流程

核对	医嘱、新生儿基本信息

评估	新生儿日龄、生命体征、意识状态、出生体重、营养状况、进食情况

准备	护士准备：衣帽整洁、洗手、戴口罩 环境准备：室内温湿度适宜，光线适中，整洁安静 用物准备：磅秤(盘式)、身长测量板、软尺、清洁衣服、尿布、包被、清洁布、记录本、手消毒凝胶 新生儿准备：向家长解释并取得合作，新生儿已排尿、空腹或进食后2小时

测量体重	1.将清洁布铺在磅秤的秤盘上，调整磅秤至零点 2.脱去新生儿衣服及尿布，将其轻放于磅秤上，观察重量，准确读数

测量身长	1.将清洁布铺在身长测量板上，将新生儿平卧于测量床中线 2.固定新生儿头部，使头顶轻贴测量板顶端 3.护士一手按住新生儿双膝使双下肢伸直，另一手滑动滑测板至双足底 4.观察长度，准确读数

测量胸围	1.将新生儿放于操作台上，取平卧位，两手自然伸直放于两侧 2.护士站在新生儿正前方或右方，将软尺从平一侧乳头下缘处经肩胛下角平行绕胸1周，取平静呼气、吸气时胸围的平均值 3.穿好衣服，包好尿布

测量头围	将软尺从新生儿眉间开始，经眉弓上缘至枕后结节绕头1周读取数值

测量前囟	1.检查前囟，无凹陷隆起，确认四条边的位置 2.用软尺测量对边中点连线长度，读取数值 3.戴好帽子，包好包被

整理、交代	妥善安置新生儿→整理用物，分类放置→洗手，记录测量数值，签名

新生儿体格检查操作要点解析

操作要点	要点解析	示例图	二维码
用物准备	备齐用物。磅秤已经调零,测量板正确、洁净平整		
体重测量	轻轻将新生儿放在体重秤上,若在天气寒冷,或为低体重儿、病重儿等情况下测量体重,可先把衣服、尿布、毛毯等称重,给新生儿穿上衣服、包好毛毯后再次称重		 体重测量
身长测量	保证头顶轻贴测量板顶端,身正、腰平、腿直,滑测板与足底成90°角,读数时眼睛与滑测板在同一水平面上,准确读数至小数点后1位		 身长测量
胸围测量	测量胸围时,将软尺"0"点固定于一侧乳头下缘,动作要轻,动作要快		
前囟测量	测量前囟时,先准确找出前囟的四边,若边界模糊无法确定,需多人检查确定		

新生儿体格检查操作评分标准

考生姓名：_____　考生学号：_____　主考老师：_____　考核分数：_____

项目总分	项目内容	技术要求	分值	扣分细则	扣分
素质要求 （6分）	报告内容	报告考生班级、姓名、考试项目时，语言流畅、态度和蔼、面带微笑	2	语言不流畅　　　　　　　　　－1 面部表情不佳　　　　　　　　－1	
	仪表举止	仪表大方，举止端庄，步态轻盈	2	情绪紧张，状态低沉　　　　　－1 精神不振，姿态不端正　　　　－1	
	服装头发	服装鞋帽整洁，着装符合职业要求，短发不过肩	2	衣服不整洁，着装不规范　　　－1 头发凌乱，短发过肩　　　　　－1	
操作前 准备 （15分）	评估	新生儿日龄、生命体征、意识状态、出生体重、营养状况、进食情况	6	未评估新生儿日龄、生命体征、意识状态、出生体重、营养状况、进食情况 　　　　　　　　　　　　　各－1	
	环境	室内温湿度适宜、安静整洁、光线适中（口述）	2	口述不全　　　　　　　　　　－1 未口述　　　　　　　　　　　－2	
	用物	用物准备齐全、摆放合理、美观，全面检查磅秤，测量板清洁正确	2	用物摆放不规范 用物准备不齐或不干净　　　　－1	
	护士	护士修剪指甲、洗手、戴口罩，报告开始操作（此步骤开始计时）	5	未洗手、未戴口罩　　　　各－2 护士准备不符合要求　　　　　－1	
操作步骤 （65分）	核对解释	1.核对新生儿信息	2	动作粗鲁，引起噪声　　　各－1 未核对　　　　　　　　　　　－1	
		2.解释操作目的，家长理解，愿意配合	2	未向患者及家属解释　　　　　－1	
	测量体重	1.磅秤上铺清洁布，磅秤调至零点 2.脱新生儿衣服、尿布方法正确	5 4	没有清洁磅秤，没有调零　　　－5 脱衣服、尿布方法不正确　　　－2 新生儿放于磅秤上动作粗鲁　　－2	
		3.新生儿放于磅秤上，读数准确	7	读数不准确　　　　　　　　　－7	
	测量身长	1.清洁床铺 2.新生儿卧于测量床中线 3.家属固定新生儿头部	2 2 2	没有清洁床铺　　　　　　　　－2 新生儿未卧于测量床中线　　　－2 家属没有固定新生儿头部或者固定不稳妥　　　　　　　　　　　－2	
		4.身正、腰平、腿直，读数准确	6	测量方法不正确，读数不准确　－6	
	测量胸围	1.新生儿平卧，两手自然放于两侧 2.将软尺从平一侧乳头下缘处经肩胛下角平行绕胸1周，读数准确 3.穿衣、包尿布、包被方法正确	7 3	新生儿体位摆放不正确　　　　－3 测量方法不正确，读数不准　　－4 穿衣、包尿布、包被方法不正确　－3	
	测量头围	1.将软尺从新生儿眉间开始，经眉弓上缘至枕后结节绕头1周 2.读数准确	4 2	测量方法不正确　　　　　　　－4 读数不准确　　　　　　　　　－2	
	测量前囟	1.检查前囟，确认四条边位置的方法正确 2.测量前囟方法正确，读数准确 3.戴帽子、包包被，进行保暖	2 5 4	确认四条边位置的方法不正确　－2 测量方法不正确，读数不准确　－5 未保暖，动作不轻柔　　　　　－4	
	整理记录	1.整理及安置新生儿妥当，清理用物 2.洗手、摘口罩、记录、签名	2 4	未整理及安置新生儿　　　　　－2 未洗手、摘口罩、记录、签名　各－1	
综合评价 （9分）	护患沟通	与家属沟通有效，解释符合临床实际，操作过程体现人文关怀	3	未沟通、缺少人文关怀，家属感到紧张 　　　　　　　　　　　　　各－1	
	整体效果	1.程序正确，操作熟练，动作轻柔，有情感交流 2.新生儿无不舒适，未引起家属不满	4	动作粗鲁、操作不熟、手法错误、新生儿不舒适　　　　　　　　　各－1	
	操作时间	操作时间不超过11分钟	2	操作时间每超30秒（超过13分钟停止操作）　　　　　　　　　　　－1	
		操作时间：_____			
	相关知识		5	一项内容不全或回答错误　　　－1	
	总分		100	累计	

应知应会，学以致用

一、应知应会

1. 测量新生儿体重时要注意什么？

答：操作中注意安全、保暖，防止受凉。若在天气寒冷或为低体重儿、病重儿等情况下测量体重，可先把衣服、尿布、毛毯等称重，给新生儿穿上衣服、包好毛毯后再次称重，将所得数值减去衣物重量即为新生儿体重。

保证测量数值准确，测量体重时，不可摇晃或接触其他物品。若测得数值与前次测量差异较大时应重新测量，体重变化较大应报告医生。

2. 测量新生儿身高时要注意什么？

答：操作中注意安全，测量身长时，要保证头顶轻贴测量板顶端，身正、腰平、腿直，滑测板与足底成 90°角，读数时眼睛与滑测板在同一水平面上，准确读数至小数点后 1 位。

二、学以致用

1. 如何评价新生儿生长发育情况？

2. 若测量结果显示新生儿生长发育情况落后，该如何进行健康宣教？

（林丹萍）

技能 43　婴儿抚触

扫码看课件

学习目标

1.操作中体现出严谨、细致、慎独的职业精神,具有良好的沟通和协调能力,细心、温柔地呵护婴儿。
2.熟练掌握婴儿抚触操作技能。
3.掌握护理程序和婴儿抚触的相关理论知识。

临床案例

丁某,女,28岁,初中文化,工人。产妇于3天前顺产分娩一男婴,会阴Ⅰ度撕裂+缝合术。婴儿Apgar评分:出生时10分,出生后5分钟母婴同室。产妇现宫缩佳,宫底脐下一指,恶露量少,会阴伤口愈合佳。婴儿吸吮佳,今日出院。

【临床思考】
请分析该产妇的主要护理诊断及护理要点。

护理诊断

1.有感染的危险　与分娩后产生恶露有关。
2.睡眠形态紊乱　与按需母乳喂养有关。
3.知识缺乏　缺乏产褥期相关知识。
4.舒适的改变　与产后宫缩痛、伤口疼痛、褥汗及分娩疲劳等有关。

护理要点

1.出院后产褥期保健宣教　嘱产妇恶露干净前不吃活血的热性食物;注意保持个人清洁卫生,如厕后用温水清洗外阴,定时更换产褥垫,保持会阴干燥。产后42天内避免盆浴,可淋浴。

2.乳房保健　指导产妇佩戴哺乳文胸,按需哺乳。

3.婴儿护理指导　指导产妇进行婴儿抚触与脐部护理,讲解如何进行婴儿喂养,产后30分钟内让婴儿开始吸吮,做到早吸吮、早开奶,指导婴儿疫苗接种。

4.健康指导

(1)产后健身操:可促进产妇腹壁、盆底肌张力的恢复,预防尿失禁、膀胱直肠膨出及子宫脱垂。一般在产后第2天开始,每1~2天增加1节,每节重复8~16次,指导产妇出院后坚持做产后保健操,运动量由小到大、由弱到强循序渐进练习,直至产后6周。

(2)计划生育:指导产褥期禁止性生活,产后42天开始采取避孕措施,哺乳者以避孕套为宜,不哺乳者可选用药物避孕。

(3)产后检查:包括产后访视和产后健康检查。产后访视至少3次,分别为产妇出院后3天内、产后14天、产后28天。了解产妇饮食、大小便、恶露、哺乳及婴儿健康状况,检查乳房会阴伤口、剖宫产腹部伤口等。产后6周携婴儿到医院进行产后健康检查,了解产妇全身各系统及生殖器官的恢复情况,乳房泌乳及婴儿喂养和生长发育情况,发现异常,给予指导和及时处理。

→ 护患同心

(1)抚触前的准备和时机选择：婴儿对外界的环境还没有非常适应，免疫力比较弱，皮肤比较稚嫩，因此在给婴儿做抚触之前，一定要做好充分的准备。第一，保证房间温暖舒适，以免做抚触时婴儿着凉。第二，播放轻柔的音乐，帮助母婴双方放松下来。第三，抚触前准备好毛巾、尿片、换洗的衣物以及润肤油。第四，护士修剪指甲，摘掉戒指等可能对婴儿造成伤害的饰品，抚触前温暖双手。

(2)抚触的时间宜选择在喂奶后1小时进行，最好在婴儿沐浴后；避免在婴儿饥饿或疲劳时进行，以便婴儿对抚触形成良好的反馈。若婴儿在抚触中情绪不佳，应该马上停止抚触。

(3)护士在给婴儿抚触过程中要细心观察婴儿面部表情变化和身体语言，及时根据婴儿反应来调整抚触的力度和速度。护士要用温柔的语气跟婴儿沟通，消除婴儿的紧张和不安。

(4)指导居家做抚触的父母，注意室内灯光强度，避免过强光线对婴儿眼睛造成伤害。

知识链接

婴儿抚触"知多少"

抚触可以增加胰岛素、胃泌素的分泌，不仅如此，在健康足月儿中，抚触还有减轻疼痛的神奇作用。对于剖宫产的婴儿，抚触可以消除剖宫后的隔阂，建立更加紧密的亲子关系。抚触能使婴儿感觉安全、自信，进而养成独立、不依赖的个性。抚触能增强机体免疫力，刺激消化功能，减少婴儿焦虑。抚触可促进婴儿智力发育，并且开始抚触的月龄越早，效果就越为显著。抚触可改善婴儿睡眠，对入睡困难、易惊醒等睡眠障碍的婴儿有良好帮助，能够促进婴儿正常睡眠节律的建立。

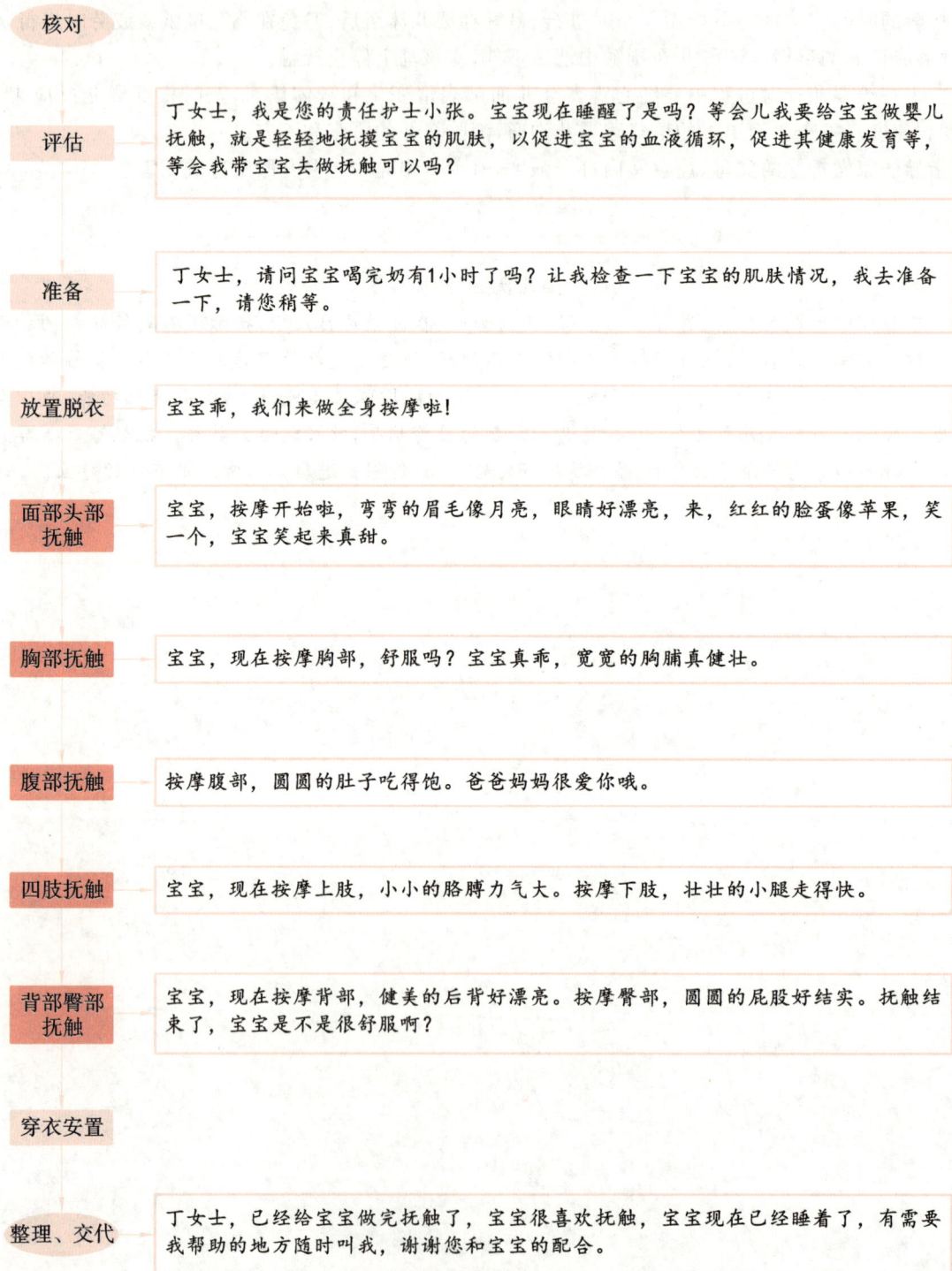

婴儿抚触操作流程

一、护患沟通

核对

评估 → 丁女士，我是您的责任护士小张。宝宝现在睡醒了是吗？等会儿我要给宝宝做婴儿抚触，就是轻轻地抚摸宝宝的肌肤，以促进宝宝的血液循环，促进其健康发育等，等会我带宝宝去做抚触可以吗？

准备 → 丁女士，请问宝宝喝完奶有1小时了吗？让我检查一下宝宝的肌肤情况，我去准备一下，请您稍等。

放置脱衣 → 宝宝乖，我们来做全身按摩啦！

面部头部抚触 → 宝宝，按摩开始啦，弯弯的眉毛像月亮，眼睛好漂亮，来，红红的脸蛋像苹果，笑一个，宝宝笑起来真甜。

胸部抚触 → 宝宝，现在按摩胸部，舒服吗？宝宝真乖，宽宽的胸脯真健壮。

腹部抚触 → 按摩腹部，圆圆的肚子吃得饱。爸爸妈妈很爱你哦。

四肢抚触 → 宝宝，现在按摩上肢，小小的胳膊力气大。按摩下肢，壮壮的小腿走得快。

背部臀部抚触 → 宝宝，现在按摩背部，健美的后背好漂亮。按摩臀部，圆圆的屁股好结实。抚触结束了，宝宝是不是很舒服啊？

穿衣安置

整理、交代 → 丁女士，已经给宝宝做完抚触了，宝宝很喜欢抚触，宝宝现在已经睡着了，有需要我帮助的地方随时叫我，谢谢您和宝宝的配合。

二、操作流程

核对	产妇床号、姓名

评估	婴儿日龄、生命体征、意识状态、喂乳情况、全身皮肤情况，有无黄疸

准备	护士准备：衣帽整洁、指甲已修剪、洗手、戴口罩 环境准备：室内温湿度适宜，室内温度调至26~28 ℃，关闭门窗 用物准备：平整的操作台、润肤油、清洁衣服、尿布、包被、记录纸、笔、手消毒凝胶 婴儿准备：沐浴后或喂乳后1小时

放置脱衣	将婴儿置于操作台上，解开包被，脱去衣物。将少量润肤油倒于掌心，两掌轻轻摩擦，温暖双手

面部头部抚触	从前额中心处用双手拇指向上和往外推压。并在下颌部用双手拇指推压向耳根划出一个微笑状，轻抚头顶到耳后根，反复4次

胸部抚触	双手放在婴儿两侧肋缘，右手向右斜上方滑至婴儿右侧肩部，复原。左手以同样方法进行，抚触时注意避开婴儿脐部，反复4次

腹部抚触	按顺时针方向按摩腹部。避免在脐痂未脱落前按摩该区域，用右手指腹从右上腹部滑向右下腹部划一个英文字母"I"，由右上腹经左上腹滑向左下腹划一个倒"L"(LOVE)，由右下腹经右上腹、左上腹滑向左下腹划一个倒"U"(YOU)，避开脐部和膀胱，反复4次

四肢抚触	将婴儿双手下垂，用一只手捏住其胳膊，从上臂到手腕部轻轻挤捏。按摩婴儿的大腿、膝部、小腿，从大腿至踝部轻轻挤捏，反复4次

背部臀部抚触	安置婴儿俯卧位，头偏向一侧，两手掌分别置于婴儿脊柱两侧由中央向两侧滑动，从上而下，遍及整个背部，从颈椎捋向腰椎，轻轻按揉腰椎及肾俞穴，反复4次

穿衣安置	安置婴儿仰卧位，包好尿布，穿好衣服，妥善安置婴儿

整理、交代	整理用物，洗手、摘口罩，记录抚触时间及婴儿反应，签名

婴儿抚触操作要点解析

操作要点	要点解析	示例图	二维码
用物准备	平整的操作台、润肤油、清洁衣服、尿布、包被、记录纸、笔、手消毒凝胶		
面部头部抚触	从前额中心处用双手拇指向上和往外推压,并在下颌部用双手拇指推压向耳根划出一个微笑状,轻抚头顶到耳后根,反复4次		面部抚触
胸部抚触	双手放在婴儿两侧肋缘,右手向右斜上方滑至婴儿右侧肩部,复原。左手以同样方法进行,抚触时注意避开婴儿脐部,反复4次		胸部抚触
腹部抚触	按顺时针方向按摩腹部。避免在脐痂未脱落前按摩该区域,用右手指腹从右上腹部滑向右下腹部划一个英文字母"I",由右上腹经左上腹滑向左下腹划一个倒"L"(LOVE),由右下腹经右上腹、左上腹滑向左下腹划一个倒"U"(YOU),避开脐部和膀胱,反复4次		腹部抚触
四肢抚触	将婴儿双手下垂,用一只手捏住其胳膊,从上臂到手腕部轻轻挤捏。按摩婴儿的大腿、膝部、小腿,从大腿至踝部轻轻挤捏,反复4次		
背部抚触	安置婴儿俯卧位,头偏向一侧,两手掌分别置于婴儿脊柱两侧由中央向两侧滑动,从上而下,遍及整个背部,从颈椎捋向腰椎,轻轻按揉腰椎及肾俞穴,反复4次		

婴儿抚触操作评分标准

考生姓名：＿＿＿＿＿＿ 考生学号：＿＿＿＿＿＿ 主考老师：＿＿＿＿＿＿ 考核分数：＿＿＿＿＿＿

项目总分	项目内容	技术要求	分值	扣分细则	扣分
素质要求 （6分）	报告内容	报告考生班级、姓名、考试项目时，语言流畅、态度和蔼、面带微笑	2	语言不流畅 －1 面部表情不佳 －1	
	仪表举止	仪表大方，举止端庄，步态轻盈	2	情绪紧张，状态低沉 －1 精神不振，姿态不端正 －1	
	服装头发	服装鞋帽整洁，着装符合职业要求，短发不过肩	2	衣服不整洁，着装不规范 －1 头发凌乱，短发过肩 －1	
操作前准备 （15分）	评估	评估婴儿的状况，解释操作目的及操作的相关事项，征得婴儿母亲及家属同意	6	未评估沐浴后或喂乳后1小时 各－3	
	环境	评估室内温湿度适宜、安静整洁、光线适中（口述）	2	口述不全 －1 未口述 －2	
	用物	用物准备齐全，摆放合理、美观	2	用物摆放不规范 －1 用物准备不齐 －1	
	护士	护士修剪指甲、洗手、戴口罩，报告开始操作（此步骤开始计时）	5	未洗手、未戴口罩 各－2 护士准备不符合要求 －1	
操作步骤 （64分）	核对解释	核对婴儿，向家长解释并取得合作	4	核对不正确 －2 未解释清楚，家长不理解配合 －2	
	放置脱衣	将婴儿置于操作台上，解开包被，脱去衣物	4	将婴儿置于操作台上方法不正确 －2 解开包被、脱去衣物方法不正确 各－1	
	面部抚触	从前额中心处用双手拇指向上和往外推压，并在下颌部用双手拇指推压向耳前划出一个微笑状，反复4次	4	面部抚触顺序、手法不正确 各－1 动作不完整、动作不轻柔 各－1	
	头部抚触	从前发际线至后脑至耳后，要避开囟门。左右手交替动作，从前往后经百会穴向后到第七颈椎，然后中指从第七颈椎滑向耳后根，反复4次	6	头部抚触手法不正确 －2 动作不完整、动作不轻柔 各－2	
	胸部抚触	两手掌分别从胸的外下方，向对侧胸部的外上方滑动至肩部，交替进行，在胸部形成一个大的交叉，反复4次	8	胸部抚触顺序、手法不正确 各－2 动作不完整、动作不轻柔 各－2	
	腹部抚触	按顺时针方向按摩腹部。避免在脐痂未脱落前按摩该区域，用右手指腹从右上腹部滑向右下腹部划一个英文字母"I"，由右上腹经左上腹滑向左下腹划一个倒"L"（LOVE），由右下腹经右上腹、左上腹滑向左下腹划一个倒"U"（YOU），避开脐部和膀胱，反复4次	8	腹部抚触顺序、手法不正确 各－2 动作不完整、动作不轻柔 各－2	
	上肢抚触	将婴儿双手下垂，用一只手捏住其胳膊，从上臂到手腕部轻轻挤捏。再滑到手掌、手指，做完一只手臂，换另一只手臂反复4次	8	上肢抚触顺序、手法不正确 各－2 动作不完整、动作不轻柔 各－2	
	下肢抚触	双手握住婴儿大腿，从大腿至踝部轻轻挤捏，按摩婴儿的大腿、膝部、小腿，做完一侧换另一侧，反复4次	8	下肢抚触顺序、手法不正确 各－2 动作不完整、动作不轻柔 各－2	
	背部抚触	置婴儿俯卧位，头偏向一侧，两手掌分别置于婴儿脊柱两侧由中央向两侧滑动，从上而下，遍及整个背部，以中指为着陆点，其余四指作辅助，从颈椎捋向腰椎，轻轻按揉腰椎及肾俞穴，反复4次	6	背部抚触手法不正确 －2 动作不完整、动作不轻柔 各－2	
	臀部抚触	双手大鱼际分别放在婴儿臀部，右手顺时针、左手逆时针同时进行轻揉，一圈为1次，反复4次	4	臀部抚触顺序、手法不正确、动作不完整、动作不轻柔 各－1	
	穿衣安置	置婴儿仰卧位，包好尿布，穿好衣服，妥善安置婴儿	4	置仰卧位、包尿布、穿衣方法不正确，婴儿安置不妥当 各－1	
综合评价 （10分）	护患沟通	护患沟通有效，解释符合临床实际，操作过程体现人文关怀	2	婴儿哭闹时未暂停或终止抚触 各－1	
	整体效果	1.观察婴儿正确，关爱婴儿，语言情感交流有效 2.动作要轻柔	4	操作不熟、手法错误、婴儿不舒适、动作不轻柔 各－1	
	操作时间	操作时间不超过20分钟	4	操作时间每超30秒（超过22分钟停止操作） －1	
		操作时间：＿＿＿＿＿＿			
	相关知识		5	一项内容不全或回答错误 －1	
总分			100	累计	

应知应会，学以致用

一、应知应会

1. 每次给婴儿做抚触多长时间比较好？

答：由于婴儿神经系统发育的特点，注意力尚不能集中太长时间，如果抚触时间过长，反而会引起婴儿的厌倦。一般抚触持续时间保持在 10～15 分钟，最长不要超过 20 分钟。

2. 婴儿什么时间可以做抚触？

答：婴儿抚触和婴儿洗澡一样，在婴儿出生 24 小时后就可以进行。出生 24 小时后，如果婴儿体温正常，反应良好，皮肤没有感染，没有皮疹，就可以每日做抚触，最初时间短些，之后可逐渐增加时间。

3. 做抚触时一定要涂抹婴儿润肤油吗？

答：婴儿润肤油是一种纯正温和的天然纯净矿物油，是一种润滑剂，是配合婴儿抚触的理想用品。它涂抹在抚触者的手与婴儿之间，起着保护、滋润和润滑的作用，使抚触更加温柔舒适。尤其是刚出生的婴儿由于皮肤缺少角质层的保护，故显得特别娇嫩，任何粗糙的触摸，都会导致宝宝不适、惊恐，甚至皮肤破损，而导致细菌感染，所以婴儿润肤油是抚触中不可缺少的。

4. 婴儿润肤油会堵塞婴儿毛孔，引起皮疹吗？

答：婴儿润肤油配方独特，专为婴儿皮肤设计，医学证明不会堵塞毛孔，不会引起皮疹。

5. 如果婴儿生病了，可以做抚触吗？

答：婴儿生病了，是可以做抚触的，越是生病的婴儿，越是需要得到父母的关爱。先不做全套的抚触，可根据婴儿的情况做部分动作，做手部和腿部抚触，这样一个简单的动作就能把爸爸妈妈的爱传递给婴儿，使婴儿感到舒适安全，起到抚触的效果。

二、学以致用

1. 做抚触时为什么要让婴儿听轻音乐？

2. 婴儿哭闹厉害，抚触能让他平静吗？

3. 婴儿有湿疹时，可以做抚触吗？

（邓金玲）

技能 44　蓝光疗法的使用

扫码看课件

1.操作中体现出护士良好的综合素养,耐心做好患儿家属的解释沟通工作,细心呵护患儿,让生命得到更好地保护。

2.熟练掌握蓝光疗法的操作技能。

3.掌握护理程序和蓝光疗法的相关理论知识。

临床案例

患儿,女,足月生产,生后34小时,因皮肤黄染1天入院。体格检查:足月儿貌,反应可,各项生命体征平稳,全身皮肤严重黄染,巩膜中重度黄染。辅助检查:总胆红素 359.1 μmol/L(21 mg/dL),直接胆红素 21.6 μmol/L(1.2 mg/dL)。血常规:WBC 19.8×10^9/L,HGB 201.1 g/L,PLT 19.6×10^9/L,ABO 血型为 A 型,Rh 血型为阳性,母亲血型为 O 型。抗人球蛋白试验:阳性。医嘱:密切观察病情,给予光照疗法退黄,给予白蛋白和酶诱导剂预防胆红素脑病。

【临床思考】

请分析该患儿的主要护理诊断及护理要点。

护理诊断

1.**潜在并发症**　胆红素脑病。

2.**皮肤完整性受损**　与新生儿黄疸致皮肤瘙痒有关。

护理要点

1.入箱准备

(1)检查蓝光箱性能完好,灯光无障碍,预热蓝光箱。

(2)入箱前注意保护患儿安全,佩戴遮光眼罩,用光疗专用遮光尿布遮盖会阴部,给患儿四肢骨隆突处用透明膜保护性粘贴,防止患儿烦躁引起皮肤抓伤,穿上袜子,戴上手套。

(3)患儿入箱前须进行皮肤清洁,切忌在皮肤上涂粉剂和油剂。

(4)保持蓝光箱的清洁,记录光疗开始时间。

2.光疗过程护理

(1)光疗时尽量裸露患儿皮肤,随时观察患儿眼罩、尿布有无脱落,注意观察皮肤有无破损及黄疸进展程度。

(2)注意观察患儿在光疗箱内的位置,注意适时纠正不良体位。

(3)保证水分及营养供给,按医嘱静脉输液,按需喂奶。

(4)每2~4小时监测体温,注意观察光疗过程中患儿有无出现烦躁、嗜睡、高热、皮疹、呕吐、拒奶、腹泻及脱水等症状,及时与医生联系,妥善处理。

3.心理护理　患儿家属常因患儿生病住院,担心病情恶化而有紧张、恐惧心理,也因缺乏黄疸照护相关知识而感到无助。患儿家属可能会因为担心患儿,情绪容易激动,护士在护理过程中遇到患儿家属不配合时要更耐心、细心,要多解释,在病情许可的情况下,耐心指导患儿家属照顾患儿。

4.康复指导 若发生胆红素脑病,注意出现后遗症,给予康复治疗和护理。

→ 护患同心

(1)用物必须保持清洁,操作过程必须保证患儿安全。

(2)适时用专业知识耐心向患儿家属进行解释,充分尊重患儿家属的知情权,病情允许时让家属参与患儿护理。

(3)细心呵护患儿,注意光疗期间患儿的反应,及时安抚患儿,给予患儿安全感,及时解决导致患儿不适的问题。

知识链接

预防、处理核黄素缺乏与贫血

核黄素缺乏主要表现为口角炎、唇炎、舌炎、增生性黏膜炎、脂溢性皮炎;溶血主要表现为光疗黄疸反跳明显,贫血加重,或出现血红蛋白尿。光疗时和光疗后补充核黄素可防止继发于红细胞谷胱甘肽还原酶活性降低所致的溶血。光疗时核黄素补充剂量为 5 mg,每日 3 次口服,直到光疗结束。光疗后核黄素补充剂量改为每日 1 次,连服 3 日。已发生核黄素缺乏时,可肌注核黄素,每日 5~10 mg,同时给予复合 B 族维生素片剂。出现溶血者,根据病情程度进行处理,程度较轻者,动态观察血红蛋白的变化;贫血较重者,有输血指征时应予以输血治疗。

蓝光疗法的使用操作流程

一、护患沟通

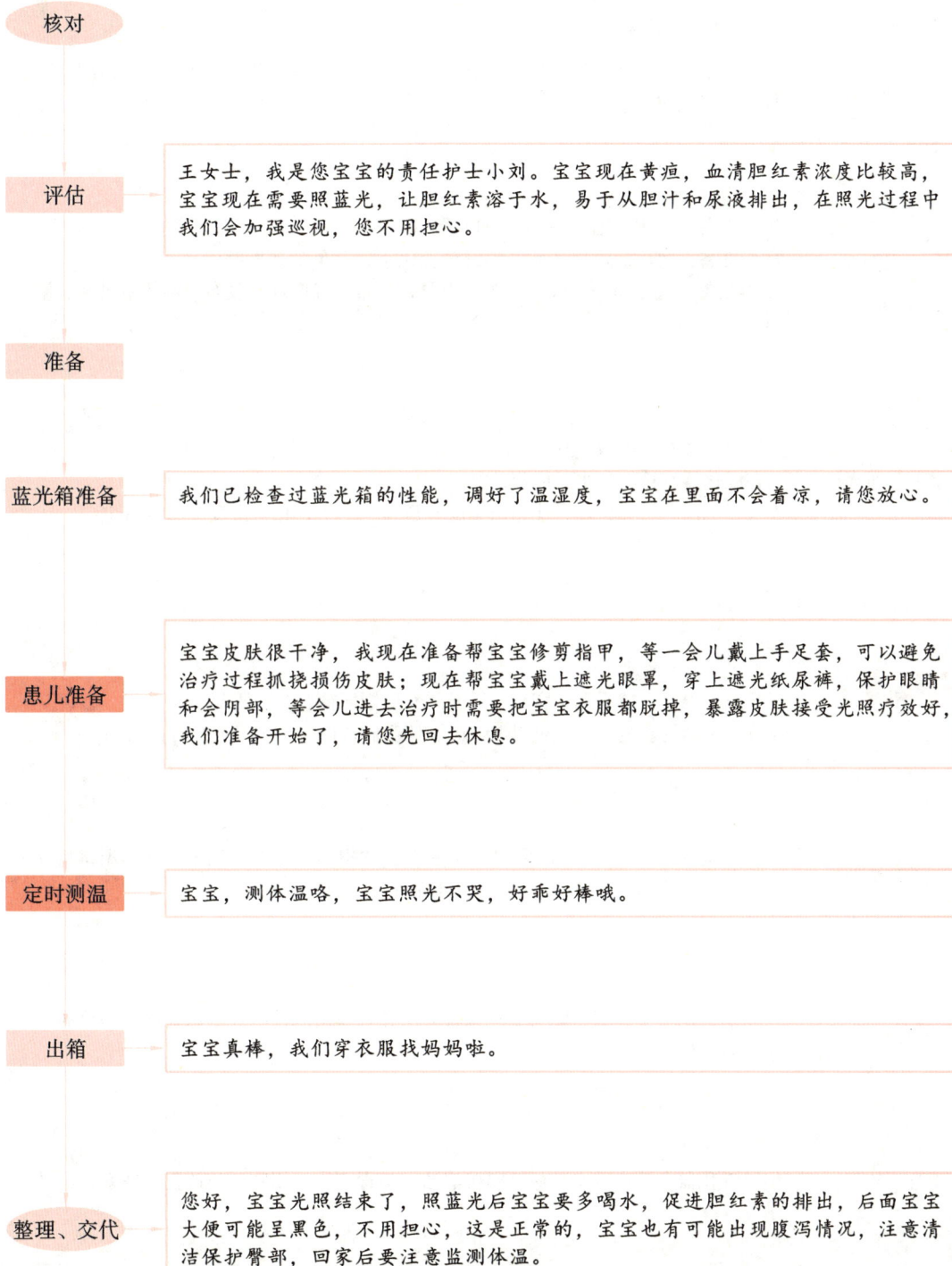

核对

评估 → 王女士，我是您宝宝的责任护士小刘。宝宝现在黄疸，血清胆红素浓度比较高，宝宝现在需要照蓝光，让胆红素溶于水，易于从胆汁和尿液排出，在照光过程中我们会加强巡视，您不用担心。

准备

蓝光箱准备 → 我们已检查过蓝光箱的性能，调好了温湿度，宝宝在里面不会着凉，请您放心。

患儿准备 → 宝宝皮肤很干净，我现在准备帮宝宝修剪指甲，等一会儿戴上手足套，可以避免治疗过程抓挠损伤皮肤；现在帮宝宝戴上遮光眼罩，穿上遮光纸尿裤，保护眼睛和会阴部，等会儿进去治疗时需要把宝宝衣服都脱掉，暴露皮肤接受光照疗效好，我们准备开始了，请您先回去休息。

定时测温 → 宝宝，测体温咯，宝宝照光不哭，好乖好棒哦。

出箱 → 宝宝真棒，我们穿衣服找妈妈啦。

整理、交代 → 您好，宝宝光照结束了，照蓝光后宝宝要多喝水，促进胆红素的排出，后面宝宝大便可能呈黑色，不用担心，这是正常的，宝宝也有可能出现腹泻情况，注意清洁保护臀部，回家后要注意监测体温。

二、操作流程

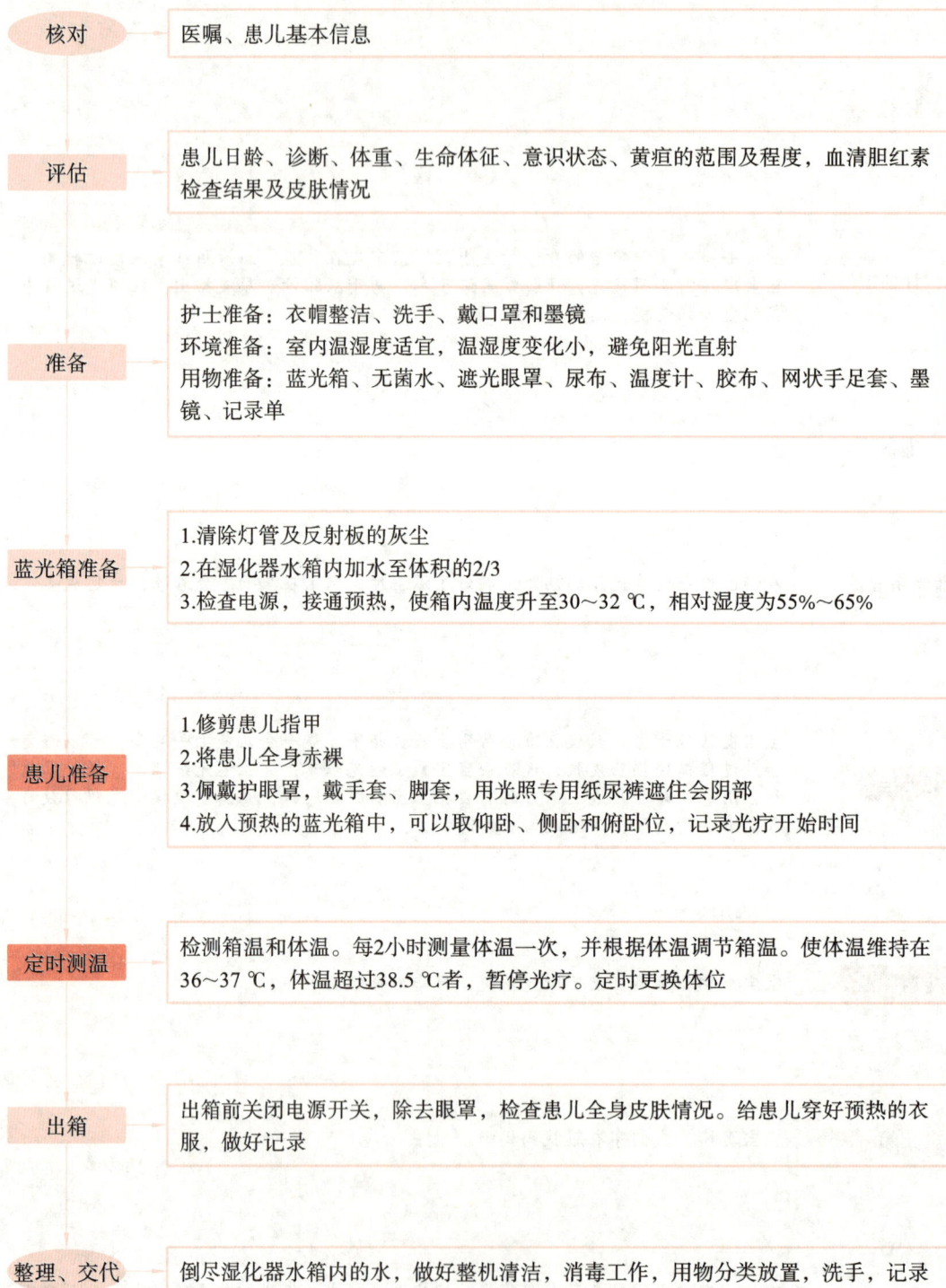

核对 → 医嘱、患儿基本信息

评估 → 患儿日龄、诊断、体重、生命体征、意识状态、黄疸的范围及程度，血清胆红素检查结果及皮肤情况

准备 →
护士准备：衣帽整洁、洗手、戴口罩和墨镜
环境准备：室内温湿度适宜，温湿度变化小，避免阳光直射
用物准备：蓝光箱、无菌水、遮光眼罩、尿布、温度计、胶布、网状手足套、墨镜、记录单

蓝光箱准备 →
1.清除灯管及反射板的灰尘
2.在湿化器水箱内加水至体积的2/3
3.检查电源，接通预热，使箱内温度升至30~32 ℃，相对湿度为55%~65%

患儿准备 →
1.修剪患儿指甲
2.将患儿全身赤裸
3.佩戴护眼罩，戴手套、脚套，用光照专用纸尿裤遮住会阴部
4.放入预热的蓝光箱中，可以取仰卧、侧卧和俯卧位，记录光疗开始时间

定时测温 → 检测箱温和体温。每2小时测量体温一次，并根据体温调节箱温。使体温维持在36~37 ℃，体温超过38.5 ℃者，暂停光疗。定时更换体位

出箱 → 出箱前关闭电源开关，除去眼罩，检查患儿全身皮肤情况。给患儿穿好预热的衣服，做好记录

整理、交代 → 倒尽湿化器水箱内的水，做好整机清洁，消毒工作，用物分类放置，洗手，记录

蓝光疗法的使用操作要点解析

操作要点	要点解析	示例图	二维码
入箱准备	1.预热蓝光箱 2.患儿裸露,暴露照射野皮肤 3.稳妥佩戴护眼罩保护眼睛、穿专用纸尿裤 4.佩戴手足套		 入箱准备
蓝光治疗	注意关注患儿体温、精神、反应、呼吸、脉搏、皮肤颜色、大小便及黄疸情况		
出蓝光箱	1.出箱前先将衣物预热并为患儿穿好 2.关闭电源开关,撤去遮光眼罩,抱患儿出蓝光箱后妥善安置		

蓝光疗法的使用操作评分标准

考生姓名:_____ 考生学号:_____ 主考老师:_____ 考核分数:_____

项目总分	项目内容	技术要求	分值	扣分细则	扣分
素质要求 (6分)	报告内容	报告考生班级、姓名、考试项目时,语言流畅、态度和蔼、面带微笑	2	语言不流畅 —1 面部表情不佳 —1	
	仪表举止	仪表大方,举止端庄,步态轻盈	2	情绪紧张,状态低沉 —1 精神不振,姿态不端正 —1	
	服装头发	服装鞋帽整洁,着装符合职业要求,短发不过肩	2	衣服不整洁,着装不规范 —1 头发凌乱,短发过肩 —1	
操作前 准备 (11分)	评估	评估患儿皮肤情况,清洁皮肤,修剪指甲	3	未评估患儿皮肤情况,清洁皮肤,修剪指甲 —3	
	环境	室内温湿度适宜,温湿度变化小,避免阳光直射	2	口述不全 —1 未口述 —2	
	用物	用物准备齐全,摆放合理	2	用物摆放不规范 —1 用物准备不齐或大小不对 —1	

续表

项目总分	项目内容	技术要求	分值	扣分细则	扣分
操作前准备 （11分）	护士	护士修剪指甲、洗手、戴口罩、戴墨镜，报告开始操作（此步骤开始计时）	4	未洗手、未戴口罩和墨镜　　各—1 护士准备不符合要求　　　　—1	
操作步骤 （68分）	备蓝光箱	1.清洁蓝光箱 2.湿化器水箱内加蒸馏水至水位线 3.检查、预热蓝光箱 4.蓝光箱放置避免阳光直射、安全	5 5	蓝光箱被污染　　　　　　　—2 水箱内蒸馏水过多或过少　—3 未检查、预热蓝光箱　　　—2 放置位置不正确、不安全　—3	
	核对解释	1.携用物至蓝光箱旁 2.核对医嘱、治疗单、患儿信息 3.再次向患儿家属解释并取得合作	2 3	动作粗鲁、引起噪声　　　各—1 未核对　　　　　　　　　—1 未向家属解释　　　　　　—2	
	入箱操作	1.患儿全身裸露、遮盖会阴和肛门部 2.眼睛遮光，不影响呼吸 3.患儿放入箱内，灯管与皮肤距离33～50 cm 4.开启蓝光灯，记录开始照射时间	6 6 2 3	患儿未全身裸露，或未遮盖会阴和肛门部　　　　　　　　　—6 眼睛无遮光，影响呼吸　　—6 灯管与皮肤距离过近或过远—2 开启蓝光灯未记录开始照射时间　—3	
	蓝光治疗	1.皮肤均匀受光，单面照射按时更换体位 2.监测体温及时，维持体温36～37 ℃ 3.观察并处理照射中的特殊情况 4.补充水分与营养及时、量足够	3 6 6 4	皮肤受光不均匀，未单面照射按时更换体位　　　　　　　—3 监测体温不及时　　　　　—6 未及时观察并处理照射中特殊情况—6 未及时补充水分与营养　　—4	
	出蓝光箱	1.符合出蓝光箱标准 2.出箱前预热衣物，穿衣服 3.关闭电源，撤遮光眼罩 4.患儿抱出蓝光箱，妥当安置	3 2 2 2	未符合出蓝光箱标准　　　—3 出箱前未预热衣物、未穿衣服—2 未关闭电源、撤遮光眼罩　—2 患儿抱出蓝光箱，未安置　—2	
	整理记录	1.清理用物，蓝光箱终末消毒处理正确 2.洗手、摘口罩、记录、签名正确	4 4	未清理用物，蓝光箱未终末消毒—4 未洗手或洗手不规范、未摘口罩、未记录、未签名　　各—1	
综合评价 （10分）	护患沟通	关爱患儿、语言和情感交流有效	4	未沟通、缺少人文关怀　　各—2	
	整体效果	操作熟练、准确，动作轻柔、舒适安全	4	操作不熟练、准确，动作粗鲁噪声大—4	
	操作时间	操作时间不超过10分钟	2	操作时间每超30秒（超过12分钟停止操作）　—2	
		操作时间：_____			
	相关知识		5	一项内容不全或回答错误　—1	
	总分		100	累计	

应知应会，学以致用

一、应知应会

1.光照疗法数小时后患儿皮肤、尿液、泪液呈青铜色，需要注意什么？

答：出现青铜症应立即停止光疗，关注患儿肝功能变化，积极治疗原发病，促进肝功能恢复及光氧化产物的排泄。

2.光照疗法前箱温应该调至多少？患儿应保持体温在什么范围内？

答：光照疗法前箱温应该调至30～32 ℃，患儿保持体温在36～37 ℃。

3.光照疗法时要注意什么？

答：①持续进行监护，及时发现病情变化，随时观察患儿眼罩、尿布有无脱落，注意皮肤有无破损。②注意观察患儿在光疗箱中的位置，及时纠正不良体位。③每2小时测量体温一次，每3小时喂乳一次。④根据患儿体温调节箱温,维持患儿体温稳定。⑤每 2 小时更换体位一次,仰卧、俯卧交替。⑥每隔 1 小时巡视一次,关注患儿精神状态、呼吸、脉搏、皮肤颜色和完整性、大小便,四肢肌张力有无变化及黄疸进展程度并记录。⑦保持光疗箱的清洁,以免影响患儿的舒适度和光疗效果。

二、学以致用

1. 光疗箱或光疗灯附近如有其他患儿,应该怎么办?

2. 蓝光疗法过程中,发现患儿在喂奶后从口鼻涌出大量奶液,应该怎么做?

3. 蓝光疗法可能出现什么并发症? 如何处理?

(林丹萍)

参考文献

[1] 彭刚艺,刘雪琴.临床护理技术规范(基础版)[M].2版.广州:广东科技出版社,2013.

[2] 张美琴.护理技能临床案例分析[M].上海:复旦大学出版社,2014.

[3] 汪芝碧,钟云龙.内科护理学[M].北京:北京大学医学出版社,2019.

[4] 李乐之,路潜.外科护理学[M].7版.北京:人民卫生出版社,2022.

[5] 尤黎明,吴瑛.内科护理学[M].7版.北京:人民卫生出版社,2022.

[6] 李小寒,尚少梅.基础护理学[M].7版.北京:人民卫生出版社,2022.

[7] 安力彬,陆虹.妇产科护理学[M].7版.北京:人民卫生出版社,2022.

[8] 崔焱,张玉侠.儿科护理学[M].7版.北京:人民卫生出版社,2021.

[9] 黄惠清,周雅馨.护理技术综合实训[M].3版.北京:人民卫生出版社,2022.

[10] 贾丽萍,王冬梅.基础护理[M].4版.北京:人民卫生出版社,2022.